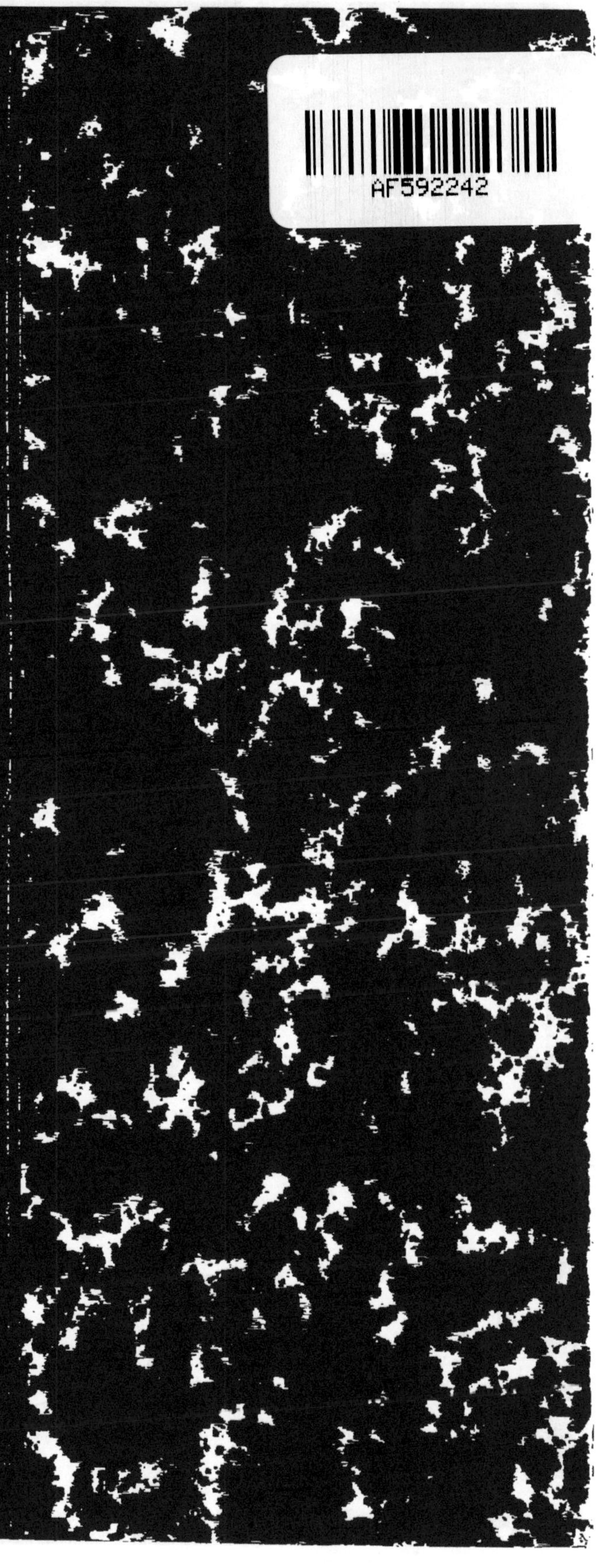

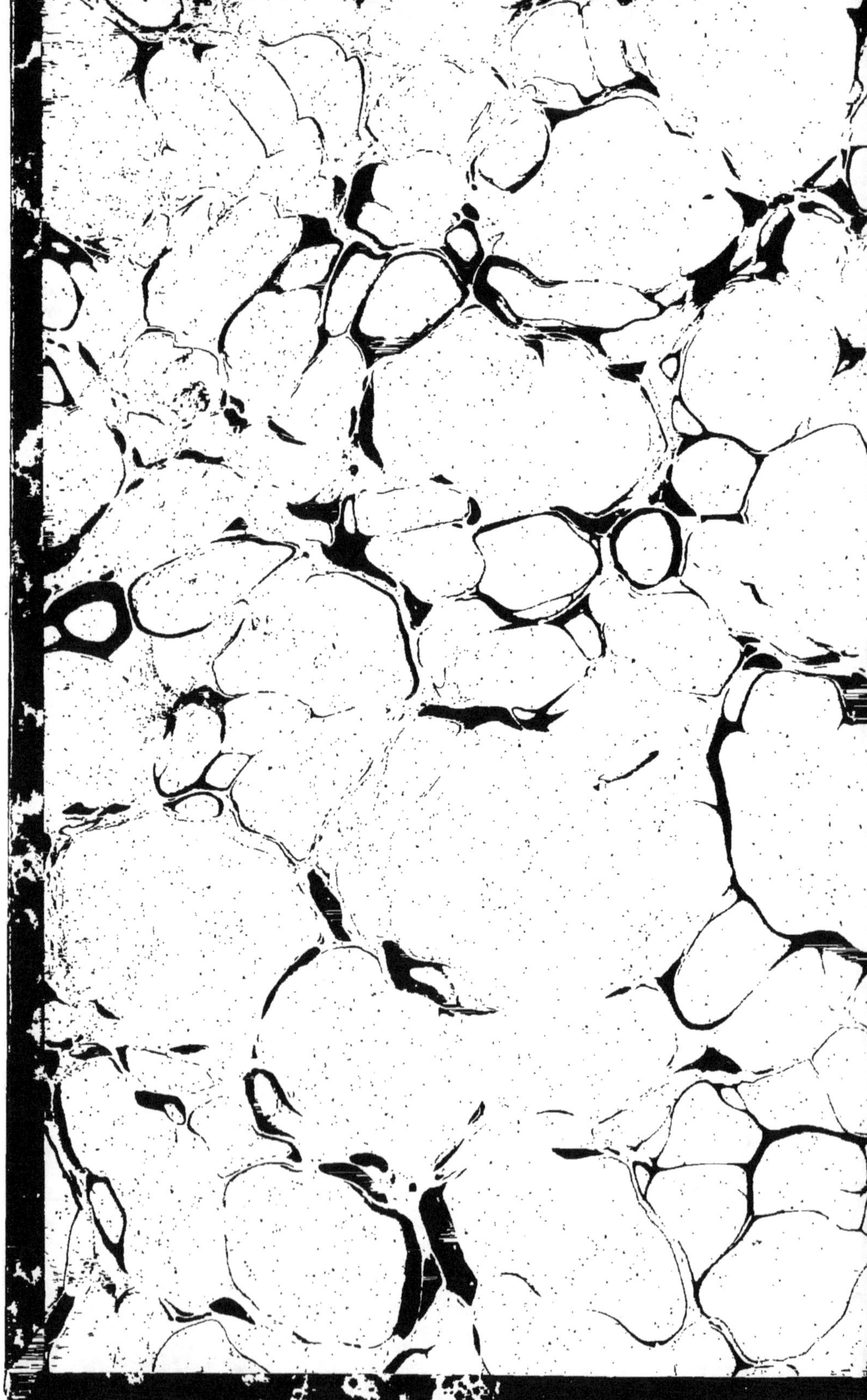

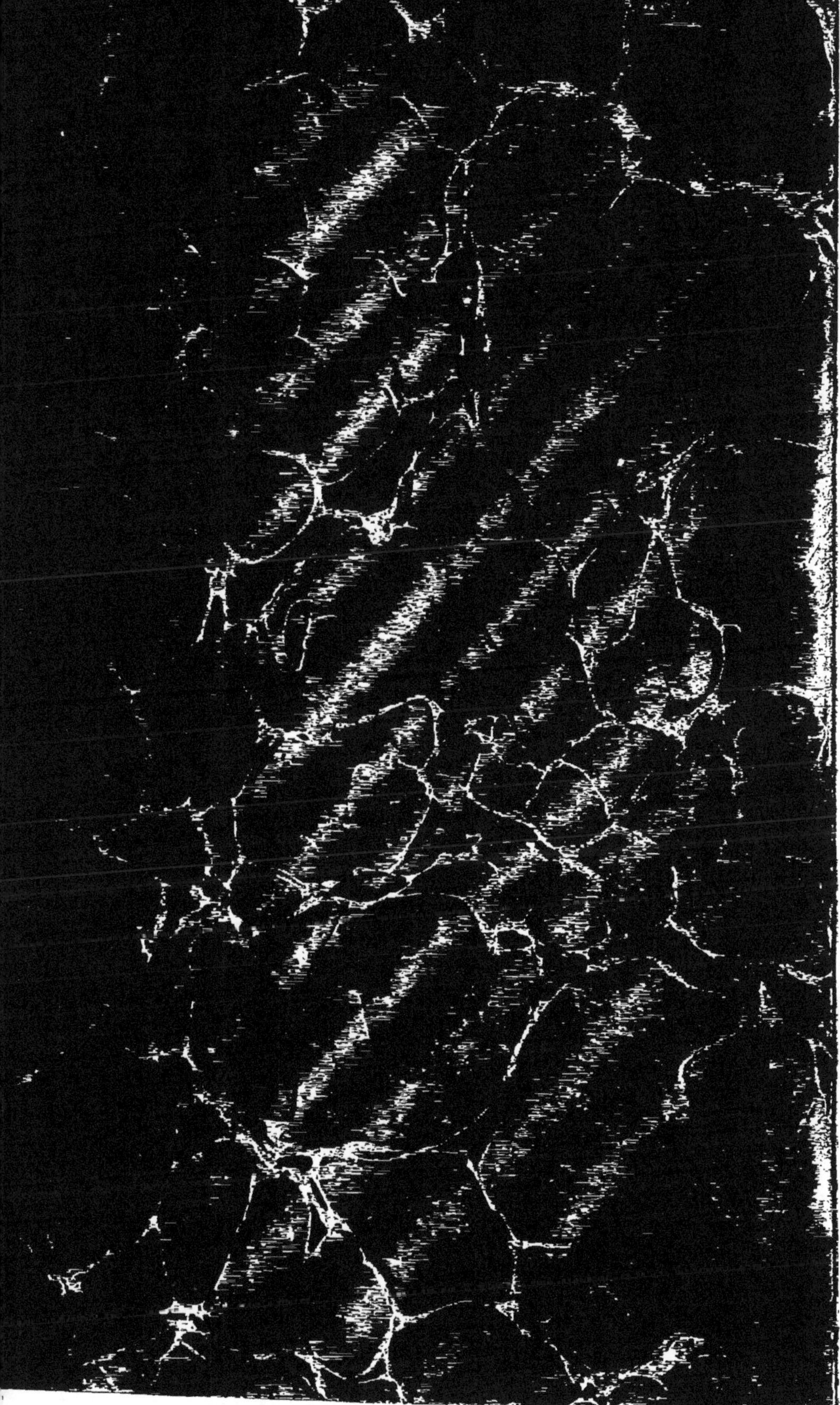

DÉPÔT LÉGAL
Eure
N°
18

PRÉCIS

D'HYGIÈNE APPLIQUÉE

PRÉCIS
D'HYGIÈNE
APPLIQUÉE

PAR

LE Dr EUGÈNE RICHARD

Médecin principal de l'Armée, Agrégé libre du Val-de-Grâce,
Membre du Comité consultatif d'Hygiène publique de France.

Avec 307 figures dans le texte.

PARIS
OCTAVE DOIN, ÉDITEUR
8, PLACE DE L'ODÉON, 8

1891

INTRODUCTION

L'hygiène devient une science de plus en plus vaste qui ne peut être traitée dans son ensemble que dans des ouvrages compendieux ou dans des encyclopédies. Le dernier traité d'hygiène, paru en France, celui de M. le Professeur et Médecin Inspecteur Arnould, est à lui seul une véritable encyclopédie. La nécessité de traités spéciaux consacrés à des points limités et bien définis de l'hygiène s'impose. M. le Médecin Inspecteur Vallin a déjà senti cette nécessité il y a près de dix ans, en écrivant son remarquable Traité de la désinfection : elle a également été ressentie par Flügge qui a consacré à l'exposé des méthodes de recherches à employer en hygiène un volume de 600 pages qui est en quelque sorte un traité de *diagnostic* hygiénique. Le présent ouvrage a pour but d'exposer les applications de l'hygiène générale : il est à celle-ci ce qu'un Traité de médecine opératoire est à la chirurgie, autant que les deux choses peuvent être comparées.

Depuis cinquante ans le Génie sanitaire est dans son plein développement en Angleterre : en France il n'a commencé son évolution que depuis une dizaine d'années ; il s'est surtout affirmé à l'occasion de l'Exposition d'hygiène urbaine à la caserne Lobau à Paris en 1886. Depuis lors le temps perdu a été en grande partie rattrappé et aujourd'hui, après avoir su mettre à profit l'expérience des nations voisines, nous sommes en possession de toutes les ressources qu'offre la technique moderne pour lutter contre les causes d'insalubrité.

Cette technique est assujettie à des règles précises dont il n'est pas permis de s'écarter. De même que, pour bien faire une opération chirurgicale ou une préparation d'histologie ou de bactériologie, il faut suivre une méthode minutieuse dont chaque temps est défini et tracé à l'avance, de même l'intervention hygiénique est soumise à des règles qu'il faut suivre exactement si l'on ne veut pas se perdre dans des tâtonnements, faire des recommencements et essayer pour la centième fois des procédés condamnés par l'expérience.

Le médecin doit posséder à fond les ressources de la technique hygiénique comme il doit connaître son arsenal chirurgical ou sa thérapeutique. En faisant cela, il ne se substitue pas plus aux ingénieurs ni aux constructeurs qu'il ne s'est substitué aux pharmaciens ou aux fabricants d'instruments de chirurgie : il doit vivre avec les uns et les autres dans une collaboration et un échange de vues constants. Il ne se passe pas de jour qu'il ne soit consulté sur des questions d'amenée d'eau ou de pollution des eaux, sur des projets d'assainissement, sur la création de stations de désinfection, sur la construction d'hôpitaux, etc. Car l'œuvre d'assainissement marche et il est à prévoir qu'à mesure qu'on avancera les projets de cette nature deviendront de plus en plus nombreux. De là la nécessité de jour en jour plus pressante pour les médecins de connaître les détails techniques des questions qui leur sont soumises. Les ingénieurs et les constructeurs sanitaires se familiarisent avec les causes des maladies, avec les découvertes de la bactériologie ; à nous médecins de nous pénétrer à notre tour des ressources de la technique. Grâce à cet enseignement mutuel l'œuvre commune avancera plus rapidement, plus économiquement et mieux vers son achèvement.

Cette explication était due aux personnes qui estiment que le médecin ne doit pas s'immiscer dans la technique.

On trouvera peut-être que nous avons traité certaines questions avec une abondance excessive de détails techniques. Nous avons toujours cherché à proportionner ceux-ci à l'importance du sujet : c'est ainsi que nous croyons que les développements dans lesquels nous sommes entrés à propos du captage, de l'adduction et de la distribution de l'eau de boisson, sont justifiés par l'importance de premier ordre que l'eau a prise en hygiène depuis les découvertes récentes de la bactériologie.

Nous passons en revue, en partie du moins et dans ses points essentiels, l'outillage que l'industrie moderne met au service de l'hygiène : s'il n'est pas parfait dans toutes ses parties, il est admirable à bien des égards et de nature à rendre des services immenses. Les ingénieurs et les constructeurs ont fait dans ces dernières années, en France, de grands efforts et on peut dire qu'ils ont bien mérité de la santé publique. Mais il reste encore bien du chemin à parcourir et cette œuvre de l'avenir ne pourra, à notre avis, être accomplie que grâce à une spécialisation de plus en plus accentuée : nous en avons la meilleure preuve avec la maison Geneste et Herscher qui s'est fait une spécialité si brillante dans le Génie sanitaire.

Nous souhaitons de même que les projets d'amenées d'eau par exemple ne soient dorénavant élaborés que par des ingénieurs spéciaux ; que des architectes spéciaux soient chargés de la construction des hôpitaux ; de même pour les écoles et ainsi de suite. De même les ouvriers d'art ont un rôle spécial à remplir en hygiène.

Ainsi la plomberie sanitaire constitue une profession d'un rang plus élevé que la plomberie courante et exige des connaissances spéciales : il faut que le plombier sanitaire sache manier les tuyaux de conduite en métal, qu'il soit passé maître dans l'art de faire les joints de toute forme et de toute nature, qu'il connaisse à fond la technique de la distribution d'eau dans la maison et celle du drainage domestique, qu'il sache vérifier l'étanchéité d'une canalisation, qu'il connaisse les divers procédés de désobstruction. les meilleurs modèles de cuvettes, d'urinoirs, de réservoirs de chasse, qu'il soit familiarisé à fond avec la robinetterie.

En Angleterre le syndicat des plombiers fait suivre des cours aux ouvriers qui se destinent à la plomberie sanitaire et leur fait passer un examen à la suite duquel ils reçoivent un brevet de capacité. Si ce brevet n'a encore aucune valeur légale, il n'en est pas moins une garantie précieuse pour le public qui a ainsi un moyen de ne s'adresser qu'à des ouvriers experts.

En France cette instruction technique est donnée depuis quelques années à Paris par la chambre syndicale des ouvriers plombiers-couvreurs-zingueurs du département de la Seine, et tout le monde a pu apprécier dans le pavillon de la ville de Paris (maison salubre) à l'Exposition universelle, les remarquables spécimens de joints, soudures, etc., exécutés par les élèves de ces cours professionnels. C'est là un commencement très heureux et on doit espérer que la consécration de ces efforts par le brevet de capacité ne se fera pas attendre.

Mais il ne suffit pas de créer l'outillage, il faut encore s'en servir et qu'on s'en serve selon les règles tracées par la technique. Ainsi on peut faire de détestable hygiène dans un hôpital aménagé conformément aux perfectionnements reconnus les meilleurs.

Ici on peut dire que, tant vaut celui qui se sert d'un appareil, tant vaut l'appareil. De même qu'un chirurgien médiocre peut faire de mauvaise besogne avec un outillage merveilleux, de même en hygiène on aura beau mettre toutes les ressources de la technique à la disposition des personnes qui ne savent ou ne veulent pas s'en servir, les résultats seront désastreux. Or ces personnes n'ont pas d'excuse : la technique est en général simple et d'une application facile, elle demande surtout une grande attention et une grande surveillance.

L'outillage de l'hygiène n'a pas échappé au reproche qu'on adresse à tous les autres outillages c'est d'être coûteux. Sans doute la première mise de fonds est souvent considérable ; mais l'exercice définitif se solde par une économie si on tfai rendre à l'outil ce qu'il peut donner. Tout progrès qui en dernière analyse ne se balance pas par une économie n'est qu'un demi-progrès. Or on peut affirmer sans hésitation que l'outillage hygiénique actuel s'il ne représente pas le dernier terme du progrès, constitue un progrès réel et sérieux.

La technique a un grand ennemi dans l'esprit de destruction qui est propre à l'homme point, peu, à demi ou parfois trop civilisé. Ce lui semble être un plaisir extrême de jeter une pierre ou de la lancer avec un coup de pied dans un revêtement de verre, de rayer un enduit sur un mur, de tirer sur la chaîne d'un réservoir de chasse jusqu'à ce qu'elle casse. A cela s'ajoutent une propension, qu'on peut dire naturelle, à la malpropreté. M. le baron Hippolyte de Royer a dans son beau *Rapport sur les Habitations ouvrières* (p. 102), dépeint le mal en termes saisissants qui sont malheureusement l'expression de la vérité.

« Enfin, dit-il, rien n'est négligé dans la construction de ces habitations, au point de vue de la santé de l'ouvrier ; mais trop souvent cette sollicitude reste sans effet : elle est impuissante en présence de l'indolence, de la mauvaise éducation, du mauvais gré des habitants qui prennent avidement possession de ces demeures.

« Cette pauvre maison, bâtie dans de bonnes conditions, à peine habitée, voit ses corridors, ses murs, ses escaliers couverts d'une couche immonde de saleté.

« Les égouts sont ouverts en maints endroits ; les sterfputs sont brisés, les latrines obstruées n'ont plus de coupe-air ; la pompe est hors de service, le robinet laisse couler en pure perte l'eau de la ville ; le parement de la cour est défoncé et couvert d'immondices. Rien ne reste de ce qui fait le bien-être et la santé. C'est un mal presque inévitable que l'autorité ne peut prévenir, car elle ne peut en atteindre les auteurs, mais dont elle rend le propriétaire responsable en l'obligeant à réparer constamment ce qui est détruit. L'encombrement, l'ignorance, l'envie haineuse et surtout les mœurs populaires sont les véritables causes de ces actes de vandalisme et de sauvagerie.

« Ce n'est donc que par les procédés de suggestion que nous venons d'indiquer, par une *inspection rigoureuse te continue*, ainsi que par le rétablissement *des prix de propreté*, que l'on rendra efficace la construction d'immeubles nouveaux et l'amélioration des anciens. Il faudra se rappeler constamment que l'action des comités ne sera profitable qu'à la condition de former les couches nouvelles à des mœurs nouvelles.

« Nous croyons ainsi qu'il ne suffit pas de bâtir, il faut encore conserver aux maisons leur salubrité et leur propreté, et aider l'ouvrier à habiter le logement qu'on lui aurait procuré, conformément aux règles de l'hygiène et de la morale. »

C'est dans les écoles, c'est à l'armée que cette éducation doit surtout se donner ; et elle doit se donner non pas par un enseignement théorique, mais pratiquement, en obligeant chacun à respecter les appareils, à les manier avec précaution et à s'en servir comme il convient. Il y a beaucoup à attendre de cet enseignement, dans l'armée surtout qui a toujours été une grande école d'hygiène, mais où à aucune époque les réformes sanitaires n'ont été poussées avec autant de vigueur qu'à l'heure actuelle.

E. RICHARD.

Octobre 1890.

PRÉCIS
D'HYGIÈNE APPLIQUÉE

PREMIÈRE PARTIE

ÉLOIGNEMENT ET DESTRUCTION DES MATIÈRES USÉES

CONSIDÉRATIONS GÉNÉRALES

La première tâche que la technique ait à résoudre, c'est d'éloigner les matières organiques, déchets de la vie animale ou végétale, qui souvent recèlent des germes pathogènes et qui toujours constituent un milieu de culture favorable pour les plus redoutables d'entre ces germes. Cet éloignement est une œuvre tellement capitale pour la santé qu'on lui a donné le nom d'*assainissement* : il est la réalisation de cette grande loi qu'on nomme le *principe de la circulation continue*. Il est juste de répéter avec M. de Freycinet (*Principes de l'assainissement des villes*), qu'une fois qu'on s'est imbu de cette idée que le mouvement c'est la vie et que la stagnation des rebuts est incompatible avec la santé, on est bien près d'avoir réalisé l'assainissement.

L'éloignement des matières usées quelles qu'elles soient comprend trois étapes distinctes :

1° Les matières sont collectées et placées dans des appareils récepteurs ; c'est l'œuvre du nettoyage ;

2° De ces appareils elles sont dirigées sur le lieu de leur destination : c'est l'évacuation ;

3° Elles sont détruites ou au moins rendues inoffensives.

Pour que le nettoyage soit facile, il faut limiter autant que possible la souillure, c'est l'œuvre de la *propreté*. Il est bien plus simple de ne pas salir que d'avoir à nettoyer : on se débarrasse aisément d'une certaine quantité d'urine lorsqu'elle a été versée soigneusement dans un vase, tandis qu'on éprouve beaucoup de peine pour se débarrasser d'une quantité égale de ce liquide qui aura été répandue par négligence sur une couverture ou un matelas.

La propreté ainsi comprise est la méthode maitresse de l'hygiène : elle a sur le nettoyage la même supériorité que la prophylaxie d'une maladie a sur le traitement. Dans certains pays, en Belgique par exemple, on a institué des prix de propreté, tellement on a senti que cette vertu est plus précieuse que toute autre au point de vue de la salubrité.

La propreté absolue est un idéal vers lequel on doit tendre toujours sans qu'on puisse jamais l'atteindre. En effet, à côté des souillures évitables, il en est toute une série d'autres qui sont inévitables parce qu'elles sont inhérentes à la vie même. Le nettoyage restera donc toujours le correctif obligé de la propreté.

Pour que le nettoyage soit possible, il faut que les souillures soient accessibles, et, à cet effet, on doit prendre préalablement un ensemble de précautions pour les empêcher de s'infiltrer soit dans l'épaisseur même des objets, soit dans les fentes et les cavités : cette partie de la technique constitue la *protection des surfaces*.

Deux modes se présentent pour l'évacuation des matières usées : d'un côté l'évacuation immédiate et continue; de l'autre côté, l'évacuation intermittente et retardée. La premier mode est l'évacuation par *flottaison;* le second, l'évacuation par *charroi*.

L'évacuation par flottaison s'applique exclusivement aux matières liquides et aux matières pâteuses ou pulvérulentes que l'eau soulève aisément et entraîne dans son cours. Elle consiste essentiellement à placer ces matières liquides sur un plan incliné le long duquel elles s'écoulent en vertu de leur propre poids : tous les efforts de la technique tendent à rendre cet écoulement aussi rapide que possible. L'idéal de la technique est et sera toujours l'évacuation par flottaison qui est automatique et instantanée. L'évacuation par charroi sera d'autant plus parfaite qu'elle aura été moins retardée : elle est la seule applicable aux résidus solides. Le jour où on pourrait également placer les résidus solides, au fur et à mesure de leur production, sur un plan incliné pour les faire glisser, en vertu de leur propre poids, loin des centres habités, on aurait résolu un des problèmes les plus difficiles et les plus importants de la technique hygiénique.

De toutes façons, que l'évacuation se fasse par charroi ou par flottaison, il est indispensable que les appareils évacuateurs soient imperméables et qu'il n'y ait aucune déperdition des matières en cours de trajet.

Pour se débarrasser finalement des matières usées, quatre moyens se présentent.

La destruction par le feu ;

La déperdition dans les eaux superficielles ou souterraines ;

L'enfouissement dans le sol ;

L'utilisation agricole après ou sans transformation préalable.

Nous retrouverons ces quatre modes à propos de chaque catégorie de matières usées et nous verrons que tous ont été essayés successivement. La technique actuelle tend de plus en plus à n'employer que deux de ces modes : la destruction par le feu ou l'utilisation agricole.

CHAPITRE PREMIER

PROTECTION DES SURFACES

§ 1. — VOIE PUBLIQUE

Envisagée au point de vue de l'hygiène, la technique de la construction des chaussées des rues consiste à les recouvrir d'un revêtement tel que les eaux de surface ne puissent s'infiltrer dans la profondeur, que le nettoyage soit facile, enfin qu'il n'y ait production que d'une faible quantité de boue et de poussière. Les eaux de surface des rues et des cours sont aussi chargées de matières organiques que les eaux ménagères, elles sont mélangées de détritus de tous genres, surtout d'urine et de fiente des animaux : il importe avant tout de les empêcher de filtrer dans la profondeur et d'aller souiller le sous-sol, contaminer les cours des maisons adjacentes, ce qui serait une source permanente de mauvaises odeurs et un danger pour la santé. Sans doute, dans la construction des rues, il intervient des considérations d'ordre autre que celles d'ordre hygiénique ; mais ici nous n'avons à envisager que les moyens d'assainissement et pour nous la meilleure rue sera la plus imperméable, la plus facile à nettoyer, celle qui permettra le plus prompt écoulement des eaux, enfin celle qui fera le moins de boue et de poussière.

Les rues peuvent recevoir deux espèces de revêtements : le revêtement continu ou le revêtement par blocs séparés. Dans la première catégorie nous rangeons le macadam et dans la deuxième le pavage.

Le *macadam* est formé de deux ou trois couches de cailloux dont l'ensemble a une épaisseur de 20 à 35 centimètres ; la couche superficielle qui mesure $0^m,15$ d'épaisseur est formée de cailloux cassés très durs ayant de 5 à 8 centimètres de diamètre : on la recouvre de sable ou mieux de menus débris de pierres qui comblent les interstices laissés entre deux pierres voisines. On donne de la cohésion au tout en y faisant passer un rouleau compresseur en fonte pesamment chargé : plus la charge est lourde, plus le revêtement sera compact. Le passage des voitures continue l'œuvre du rouleau et au bout de quelque temps le macadam forme une couche cohérente comme du béton, dure, difficile à entamer, imperméable aux pluies qui ne durent pas. Mais par les pluies persistantes la cohésion de la masse diminue et alors le macadam remplit très imparfaitement les conditions d'un bon revêtement : il laisse filtrer l'eau dans la profondeur, il donne beaucoup de boue et de poussière : de plus, il est d'un nettoyage difficile à cause des dépressions qui s'y produisent et qui favorisent la stagnation. Il a au point de vue de l'hygiène et de l'économie l'inconvénient d'envaser les égouts par les quantités de sable que les eaux entraînent de sa surface.

L'*asphalte* s'emploie dans les chaussées, à peu près exclusivement sous forme d'asphalte comprimé. On se sert de l'asphalte naturel de Seyssel-Pyramont (Ain) ou du Val de Travers (Suisse) qui est une roche calcaire contenant environ 20 p. 100 de bitume. Il est réduit en poudre fine.

L'asphalte comprimé se pose sur une couche bien

dressée et bien séchée de béton de ciment de Portland de 15 à 20 centimètres d'épaisseur. Il s'applique en poudre en une couche de 4 à 6 centimètres ; la poudre est légèrement chauffée et est tassée au moyen de pilons plats chauffés : les grains s'agglutinent ainsi entre eux : le trafic augmente encore l'homogénéité de la masse. La couche d'asphalte coûte cher, mais fait un long usage, est d'une imperméabilité absolue, favorise l'écoulement des eaux, sèche vite et se prête admirablement aux opérations de nettoyage. Il ne fait par lui-même aucune boue, aucune poussière. Il faut dire cependant que la poussière déposée à sa surface n'y adhère pas et que le moindre vent la soulève ; de plus, il est glissant et devient absolument contrindiqué pour les rues ayant une pente supérieure à $1^{m},60$. A part ces inconvénients, l'asphalte est le revêtement hygiénique par excellence.

Le *pavage* se fait en pierres ou en bois.

Le *pavage en pierres* se fait au moyen de pierres qui sont solides sans pourtant être trop dures : les pierres telles que le granit et le porphyre deviennent glissantes par l'usure. Il semblerait que plus les pavés sont larges meilleur est le pavage et que le dallage est l'idéal du genre. Il n'en est rien. Les pavés larges s'usent très inégalement et s'usent surtout par leurs bords ; il en résulte des anfractuosités dans lesquelles les eaux et les immondices séjournent et sont difficilement atteintes par les instruments de nettoyage. Il vaut mieux avoir des pavés de dimensions restreintes qui s'usent également par l'ensemble de leur surface ; en Angleterre, on emploie des pavés de 7 à 8 centimètres de côté ; à Paris et en Belgique, de 10 centimètres ; on ne va guère au delà de 12 centimètres.

On commence par établir une fondation de béton, de chaux et même de ciment de 24 centimètres d'épaisseur. Sur cette première assise on étend un lit de sable de rivière, de 3 centimètres d'épaisseur, dans lequel sont ensuite posés les pavés. Si l'on se contente de placer ceux-ci sur un simple lit de sable, il en résulte bientôt des tassements inégaux, des déformations qui gênent le balayage. De même si on comble les interstices des pavés avec du sable fin, les impuretés filtrent dans les joints, gagnent la profondeur d'où, par suite des ébranlements, elles sont ramenées à la surface, ce qui augmente la boue et la poussière et complique beaucoup le nettoyage. Il est des villes où la souillure de l'interstice et du dessous des pavés a atteint un tel degré qu'on diffère indéfiniment les travaux de réfection de crainte de faire naître des épidémies. Pour éviter ces graves inconvénients, il faut absolument jointoyer les pavés en coulant dans leurs interstices un mortier de chaux très liquide, ou du mortier de chaux faiblement hydraulique, ou du goudron de gaz (Liverpool), ou enfin un mélange bouillant soit de goudron et d'asphalte, soit de poix et d'huile de créosote, et on obtient ainsi une couche continue, imperméable qui satisfait à toutes les exigences de l'hygiène. Notamment l'asphalte, coulé à chaud dans les joints et lissé comme on le ferait pour le jointement d'une maçonnerie, donne un enduit durci d'une certaine élasticité, pouvant se prêter à quelques petits déplacements des pavés. Les chaussées à pavés ainsi jointoyés coûtent plus cher de première mise que celles à pavés posés simplement sur sable, mais cette différence de prix est largement compensée par la solidité, la facilité d'entretien et de nettoyage.

Le *pavage en bois* se pose sur un lit de béton. Les essences de bois employées sont le hêtre, mais surtout le sapin et en particulier le sapin rouge du Nord. Les pavés sont des parallélipipèdes de 13 centimètres de hauteur qui ont été préalablement imprégnés à chaud avec de l'huile lourde de houille, ou avec un mélange de coaltar, de créosote et d'une sorte de craie argileuse, ou encore avec un mélange de chlorure de zinc et d'acide phénique impur. Ils sont disposés perpendiculairement à l'axe de la voie, ceux de la même rangée transversale se touchant : entre deux rangées voisines il existe un intervalle de 1 centimètre qui est comblé sur une hauteur de 3 à 4 centimètres avec de la créosote ou avec un mélange d'asphalte et de goudron. On achève le remplissage des joints avec un coulis de sable fin et de ciment de Portland.

Pour éviter les dislocations par les alternatives de sécheresse et d'humidité. on laisse de chaque côté, entre le trottoir et le revêtement de bois, une rainure de 2 à 3 centimètres de large qu'on comble avec du sable ; de cette façon, les dilatations peuvent se faire sans occasionner des soufflages.

Les pavés sont placés la fibre du bois debout : après l'achèvement du pavage on étend à sa surface du sable dont les grains sont broyés et pressés dans la fibre par les roues des voitures. De plus, par cette même action, les fibres du bois sont courbées et se feutrent : il en résulte une couche superficielle extrêmement serrée, une espèce d'encroûtement qui augmente la résissance à l'usure et protège le bois contre les infiltrations. Et de fait nous avons sectionné des pavés qui étaient en service depuis plusieurs années et nous avons pu nous convaincre que, sauf la couche encroûtée qui avait environ 1 centimètre d'épaisseur, tout l'intérieur du bois était comme neuf. Cela explique pourquoi le pavé de bois, quand il est bien exécuté, n'exhale aucune espèce d'odeur. De plus, il donne peu de poussière, permet l'écoulement facile des eaux et est aisé à nettoyer.

Mais il arrive souvent que l'installation est défectueuse, qu'il se forme des dépressions où l'eau stagne et pourrit le bois. Pour éviter ces mécomptes, il importe au moment de la pose de veiller au bon état de chaque pavé, d'écarter avec soin ceux qui présentent la moindre fente ou quelque autre défaut, et de veiller à l'herméticité des joints.

Nous concluons donc qu'au point de vue de l'hygiène l'asphalte tient la tête ; puis vient le pavage en pierres ou en bois, avec joints imperméables ; ensuite vient le pavé de pierre posé sur sable sans joints hermétiques, enfin en dernière ligne le macadam.

Quel que soit le revêtement employé, on donne à la section transversale de la chaussée une forme bombée doucement inclinée vers les deux rigoles latérales : grâce à cette pente qui est de $0^{m},04$ par mètre, les eaux de surface s'écoulent plus facilement en entraînant les impuretés solides. De plus, les revêtements se conservent d'autant mieux que les eaux séjournent moins longtemps à leur surface.

§ 2. — SURFACES DOMESTIQUES NON BATIES

Le revêtement des parties du sol non accessibles aux voitures, telles que trottoirs, cours, écuries, abattoirs, marchés aux bestiaux, etc., se fait soit au moyen d'un des procédés indiqués pour les rues, soit mieux avec de l'asphalte coulé, soit avec des dalles en ciment ou en pierre, soit avec de la céramique.

Le *mastic d'asphalte* est un mélange, fait à chaud, d'asphalte fondu et de bitume minéral (5 à 6 p. 100 du poids de l'asphalte) auquel on ajoute 60 p. 100 de gravier lavé, sec et tamisé. On commence par bien pilonner le terrain et par le recouvrir d'une couche de béton bien uniforme qui est revêtue à son tour d'une couche de mortier bien dressée. On ne doit couler l'asphalte que sur des bétons bien durs, sans quoi la chaleur du mastic vaporise l'eau du mortier et cette vapeur produit, en traversant la couche du mastic, des boursouflures et des trous qui compromettent l'herméticité du revêtement. L'application du mastic se fait à chaud avec une spatule en bois : on porte la matière au moyen de poêlons et on la verse d'abord sur les parties auxquelles doit se raccorder l'asphalte afin de les réchauffer pour obtenir une adhérence plus complète ; les joints entre deux bandes successives tiennent mal sans cette précaution. L'opération est terminée par le sablage qui a pour but de remplacer, dans la couche du mastic, le sable du mélange qui a gagné par l'action de la pesanteur la partie inférieure, le mastic pur remontant à la surface. Il est recommandé de mettre assez de sable pour obtenir cette saturation, et de battre fortement et uniformément la surface pendant un certain temps pour faire pénétrer le sable. On peut remplacer celui-ci par une poudre fine d'ardoise ou de silex qu'on répand sur l'asphalte au fur et à mesure de l'application et qu'on y incorpore en frottant vivement avec une batte en bois.

Le carrelage en asphalte se fait au moyen de dalles fournies par l'industrie et dont l'épaisseur varie entre $0^m,015$ et $0^m,045$. On commence par préparer le sol en le tassant soigneusement et en le recouvrant d'une couche de béton de quelques centimètres d'épaisseur, revêtu lui-même d'un enduit ou mortier très serré. Au moment de la pose, on ramollit légèrement chaque dalle à l'eau chaude pour lui faire épouser exactement la forme de la partie du sol à laquelle elle est destinée. Les joints sont mastiqués avec un mélange d'asphalte et de bitume que l'on applique à chaud avec une spatule en bois comme si l'on mastiquait une vitre.

Le *ciment* n'est jamais employé pur, excepté pour les joints et les raccords : appliqué en surface, il serait trop cassant et constituerait un revêtement très défectueux : aussi on le mélange toujours de son volume de sable au moins. On pose d'abord un lit de gravier ou de mâchefer sur lequel on applique un dallage de 8 centimètres composé inférieurement, sur une épaisseur de 6 centimètres, d'un béton de ciment, et pour les 2 centimètres superficiels, d'un enduit moitié sable et moitié ciment. Ce revêtement coûte environ 7 francs le mètre carré.

Les *carrelages* et *pavages céramiques* ont pris ces temps derniers une grande extension pour les trottoirs, les cours, les halles, les marchés aux bestiaux, les abattoirs, les écuries. Ils sont unis ou quadrillés : ces derniers sont moins glissants et comme on peut faire les lavages à grande eau, les impuretés logées dans les rainures sont facilement entraînées. Dans les écuries et dans les endroits où des liquides sont répandus à la surface, les rainures forment un véritable drainage.

Les carreaux et pavés céramiques sont très durs, ne se laissent entamer ni par le fer des chevaux, ni par le passage des voitures ; l'usure étant presque nulle, ils durent très longtemps, jusqu'à quinze ans lorsqu'ils ont été posés soigneusement. On les pose sur béton de ciment et à bain de ciment. Le prix du mètre carré est, tout posé, de 9 à 14 francs.

Il ne faudrait pourtant pas croire que ces carreaux soient absolument imperméables : ils forment un excellent revêtement protecteur pour le sol, mais eux-mêmes sont légèrement poreux, car ils ne sont pas vitrifiés.

Lorsqu'on veut des pavages absolument imperméables, il faut se servir soit des *briques vitrifiées*, soit du *grès cérame vitrifié*. Les briques vitrifiées (klinker) sont surtout de fabrication anglaise ; en France, elles ne se fabriquent à notre connaissance qu'à Boulogne-sur-Mer (chez Bouard). Elles coûtent 12 francs de fourniture par mètre carré ; la pose, qui est très difficile, coûte 7 autres francs.

§ 3. — SURFACES BATIES

Il faut distinguer entre les surfaces bâties non habitées et celles qui sont habitées.

Pour les caves, vestibules, réfectoires, cuisines, salles de bain, vestiaires, on peut se servir de la plupart des matériaux indiqués à propos des surfaces domestiques non bâties.

Dans les points où les bâtiments reposent directement sur le sol, une surface isolante est doublement nécessaire d'un côté pour protéger le sol contre les souillures pouvant provenir de l'habitation, de l'autre côté pour protéger l'habitation, contre les gaz et surtout contre l'eau du sol. Plus on se trouvera près de la nappe souterraine et plus cette protection sera nécessaire et difficile. Aussi a-t-on souvent proposé dans l'intérêt de l'hygiène de supprimer les caves, ce qui n'est pas toujours facile. De toute façon, il faut que le niveau de la cave soit à 1 mètre au-dessus du niveau le plus élevé des fluctuations de la nappe souterraine.

On peut isoler le sol des caves par des couches alternantes *de feutre et de goudron* étendues entre deux lits d'asphalte ou de ciment.

Un lit *de béton* recouvert de ciment ou d'asphalte constitue également un enduit protecteur excellent, tant pour les caves en sous-sol que pour les locaux placés au ras du sol dans les bâtiments qui n'ont pas de caves.

Le *système Cassard* est particulièrement recommandable. Il se compose d'une couche de béton sur laquelle on applique des carreaux en ciment ou en terre cuite, les premiers percés de trous coniques et les seconds munis à leur face inférieure de rainures à queue d'aronde. On coule dans les trous et les rainures un produit hydrofuge (bitume-goudron) et on obtient ainsi une surface imperméable sur laquelle on peut directement poser un parquet. (Voir p. 25.)

Le *ciment* n'est pas une substance imperméable ; au contraire tous les ciments, quels qu'ils soient, se laissent pénétrer par l'eau. Seulement l'eau les pénètre avec une difficulté extrême et on peut dire que s'il y a imbibition, il n'y a pas, à proprement parler, filtration à travers le ciment, au moins à la pression ordinaire.

Le ciment est, par conséquent, un bon moyen protecteur dans les lieux toujours humides : dans le sol, les fondations, les égouts, les canalisations pour l'eau, il se conduit à merveille ; il en est de même dans les abattoirs où le ciment constitue un bon revêtement du sol ; il est excellent dans les caves, dans les rez-de-chaussée ne reposant pas sur cave, partout, en un mot, où il y a un peu d'humidité naturelle : une fois abreuvé d'eau, c'est pour toujours et il n'absorbe plus. Il augmente de dureté en vieillissant : pendant les cinq premières années, cette augmentation est particulièrement sensible.

Mais comme parquet ou comme revêtement des parois des pièces habitées, quand ce n'est pas dans des locaux pour bains ou douches, par exemple, le ciment ne vaut rien. Ses deux plus grands ennemis sont la sécheresse et le soleil. Une fois sec, il est poreux et absorbant : de plus, il a alors le grave inconvénient de s'effriter à la surface et de fournir une poussière impalpable qui sature l'atmosphère.

Pour la *mosaïque* on emploie un lit de ciment dans

lequel on noie des morceaux de marbre dont la grosseur est variable : le ciment sert alors seulement comme liant, et ces parquets sont moins poreux que ceux de ciment et moins exposés à se fissurer. Le prix de revient de la mosaïque est de 16 à 18 francs le mètre carré.

Les *carreaux de ciment comprimé*, qu'il ne faut pas confondre avec les carreaux de grès cérame, sont bien moins chers que ces derniers, attendu qu'ils ne reviennent qu'à 8 francs le mètre carré, mais ils valent beaucoup moins, s'usent vite et sont beaucoup plus absorbants. En somme, c'est un revêtement médiocre.

On peut faire avec le *verre* un pavage ou un parquet tout à fait imperméable. Sur un plancher en fer garni d'un hourdis en briques creuses sur lequel est disposé un coulis de béton ou de ciment ou de mortier bâtard (mortier ordinaire et plâtre) on place les pavés : il vaut mieux choisir ceux-ci de petites dimensions : leur épaisseur varie entre 20 et 40 millimètres ; pour les parquets ordinaires, l'épaisseur convenable est entre 20 et 30 millimètres ; pour les lieux de réunion, entre 30 et 40 millimètres. Les dalles sont habituellement des carrés de 30 centimètres de côté, mais peuvent avoir jusqu'à 60 centimètres. Ces dalles se posent sur du mastic de vitrier et sont maintenues par des châssis en fer à ⊥. En plein air, les dalles sont coulées avec du ciment et du brai : pour les carrelages abrités on coule du plâtre dans le fond de la feuillure et du ciment dans les joints montants.

Il y a aussi de véritables pavés en verre, beaucoup plus épais, qui se posent de la même façon.

Le prix est élevé : pour des dalles de 4 centimètres d'épaisseur, le prix du mètre carré est, tout posé, de 70 francs. Comme le verre se vend au poids, il en résulte que des dalles de verre de 2 centimètres coûtent deux fois moins. Pour que les dallages en verre résistent, il faut qu'ils soient placés dans des endroits couverts et abrités où les variations de température ne sont ni brusques, ni étendues.

Les meilleurs de tous les revêtements ce sont les *carreaux en grès cérame vitrifié*. Le grès cérame vitrifié est très dur, il raie le verre ; il est inusable, inattaquable à la gelée. absolument imperméable, non seulement par la surface. mais encore dans toute son épaisseur : lorsqu'il a été écorné, la partie mise à nu est aussi imperméable que la surface. Comme celle-ci a toujours une légère rugosité, on peut boucher ces inégalités au moyen de la paraffine.

Les pavés de grès cérame s'appliquent à bain de ciment sur un plateau de béton : comme leurs côtés sont toujours bien dressés, le contact est intime et le joint est réduit à presque rien lorsque la pose a été soignée : lorsqu'il y a des lignes de ciment apparentes. on peut en conclure que le joint a été mal fait.

Les carreaux de grès cérame servent également pour le revêtement des parois : sur les murs de plâtre, ils se posent sur plâtre. Sur des murs en briques ou en moellons, ils se posent sur ciment et alors le revêtement est d'une solidité à toute épreuve. Pour les hôpitaux, on fait des carreaux d'angle dont l'angle est arrondi.

Les carreaux de grès cérame sont propres et flattent l'œil. Il y en a d'ordinaires et de luxe qui varient seulement quant à la décoration ; il y a des carreaux de luxe à tout prix ; les ordinaires unis coûtent 13 francs de fourniture par mètre carré, la pose revient à 3 francs environ.

Parquets. — La technique a à remplir deux indications d'importance très inégale en ce qui concerne les revêtements des surfaces habitées, les *parquets*. La première consiste à rendre le parquet imperméable, c'est-à-dire à empêcher la matière même dont il est formé de s'imprégner de substances organiques liquides ; la seconde a pour objet de rendre le parquet *étanche*, c'est-à-dire d'empêcher l'accumulation des poussières dans les fissures, les maljoints et surtout dans l'espace qui est situé au-dessous du parquet et qui s'appelle l'entrevous.

La façon la plus simple d'avoir un parquet imperméable et étanche est de se servir d'un des revêtements dont il a été question à propos des cours, vestibules, etc., et surtout des carreaux en grès cérame vitrifié. Mais ces revêtements sont en général lourds et ne sont applicables qu'aux rez-de-chaussée, au moins d'une manière générale ; de plus, ils sont froids en hiver et ne conviennent que pour les pays chauds ou pour les contrées où le combustible est à bon marché ou encore pour des cas particuliers, par exemple pour les hôpitaux, et alors on a soin de les chauffer par des procédés spéciaux, ainsi que nous le verrons plus loin. Dans nos climats, c'est le plancher qui s'impose.

Imperméabilisation des planchers. — Les planchers les plus faciles à imperméabiliser sont ceux en bois dur, sec et non fendillé : ceux en chêne sont les meilleurs. Pour imperméabiliser le bois, on emploie des procédés divers.

On peut y arriver mécaniquement par le *polissage*. On fait frotter la surface avec des culs de bouteille sur lesquels l'ouvrier presse de toutes ses forces. L'opération est très laborieuse et n'est praticable que dans les endroits où la main-d'œuvre est à discrétion, dans les prisons par exemple ; mais elle donne d'excellents résultats en ce qu'elle transforme la partie superficielle du bois en une couche très serrée, lisse et facile à nettoyer.

L'*encaustique* est un enduit qui s'obtient en faisant dissoudre dans 5 litres d'eau 125 grammes de savon blanc; on y ajoute 500 grammes de cire jaune et on fait fondre à chaud. On ajoute ensuite au mélange

60 grammes de carbonate de potasse et on laisse refroidir en agitant. Cette quantité suffit pour imprégner 50^{m2} environ de plancher. On commence par laver celui-ci avec une solution de carbonate de soude et on le laisse sécher à fond : on le frotte et on enlève les taches avec de la paille de fer. On étend ensuite l'encaustique avec une brosse ou avec un balai : quand il est sec, c'est-à-dire au bout de 15 à 20 heures, on frotte avec une brosse à parquet et on entretient ensuite l'imperméabilité en frottant avec la *cire*, suivant les besoins.

La cire et l'encaustique obturent bien les pores et les fines fissures du bois. Il faut un frottage énergique pour assécher la surface qui, sans cela, resterait collante et fixerait les poussières : on a même renoncé à la cire pour ce motif dans certains hôpitaux.

L'*huile de lin* s'applique bouillante en deux couches, au moyen de brosses ou de pinceaux. L'enduit doit être renouvelé tous les six mois environ. Le parquet prend un aspect séduisant et les nettoyages sont très faciles : avec un torchon humide on enlève aisément toutes les souillures ; si, à la suite de ce nettoyage, on prend la précaution d'essuyer le plancher avec un torchon sec, la dessiccation est obtenue presque instantanément.

A la place d'huile de lin, qui coûte 1 fr. 40 le kilogr., on a tout avantage à employer l'*huile de résine*, qui coûte 0 fr. 20 le kilogr. (en gros 0 fr. 135 en gare à Mont-de-Marsan, chez MM. Salvet et Humblot), et qui s'applique également à la température de 100°, le bois ayant été bien nettoyé et étant bien sec, comme il sera dit ci-après à propos de la coaltarisation. Une seule couche suffit : si l'application a été faite à la température indiquée, le plancher est sec au bout de trois jours. L'huile de résine ne donne aucune odeur désagréable ou gênante : le plancher prend une couleur de noyer foncé. Il faut 1 kilogramme d'huile pour 10 mètres carrés de plancher. Le bois est bien imperméabilisé ; mais, de même qu'avec l'huile de lin, les fissures ne sont pas comblées.

Le *carbolineum* (Hœlzlin, 49, boulevard Magenta, Paris) est une substance tirée du goudron, fluide, brune, d'une odeur analogue à celle du goudron, mais moins forte. Il coûte 0 fr. 30 le kilogramme ; avec 1 kilogramme de carbolineum on imprègne 5 mètres carrés de surface. Le bois prend une teinte de noyer un peu plus foncée qu'avec l'huile de résine. Mais pas plus qu'avec celle-ci les fissures et les joints ne sont obturés. Quoi qu'il en soit, le cabolineum imperméabilise bien le bois, mais il ne donne pas de meilleurs résultats et est un peu moins économique que l'huile de résine.

Outre les avantages de nettoyage que présentent les planchers imprégnés avec l'une des substances indiquées, il en est une autre qui a son prix au point de de vue de l'hygiène : avec des planchers imperméables le contrôle est rendu plus facile : un malade dans un hôpital, un soldat dans une caserne hésiteront à cracher sur un plancher ciré parce que cela se voit trop bien, tandis qu'ils considèrent un plancher poussiéreux comme un crachoir naturel.

Mais tous les enduits que nous venons d'énumérer n'empêchent pas les poussières de filtrer par les maljoints dans l'entrevous dont la souillure est souvent une cause redoutable et persistante d'insalubrité, ainsi que l'ont démontré les recherches bactériologiques. Les poussières qui tombent sur le plancher pénètrent dans l'entrevous par leur propre poids ou entraînées par des lavages inconsidérés à grande eau. Lorsqu'on frappe un coup un peu violent sur le plancher, l'air de l'entrevous est comprimé et s'échappe avec force par les fissures et les maljoints, entraînant les poussières dans le local habité. Pour s'en convaincre, on n'a qu'à sauter sur une partie de plancher éclairée par un rayon de soleil et on voit aussitôt jaillir par les fentes des fusées de poussière qui s'élèvent à plusieurs décimètres de hauteur. Ce simple fait rend compte de la ténacité de certaines maladies dans telle ou telle chambre en dépit de toutes les mesures de propreté et d'assainissement. Il importe donc de rompre toute communication entre l'atmosphère de la chambre et celle de l'entrevous. On y arrive soit en rendant le plancher parfaitement étanche en bouchant tous les joints ; soit en supprimant l'entrevous ; soit enfin en rendant l'entrevous accessible pour des nettoyages périodiques.

Le procédé le plus sûr et le plus économique pour rendre les planchers étanches en même temps qu'imperméables, consiste à les enduire avec du *coaltar* ou goudron de houille appliqué à chaud.

Coaltarisation. — Il est indispensable que le plancher soit parfaitement sec et propre. Il ne faut pas faire le nettoyage au moyen de lavages, surtout de lavages à la potasse, parce que celle-ci forme, avec les graisses contenues dans le parquet, un savon qui bouche les pores du bois et empêche la pénétration du goudron. Il vaut beaucoup mieux faire le nettoyage à sec, soit en grattant la surface du plancher, soit en la frottant énergiquement avec de la paille de fer que le frotteur tient sous son pied de la même façon qu'il tient la brosse pour faire reluire un parquet ciré. Puis le parquet est frotté avec une brosse rude qui achève d'enlever toutes les matières adhérentes et une partie des poussières accumulées dans les joints. Puis on obture, avec des tasseaux de bois cloués, toutes les fentes trop larges pour pouvoir être comblées avec le coaltar. Il ne faut jamais faire le calfatage de ces fentes avec l'étoupe, car l'opération est très longue et très difficile et en général l'étoupe ne tient pas. Si on juge utile de procéder au lavage préalable du plancher, il faut laisser passer au moins huit jours pour permettre un séchage à fond.

On se sert du goudron ordinaire de houille que l'on chauffe au bain-marie ou par la flamme de quelques copeaux de bois, comme font les calfats. Avec un fort pinceau, on applique ce coaltar bouillant en s'attachant à le faire pénétrer dans tous les joints et les fissures qu'il doit remplir : dans les fentes les plus larges on coule la partie la plus épaisse du goudron. Il est important que la couche soit très mince et que tout le goudron soit bu par la fibre du bois : la quantité de goudron dépensé ne doit pas dépasser 1 kilogramme par 10 mètres carrés. *Il vaut toujours mieux mettre trop peu de goudron que d'en mettre trop.*

Lorsqu'on a appliqué une couche trop épaisse, ou pas assez chaude, le goudron, au lieu de pénétrer dans le bois, reste à la surface où il forme un enduit poisseux, désagréable, qui colle aux semelles et dans lequel les pieds des meubles s'incrustent. Il arrive parfois que le coaltar livré par le commerce est trop épais ; dans ce cas, on y ajoute 1/10 de son poids d'essence de térébenthine qui dissout en toutes proportions le goudron de houille et s'évapore assez rapidement ; la pénétration du mélange dans le bois est rendue plus profonde et plus complète, l'odeur en est moins désagréable (Vallin).

Il faut laisser sécher l'enduit et n'entrer dans la pièce que lorsque la dessiccation est complète, ce qui dure en général une quinzaine de jours. A ce moment, la surface du plancher doit être mate et terne, jamais brillante.

Comme la pénétration ultérieure du coaltar dans le bois se fait avec une très grande lenteur, il faut bien se garder d'appliquer aussitôt une seconde couche, car elle resterait à fleur de bois et poisserait le plancher. Ce n'est qu'au bout de six mois qu'on peut recommencer l'opération et dans la suite il suffit de renouveler l'enduit une fois par an. Pour les couches qui suivent la première, il ne faut pas gratter le plancher, mais le brosser énergiquement à sec.

Lorsqu'on place des planchers neufs, il faut goudronner les planches à l'avance sur les deux faces et leurs bords, ce qui augmente leur imperméabilité et leur durée.

Le prix du coaltar étant d'environ 10 francs les 100 kilogrammes, la dépense de matière première est de 0 fr. 01 par mètre carré, il faut y ajouter la main d'œuvre et l'outillage.

Le grand avantage du goudron est qu'il pénètre dans les joints et y forme un enduit légèrement élastique qui est adhérent aux deux parois du joint et se prête aux mouvements de gonflement et de retrait du bois, occasionnés par les variations hygrométriques; bref, il supprime toute communication entre l'atmosphère de la chambre et l'entrevous, et c'est là l'important. De plus, il détruit les insectes et protège la surface du bois contre l'usure.

On reproche au goudron son odeur assez forte qui persiste pendant huit ou quinze jours; mais cet inconvénient est de lui-même léger et ne saurait contre-balancer les avantages hygiéniques du procédé.

Quant à la teinte noire du parquet, elle tourne rapidement au gris et, si l'on frotte le parquet à la brosse, il prend un certain brillant qui n'a rien de désagréable [1].

On peut aussi rendre les planchers étanches en les calfatant avec de l'étoupe goudronnée à la façon du pont d'un navire. Mais cette opération est extrêmement longue et dispendieuse : on pourrait l'entreprendre en

[1] *Archives de méd. et pharm. militaires*, 1889, p. 337.

petit, mais en grand il ne faut pas y songer. On avait, dans l'armée, à un moment donné, essayé de ce procédé, mais il nécessitait tellement de temps et de main-d'œuvre qu'on fut vite obligé d'y renoncer.

Pour que les joints goudronnés ou calfatés résistent bien, il faut que le plancher soit solidement fixé ; car si les planches jouent par leur bord les unes sur les autres, aucun joint ne tiendra.

Les plinthes qui sont au bas des murs doivent être reçues dans une rainure pratiquée dans le parquet de manière à empêcher les poussières de s'infiltrer par là. Dans beaucoup de parquets c'est ce joint-là qui laisse le plus à désirer et qui donne lieu aux plus fortes accumulations de poussière.

Suppression de l'entrevous. — On peut d'abord, sans supprimer complètement l'entrevous, le restreindre considérablement.

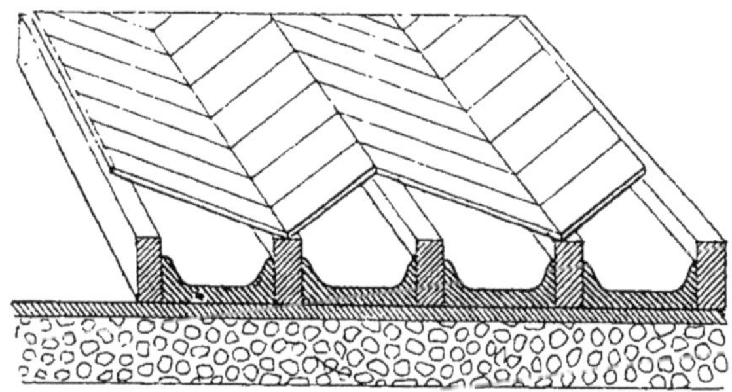

Fig. 1. — Lambourdage pour parquet sur bitume.

La figure 1 représente un spécimen de lambourdage pour parquet sur bitume ; on voit qu'une grande partie de l'entrevous est remplie par du bitume, et que les frises du parquet portant à faux ont conservé toute leur élasticité.

Les parquets Cassard (Paris, 236, rue Championnet)

suppriment totalement l'entrevous. Ils se composent, ainsi

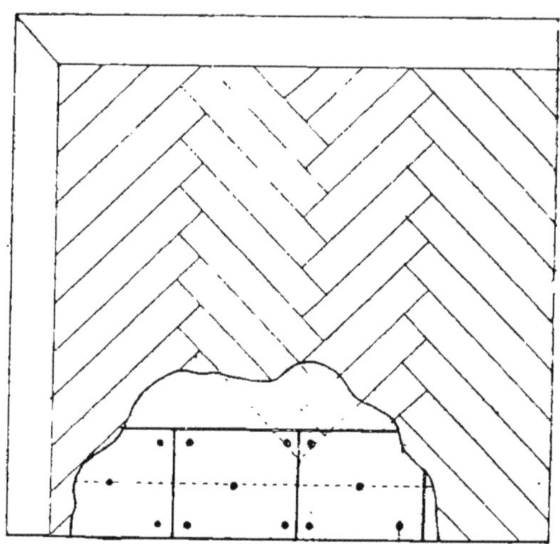

Fig. 2. — Parquet Cassard posé sur voûtes (plan).

que l'indiquent les figures 2 et 3, d'un carrelage et d'un revêtement de bois, tous deux d'un système particulier.

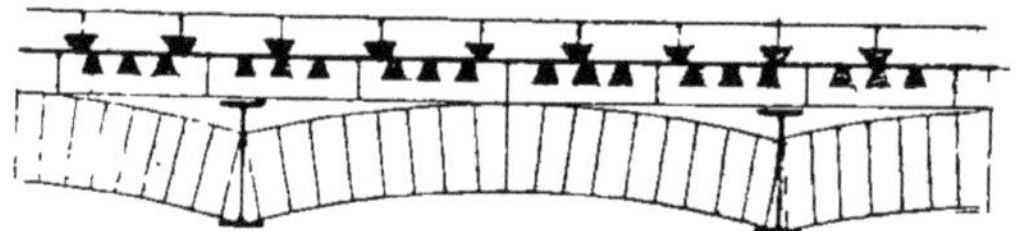

Fig. 3. — Parquet Cassard posé sur voûtes (coupe).

Le carrelage se fait en carreaux de ciment ou de terre cuite, les premiers percés de trous coniques, les seconds munis à l'une des faces de rainures dites à queue d'aronde. C'est sur cette base que s'applique le parquet de bois composé de frises de 25 millimètres d'épaisseur, pourvus, à leur face inférieure, de rainures également en queue d'aronde.

Un produit hydrofuge spécial, destiné à sceller le parquet au carrelage, est coulé entre les deux : les trous coniques ou les rainures se remplissent de ce produit qui, se solidifiant rapidement, rive d'une manière absolue le parquet sur sa base.

Tous les éléments dont se composent ces parquets sont solidaires et forment une masse compacte avec le sol auquel ils adhèrent ou avec les voûtes sur lesquelles ils sont placés : il ne peut s'y produire ni infiltration ni dépôt dangereux pour la santé.

Les parquets, s'ils ne sont pas absolument incombustibles, se carbonisent lentement et sans flamme.

Leur durée est très grande. Ils suppriment l'emploi des lambourdes.

La même maison pose des parquets sur bitume, sur le sol préparé d'avance, sur carrelage, mais les frises étant travaillées à queue d'aronde (fig. 4).

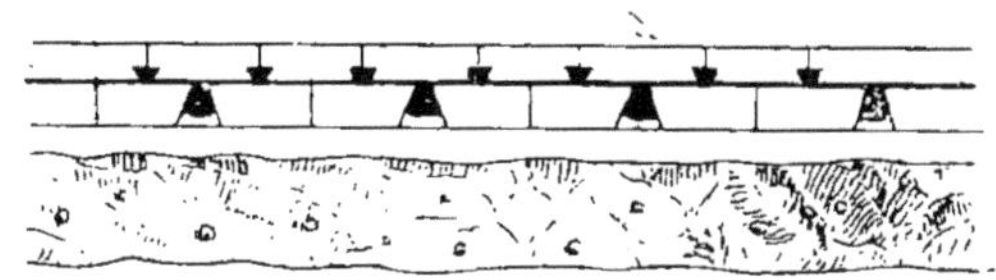

Fig. 4. — Parquet Cassard posé directement sur le sol.

Les parquets de l'ingénieur Klette sont analogues aux parquets Cassard. Ils se composent (fig. 5) de lambourdes

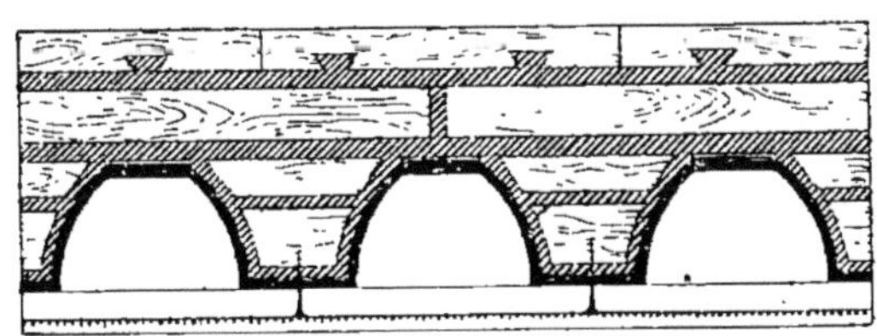

Fig. 5. — Parquet Klette posé sur tôle ondulée.

noyées dans du bitume et enfermées chacune dans une gaine de tôle ondulée. Un tablier en bois est également noyé dans du bitume ; enfin les frises, qui ont chacune à leur partie inférieure deux rainures longitudinales en queue d'aronde, sont elles-mêmes solidement fixées dans le bitume. Un hourdis empêche la sonorité de ces parquets qui jouissent d'une certaine élasticité et qui ne sont pas lourds (P. Börner, *Bericht über die Hygiene-Ausstellung*, t. I, p. 523).

Lorsqu'on ne peut supprimer les entrevous, ni les rendre accessibles à des nettoyages périodiques par le procédé qui va être indiqué, il est bon de les combler avec une substance qui soit légère, qui étouffe le son, qui soit mauvais conducteur de la chaleur, imperméable à l'eau et à la poussière, exempte de matières putrescibles et de plus incombustible. La substance qui remplit le mieux toutes ces conditions est la tourbe à la chaux. Pour la préparer, on mélange 4 à 6 volumes de poudre de tourbe à 1 volume de chaux éteinte. Le mélange est délayé dans de l'eau jusqu'à consistance d'une bouillie claire qui est brassée de temps à autre ; au bout de vingt-quatre heures la pâte est divisée en petits fragments qu'on met à sécher séparément. Une fois sèche, elle convient très bien pour combler les vides sous parquet, parce qu'elle est légère, brûle difficilement, amortit le son et constitue un milieu très peu favorable aux fermentations.

Parquets démontables. — M. Guérin (34, rue Laugier, à Paris) construit des parquets sans clous qui peuvent se démonter et se remettre en place sans peine et par des ouvriers peu exercés. Quelques heures suffisent pour lever le parquet, nettoyer l'entrevous, le désinfecter au besoin et faire la repose. Les deux types principaux des parquets Guérin sont celui à l'anglaise à joints droits et celui à point de Hongrie.

Dans le premier type (fig. 6) les frises portent sur leurs longs côtés une languette d'une part (fig. 7), une rainure de l'autre. De leurs extrémités, l'une A est à feuillure, et recouvre sans l'emboiter un fer à T qui court le long de la face supérieure de chaque lambourde dont la direction est perpendiculaire à la frise, l'autre est à rainure B et emboîte l'une des branches horizontales du fer à T. Si les deux extrémités de la

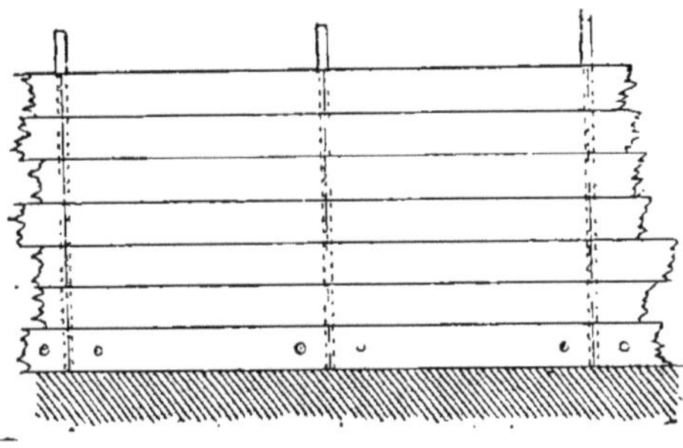

Fig. 6. — Plancher démontable (système Guérin) à l'anglaise à joint régulier.

lame portaient ainsi une rainure, les lames pourraient glisser entre les deux fers à T. mais ne pourraient pas être enlevées. Avec le système indiqué, au contraire,

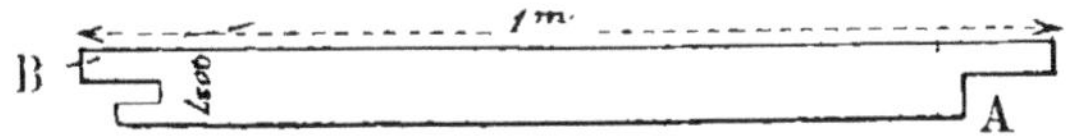

Fig. 7. — Lame d'un parquet Guérin (coupe longitudinale).

dès qu'on écarte deux frises voisines, on n'a qu'à soulever l'extrémité à recouvrement A pour que l'extrémité opposée se dégage du fer à T. Deux frises voisines sont placées de manière que leurs extrémités à rainure ne soient pas du même côté : de cette façon, chaque frise et maintenue par la rainure et la languette que portent ses deux longs côtés et par la rainure qu'elle porte à un de ses bouts ainsi que par les rainures des extrémités opposées des frises voisines.

Lorsqu'on a placé et bien serré les unes contre les autres les frises parallèles d'une même travée, on ferme celle-ci à chacune de ses extrémités au moyen d'une lame dite de rive ne portant sur trois côtés que des recouvrements. Cette lame est fixée sur une lambourde

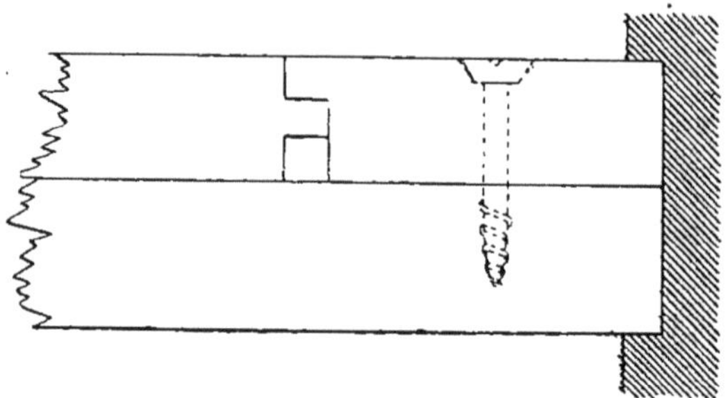

Fig. 8. — Plancher démontable (système Guérin). Lame de rive.

au moyen de deux vis (fig. 8). Si on prend la précaution d'insinuer cette lame sous le mur, le parquet sera hermétique de ce côté et les poussières ne pourront pas par là pénétrer dans l'entrevous.

D'habitude, lorsque la travée a une grande longueur, on la sectionne en plusieurs portions distinctes au moyen d'un certain nombre de lames à recouvrement analogues aux lames de rive vissées sur la lambourde.

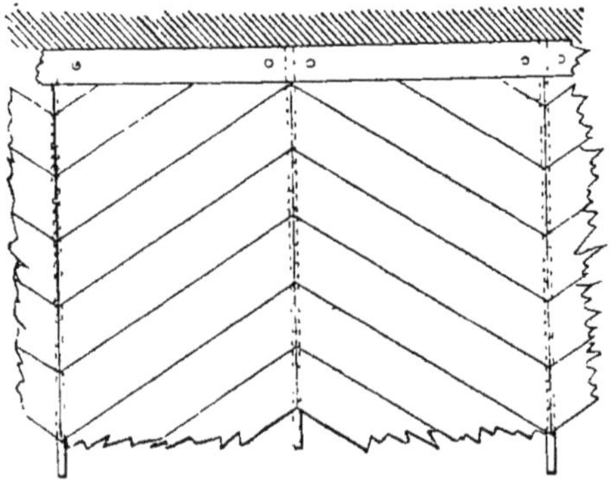

Fig. 9. — Plancher démontable (système Guérin) à point de Hongrie.

Dans le parquet à point de Hongrie (fig. 9) les lames

sont à rainure à leurs deux extrémités, car pour dégager la lame du fer à T, il suffit de lui faire effectuer une légère rotation autour d'une extrémité.

La pose et la dépose sont des plus faciles pour l'un comme pour l'autre type et s'effectuent dans un espace de temps très court. Lorsque par suite de la dessiccation les joints s'ouvrent, il est facile de les diminuer en resserrant les frises l'une contre l'autre. Pour cela, on démonte le parquet en plaçant les frises côte à côte dans l'ordre dans lequel elles ont été enlevées et on fait la repose en serrant chaque frise contre sa voisine. Si la lame de rive n'est plus assez large pour faire un joint hermétique, on la remplace par une autre plus large. De cette façon, on assure toujours au parquet la plus grande étanchéité possible.

Le travail est très facile et il n'est pas nécessaire d'avoir des ouvriers spéciaux. « On comprend quelle économie peut présenter un pareil système, combien il se prête aisément au bon entretien des chambres, enfin quelles garanties il présente pour l'hygiène des locaux habités puisqu'à des périodes déterminées, soit périodiquement, soit en cas d'épidémie, on peut enlever rapidement, sans frais, sans déchet, tout le plancher d'une pièce, assainir le hourdis et toutes les lames. La coaltarisation même des planchers ne semble plus utile, car cette opération ne sera jamais que très imparfaite : avec les planchers ordinaires, ni les joints, ni la partie inférieure des lames ne sont réellement assainis d'une façon efficace, le siège du mal n'est pas atteint. Avec le parquet sans clous, on ne doit pas avoir de joints ouverts et on peut détruire la cause d'infection à moins de frais que n'exige la coaltarisation.

« Les planchers du système Guérin ont reçu à Paris des applications très nombreuses dont plusieurs sont considérables. Ainsi dans les grands magasins tels que *le Printemps* et *le Louvre*, où l'on recherche de très beaux parquets, où ils sont rapidement usés, où les réparations et les remplacements doivent avoir lieu sans entraver les affaires, on en a fait depuis quelques années un très grand usage. Des salles immenses sont faites du samedi au lundi, y compris toutes opérations : dépose, nettoyage, repose. Les lames enlevées ne sont pas hors de service ; elles sont reprises et réemployées.

« Dans le casernement de Paris, en particulier à la caserne de la Pépinière, un essai a été fait en 1884 dans deux chambres. Depuis cette époque, il n'a pas été touché à ces parquets ; on n'y a fait aucune réparation ni aucune dépose, et cette année, c'est-à-dire au bout de cinq ans, on a déposé et reposé en moins de dix minutes, à titre d'expérience, une partie de plus de 2 mètres carrés, sans qu'aucune lame ait été endommagée ; il est impossible de constater après coup la moindre trace de l'opération. Les chambres n'ont pas cessé d'être occupées ; les planchers ont été fréquemment lavés et, bien que les languettes en fer fussent légèrement rouillées, on n'a éprouvé aucune difficulté à déplacer et à replacer les lames.

« Terminons en disant que le prix de ces planches est sensiblement le même que pour ceux du modèle usuel. » (*Système de plancher posé sans clous* par M. le capitaine du génie Dosse, *Revue du génie militaire*, 1889, p. 358).

Revêtement des murs. — Les opinions ne sont pas concordantes sur le point de savoir si les murs de nos habitations doivent être perméables ou non. Les uns, avec MM. de Pettenkofer et Trélat, voient dans les murs un précieux instrument d'aération et soutiennent qu'à tout prix il faut respecter leur porosité naturelle. Pour les autres, les murs sont des moyens médiocres d'aération tandis qu'ils peuvent devenir des surfaces redoutables d'infection : pour ceux-là la meilleure paroi sera celle qui, complètement lisse, n'offrira aucune aspérité à laquelle la poussière puisse se prendre, et qui, imperméable aux liquides, ne se laissera pas pénétrer par la matière organique, et se prêtera aux lavages simples ou aux opérations de désinfection. Cette dernière doctrine est celle qui aujourd'hui compte le plus d'adhérents.

De toutes façons, dès à présent, aucun doute ne saurait subsister touchant les locaux tels que ceux des habitations collectives (hôpitaux, casernes, écoles, prisons) qui sont exposés à des causes fréquentes d'infection et qui doivent pouvoir être soumis à des lavages périodiques et à des désinfections éventuelles. Plus ces causes sont nombreuses et redoutables, plus aussi l'imperméabilité des surfaces s'impose d'une façon rigoureuse et complète. Dans les pavillons d'isolement pour malades contagieux, dans les cabinets d'aisances l'indication est formelle, l'ensemble des surfaces doit être rendu imperméable.

Dans les autres locaux l'accord semble devoir se faire par des concessions réciproques. Dans nombre d'hôpitaux généraux, construits dans ces dernières années, on a imperméabilisé la partie basse des parois sur une hauteur de 1^{m},80 environ, comme étant celle qui est plus particulièrement exposée à recevoir des souillures et on a conservé la porosité de la partie supérieure. Cette solution mixte est en tous cas avantageuse pour les locaux qui ne sont pas toujours suffisamment chauffés ou aérés et dans lesquels, lorsque l'atmosphère extérieure est saturée d'humidité, l'eau de condensation se précipite sur les murs imperméables froids, et ruisselle à leur surface.

Rappelons enfin que les parties basses des murs sont exposées aux plus fortes souillures et que, même dans les maisons ordinaires d'habitation où l'imperméabilité des parois s'impose moins qu'ailleurs, ces parties basses doivent être protégées par des plinthes ou des enduits imperméables.

Pour obtenir des surfaces imperméables on peut recourir soit à la peinture à l'huile, soit au stuc, soit aux papiers peints et vernis, soit aux carreaux émaillés ou vitrifiés.

La *peinture à l'huile* constitue un revêtement facile à exécuter partout, sans ouvriers spéciaux : elle ne donne pas des surfaces absolument lisses parce que les poils du pinceau tracent dans la peinture de petites raies très rapprochées qui sont autant d'anfractuosités où les poussières peuvent se nicher et d'où elles sont difficiles à déloger. En recouvrant la peinture d'une couche de vernis cet inconvénient disparait et on a des surfaces lisses, brillantes, gaies à l'œil, faciles à laver et à désinfecter. Trois couches de peinture plus une couche de vernis reviennent à 1 fr. 30 à peu près.

Les peintures à base de zinc doivent être partout substituées à celles à base de plomb. La Société des Mines et Fonderies de zinc de la Vieille Montagne produit six variétés différentes de blanc de zinc, depuis le blanc neige jusqu'à l'oxyde gris : elle livre en outre au commerce des blancs broyés à l'huile et une couleur nuance ardoise qui est un sous-produit de la métallurgie du zinc et qui est un mélange d'oxyde gris avec du zinc métallique à l'état pulvérulent.

On obtient avec les divers blancs de zinc des peintures très solides, qui sont absolument imperméables, surtout lorsqu'on les mélange à du silicate de potasse. Outre le blanc, on peut obtenir les nuances les plus diverses par l'addition d'ocres. L'oxyde gris ardoise remplace avec avantage le minium dans toutes ses applications : entre autres il préserve les métaux de la rouille beaucoup mieux que le minium. Le blanc de zinc ne jaunit pas comme la céruse par l'action de l'hydrogène sulfuré.

Le prix de revient des peintures à base de zinc est aujourd'hui égal sinon inférieur à celui des peintures à base de plomb : en effet trois couches des premières reviennent à 0 fr. 75 le mètre carré (0 fr. 80 à base de silicate), tandis qu'avec la céruse le prix de revient est de 1 fr. à 1 fr. 10 au moins.

L'intérêt économique est aujourd'hui concordant avec l'intérêt hygiénique et doit faire donner définitivement la préférence au blanc de zinc sur la céruse.

La Société des gommes nouvelles et vernis (30, rue du faubourg Poissonnière à Paris) fabrique des *peintures vernissées* remarquables au point de vue qui nous occupe et qui donnent aux surfaces l'aspect de l'émail et de la porcelaine. On commence par appliquer une couche de fond avec de la peinture à l'huile ordinaire, et lorsqu'elle est sèche on applique par-dessus une couche de peinture vernissée. Cette dernière est un peu moins fluide que la peinture ordinaire et s'étale un peu plus difficilement, mais c'est là une simple question de main-d'œuvre dont il est facile de venir à bout avec un peu d'habileté ou d'habitude. Avec 1 kilogramme de peinture, on couvre 8 mètres carrés de surface. La peinture vernissée sèche vite et devient très dure en séchant : elle obture parfaitement tous les joints et toutes les fissures. Elle a un bel aspect, donne des surfaces lisses et brillantes qui rappellent l'émail. Elle est très résistante, ne s'écaille pas et est absolument imperméable à l'eau. On peut la laver aussi souvent que l'on veut avec de l'eau très chaude, avec des solutions savonneuses, alcalines ou phéniquées sans que son brillant soit enlevé ou qu'elle subisse aucune détérioration.

Cette peinture peut s'appliquer sur toutes sortes de matériaux, sur des murs en plâtre, sur du ciment aussi bien que sur du bois : on peut même couvrir des surfaces qui ont été badigeonnées au goudron. Elle imite les carreaux vernissés, le bois, les marbres variés, et se prête à l'exécution de peintures décoratives.

Elle a sur la peinture ordinaire à l'huile de très grands avantages. Et d'abord elle donne une surface lisse et brillante qui n'est égalée par aucun autre enduit : avec la peinture ordinaire on ne pourrait obtenir un pareil brillant à moins d'une ou plusieurs couches de vernis dont l'adhérence est loin d'être assurée.

Un kilogramme de peinture vernissée coûte 2 fr. 25 pour les tons communs : à cette dépense il faut ajouter 0 fr. 15 de main-d'œuvre par mètre carré, ce qui remet le prix du mètre carré à 0 fr. 80 : avec la peinture ordinaire il faudrait trois couches de peinture plus une couche de vernis, ce qui porte le mètre carré à 1 fr. 30. En outre, les peintures vernissées ont une durée au moins double des autres qui sont loin d'avoir la même solidité, le même brillant et de se prêter aussi bien aux lavages simples ou antiseptiques. Il y a donc avantage et économie réelle à employer les peintures vernissées, chaque fois que les surfaces à peindre réclament trois couches de peinture ordinaire. Elles conviennent très bien pour les hôpitaux, les salles d'isolement, les salles de bain, les lavabos, les cabinets d'aisances et pour les locaux exposés à l'humidité par le fait de la condensation de la vapeur d'eau contenue dans l'air. Ajoutons encore qu'elles sont à base de zinc et non de plomb.

M. H. Vallin, ingénieur à Paris, a découvert une composition spéciale dite « *marmoréine* », pour le durcissement des plâtres : c'est un liquide que l'on applique soit au moyen d'un pinceau à soies longues et très fournies, soit au moyen d'un appareil pulvérisateur. Il faut attendre que les plâtres soient absolument secs. Au bout de quarante-huit heures, l'effet est produit et on peut, si on le juge utile, compléter le durcissement par la paraffine dissoute dans de l'essence de pétrole, qui s'applique exactement de la même façon que la « marmoréine ».

Le durcissement obtenu est absolument remarquable : les surfaces durcies ne sont pas rendues imperméables à l'eau ni à l'air, mais on ne peut les rayer avec l'ongle ni avec tout autre corps dur. On peut les laver avec de l'eau pure ou une solution désinfectante quelconque sans les altérer : on a pu à l'administration de l'Assistance publique de Paris, laver à l'eau phéniquée, chaque jour, pendant quarante-deux jours de suite, des murs ainsi marmorisés sans détérioration appréciable. Ces facilités de désinfection et de nettoyage font de la marmoréine un précieux agent de protection des surfaces.

Les plâtres durcis peuvent être laissés blancs ou être teints en vert ou en bleu pâle ou en ton pierre, ou être peints ou recouverts de papier.

Le durcissement du plâtre coûte 0 fr. 50 par mètre carré ; l'imperméabilisation revient à 0 fr. 30.

Les plâtres ainsi durcis à la marmoréine ayant conservé leur perméabilité à l'air et se prêtant admirablement à toutes les opérations de désinfection sont le meilleur revêtement qui puisse convenir à des surfaces qu'il est inutile d'imperméabiliser absolument ; mais qu'il est pourtant nécessaire de laver ou de désinfecter de temps à autre. Dans les hôpitaux généraux par exemple, où les murs reçoivent jusqu'à la hauteur de $1^{m},80$ des revêtements imperméables, toute la partie située au-dessus sera faite avec avantage en plâtre durci par le procédé Vallin.

La marmoréine peut servir aussi à durcir la pierre, le ciment, le bois (chêne, sapin, hêtre, pitchpin, etc.) :

elle trouvera à ce titre des applications nombreuses en hygiène.

Les *stucs* sont des marbres artificiels : ils constituent un bon revêtement lorsqu'ils sont bien posés. Il y en a de prix très différents : nous nous occuperons ici, non des stucs de luxe qui sont excellents mais chers, mais du stuc dit à la fresque qui est formé d'un mélange de chaux grasse et de plâtre fin auquel on ajoute 1/10 de marbre en poudre passé au tamis fin. En lissant l'endroit avec un fer chaud on obtient une sorte de vernis très solide qui peut être brossé, lavé à grande eau ou à l'eau de savon ou avec des solutions désinfectantes, au moyen d'éponges ou de pompes, aussi souvent qu'on veut, sans qu'il subisse de détérioration. Son entretien est aussi facile que celui de la peinture et il a l'avantage d'être à la longue moins onéreux peut-être, en tous cas pas plus onéreux, que la peinture à l'huile : celle-ci coûte 1 fr. 30 environ le mètre carré et doit être renouvelée tous les quatre ans, tandis que le stuc, qui coûte il est vrai 5 fr. le mètre carré, a une durée moyenne de vingt-deux ans. Nous ne parlons pas des stucs de luxe qui coûtent 25 et 30 francs le mètre carré : au point de vue de la salubrité les deux se valent.

Le *goudron* appliqué à chaud, comme il a été dit à propos des planchers, convient très bien pour imperméabiliser le bas des murs : la couleur est un peu sombre, mais le résultat est excellent et le prix de revient minime.

A la place de goudron on peut se servir des couleurs à base de goudron qu'on trouve de toutes nuances (gris, vert, jaune, brun, rouge) (Bureau, 107, rue Saint-Martin, à Paris) : pour le plâtre, qui est très absorbant, il faut plusieurs couches, en général trois, mais la dépense est peu élevée (environ 25 centimes le mètre carré) ; l'imperméabilisation est aussi bien assurée qu'avec le goudron et la couleur flatte plus l'œil.

Le *papier peint* a pour lui le grand avantage du bon marché et il est gai à l'œil. C'est un revêtement presque imperméable à l'air, non par lui-même, mais par la colle qui sert à l'appliquer.

Les papiers peints ont ordinairement une surface tomenteuse qui offre un abri facile aux poussières : si on peut accepter dans les habitations privées ceux de ces papiers qui sont presque lisses, il faut rejeter absolument ceux dont la surface est formée par un feutrage épais qui les rend faciles à s'imprégner de poussière et impossibles à nettoyer.

Par contre les papiers peints vernis à surface lisse, pouvant être lavés à l'éponge ou aspergés au moyen des pulvérisateurs sont d'excellents revêtements qui coûtent relativement peu cher et sont durables.

Il est à peine besoin d'ajouter que les peintures des papiers ne doivent pas être à base de substances toxiques : sous ce rapport encore les papiers vernis présentent une grande supériorité parce que leur peinture n'est pas sujette à s'écailler.

Les *carreaux de faïence émaillée* sont des terres cuites revêtues d'un émail sur l'une de leurs faces : ils se posent sur ciment et le joint se fait avec du mastic à base de zinc. Leurs dimensions habituelles sont 14 centimètres sur 14. Ils forment de beaux revêtements absolument imperméables tant que les joints résistent et que l'émail n'a pas été entamé. Lorsque l'émail a été entamé par un choc, si le mur reste habituellement sec, il n'y a pas grand inconvénient : mais s'il faut faire des lavages répétés, la terre cuite s'imprégnera peu à peu dans toute sa masse, car elle est très poreuse. De plus dans les locaux exposés au froid les carreaux émaillés sont endommagés par la gelée.

Ces revêtements en carreaux émaillés coûtent cher : les plus simples ceux en petits carreaux blancs reviennent posés à 20 francs le mètre carré.

Quand la pose n'a pas été très soignée, certains carreaux se détachent et la repose est assez difficile. Pour éviter ces inconvénients on fait parfois des cloisons entières en *briques* émaillées.

Les *glaces de verre* pour revêtement ont de 6 à 14 millimètres d'épaisseur, les épaisseurs les plus usitées sont entre 11 et 13 millimètres. Elles peuvent être appliquées en panneaux de dimensions assez grandes le nombre des joints est dès lors réduit au minimum, mais par mesure d'économie et en vue de la casse il vaut mieux employer des plaques plus petites. Le prix de fourniture est de 9 francs par mètre carré ; il faut compter au moins autant pour la pose ce qui remet le mètre carré à 20 francs environ.

La pose du verre est très difficile, on ne peut même pas dire que ce point de technique soit d'ores et déjà résolu. Pour permettre au verre de se dilater on l'applique sur une lame de plomb sur laquelle il joue au moment où il se dilate ou se rétracte. Les joints sont en caoutchouc compressible.

Il y aurait grand avantage à substituer aux stylobates et plinthes en bois placés au bas des murs, d'une hauteur ordinaire de 0m,21, des revêtements en ardoises nue ou polie de même hauteur. Lorsqu'on exécute le lavage des murs l'eau s'écoule sur les plinthes qui, lorsqu'elles sont en bois, finissent par se gondoler et laisser l'eau et les poussières s'infiltrer entre elles et le mur. Des plinthes en *ardoise* n'auraient pas cet inconvénient. L'ardoise revient à 20 francs le mètre carré.

CHAPITRE DEUXIÈME

NETTOYAGE, ÉVACUATION ET DESTRUCTION DES MATIÈRES SOLIDES

ARTICLE PREMIER

NETTOYAGE DE LA RUE

Un nettoyage régulier est le meilleur moyen pour combattre la poussière des rues, mais dans la saison sèche, quel que soit le revêtement employé, il s'élèvera de la surface des rues, les mieux tenues des poussières qui sont incommodes et peuvent transmettre à l'organisme par la voie des muqueuses ou de la peau des germes infectieux, en première ligne ceux de la tuberculose : ces poussières ont encore au point de vue de l'hygiène un autre inconvénient en ce qu'elles empêchent les habitants des étages inférieurs d'ouvrir leurs fenêtres pour aérer les appartements. Il importe donc de fixer ces poussières, ce à quoi on arrive par l'*arrosage*. Il est impossible de dire à priori combien de fois une rue donnée doit être arrosée par jour, cela dépend du mode de revêtement, de l'exposition au soleil, de la température, de l'état hygrométrique de l'atmosphère. C'est par la pratique seule qu'on pourra acquérir des données approximatives pour calculer le cube d'eau nécessaire et l'intervalle qui doit séparer deux arrosages consécutifs. Il ne faut en tout cas jamais attendre que la dessiccation soit complète pour procéder à une seconde opération, autrement la gerbe d'eau en touchant le sol soulève des flots de poussière.

L'arrosage peut se faire à la lance par l'intermédiaire de tuyaux vissés par des raccords sur les bouches d'arrosage : il faut que deux bouches d'arrosage voisines soient suffisamment rapprochées pour que les extrémités des surfaces arrosées se couvrent. A Vienne les tuyaux d'arrosage sont disposés sur un dévidoir porté sur un chariot à deux roues ; on peut leur donner ainsi un très grand développement et l'opération y gagne en célérité. L'arrosage à la lance convient pour les grandes voies.

Pour les petites voies et pour les cas où l'on ne dispose pas d'une canalisation avec eau sous pression on emploie les tonneaux d'arrosage qui cubent 1 mètre et qui laissent écouler l'eau par un tuyau perforé. En baissant ce tuyau autant que possible au voisinage du sol ou diminue la quantité de poussière soulevée par la gerbe d'arrosage. Le tonneau dépense moins d'eau que la lance et la répand plus uniformément, mais le prix de revient est plus élevé.

Pour chaque arrosage il faut compter sur 1 litre au moins par mètre superficiel.

Dans plusieurs villes du littoral en Angleterre on substitue en été l'eau de mer à l'eau douce pour l'arrosage des rues. A Liverpool entre autres on a installé une machine élévatoire et une canalisation spéciale pour amener cette eau sur tous les points de la ville. Le résultat est très bon : en raison de l'hygroscopicité du sel l'évaporation se fait plus lentement qu'avec l'eau douce et l'effet utile de l'arrosage dure trois fois plus longtemps. De plus, l'eau salée conserve les chaussées macadamisées en formant à leur surface une croûte protectrice résistante. Enfin cette pratique n'a donné lieu à aucun inconvénient. Son principal avantage est d'augmenter le cube journalier d'eau disponible.

On a tenté dans certaines villes d'employer pour l'arrosage des solutions salines : ainsi on a fait des essais avec du sel marin, mais on a été obligé d'y renoncer parce que les frais sont trop considérables. On a aussi fait des essais avec une solution de chlorure de calcium : cette pratique n'a pas prévalu bien qu'on ait prétendu qu'il suffisait de faire un arrosage avec cette solution tous les huit jours, qu'on pouvait le reste du temps employer l'eau ordinaire, et que l'économie réalisée était de 30 p. 100.

De toutes façons l'eau employée pour l'arrosage doit être pure : toute eau souillée sera sévèrement rejetée.

Le *nettoyage des rues* se fait au moyen d'outils divers : rabots, raclettes à lame de caoutchouc, balais de bouleau ou de piazzava (le piazzava provient d'un palmier du Brésil, ses fibres sont rigides comme du fil d'acier, elles ne se modifient ni par la sécheresse ni par l'humidité et elles sont très résistantes), balayeuses mécaniques.

Le modèle de la balayeuse la plus répandue est celui de M. Blot, ingénieur-constructeur à Paris. C'est une sorte de tilbury à deux roues que peut traîner un cheval de force moyenne ; il est muni à l'arrière d'un balai cylindrique fixé obliquement, long de 2 mètres, garni de fibres de piazzava, commandé directement par des engrenages sans intermédiaire de chaînes, que le conducteur peut lever ou baisser à volonté. La boue est rejetée dans les rigoles d'où les parties les plus ténues sont entraînées à l'égout, le reste est mis en tas et enlevé en même temps que les ordures ménagères.

Une balayeuse fait le travail de 14 ouvriers et ce travail revient à 40 p. 100 meilleur marché que s'il était exécuté à bras d'homme.

La propreté et l'économie ont à gagner à ce que le balayage des rues soit assuré par les soins de la municipalité et non par ceux des propriétaires riverains. En effet là où ceux-ci seraient obligés d'effectuer la besogne avec des balais à main, un service public le fera exécuter à l'aide de machines et alors ce sera plus vite et mieux fait. De plus, lorsque le balayage est un service public, on peut le faire faire de nuit ou au moins aux premières heures du matin avant le lever des habitants de façon à soustraire ceux-ci autant que possible à l'inhalation des poussières soulevées. En été notamment, alors que la poussière est plus abondante et plus sèche et plus apte à s'élever dans l'atmosphère, il faut profiter de ce que le jour commence de bonne heure pour que le balayage soit terminé à l'heure où commence la circulation. C'est d'ailleurs ce qui se fait dans toutes les grandes villes. A Paris, le balayage se fait le matin de très bonne heure. A Bruxelles le service de balayage, qui se fait au moyen de machines balayeuses, commence à 9 heures du soir et est terminé à 7 heures du matin. A Amsterdam le service du balayage et l'enlèvement des produits du balayage se font également pendant la nuit et doivent être terminés à 8 heures du matin. A Berlin le nettoyage des rues a lieu entre 11 heures du soir et 6 heures du matin.

Il est des villes comme la cité de Londres, Berlin où en dehors des heures régulières de balayage la propreté de la voie publique est constamment rectifiée par des balayeurs qui notamment ramassent le crotin de cheval au fur et à mesure de sa production et le déposent dans des bornes creuses en fonte (orderlies bins) disposées le long des trottoirs. Les immondices sont introduites par la partie supérieure et extraites par le bas au moyen de pelles pour être chargées sur des tombereaux.

Cette pratique est excellente surtout aux lieux de stationnement des voitures et tramways qui deviennent facilement des foyers d'odeurs infectes.

ARTICLE DEUXIÈME

NETTOYAGE DES HABITATIONS

Dans le nettoyage des habitations on doit autant que possible ne pas transformer la poussière dormante en poussière flottante, parce que c'est sous cette dernière forme que les germes pathogènes contenus dans la poussière arrivent surtout en contact avec nos organes. Il faut donc saisir la poussière sans la faire flotter.

Le nettoyage à sec à l'aide de balais, de plumeaux, de brosses, ne remplit nullement cette indication : c'est un procédé de nettoyage médiocre qui soulève des nuages de poussière.

La balayeuse mécanique Bissell se compose d'une brosse rotative qui est fixée au bout d'un manche en bois et qui rejette la poussière dans une chemise en métal qui l'enveloppe. Cet instrument, sans être parfait, est préférable au balai ordinaire.

Le nettoyage à l'eau est de beaucoup meilleur : il se distingue en nettoyage à grande eau et en nettoyage humide.

Le nettoyage à grande eau doit être réservé pour les pièces possédant des parquets étanches et imperméables (carrelages céramiques, ciment, bitume, marbre) auquel cas il est excellent et préférable à tout autre.

L'action mécanique de l'eau est secondée par le balai ou la raclette. Pour les pièces planchéiées les lavages à grande eau sont à proscrice complètement parce que l'eau charriant les impuretés s'infiltre dans l'entrevous qui se transforme en un marais infect et insalubre. Même l'arrosage des planchers est un auxiliaire très discutable du balayage, parce que l'eau détrempe la poussière, la fait adhérer aux surfaces et même pénétrer dans les fissures.

Le nettoyage humide se fait soit avec des poudres soit avec des chiffons. Dans le premier cas on saupoudre le parquet avec une poudre quelconque (sciure de bois, graine de lin ou de moutarde pulvérisée), fortement humectée avec de l'eau ordinaire propre et au besoin avec une solution désinfectante. La poussière du parquet colle à cette poudre et s'y incorpore : on balaie le tout sans dégagement de poussière et on brûle le produit dans un foyer.

Il faut que tous les coins soient accessibles au nettoyage : les meubles, les lits doivent pouvoir être facilement écartés des murs pour qu'on puisse atteindre la poussière qui s'amasse derrière. Dans les hôpitaux et les habitations collectives en général les angles à faces planes seront remplacés par des angles arrondis, les lits ne seront jamais adossés au mur ni par leur petit ni par leur long côté : il y aura toujours entre le lit et le mur une distance de 0m,40 au moins qui permette de tourner autour du lit, de nettoyer le lit lui-même ainsi que la surface du plancher et du mur qui est au-dessous et derrière lui.

Le dessus des gros meubles, les moulures, les corniches et en général toutes les surfaces tournées vers en haut et sur lesquelles la poussière se dépose naturellement, seront nettoyés au moins une fois par semaine.

Le procédé de nettoyage vraiment hygiénique est celui qui consiste à promener doucement à la surface du plancher, des parois et des meubles une serpillère qu'on a plongée dans un sceau d'eau propre et qu'on exprime juste assez pour que son eau d'imbibition soit retenue par capillarité et ne s'écoule pas goutte à goutte. De cette façon les poussières sont fixées immédiatement, et ne peuvent s'élever en tourbillons dans l'atmosphère. Tandis que le balayage sec étale et déplace simplement une bonne partie de la poussière, le nettoyage humide enlève celle-ci intégralement : pour rendre le travail peu fatigant on place la serpillère au bout d'un bâton en L : il faut avoir soin de la tremper de temps à autre dans un seau dont l'eau doit être renouvelée dès qu'elle n'est plus suffisamment propre.

Toutefois, quoi qu'on fasse, on ne peut saisir sur le parquet et les murs qu'une partie de la poussière : pour atteindre celle-ci complètement il faut connaître tous les endroits où elle tend à s'accumuler, où elle forme comme des réserves et d'où sous l'influence du moindre choc ou du moindre vent elle est mobilisée et mélangée de nouveau à l'air. Ces retraites sont surtout : les coins, les angles rentrants, le dessus des moulures, le dessus, le dessous et le derrière des meubles, enfin les étoffes.

La partie de la poussière qui tombe sur les surfaces laineuses, les couvertures des lits est de beaucoup la plus stable et la plus abondante : ces couvertures sont comme des éponges qui emmagasinent la poussière avec une facilité prodigieuse. Celle des meubles et des murs est beaucoup moins stable : les allées et venues, les travaux du ménage, les courants d'air, les ébats des enfants la déplacent souvent, la font flotter dans l'air où elle reste suspendue pendant quelque temps, et en retombant une portion ira grossir la réserve contenue dans les couvertures de laine qui finalement peuvent être considérées comme l'aboutissant naturel de toute la poussière de l'appartement. Pour s'en convaincre, il n'y a qu'à frapper de la main sur un lit sur lequel tombe un rayon de soleil.

Malheureusement la literie n'est pas seule capable d'emmagasiner à un si haut degré la poussière de l'appartement : tout le monde sait la tendance qu'on a aujourd'hui à multiplier dans les intérieurs les tapis, les tentures, les portières, les paravents d'étoffe, etc. On recouvre tout le parquet d'un épais tapis doublé lui-même d'une épaisse thibaude : de sorte qu'à l'entrevous existant on en ajoute un autre encore plus dangereux ; on tend les murs avec de la toile d'Andrinople ou de la bourrette, on garnit les portes d'épaisses portières de Caramanie, de sorte qu'au lieu d'un parquet ciré facile à nettoyer, d'un mur en boiserie ou revêtu de papier peint sur lequel la poussière n'a pas prise, on a partout des surfaces laineuses, spongieuses, qui retiennent la poussière et se la renvoient. Dans de pareils appartements la poussière est vraiment chez elle : pathogène ou non, elle n'a aucune chance de s'échapper, elle est sûre de ses quartiers d'hiver. Aussi malgré les soins d'entretien qui ne manquent pas, il existe dans ces appartements une poussière fine, impalpable dont on ne peut se débarrasser : elle se soulève dès qu'on fait un pas ou qu'on touche aux tentures ou aux rideaux. Lorsqu'à la fin de la saison on décroche les tapis on trouve au-dessous une épaisse couche de poussière accumulée pendant des mois et des années et pendant tout ce temps elle a pu se tamiser à son aise à travers l'étoffe vers l'intérieur de l'appartement.

Les tapis doivent être disposés de façon à pouvoir être levés facilement ; on les battra souvent ainsi que les couvertures.

Le battage à la main armée d'une baguette est insalubre pour l'opérateur : il ne devra jamais se faire dans une cour étroite et fermée, à plus forte raison dans l'appartement même : il se fera en plein vent et de préférence les jours de vent pour que la poussière soit entraînée; l'opérateur se placera de manière à ne pas se trouver dans le courant de poussière. Il est à désirer que ce procédé primitif et insalubre soit remplacé par un procédé mécanique et qu'un constructeur imagine une batteuse à bras, d'un maniement facile pouvant servir dans les maisons particulières, les casernes. les hôpitaux et au moyen de laquelle les domestiques et les infirmiers puissent battre les couvertures et les tapis à l'abri de la poussière. En grand ce point de technique est déjà résolu : il existe des établissements où les tapis, tentures, etc., sont battus dans des chambres hermétiquement closes à l'intérieur desquelles tourne un axe muni de fléaux et mû par la vapeur. Les ouvriers opèrent dans un air absolument pur et ne respirent que la poussière dégagée par le dépliage des étoffes. La plus grande partie de la poussière reste dans la chambre de battage ou se dépose dans un vaste tambour qui fait comme un vestibule à une haute cheminée qui aspire et brûle tout le reste. La quantité de poussière retirée de la chambre et du vestibule est telle qu'elle s'enlève par tombereaux et est vendue pour servir d'engrais : il serait préférable de s'en servir pour alimenter le foyer.

Les produits du balayage. les résidus de tous genres, tous les déchets de la cuisine. les épluchures, les cendres sont réunis dans la *boîte à ordures*.

Lorsqu'il y a plusieurs ménages dans une même maison, il doit y avoir une boîte à ordures commune, appartenant au propriétaire et devant recevoir les résidus de toute la maison. Cette boîte doit être accessible en tous temps aux locataires : car il arrive fréquemment dans les ménages d'ouvriers que tous les membres de la famille s'absentent de leur domicile dès la première heure du jour et s'ils n'avaient pas à leur disposition un récipient où ils puissent déverser leurs ordures, ils n'auraient d'autre alternative que de les déverser sur la voie publique ou de les conserver dans leur logement jusqu'au dimanche.

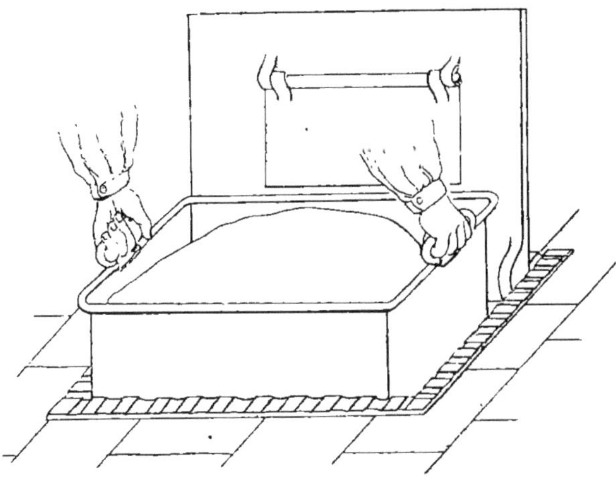

Fig. 10. — Boîte à ordures installée sous trottoir.

La boîte à ordures commune doit être remisée dans un endroit aussi aéré que possible, soit dans la cour s'il y en a une, soit dans le local le plus favorable de la maison. Autant que possible elle doit être disposée dans une niche couverte pour être soustraite à l'accès des eaux pluviales. Elle ne doit être garnie d'un couvercle que lorsqu'elle est placée dans l'intérieur même de la maison.

Une excellente disposition est adoptée dans certaines villes anglaises où la boîte à ordures est installée sous les trottoirs dans une fosse cimentée pratiquée au niveau du sol et fermée par une trappe (fig. 10).

Du Mesnil recommande avec raison d'imiter cette pratique et pense que cette fosse pourrait remplacer la niche dans les cours des maisons, notamment dans les cours étroites.

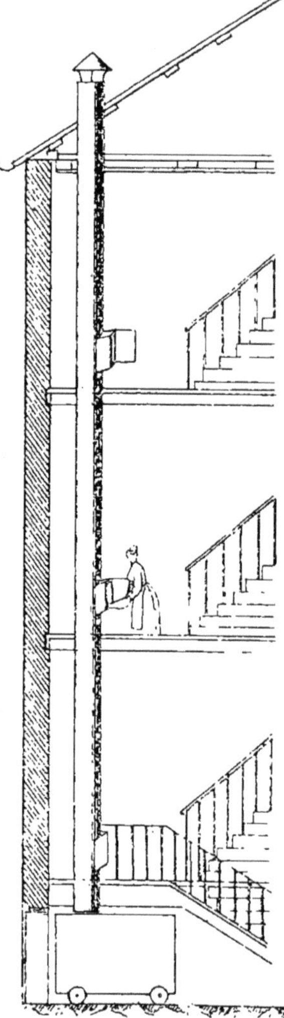

Fig. 11. — Boîte à ordures commune disposée au-dessous d'une gaine en poterie de grès vernissé.

Dans les immeubles de la Société Philanthropique (boulevard de Grenelle, 65 et 67, à Paris) on a adopté une bonne disposition permettant à chaque ménage de se débarrasser des ordures à toute heure du jour et de la nuit. La boîte à ordures commune (fig. 11) est placée au rez-de-chaussée, dans une niche au-dessus de laquelle débouche à $0^{m},30$ environ une conduite de grès de 25 cent. de diamètre qui monte jusqu'à l'étage supérieur. A chaque étage est disposé un regard fermé par une porte de $0^{m},40$ de côté : en ouvrant cette porte on a devant soi la conduite de grès réduite sur une hauteur de $0^{m},30$ a un demi-tuyau qui forme le fond d'une sorte de meurtrière évasée dont les parois, très lisses, sont enduites de ciment. C'est dans cet appareil récepteur que les locataires vident leurs ordures ménagères. Comme celles-ci sont en grande partie formées de cendres, les parties molles ou humides sont plongées dans une poussière sèche qui pompe leur eau et les empêche de fermenter et de dégager de mauvaises odeurs. S'il survenait des obstructions rien ne serait plus facile que d'y remédier.

Le sol de la niche est bitumé. La boîte commune qui, est en tôle galvanisée, repose sur un petit charriot à roulettes.

Cette installation fait, comme l'ensemble de l'œuvre, honneur à la Société Philanthropique. Elle pourrait être perfectionnée sur un point. Le matin, tandis que la boîte à ordures est placée devant la porte en attendant le passage du tombereau, les locataires pourraient vider leurs boîtes particulières dans la conduite de descente et le contenu tomberait sur le sol de la niche. Il serait préférable d'avoir un double jeu de boîtes : la boîte pleine serait aussitôt remplacée par une boîte vide et pourrait, après avoir été vidée, être lavée à grande eau et séchée pour être remise en service le lendemain matin.

En temps ordinaire ces lavages à grande eau nous semblent suffisants et nous pensons qu'il faut borner les lavages avec une solution de chlorure de zinc aux temps d'épidémie. Ces lavages antiseptiques doivent alors être confiés non aux propriétaires qui ne les feraient pas exécuter assez régulièrement, mais à l'administration municipale. Ils seraient sans doute désirables en tout temps, mais ils coûtent cher, à cause non du désinfectant dépensé, mais de la main-d'œuvre. Pour en donner une idée, ce service occasionne à Paris, lorsqu'il fonctionne, une augmentation de dépense de 1,500 francs par jour.

Les habitants doivent être prévenus du moment où passe la voiture, pour déposer à temps les boîtes chargées devant leurs portes et pour que les ouvriers occupés à l'enlèvement puissent déverser le contenu dans les tombereaux. Une grande régularité est ici de rigueur si l'on veut faire de bonne hygiène, et c'est à la police sanitaire à veiller à ce qu'il n'y ait pas de retardataires. Il ne faut pas non plus que les boites soient déposées devant les portes de trop bonne heure parce que les chiens errants viennent fouiller dans la masse des immondices et en répandent une partie sur le sol.

Le triage des ordures, s'il peut être permis ultérieurement dans les dépôts centraux et même être fait industriellement, ne doit jamais être fait sur la voie publique. Le chiffonnage dans les boites à ordures a pour conséquence de disséminer les matières sur le sol et dans l'air : c'est une pratique absolument réprouvée, d'autant plus que les chiffonniers enlèvent le produit du triage dans des récipients nullement étanches, en général dans des hottes ou des paniers.

ARTICLE TROISIÈME

ENLÈVEMENT DES GADOUES

Le produit du balayage des rues ajouté aux ordures ménagères forme un ensemble qui a reçu le nom de *gadoue*. Celle-ci s'enlève par charroi, en général par les soins des municipalités.

La quantité des gadoues à enlever est très variable suivant les circonstances. En posant la quantité de boue d'une surface donnée de rue avec revêtement d'asphalte = 1, celle fournie par un pavé de pierre = 5, enfin celle fournie par le macadam = 12. La quantité des boues varie également suivant le temps : ainsi une ville de 100.000 habitants avec un développement de rues de 50 kilomètres, pavées en pierre, fournit environ de 35 à 45 tonnes de boue (la charge de 3 1/2 à 4 1/2 wagons de chemin de fer) par les journées sèches et trois fois autant par les journées pluvieuses.

Les ordures menagères (balayures, déchets de cuisine, os, suie, cendres, chiffons, papier, débris de vaisselle, etc.) sont produites, à raison de 0k,25 à 0k.35 par jour et par habitant, c'est-à-dire de 25 à 35 tonnes par une ville de 100,000 âmes. Par conséquent la totalité des gadoues produites chaque jour dans une ville de cette importance peut varier entre 70 et 210 tonnes.

Les voitures servant à l'enlèvement des ordures ménagères doivent être d'une étanchéité complète; elles doivent se prêter facilement au chargement et au déchargement; elles ne doivent pas laisser perdre leur contenu en route et se prêter à une désinfection radicale.

Les voitures basses satisfont le mieux aux conditions requises : elles diminuent les frais, les difficultés et les dangers du chargement. Il ne faut pas que le chargement dépasse les parois de la caisse et qu'on accroisse la capacité utilisable par des hausses mobiles qu'on place sur les côtés de la caisse et à travers les interstices desquelles les immondices risquent de tomber pendant le trajet : ces déperditions durant les transports doivent être évitées. Il est à désirer dans le même but que les voitures soient couvertes de manière à ce que les matières légères ne puissent pas être entraînées par le vent et disséminées dans l'air.

Toute voiture à ordures doit être à bascule pour réduire au minimum le temps nécessaire au déchargement. On peut prendre comme modèle le type des tombereaux adopté dans la cité de Londres. Les dessins ci-joints (fig. 12 et 13) montrent la disposition de ce véhicule « dont le corps glisse d'une longueur de deux pieds environ sur son cadre avant de basculer comme un tombereau ordinaire. On voit que la voiture est basse et par conséquent facile à charger et qu'elle se décharge aussi sans peine. Ajoutons que le matériel, peint en rouge, est tenu avec la plus grande propreté et lavé fré-

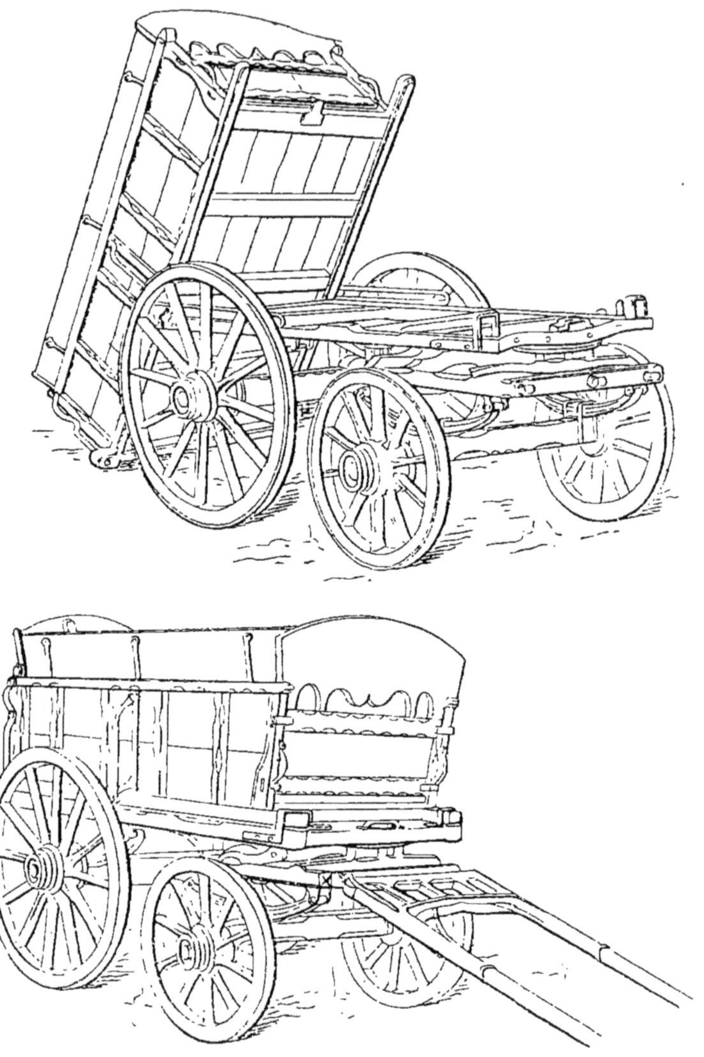

Fig. 12 et 13.
Voiture basculante pour l'enlèvement des gadoues.

quemment. Le cube est de 1 ^{m},35 environ. C'est le type ordinaire des tombereaux à ordures : les voitures à boues qui sont couvertes par des panneaux mobiles présentent une disposition différente ; elles sont plus hautes sur roues ». (Rapport de la Commission chargée d'aller étudier les différents modes de traitement ou ou de destruction des ordures ménagères en Angleterre p. 137.)

Les tombereaux à roues hautes ont besoin d'être pourvus de monte-charge. On a fait valoir en leur faveur l'avantage de pouvoir accéder aux dépôts situés en plein champ, tandis qu'avec les voitures à roues basses les moyeux s'enfonceraient dans la terre. Cette objection tombe devant ce fait que les voies desservant les dépôts d'immondices doivent être pavées.

Les voitures à ordures doivent toujours être conduites au pas, jamais au trot, parce que les allures vives secouent le chargement, font dégager des poussières et occasionnent des déperditions nombreuses.

Dans les petits centres toutes les gadoues sont transportées par les voitures jusque sur le point où elles doivent être utilisées : dans les grandes villes la majeure partie des gadoues est transportée ainsi jusqu'à des points de concentration d'où elles vont plus loin soit par bateau, soit par chemin de fer.

L'enlèvement des immondices par les cours d'eau fonctionne bien dans certaines villes (Bordeaux, Bruxelles); il a le grand avantage de permettre l'enlèvement de grandes masses à la fois et à bon marché et de faciliter la dissémination au loin. Le déchargement se fait sur des estacades établies à cet effet et par déversement direct des tombereaux. Les bateaux doivent être aménagés spécialement en vue de ce transport. Ceux en bois ne conviennent pas. car, par suite des fermentations, les bois se disjoignent et en peu de temps les embarcations sont rendues impropres à la navigation. Il faut des embarcations spéciales : à Liverpool, on se sert de pontons spéciaux dont chacun a coûté 250,000 francs. Les bateaux dont on se sert à Londres sont couverts de panneaux mobiles comme les chalands ordinaires qui circulent sur les canaux : en dehors des temps de pluie ces couvertures ont plus d'inconvénients que d'utilité.

L'enlèvement par les bateaux serait l'idéal pour le transport des gadoues : malheureusement il ne peut pas être assuré d'une façon régulière ce qui est un vice capital pour une exploitation dans laquelle les produits s'accumulent sans cesse et où il ne faut pas se laisser déborder un seul jour. Il y a en effet les chômages forcés par suite du manque d'eau, du curage des canaux, des crues et des gelées.

Comme les voitures ne se prêtent qu'au transport à courtes distances en raison des frais qu'il occasionne, et que la batellerie ne se prête pas à un service assez régulier, il ne reste que les chemins de fer que l'on considère aujourd'hui comme la seule voie utilisable en tous temps.

Dans les très grandes villes l'expédition, par les chemins de fer, des immondices sur les centres agricoles est une solution excellente à la condition que les Compagnies de chemins de fer abaissent le tarif de façon à laisser aux gadoues leur prix peu élevé et à favoriser ainsi leur enlèvement par les cultivateurs.

Il faut partir de ce principe que la tonne de gadoue a une valeur maxima de 3 francs comme engrais, bien qu'elle se paie un peu plus dans certains cas exceptionnels. Il ne faut donc pas que le prix de vente sur le lieu de production cumulé avec le prix du transport excède cete somme. A Paris les prix de transport sont sur la ligne de l'Est, de 0 fr. 02 à 0 fr. 04 par tonne et par kilomètre et sur la ligne d'Orléans de 0,033.

En retour des concessions demandées aux Compagnies

de chemins de fer il faut leur assurer un chargement journalier minimum et leur procurer par la régularité et la continuité du service un frêt rémunérateur.

Il importe que le transbordement à la gare de départ et à la gare destinataire se fassent très rapidement de manière à ne susciter aucune plainte de la part des riverains de la voie ou des voyageurs. A la gare où se fait l'expédition, les wagons, une fois chargés, ne doivent pas séjourner au delà de quelques heures : en été surtout, la célérité dans les départs est indispensable, car la fermentation des ordures est dès ce moment en pleine activité ; en cette saison la décomposition commence déjà dans les maisons et souvent les tombereaux exhalent des odeurs incommodes durant leur trajet à travers la ville.

Dans les gares d'expédition des rampes doivent être disposées dans la partie de la gare la plus éloignée des voies sur lesquelles circulent des trains de voyageurs et des locaux habités par le personnel. Les tombereaux sont amenés sur une plate-forme d'où en basculant ils déversent directement leur contenu dans les wagons.

Les déchargements à la pelle et au crochet sont trop longs et doivent être abandonnés, car ils demandent trois quarts d'heure pour chaque voiture, ce qui fait trois heures pour le chargement complet de chaque wagon. Pour cette raison l'emploi de tombereaux basculants s'impose.

Au lieu de verser les gadoues dans les wagons, il serait préférable de les verser dans des cadres ouverts dont l'emploi aurait l'avantage pendant le trajet de ne pas répandre des ordures sur les voies, de les soustraire à la vue du public et de ne pas laisser diffuser à hauteur d'homme les odeurs qui s'en dégagent. Les cadres devraient être bâchés pendant leur séjour en gare (du Mesnil). Il serait encore préférable d'avoir des cadres de dimensions convenables qui recevraient directement les gadoues au moment de la collecte, seraient chargés sur des plates-formes au moyen de grues et, une fois arrivées à la gare destinataire, seraient replacées sur des trains de voitures. On éviterait ainsi des manipulations qui occasionnent principalement le dégagement de gaz infects.

Pour éviter les stationnements prolongés aux gares d'arrivée, les destinataires doivent être prévenus *par voie télégraphique* de l'heure de l'arrivée des trains amenant des gadoues.

Après déchargement, les wagons ayant servi au transport seront lavés à la lance et, s'il y a lieu, badigeonnés avec une solution de chlorure de zinc ou au lait de chaux.

Il est permis d'espérer avec MM. du Mesnil et Journet (Congrès d'Hygiène, 1889), que la technique n'a pas dit son dernier mot et que le transport pourra être beaucoup facilité, grâce à deux opérations préliminaires qui sont :

1° Le séchage économique des matières ayant pour résultat de les rendre très peu fermentescibles et en même temps de les débarrasser de 20 à 30 p. 100 de leur poids d'eau. Le séchage tel qu'il peut se pratiquer avec les procédés actuels constituerait une opération financière désastreuse : on a calculé qu'il coûterait 50 à 60 francs par tonne, alors que celle-ci ne se revendrait qu'à 30 ou 40 francs ;

2° Le paquetage et la compression des matières au moyen de la presse hydraulique, comme on le fait pour les fourrages, afin d'en faciliter le transport et de retarder encore la putréfaction en diminuant la surface de contact avec l'air.

Grâce à cet allégement et à cette diminution de volume, on pourrait élargir le rayon de placement et il ne serait pas difficile de trouver, pas trop loin des très grandes villes, des plaines stériles qui seraient transformées en champs fertiles grâce à cet apport. Paris a la Champagne et la belle initiative de Monricher qui est en train de rendre à la culture la plaine de la Crau, en la recouvrant des gadoues de Marseille, est faite pour servir d'encouragement.

ARTICLE QUATRIÈME

DESTRUCTION DES GADOUES

L'hygiène a un intérêt supérieur à la destruction des immondices des villes, d'abord en considération des germes pathogènes variés et nombreux qu'elles recèlent, et de ceux plus nombreux et plus variés encore auxquels elles peuvent servir de milieu de culture ; puis parce qu'il arrive trop souvent qu'on emploie ces immondices pour combler les excavations et niveler des terrains sur lesquels on bâtit ensuite des habitations qui, pendant de longues années, auront à souffrir de cette tache originelle et l'expieront par des maladies et des épidémies.

Tous les quatre procédés que nous avons énumérés pour la destruction des matières usées, incinération, enfouissement, immersion, utilisation agricole, ont été essayés pour la destruction des ordures ménagères. L'enfouissement et l'immersion ne convenant que pour des cas particuliers assez rares, deux grands procédés restent en présence : la destruction par le feu et l'utilisation agricole : les deux ont leurs partisans et leur raison d'être.

La Commission parisienne chargée d'étudier les procédés d'enlèvement et d'emploi des gadoues en Angleterre a conclu que tant que le service de la voirie ne coûterait pas plus de 2 millions annuellement à Paris, il n'y avait pas lieu de recourir à l'incinération, mais que si les frais d'enlèvement venaient à dépasser 3 francs par mètre cube, il faudrait sans hésitation faire comme en Angleterre et installer des fours de crémation pour brûler la totalité ou une partie des ordures, ce procédé ne présentant aucun inconvénient au point de vue ni des odeurs, ni de l'hygiène.

L'essentiel est d'abord de se débarrasser des ordures, pour les empêcher de s'accumuler autour des villes; puis de s'en débarrasser au meilleur marché possible. Il est difficile d'établir une règle générale. Tout ce qu'on peut dire, c'est que là où il est possible de consommer la gadoue dans un rayon peu étendu, l'utilisation est tout indiquée. Par exemple, dans les villes d'importance secondaire, où les ordures n'atteignent qu'un faible volume et où les demandes de l'agriculture sont en toute saison au moins égales à la production de gadoue, aucun doute ne saurait subsister et il y aura tout avantage à restituer aux campagnes les éléments nécessaires aux végétaux. Partout au contraire où la gadoue est encombrante et d'un placement difficile, il faudra recourir à la destruction sur place ainsi que cela se pratique dans beaucoup de villes en Angleterre et en Amérique, ainsi qu'il sera dit plus tard.

Composition et valeur des gadoues. — Les balayures des rues mêlées aux ordures ménagères, aux détritus des halles et marchés et à tous les résidus jetés sur la voie publique forment un ensemble très complexe dont la composition est très variable suivant les localités et les saisons : pendant l'hiver il y a plus de cendres, pendant l'été les déchets de légumes verts sont plus abondants : les matières qu'on y rencontre le plus communément en toute saison sont, outre la boue de la rue et la fiente des animaux, des pierres, des papiers, du verre, de la porcelaine, des fragments de métal, des débris végétaux et des débris animaux tels que des intestins de poissons et de volaille, des débris de plume, de cuir, de laine, des poils, des cheveux. On comprend que les opinions soient divergentes lorsqu'il s'agit de se prononcer sur la valeur fertilisante d'un produit si peu défini. Pour les uns, cette substance qui ne représente que 5 kg. 55 d'azote par mètre cube (Durand-Claye), n'a que peu de valeur comme engrais et comme d'autre part elle compromet la pureté de l'air, sa destruction est souhaitable à tous égards et ne doit laisser aucun regret. Pour d'autres, tels que du Mesnil, Petermann, directeur de la station agronomique de Gembloux (Belgique), ces matières sont, partout où les frais de transport ne sont pas par trop considérables, très précieuses pour l'agriculture et ils les recommandent surtout pour la fumure des prairies et pour la préparation des composts. Pour faire ces derniers, on incorpore les gadoues à des masses pâteuses telles que des matières de vidanges ou des boues résiduaires provenant de l'épuration des eaux d'égouts ou d'industries, ou bien on les met en tas et on les arrose périodiquement avec du purin pour les faire fermenter : dans ce dernier cas, on transforme la gadoue *verte* en gadoue *noire* ou gadoue *faite*.

A la suite d'analyses faites au laboratoire de l'Institut agronomique de Paris, MM. Müntz et A.-Ch. Girard sont arrivés aux conclusions suivantes :

« Si nous faisons le calcul, en ne considérant que les principes fertilisants, avec la valeur qui leur est assignée commercialement et sans tenir compte de l'encombrement des matières, des frais relativement considérables de transport et de l'utilisation plus ou moins rapide par la végétation, nous obtiendrons les résultats suivants, en assignant :

A l'azote organique, une valeur de fr.	1 50	par kil.
A l'acide phosphorique	0 30	—
A la potasse.	0 50	—
A la chaux.	0 01	—

« Ces chiffres n'étant d'ailleurs donnés qu'à titre de renseignement et étant sujets à variation, suivant les cours des engrais commerciaux :

1° Les gadoues vertes ont une valeur :

Pour l'azote de . . . . fr.	0 57
— l'acide phosphorique.	0 12
— la potasse.	0 18
— la chaux.	0 02
Total.	0 89 par 100 kil.

2° Les gadoues vertes de grilles d'égout ont une valeur :

Pour l'azote, de. . . . fr.	0 39
— l'acide phosphorique.	0 09
— la potasse.	0 12
— la chaux.	0 03
Total.	0 63 par 100 kil.

3° Les gadoues noires de Bagneux ont une valeur :

Pour l'azote, de. . . . fr.	0 67
— l'acide phosphorique.	0 18
— la potasse.	0 26
— la chaux.	0 01
Total.	1 12 les 100 kil.

4° Les gadoues noires de Gentilly ont une valeur :

Pour l'azote, de. . . . fr.	0 58	
— l'acide phosphorique.	0 14	
— la potasse.	0 15	
— la chaux.	0 03	
Total.	0 90	les 100 kil.

« Voilà la valeur intrinsèque de ces matières, en ne considérant que les principes fertilisants proprement dits, sans tenir compte de la matière inorganique dont la valeur n'est nullement négligeable, mais ne peut être chiffrée.

« Il est hors de doute que les gadoues constituent une matière fertilisante d'un prix très peu élevé, si elles sont employées à proximité des lieux de production, et si par suite leur prix n'est pas augmenté par des frais de transport. »

Utilisation agricole des gadoues. — La gadoue faite convient pour la culture intensive : on s'en sert pour faire pousser des fraises, des asperges, des petits pois, etc. La gadoue à moitié faite convient à la vigne. Sur les terres cultivées en céréales on peut employer la gadoue verte : un propriétaire du département de la Marne a augmenté considérablement le rendement de ses terres en blé en y répandant des gadoues de Paris. On a beaucoup essayé d'utiliser les gadoues pour la culture des betteraves : elle a comme le guano, mais à un degré moindre, l'inconvénient de contenir trop de sels qui augmentent la densité du jus : or cette densité étant prise pour base pour l'estimation de la récolte, les industriels ne veulent pas des betteraves à gadoues. En conséquence, il faudrait ne répandre celles-ci sur les champs à betteraves que dans l'arrière-saison pour permettre aux sels solubles de pénétrer profondément dans le sol avant les semailles.

Les gadoues sont un excellent engrais pour les prairies : il est à désirer qu'avant l'épandage on les débarrasse des substances inertes telles que débris de vaisselle, tessons de bouteilles, pierres, etc., qui ébrécheraient la faux. Le mieux est de faire l'épandage dans l'arrière-saison, et d'enlever les débris inertes à l'approche du printemps avant que la végétation ne commence.

Du moment qu'on poursuit l'utilisation agricole, il faut consentir à ce que les gadoues soient réunies en dépôts jusqu'au moment de leur incorporation au sol. Ces dépôts doivent être faits dans des lieux isolés, loin des agglomérations : les chemins d'accès reliant ces dépôts aux grandes routes devront être pavés ainsi que les dépôts eux-mêmes : ceux-ci seront entourés d'une clôture. Il vaut mieux faire des dépôts importants que de disséminer l'infection. L'idéal restera toujours l'utilisation immédiate de la gadoue verte.

Immersion dans la mer. — Plusieurs villes anglaises, entre autres Sunderland, Dublin, Liverpool, se débarrassent de leurs gadoues en les immergeant dans la mer. Liverpool jette ainsi à la mer annuellement 18,000 tonnes à 18 kilomètres au large de l'embouchure de la Mersey. A Nice on emploie le même procédé. A Marseille on l'a employé pendant un certain temps et on a été obligé d'y renoncer : d'abord il coûtait cher ; puis le golfe se dépeuplait de ses poissons, chassés par l'immersion journalière d'aussi fortes quantités d'immondices. Enfin beaucoup de matières, entre autres les cadavres d'animaux, flottaient à la surface et, poussées par les vents ou les courants, étaient rejetées sur le rivage qui en était infecté. On voit par là que le tout à la mer n'est pas plus à recommander pour les résidus solides qu'il ne l'est pour les eaux vannes. De toutes façons, si on est réduit à user de ce moyen, il est expressément recommandé de conduire les matières assez au large pour que le flot ne puisse pas les rapporter.

A Rome on dépose les gadoues dans des tranchées de 2 mètres de profondeur et on les recouvre d'une couche de terre de $0^m,50$. De même, à Ivry-sur-Seine, on enfouit les gadoues dans une ancienne carrière et on les recouvre de terre.

Incinération. — Lorsqu'on est dans l'impossibilité de faire l'utilisation agricole, c'est l'incinération qui est le procédé le plus pratique. Elle se répand davantage d'année en année : elle se fait soit en petit à domicile, soit en grand industriellement.

Dans les villes où les ordures ne sont pas enlevées tous les jours, les débris de la cuisine, tant végétaux qu'animaux, y fermentent et dégagent des odeurs horribles, surtout par les temps chauds. Dans ces cas il faut à tout prix se débarrasser de ces déchets organiques au fur et à mesure qu'ils se produisent, et pour cela il y a un moyen bien simple, c'est de les brûler dans le fourneau de cuisine : dans les cuisines de l'armée, lorsque la soupe est portée à l'ébullition, il est recommandé de couvrir le feu avec les balayures : le feu ainsi arrangé, l'ébullition se continue sans addition de combustible nouveau. Corfield conseille d'empiler le soir les détritus tels que feuilles de choux, tiges, etc., sur les restes du feu de la cuisine : ils sèchent graduellement pendant la nuit et peuvent servir à allumer le feu le lendemain matin. La facilité d'incinérer ces débris dépend évidemment du système de fourneau dont on dispose, mais avec un peu de soin et d'intelligence une bonne ménagère pourra faire qu'il ne tombe dans la boîte aux ordures que des cendres et des poussières.

M. Leschewitsch, ingénieur-constructeur à Saint-Pétersbourg, construit des appareils dits « destructeurs-brûleurs des rejets » facilitant l'incinération des ordures ménagères et même des balayures de la cour et de la rue, que tous ces détritus soient secs ou humides. Ce sont des sortes de hottes pouvant s'ajuster en trois heures à la paroi externe de chaque foyer quel qu'il soit (cuisines, bains, générateurs à vapeur, etc.); elles sont fermées supérieurement au moyen d'une valve qu'on soulève lorsqu'on veut introduire les ordures dans le foyer où elles arrivent latéralement, se dessèchent avant de se brûler et finissent par brûler en diminuant d'autant la dépense de combustible : par la façon dont elles arrivent dans le foyer elles n'exposent pas d'éteindre le feu.

M. Leschewitsch construit des appareils de grandeurs différentes, mais tous du même modèle. Au dire de l'inventeur, ils seraient très en usage en Russie ; nous estimons en tous cas qu'ils le méritent.

L'appareil Geneste et Herscher pour l'incinération des rebuts (fig. 14 et 15) se compose d'un foyer en terre réfractaire, disposé pour brûler toute espèce de combustible : toutefois les combustibles à longue flamme sont préférables. Immédiatement au-dessus du foyer une cuvette en terre réfractaire reçoit les détritus à brûler ; les produits de la combustion contournent cette cuvette qui se trouve ainsi baignée complètement dans la flamme.

La voûte est formée d'une arcade en terre réfractaire percée de petits trous communiquant directement avec la cheminée par où s'échappent les gaz et la fumée. Ce crible a pour but d'éviter l'entraînement par la flamme des objets légers (ouate, fibres d'étoffe, papiers, etc.).

La façade de l'appareil est en fonte, elle est munie de trois portes superposées ; la porte supérieure est celle qui permet l'introduction des détritus dans la

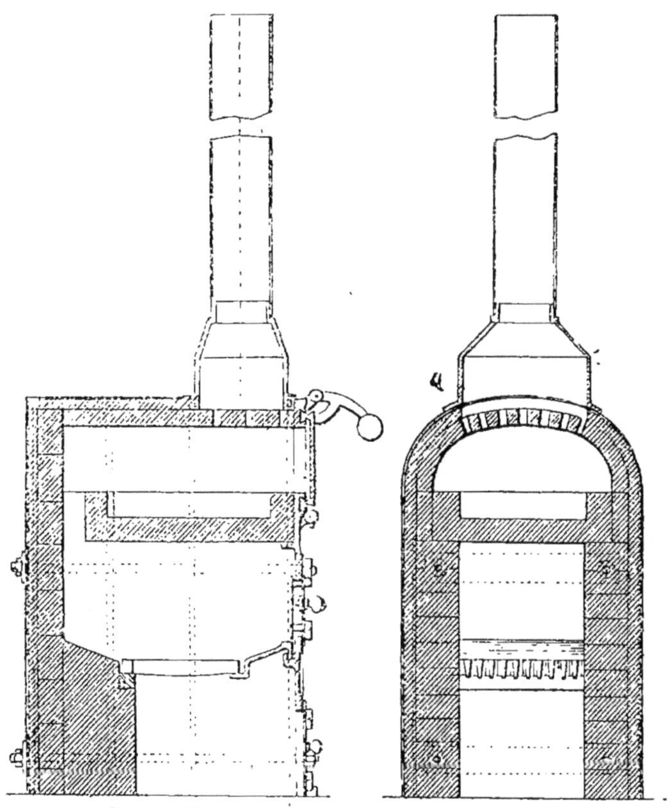

Fig. 14 et 15. — Appareil (système Geneste et Herscher) pour l'incinération des rebuts.

cuvette ; une garniture en toile d'amiante et un levier chargé d'un contrepoids la rendent hermétique ; les autres portes sont celles du foyer et du cendrier. Tout l'appareil est enveloppé par une garniture métallique qui en assure la solidité.

Cet appareil est peu volumineux, d'un maniement

des plus simples et d'un prix peu élevé. Il a été construit spécialement en vue d'incinérer les rebuts provenant du nettoyage des salles de malades et des objets de pansement ; il peut servir à brûler des déchets de toute nature.

Le premier four qui ait été construit pour l'incinération des immondices en grand l'a été sur le rocher de Gibraltar pour brûler les ordures accumulées par la garnison de ce fort.

Les premières tentatives d'incinération industrielle des ordures ménagères a été faite un peu après 1870. C'est Whiley qui fit les premiers essais à Manchester, avec peu de succès d'ailleurs. Fryer fut plus heureux et dès 1877 son appareil a commencé à fonctionner à Birmingham ; depuis lors de nombreux systèmes ont été inventés en Angleterre, entre autre ceux de Healey, de de Wilkinson, de Stafford, de Hewes, de Young. De nombreuses villes anglaises brûlent aujourd'hui les ordures ménagères et les produits du balayage, telles sont la cité de Londres, Armley Road, Nottingham, Derby, Ealing, Hull, Blackburn, Bradford, Warington, Salford, Glascow, etc.

En 1885, on commença à faire des essais en Amérique où, dans ces quatre dernières années, cette industrie a fait de grands progrès, notamment aux Etats-Unis et au Canada : les appareils américains sont ceux de Foristal, Rider, Mann, Engle.

Le Dr Kilvington espère que dans un avenir très rapproché le foyer crématoire pour ordures ménagères sera un élément considéré comme indispensable dans l'outillage sanitaire de chaque ville.

Les conditions requises pour ces fours sont les suivantes : exiger des frais de première mise peu considérables et une faible dépense de combustible ; se prêter facilement aux fluctuations du volume des matières à comburer; destruction rapide et complète de ces matières; combustion complète des gaz; absence d'odeurs et fabrication à peu de frais de produits d'engrais ou ayant une valeur industrielle quelconque.

Tantôt l'incinération porte sur la totalité des gadoues, tantôt sur une partie seulement.

En général, on commence par trier les immondices et mettre à part les morceaux de métal, les os, les chiffons. Tout ce qui peut servir à l'engrais, les boues des rues, le fumier de cheval, etc., est vendu à des agriculteurs. Les morceaux de verre, de vaisselle, de pierre, servent à empierrer les chaussées; tout ce qui a une valeur spéciale (chiffons, papiers, métaux) est vendu à des industriels : le reste, un bon tiers, est brûlé.

Voici, d'après le *Génie civil* (t. VI, p. 13), la description de l'appareil Mannlove, Alliott et Fryer qui est le plus usité en Angleterre. Les matières à détruire sont brûlées soit ensemble soit en deux lots séparés. Dans ce dernier cas, celles ne contenant guère que des substances minérales, dont une fraction pouvant brûler, sont incinérées dans un four dit *Destructor*; celles composées exclusivement de substances végétales sont transformées dans un autre appareil dit *Carbonisateur*.

Le *destructor* (fig. 16) se compose essentiellement d'une double batterie de fours accolés dos à dos, construits en briques, le tout entouré d'une armature en fer. La partie supérieure est une plate-forme A qui est munie, au-dessus de chaque foyer, d'une ouverture de $0^{m},28$ où les voitures viennent directement décharger leur contenu. Un orifice plus grand permet l'introduction de la literie contaminée et en général des objets volumineux.

On supprime donc toute main-d'œuvre et il n'y a pas de tamisage. Les matières projetées tombent sur une sorte d'autel B où elles commencent par sécher, puis descendent par leur propre poids sur une grille C formée de barreaux très inclinés pour faciliter la descente des parties les plus lourdes et les moins combustibles vers les portes ainsi que l'enlèvement des mâchefers. La section de ces barreaux est un triangle isocèle la base en haut, de sorte qu'une fois la matière

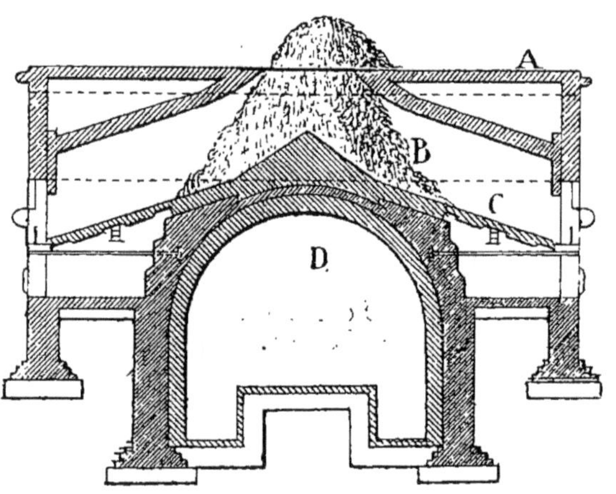

Fig. 16. — Four Mannlove, Alliott et Fryer pour l'incinération des gadoues.

A, plate-forme. — B, four. — C, grille. — D, carneau principal.

réduite en poussière, elle tombe sans former d'engorgement dans un réceptacle inférieur. Ces barreaux durent très longtemps : on en cite qui après quatre mois d'usage dans ces foyers avaient brûlé 15,000 tonnes de résidus et étaient encore en bon état.

La partie supérieure des foyers est en forme de voûte pour réverbérer la chaleur. Les portes sont destinées à faire l'allumage initial et permettent de retirer toutes les deux heures, les parties métalliques et les mâchefers. On charge également toutes les deux heures.

Chaque four est en communication avec une haute

cheminée par un carneau d'appel D disposé de façon à arrêter autant que possible les poussières entraînées par le courant de la cheminée : à cet effet, les carneaux sont cloisonnés par des murettes en briques qui brisent le courant et provoquent des remous. Ils doivent être assez grands pour que les poussières s'y déposent avant qu'elles n'arrivent au pied de la cheminée. Ils ont besoin d'être surveillés et nettoyés fréquemment : d'ailleurs la poussière qu'on en retire se vend aux agriculteurs qui la paient 3 francs la tonne en certains endroits.

La matière est auto-comburante et brûle sans aucune difficulté une fois que l'opération est en train : même les détritus végétaux les plus humides se consument sans addition de combustible. Le tirage doit être énergique, aussi fait-on des cheminées qui ont entre 35 et 55 mètres de haut.

L'appareil produit une très grande quantité de chaleur qu'on peut utiliser industriellement et qui ordinairement sert à chauffer un générateur à vapeur desservant : 1° les monte-charges ; 2° des machines dynamos pour l'éclairage électrique ; 3° des pulvérisateurs dans lesquels les cendres provenant de la crémation sont broyées avec de la chaux ordinaire ou hydraulique et transformées en une sorte de pouzzolane qui possède, paraît-il, quelques qualités.

Le cendre représente 25 p. 100, en volume, et 30 p. 100 en poids de la matière détruite.

Le *carbonisateur* se compose (fig. 17) de quatre compartiments où l'on introduit la matière à carboniser par le haut, et d'autant de foyers accolés qui peuvent être alimentés par les résidus comme ceux brûlés dans le destructeur. Il a 8 mètres de longueur, $3^{m},60$ de largeur et $4^{m},50$ de hauteur; il est armé de fers à T et de tiroirs.

Le long des parois de chaque compartiment se trouvent, fixées par des boulons, des plaques de fonte inclinées en spirale une au-dessus de l'autre. Le bord supérieur de ces plaques touche la paroi, le bord inférieur en est maintenu à une certaine distance. Les dernières plaques du bas reposent sur des murettes

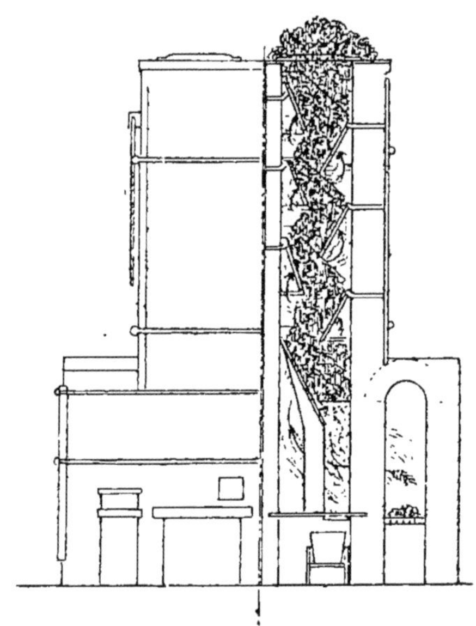

Fig. 17. — Carbonisateur (système Fryer).

formant entre elles une sorte de chambre qui continue le compartiment.

La matière à carboniser, introduite en soulevant le tampon du haut qu'on replace de suite, descend en glissant le long des plaques de fonte, sans jamais remonter entre elles et les parois. Ces plaques échelonnées laissent donc derrière elles un espace vide qui forme un véritable conduit en spirale et c'est là que circulent en montant les produits de la combustion du foyer après avoir contourné d'abord la chambre formée par les murettes.

La matière végétale en descendant s'échauffe graduellement et perd son humidité par le contact avec les plaques de fonte jusque dans la chambre du bas chauffée au rouge sombre où elle arrive transformée en charbon de bois. Il ne s'introduit pas d'autre air dans le compartiment que ce qui peut s'échapper par le dessous des plaques. On obtient une véritable distillation ou carbonisation de la matière végétale, laquelle n'est pas brûlée. La partie inférieure des compartiments (à $0^{m},60$ du sol) est fermée par une porte que l'on ouvre toutes les trois heures pour retirer le charbon qui tombe dans un petit chariot. Ce charbon est retiré rouge et est refroidi dans un cylindre horizontal rotatif entouré d'eau froide.

Les gaz sont aspirés à la partie supérieure par la cheminée à travers un conduit vertical descendant et un carneau horizontal. Des plaintes se sont élevées au sujet de ces gaz qu'il serait peut-être possible de brûler plus complètement. Des ouvraux sont ménagés pour vérifier la température intérieure qui ne doit pas trop s'élever. Les plaques de fonte sont amovibles pour qu'on puisse nettoyer ou réparer l'intérieur du compartiment sans qu'on soit obligé de démolir les parois.

Chaque compartiment peut carboniser en vingt-quatre heures environ 2.500 kilogrammes de matières donnant 1/6 de leur poids de charbon de bois qui se vend en Angleterre 26 francs la tonne. Il faut un hectolitre de coke pour en produire 5 de charbon de bois.

Un destructeur avec dix foyers suffit pour Leeds avec une population de 320.000 habitants. Chaque foyer brûle de 8 à 9 tonnes de gadoues en vingt-quatre heures. Le traitement revient à 2 fr. 70 la tonne, amortissement compris. Il est bon d'ajouter qu'on a brûlé en un an dans ce destructeur 59 lits, 131 matelas, 264 porcs morts de maladies, 1 vache, 8 moutons, 2 agneaux, 28 quartiers de bœuf saisis par le service de l'inspection et 650 kilogrammes de viandes avariées.

L'appareil Healey ressemble beaucoup au précédent. Les gaz produits par la combustion reviennent en sens inverse au-dessus de la voûte chauffée à blanc, avant de s'engager dans la conduite qui les amène à la cheminée où ils arrivent complètement brûlés. Ici, comme dans le destructeur Fryer, ces gaz chauds commencent par passer au-dessus des gadoues qui descendent vers le foyer et dont ils opèrent la dessiccation.

Dans tous ces appareils les gaz chauds avant d'atteindre la cheminée sont employés à chauffer des générateurs dont la vapeur met en mouvement des machines diverses parmi lesquelles figure toujours une machine à pulvériser qui sert à faire du ciment avec les cendres du foyer mélangées à de la chaux ordinaire ou de la chaux hydraulique.

Au début quelques plaintes avaient été élevées par les voisins contre les destructeurs et les carbonisateurs; elles portaient surtout sur la poussière qui s'échappait des carneaux des destructeurs et sur les gaz qu'exhalaient dans l'atmosphère les carbonisateurs.

En ce qui concerne le premier de ces inconvénients il a suffi d'élargir le grand carneau et de le garnir de niches dans lesquelles les poussières se déposent et d'où elles sont extraites chaque semaine. Quant aux fumées et aux odeurs on s'en est rendu maître en donnant aux cheminées une hauteur de 45 mètres. La commission parisienne a, ainsi que nous l'avons dit, reconnu à l'unanimité que cette industrie n'était ni incommode, ni insalubre.

Le carbonisateur est moins employé que le destructeur, vu la difficulté qu'il y a à se débarrasser de ses produits.

En Amérique on reproche aux fours anglais de coûter

trop cher et on s'attache à faire plus simple. Les deux appareils qui ont jusqu'à présent le mieux fait leurs preuves sont celui de Mann, employé à Montréal (Canada) et celui d'Engle qui fonctionne à Minneapolis, des Moines, Coney Island et Milwaukee.

Voici en peu de mots la description du crématoire de Mann, tel qu'il est construit à Montréal. La chambre de combustion, de section rectangulaire, a $5^{m},20$ de longueur, 3 mètres de largeur et $3^{m},30$ de haut: elle est garnie d'une grille dont les barreaux sont espacés de 6 centimètres et qui est inclinée en pente douce ascendante vers l'extrémité où débouche la cheminée. C'est à la partie la plus déclive de cette grille qu'on allume le feu lorsqu'on met le four en marche.

Sur chacun des longs côtés se trouvent trois étages, à trois portes chaque. L'étage supérieur est de plain-pied avec un plancher auquel ont accès les tombereaux chargés dont le contenu est déversé directement dans la chambre d'incinération ou vidé devant les portes d'où il est facile de le pousser dans cette chambre. Les ouvertures de l'étage moyen sont à la hauteur de la grille et servent à manier les matières au moyen de griffes et à les ramener au centre du foyer.

Les cendres sont retirées par les portes du bas.

Deux fours de ce genre fonctionnent à Montréal, l'un pour les ordures ménagères et les produits du balayage, l'autre pour les matières de vidange. Là, de même qu'à Chicago, il ne s'est produit aucune incommodité due à la fumée ou à des odeurs infectes. Les plumes de volaille seules donnent naissance à quelques odeurs.

Les dépenses se montent à Montréal à 1 fr. 25 par tonne de gadoues incinérées et à 3 fr. 25 par tonne de matières de vidange.

Le four Engle se compose d'un foyer en briques voûté, mesurant 11 mètres de long, $1^{m},80$ de large, $2^{m},35$

de hauteur depuis la grille jusqu'au sommet de la voûte.

Au moment de la mise en train on allume le feu à l'extrémité du foyer qui est la plus voisine de la cheminée, mais qui ne communique pas directement avec cette dernière. Au-dessous de la grille se trouve la chambre à cendres qui est revêtue de tuiles plates réfractaires lesquelles forment la paroi supérieure du conduit de fumée qui gagne horizontalement la cheminée. A l'extrémité du foyer, la plus éloignée de la cheminée, se trouve une grille qui est à $1^{m},40$ plus bas que la première et sur laquelle on allume un second feu. De ce point la fumée passe par le conduit horizontal dont il a été parlé et gagne la cheminée qui a 35 mètres de haut.

Le bâtiment dans lequel se trouve le four est à trois étages. A l'étage inférieur il existe deux rangées de portes dont les supérieures servent à introduire le combustible et les inférieurs à retirer les cendres ; l'étage moyen est de niveau avec le sommet de la voûte du foyer : c'est là qu'arrivent les cadavres d'animaux qui, attachés à une corde se mouvant sur une poulie, sont descendus par une large trémie sur la partie de la grille la plus voisine du premier feu. Au ras du plancher d'un troisième étage s'ouvrent trois autres trémies qui sont destinées à recevoir les immondices que les tombereaux y déversent directement.

Pour mettre le four en marche on commence par allumer les deux feux jusqu'à ce que le foyer et le conduit horizontal de fumée soient à une haute température. Une fois que l'incinération a commencé elle se continue sans qu'on ait besoin d'ajouter d'autre combustible que les immondices. Les produits gazeux malodorants qui distillent passent sur le deuxième feu et de là dans le conduit horizontal de fumée qui est lui-même à une température très élevée : dans ce long trajet ils sont complètement détruits. Les cendres tombent à travers la grille sur la sole en terre réfractaire.

Ce four fonctionne à la satisfaction générale et rend de très grands services. A Minneapolis par exemple on a pu y brûler en cinq jours : 33 chevaux, 59 chiens.

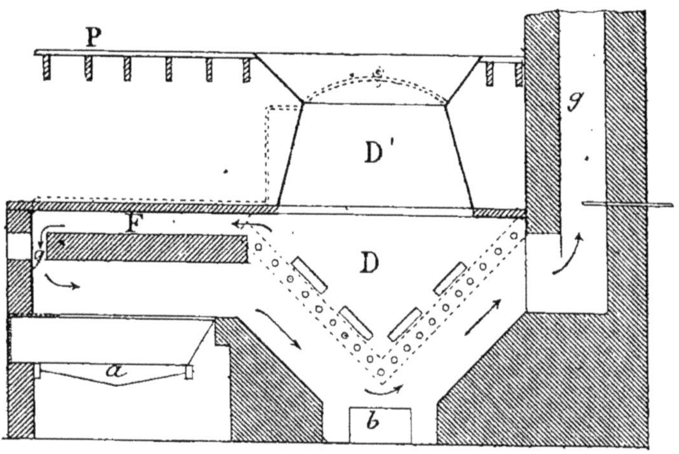

Fig. 18. — Four Whiting pour l'incinération des ordures ménagères.
(*Semaine des constructeurs.*)

le contenu de 103 boîtes à ordures provenant des hôtels, 12 charges de résidus des marchés, 70 charges des gadoues ; en tout 200 tonnes.

Les dépenses se montent à 0 fr. 75 ou 1 fr. la tonne.

Les matières de vidanges incinérées à part donnent une odeur rappelant celle du cuir brûlé.

Enfin voici d'après la *Semaine des Constructeurs* (n° du 1er février 1890) la description et le dessin d'un four pour l'incinération des immondices, breveté tout récemment aux Etats-Unis au nom de M. H. W. Whiting à Philadelphie. Cet appareil qui nous semble être d'une grande simplicité se compose (fig. 18) d'un foyer *a* qui est alimenté par la houille et qui peut aussi marcher au pétrole. De ce foyer la flamme passe dans la chambre d'incinération, laquelle est partagée en deux parties par une grille en forme de V composée de barreaux tubulaires en fer. La partie supérieure D est destinée à recevoir les immondices que l'on déverse par une trémie D' dont la gueule est de niveau avec un plancher P sur lequel on amène les tombereaux. Le déchargement se fait directement dans la trémie. La flamme lèche la partie inférieure des matières et de là se rend dans la cheminée *g*.

Au-dessus du foyer *a*, et séparé de lui par une voûte, est un conduit F par lequel les gaz distillés par les matières en traitement reviennent vers le devant du four. Le tirage les amène par le passage *g* et ils sont brûlés complètement dans le foyer *a* qu'ils traversent dans toute sa longueur. Grâce à cette disposition ingénieuse il est permis d'espérer que l'incinération ne déversera dans l'atmosphère aucun gaz incommode.

Les barreaux tubulaires qui forment la grille sont rafraichis constamment par un courant d'air froid ou, si le besoin en est reconnu, d'eau froide.

Les cendres tombant de la grille s'amassent en *b* d'où elles sont retirées par la porte.

ARTICLE CINQUIÈME

TRANSPORT DES MATIÈRES INFECTES AUTRES QUE LES GADOUES

La technique doit surtout trouver des moyens pratiques et *peu coûteux* pour le transport de ces matières qui ont en général une valeur commerciale faible : car si on élevait des exigences coûteuses pour leur transport, le commerce n'en voudrait plus et on ne trouverait plus à les placer. Le remède serait par conséquent pire que le mal : il ne faut jamais perdre de vue que l'essentiel c'est l'enlèvement rapide au fur et à mesure de la production. L'enlèvement intégral et sans odeur durant le transport, quelque souhaitable qu'il soit, ne vient qu'en seconde ligne.

Les matières visées ici sont principalement les résidus de la fonte des suifs, les boyaux verts, les débris frais de peaux, le sang non desséché. Elles ne doivent être transportées que dans des tonneaux ou caisses hermétiquement fermées et complètement étanches. Chaque fois que les récipients auront été vidés, ils seront lavés à fond avec de l'eau, chaude autant que possible, et au besoin avec une solution désinfectante. Leur désodorisation sera obtenue à l'aide d'une émulsion de crésyl ou avec l'antibactérien Raymond.

Les tonneaux recevant les eaux grasses et les déchets des cuisines doivent, comme les boîtes à ordures, être métalliques, assez petits pour ne recevoir que les produits de deux jours, être vidés trois fois par semaine, être placés en un endroit aéré et à l'abri des rayons du soleil ou de toute autre source de chaleur qui activerait la fermentation. Ils seront placés sur une surface imperméable. On se sert avec avantage des tonneaux en métal qui ont servi au transport du pétrole et auxquels on adapte un couvercle également métallique. On trouve dans le commerce de ces tonneaux à bas prix.

Il faut avoir un double jeu de tonneaux de façon à remplacer un tonneau plein par un tonneau vide et à ne jamais faire de transvasement sur place. Le tonneau doit être hermétiquement fermé pour ne pas laisser échapper son contenu durant le transport. Il sera nettoyé à fond après avoir été vidé et avant d'être remis en service.

Les cuirs verts sont, avant d'être expédiés, soumis au salage : pour cela, après avoir débarrassé grossièrement les peaux des déchets de muscles, des graisses, des cornes, etc., on les étale sur le sol le poil tourné en-dessous. Chaque peau est saupoudrée de sel sur sa face interne. On superpose les peaux en piles plus ou moins hautes qui sont abandonnées à elles-mêmes. Le sel se dissout, pénètre dans le tissu et provoque l'écoulement d'une saumure à odeur assez désagréable. Après plusieurs jours de contact on plie les peaux en toison, c'est-à-dire en mettant le poil en dehors et maintenant la face salée sur elle-même. Parfois on les fait sécher à l'air La quantité de sel employé correspond à ce qui est nécessaire pour saturer les liquides de la peau, soit 12 à 13 kilogrammes pour 100 kilogrammes de peau fraîche. Cette quantité varie d'ailleurs avec la durée première de la conservation. Dans la plupart des cas on mêle au sel des cristaux de naphtaline (Du Mesnil).

ARTICLE SIXIÈME

TRANSPORT ET DESTRUCTION DES CADAVRES

Transport des cadavres. — Les cadavres doivent être transportés dans des cercueils étanches. Les précautions à prendre à cet égard doivent être d'autant plus rigoureuses et plus multipliées que les liquides pouvant s'échapper du corps sont plus infectieux et que le transport doit se faire à des distances plus grandes. La circulaire ministérielle du 10 mars 1856 distingue les transports suivant qu'ils doivent être faits à moins ou à plus de 200 kilomètres et impose des obligations différentes suivant les deux cas.

Tout cercueil doit être étanche, le corps ne dût-il pas sortir de la localité ; il ne faut pas que des liquides s'en échappent, souillent la maison ou la voie publique. On peut rendre suffisamment étanche tout cercueil en bois

Fig. 19. — Schéma indiquant la façon de plier une étoffe imperméable pour doubler un cercueil.

en badigeonnant sa paroi interne avec du goudron et en calfatant ou en bouchant les joints avec du goudron épais ; l'oblitération des joints et des fentes du bois pourra même suffire à elle seule pour des transports à court terme. On peut augmenter l'étanchéité en se servant de carton bitumé ou de toile caoutchoutée en un seul morceau, plié de telle façon qu'il en résulte une sorte de cuvette. Pour cela on commence par tailler un morceau de tissu qui soit un peu plus grand que les dimensions nécessaires. A chaque extrémité on fait la plicature de la façon montrée par la figure 19 : les lignes pointillées indiquent que l'angle du pli a son ouverture dirigée vers l'intérieur, les lignes pleines au contraire indiquent les angles qui ont leur arête dirigée vers l'intérieur. On commence par dessiner au crayon le trapèze D A' B' C qui a les dimensions du fond (côté tête ou côté pieds du cercueil) : puis on fait prendre au tissu les plis suivant A B, puis suivant D A' et C B' : enfin suivant les bissectrices A' K et B' F des angles A A' D et C B' B. Cela fait on relève l'extrémité A K D C F B à angle droit; on fait les plis K A' et F B' et on les ramène derrière le trapèze D A' B' C. On fait de même pour l'extrémité opposée. On tire sur ces deux extrémités ainsi pliées et on forme une cuvette qu'on place dans le cercueil où on la fixe le long du bord supérieur par des clous.

Avec l'imperméabilisation au goudron ou avec le carton bituminé ou la toile caoutchoutée pliés ainsi qu'il vient d'être dit, on a transformé le cercueil en une cuvette étanche, mais ce n'est qu'une cuvette dans le fond de laquelle les liquides s'échappant du corps s'assemblent et sont retenus tant que le cercueil est maintenu horizontal ou à peu près ; mais si on vient à donner au cercueil une position déclive, ce qui arrive souvent pendant le transport, notamment lorsqu'on monte ou descend des escaliers, ou bien lorsqu'on charge le corps sur le corbillard, les liquides peuvent s'échapper par les maljoints du couvercle. Pour éviter cette issue des liquides on place dans le fond de la bière une couche de substance absorbante (100 litres pour un adulte). Le meilleur de tous les absorbants est la poudre de tourbe : on peut aussi se servir de sciure de bois, de poudre de charbon, de déchets de coton, de sciure de bois mélangée à un quart de son poids de goudron desséché, de poudre de tan et de charbon. Pour neutraliser les gaz malodorants on imprègne légèrement la substance absorbante avec une émulsion forte de crésyl ou avec une solution d'antibactérien Raymond (voir p. 446). Mais il ne faut pas que la totalité du liquide employé excède 400 grammes, pour ne pas abreuver la substance absorbante et la rendre incapable d'absorber les liquides cadavériques.

Pour les transports à de grandes distances on se sert de cercueils en métal, zinc ou plomb.

Les cercueils de zinc sont bien plus légers que ceux en plomb et coûtent plus de moitié moins cher (100 fr. au lieu de 220 aux pompes funèbres à Paris) : le zinc employé a de 0^{mm}, 8 à 1 millimètre d'épaisseur : il est inutile de prendre des lames plus fortes, car lorsque le cercueil cède en un point sous la pression intérieure des gaz, c'est toujours au niveau des soudures et jamais dans le plein du métal.

Le plomb offre plus de résistance que le zinc : au siège central des pompes funèbres à Paris on a construit deux cercueils d'égale capacité, l'un en zinc et l'autre en plomb et après les avoir soudés on y a refoulé de l'eau au moyen d'une presse hydraulique : on a pu refouler dans le cercueil en plomb 89 litres d'eau avant le point de rupture et dans le cercueil en zinc 60 litres seulement. Les lames de plomb employées ont 2 millimètres d'épaisseur ; elles doivent être parfaitement soudées entre elles.

Quel que soit le métal employé, le cercueil métallique sera renfermé dans un cercueil en chêne ou en bois présentant une égale solidité, dont les parois auront 25 millimètres d'épaisseur.

Lorsque le transport des cadavres doit être fait en vue de la crémation, il faut placer le corps dans un cercueil de bois de peuplier ; ce bois a l'avantage de ne pas crépiter dans le four crématoire : à défaut de peuplier on se servira de sapin, de bouleau ou d'aulne. Ce cercueil intérieur sera renfermé dans un cercueil de métal qui sera toujours en plomb et les parois du cercueil extérieur, en chêne ou en bois fort, seront assemblées à vis de façon à pouvoir être démontées rapidement à l'arrivée au monument crématoire : elles seront consolidées au moyen de deux frettes en fer vissées. Dans le monument crématoire le cercueil en métal retiré de son enveloppe extérieure sera placé sur une table formée d'une substance imperméable aux liquides : on commencera par y pratiquer un petit orifice très petit pour donner issue aux gaz qu'on pourra faire absorber en les faisant passer à travers un tube renfermant du coke imprégné de sulfate de nitrosyle. Puis on ouvrira le cercueil en plomb avec un instrument tranchant ou avec un thermocautère Paquelin, ou un fer à souder chauffé à blanc. On retirera le cercueil intérieur qui sera introduit aussitôt dans le four crématoire. Si des liquides s'étaient échappés entre les deux cercueils intérieurs durant le transport, on les essuierait soigneusement avec des chiffons imbibés d'une solution phéniquée à 5 p. 100 qu'on brûlerait ensuite dans un foyer. De toutes façons on désinfectera chaque fois le cercueil en plomb en le flambant. avant de le revendre au commerce.

Destruction des cadavres. — Les cadavres d'hommes et d'animaux sont, comme tous les autres résidus de la vie, détruits soit par le sol, soit par le feu. Les indications sont toujours les mêmes : lorsque la destruction par le sol revient peu cher, lorsque les cadavres sont peu nombreux et avant tout lorsque ce genre de destruction ne présente aucun danger pour la santé publique, c'est lui qui devra être préféré. Mais dans les très grandes villes comme Paris, il arrive que le nombre des cadavres est très élevé, que la terre manque et alors l'incinération est un moyen auxiliaire précieux, absolument comme pour les autres résidus solides. Elle devrait être la règle, et nous espérons que cela sera ainsi, toutes les fois que le cadavre humain ou animal recèlera des germes pathogènes qui peuvent vivre longtemps dans le sol. Nous ignorons jusqu'ici la limite de cette survie des germes pour toutes les maladies, sauf pour trois : le charbon dont les spores peuvent se conserver pendant douze années et peut-être beaucoup plus au sein de la terre (Pasteur), la septicémie et le tétanos. Mais on a de sérieuses raisons de croire que notamment les germes de la variole, de la diphtérie peuvent également rester virulents dans le sol durant de longues années. Pour les cadavres infectés de ces germes à longue survie dans le sol, l'incinération est commandée par l'hygiène et devrait être rendue obligatoire.

La destruction des cadavres dans le sol est un phénomène d'oxydation opéré par les bactéries du sol, c'est un acte vital et cet acte, toutes les ressources de la technique doivent tendre à le favoriser, ainsi qu'il sera dit à propos de l'épuration des eaux d'égout par le sol.

Pour déterminer l'emplacement d'un cimetière, la condition essentielle, celle qui prime toutes les autres, c'est la constitution du sol : toutes les autres considérations : éloignement des agglomérations, direction des vents régnants, exposition, etc., sont secondaires ; quant aux considérations autres, telles que dépenses, moyens de communication, etc., elles ont leur importance mais ne sont pas de notre ressort.

Le meilleur terrain sera non pas celui qui présentera le plus grand volume de pores, mais celui qui aura les pores les plus larges à travers lesquels l'air et l'eau circuleront le plus librement, ce sera en d'autres termes le plus perméable. En tête se trouve le gravier à grains moyens et le terrain calcaire, puis viennent le gravier fin, enfin le sable : l'argile mélangé de sable convient moins, l'argile alumineuse, l'ardoise et la terre de tourbières encore moins.

La zone dans laquelle on enterre le cadavre doit être au-dessus du niveau le plus élevé des fluctuations de la nappe d'eau souterraine, parce que ces inondations du sous-sol chassent l'air et suspendent pour un temps toujours assez long le processus d'oxydation. Lorsqu'on n'a pas le choix et qu'on est obligé d'employer un terrain où la nappe souterraine est assez voisine du sol, on y remédie soit par un drainage profond à lignes suffisamment rapprochées, soit en remblayant le terrain. Les remblais doivent être faits avec du gravier : seulement la couche rapportée sera meuble et se tassera et il y aura lieu de tenir compte de ce fait.

Il faut d'autre part que le terrain choisi soit aussi sec que possible, toujours de façon à laisser circuler dans son épaisseur de grandes quantités d'air. On obtient cette qualité en choisissant un lieu élevé qui sera soustrait aux inondations, où la nappe d'eau sera plus basse que dans les points les plus déclives et où le sol sera séché par une aération libérale. Dans les parties basses on doit éviter les lieux sujets aux inondations. Les eaux de surface seront écoulées par un drainage à ciel ouvert soigneusement étudié et par une bonne pente donnée au terrain.

On n'a jamais à craindre que la terre soit trop sèche et provoque, la non destruction, mais la momification des corps, attendu qu'il y aura toujours assez d'eau pour les germes nitrificateurs.

La destruction des cadavres étant effectuée par ces germes il faut placer les cadavres dans les parties du sol où les germes existent, et autant que possible dans celles où ils sont le plus nombreux. Or nous savons que la couche bactérifère a 2 mètres d'épaisseur en moyenne mais que c'est dans le premier mètre qu'elle est de beaucoup le plus riche en germes. Un fait remarquable sur lequel nous aurons l'occasion de revenir à propos de l'épuration des eaux d'égout, c'est que, bien avant la bactériologie, on avait deviné qu'il existait dans la partie la plus superficielle de la terre une couche vivante qui opérait la destruction des cadavres. On savait que plus l'inhumation était profonde, moins la destruction marchait vite; qu'à une profondeur supérieure à 2 mètres elle se faisait beaucoup moins bien qu'en deçà : enfin des observateurs judicieux comme Rieke avaient reconnu qu'à une grande profondeur les cadavres se conserveraient sans se détruire.

Il faut donc enterrer dans la couche bactérifère et comme la teneur en bactéries diminue de la surface vers la profondeur il y aurait avantage à enterrer dans la couche la plus superficielle, à fleur de terre : c'est là que la nitrification marcherait avec la plus grande rapidité.

Malheureusement la nitrification des corps est toujours précédée d'une période de putréfaction qui donne naissance à des gaz malodorants : nécessité est donc de descendre le cadavre assez bas pour que la couche de remblai dont il sera recouvert empêche, non pas ces gaz de s'échapper dans l'atmosphère, mais de s'y échapper assez abondamment pour que dilués dans la masse d'air ils soient encore perceptibles à l'odorat.

La loi française exige que les fosses aient une profondeur entre 1^{m}, 50 et 2 mètres : les législations étrangères maintiennent à peu près toutes les mêmes limites : la plus faible profondeur exigée est celle de 1^{m}, 41 (Stralsund). A Munich, pour les cadavres d'enfants de 1 à 7 ans, la fosse doit avoir une profondeur de 0^{m}, 87; pour ceux d'enfants de 7 à 11 ans il faut 1^{m}, 19 : mais dans les deux cas on exige un tertre de 0^{m}, 43 de hauteur.

On peut dire d'une façon générale que les profondeurs légales sont toutes trop fortes : elles ont été fixées à une époque où on se préoccupait avant tout de l'issue des gaz auxquels on attribuait une nocuité qu'ils n'ont pas. Aujourd'hui la plupart des hygiénistes demandent que cette profondeur soit réduite considérablement : Pettenkofer est d'avis que, dans un sol bien aéré, $1^{m},17$ serait une profondeur convenable ; Schuster pense, et nous sommes de son avis, qu'en plaçant le cercueil de telle façon que son couvercle soit à $0^{m},60$ au-dessous du niveau du sol et en surmontant la tombe d'un tertre de $0^{m},40$, toute émanation perceptible serait évitée.

Cette diminution de la profondeur aurait les avantages suivants : 1° on diminuerait la main-d'œuvre ; 2° on s'éloignerait de la nappe souterraine, on serait plus sûr de soustraire le cadavre aux fluctuations de cette nappe, et on pourrait utiliser pour les inhumations des terrains excellents qui, avec la profondeur aujourd'hui légale, doivent être déclarés impropres aux sépultures à cause du niveau de la nappe : il doit même arriver dans certains cimetières que l'on soit obligé par la loi d'immerger le cadavre au sein même de la nappe souterraine où il se transforme en adipocire, alors qu'en l'enterrant à $0^{m},50$ moins bas on aurait une inhumation satisfaisant à toutes les conditions de l'hygiène.

Après l'inhumation il faut faire le remblai de la fosse sans tasser la terre. C'est une erreur de croire que lorsque le sol est très aéré les gaz produits par la putréfaction sont plus sensibles : c'est plutôt le contraire. Dans le premier cas en effet l'air circule facilement à travers les larges pores du terrain et les gaz malodorants sont dilués dans des volumes considérables de cet air ; dans le second cas c'est le contraire qui arrive. C'est également une erreur de couvrir la tombe d'une couche d'argile battue. *Il faut aérer la tombe le plus possible.* Cette aération par le remblai, outre qu'elle assure la dilution des gaz, favorise dans une large mesure la nitrification. Frænkel a reconnu que lorsque de la terre est remuée les germes s'y multiplient dans des proportions colossales et cela très rapidement. La terre de remblai est par conséquent très chargée de ces germes auxquels il importe de conserver toute leur vitalité par un large apport d'oxygène. Or il faut savoir que la différence entre la perméabilité de l'air d'un sol ameubli et d'un sol fortement tassé est énorme et peut aller jusqu'à la proportion de 1:20.000.

Il y a un point de la technique qui mérite d'être étudié à fond, c'est de savoir s'il ne serait pas possible de cultiver certains microbes spéciaux qui hâteraient la destruction des cadavres. La bactériologie, qui a déjà rendu de si grands services à l'hygiène, lui en rendrait un signalé en mettant à sa disposition de ces microbes *sarcophages*. Ce qui nous fait croire que la chose n'est pas impossible c'est l'expérience faite avec les latrines à terre sèche : la terre détruit beaucoup mieux la matière organique après avoir servi deux ou trois fois que la première. De toutes façons, si on ne peut pas demander la solution à des espèces spéciales, on pourrait la demander au nombre et il y aurait à étudier les conditions dans lesquelles les terres de remblai, dont on pourrait complètement entourer le cadavre ou le cercueil, sont le plus riches en germes.

Le cercueil est un moyen de transport ce n'est pas un moyen d'inhumation : les cercueils les meilleurs pour le transport sont les plus mauvais pour l'inhumation.

Il y a là dans la technique deux points qu'il est difficile de concilier[1]. L'étanchéité de la bière, qui est indispensable pour le transport a, une fois que le cadavre est en terre, le grave inconvénient de retenir les liquides comme dans une cuvette, de prolonger au delà du temps nécessaire le processus de putréfaction et de retarder la nitrification.

[1] A Tunis on transporte le cadavre au cimetière dans un cercueil et on le retire du cercueil pour l'enterrer : cette pratique est très rationnelle.

Les cercueils en verre, en métal, en chêne fort, ceux doublés de toile caoutchoutée ou de carton goudronné sont détestables au point de vue de la destruction des cadavres. Les cercueils en volige de sapin, dont les ais se disjoignent aisément et laissent diffuser dans le sol environnant les liquides qui s'échappent du cadavre, sont beaucoup meilleurs : il vaudrait encore mieux avoir des cercueils dont les parois et le fond soient perforés ou formés de lattes à jour. La seule partie du cercueil qui gagne à être étanche, dans la terre, c'est le couvercle qui doit être en forme de toit pour écouler à droite ou à gauche du cadavre les eaux d'infiltration provenant de la surface, de façon à ce que le cadavre lui-même soit toujours entouré d'une zone aussi sèche que possible.

L'idéal pour l'inhumation dans un terrain bien perméable, c'est le suaire, ou encore mieux le cadavre à nu attendu que les étoffes par leur capillarité entretiennent l'humidité (le coton plus que le lin) : un couvercle en toit disposé au-dessus du cadavre compléterait avantageusement ce mode d'inhumation qui serait le plus économique, le plus hygiénique et le moins répugnant attendu qu'il réduirait au minimum la période de putréfaction. Dans des terrains humides les cercueils étanches sont préférables : entre deux maux on choisit le moindre.

On avait naguère encore la crainte que l'eau de la nappe souterraine ne soit contaminée par les liquides des tombes : les analyses chimiques exécutées sur les eaux des cimetières ont démontré qu'elles sont bien plus pures que celles des puits des endroits habités. D'ailleurs, avec ce que nous savons du cheminement des bactéries dans le sol, il est inadmissible que celles-ci soient portées très loin avec le courant de la nappe souterraine. Toutefois par excès de précaution il sera bon dans chaque cas particulier de savoir dans quel sens se meut cette nappe et de ne pas creuser de puits dans la direction d'aval jusqu'à une distance de 50 mètres.

La destruction des cadavres par le sol est en réalité une véritable utilisation agricole et les cimetières ont de nombreuses analogies avec les champs d'épuration. L'utilisation agricole pour n'être pas intentionnelle n'en existe pas moins : les arbres, les plantes qui poussent à la surface des cimetières, la végétation que les nitrates et les sels ammoniacaux entretiennent ailleurs, parfois dans les cours d'eau, sont des sous-produits de l'exploitation, et ces sous-produits ont aux yeux de certaines personnes une valeur telle qu'on en a fait un des principaux arguments contre la généralisation de la crémation. Ces personnes pensent, et non sans grande apparence de raison, qu'il serait inquiétant, sinon pour le présent du moins pour l'avenir de l'humanité, de vouer à la destruction par le feu les quantités de substance organique colossales que représente la somme de tous les cadavres humains. On appauvrirait ainsi de jour en jour le fonds de substance organique disponible et à un moment donné il pourrait en résulter une véritable détresse. C'est peut-être là une appréhension chimérique, mais dans le doute le plus sûr sera toujours de ne pas appauvrir inutilement notre fonds et de ne pas détruire les matériaux organiques produits par la décomposition des cadavres et que la végétation nous restituera tôt ou tard.

Il y a un pays où on fait l'utilisation agricole directe, mais inconsciente, des cadavres, c'est la Chine, ainsi qu'en témoigne le passage suivant du *Voyage autour du Monde* de M. de Beauvoir (t. III, p. 12). « Figurez-vous (à deux lieues de Chang-Haï), une plaine sablonneuse, nue et pelée, coupée de plusieurs canaux bourbeux, sans eau à marée basse : par-ci par-là, quelques villages dont les huttes misérables ne sont construites qu'en roseaux jaunâtres et en boue ; à droite et à gauche du sentier que nous suivons, des centaines et des centaines de cercueils ! Dans la Chine septentrionale, il n'y a pas de cimetières, et sur ce sol immense les cercueils sont disséminés comme les corbeilles de fleurs et les touffes d'arbres dans un parc anglais. Tantôt c'est un champ de choux ou de légumes fins au milieu duquel sont déposées sur le sol, sans plus de précautions des longues boîtes en bois ciselé : tantôt dans un champ de blé, quatre Chinois défunts semblent jouer aux quatre coins. Ici il y a des files de cercueils élevés en pains de sucre ; là ils servent de bancs dans une tonnelle. Et c'est ainsi tout autour de nous et bien loin encore, nous disent nos compagnons de route. Les ondes atmosphériques nous apportent des bouffées malsaines et délétères. Malheur à ceux qui profaneraient en y touchant cet ensemble de menuiserie jadis enluminée, aujourd'hui vermoulue. Ce culte pour la décentralisation des tombes est actuellement le dernier mais presque insurmontable obstacle à la construction des chemins de fer et des télégraphes. La maison Reynold, de Chang-Haï, avait établi une ligne télégraphique sur un parcours de quelques kilomètres jusqu'à Wo-Song, pour annoncer à la ville l'entrée en rivière des malles et des voiliers toujours impatiemment attendus. Eh bien, au bout de quelques jours, le fil a été coupé en plus de cinq cents endroits divers ; la coupure avait été faite en *tous* les points où son *ombre* projetée par le soleil levant était tracée sur les cercueils échelonnés dans la plaine : or ils sont aussi nombreux que chez nous les gerbes de blé au temps de la moisson. »

Il est impossible de ne pas reconnaître dans cette description une utilisation agricole systématique qu'un législateur a organisée dans des temps très reculés en la fondant sur un rite religieux : et cela ne doit pas surprendre dans un pays surpeuplé où le manque d'engrais a de tous temps été la plaie incurable et occasionne périodiquement des disettes et des mortalités effrayantes. La Chine est le pays de l'utilisation agricole poussée à ses dernières limites; chaque propriétaire dépose devant son champ un récipient en priant le passant d'y déposer son urine ou ses excréments. Il n'y a dès lors rien d'étonnant à ce que l'idée de l'utilisation agricole intentionnelle des cadavres soit venue à un esprit judicieux. Le dernier trait du passage cité nous indique à quel point cette pratique avait été minutieusement et nous pouvons ajouter sagement réglementée. Les cercueils ne doivent recevoir aucune ombre, même la plus oblique, celle du soleil levant ; cette mesure avait évidemment pour but d'empêcher, dans ces inhumations à découvert, autant que possible l'humidité qui eût prolongé la putréfaction insalubre et improductive aux dépens de la nitrification salubre et fécondante.

Mais, de même que dans les champs d'épuration, la végétation des cimetières a un autre rôle que celui de l'utilisation agricole et au moins aussi utile : d'abord elle débarrasse le terrain d'une partie des produits ultimes de la décomposition des cadavres et régénère ainsi d'une façon incessante sa puissance oxydante, puis et surtout elle produit une évaporation considérable et assèche constamment le terrain; enfin les racines sont de véritables conducteurs le long desquels l'air et l'eau s'infiltrent tour à tour dans le sol. Aussi plus la végétation de surface est abondante et vigoureuse et plus la décomposition est activée. Elle se produit bien plus rapidement dans le voisinage des racines des arbres qu'ailleurs ; autour de ces racines la terre est toujours plus sèche qu'ailleurs: ces racines se dirigent en général dans la direction des tombes et souvent pénètrent dans l'intérieur des cercueils.

Mais il faut faire un choix entre les essences d'arbres,

ceux à frondaison épaisse donnant beaucoup d'ombre ne conviennent pas, de même ceux qui jonchent la terre d'une épaisse couche de feuilles qui entretiennent l'humidité du sol. Il faut des arbres élancés tels que les ifs, les peupliers d'Italie qui donnent peu d'ombre et peu d'humidité. L'eucalyptus convient très bien dans les pays où il prospère, en raison de sa remarquable puissance d'évaporation. Il faut surtout se garder de faire des plantations serrées et de transformer les cimetières en bosquets : les arbres doivent être espacés et disposés le long des allées et de l'enceinte.

Sur les cimetières, comme dans les champs d'épuration, la règle est de ne pas donner au sol plus de matières qu'il n'en peut consumer. De même que le cube d'eaux d'égout est calculé pour chaque cas particulier, de même doit être calculé l'espace superficiel à affecter à chaque cadavre : de plus l'apport étant essentiellement intermittent, la même terre ne doit recevoir un nouvel apport qu'après destruction totale de l'apport précédent, ossements non compris bien entendu.

On ne peut déterminer d'une façon générale le minimum d'espace nécessaire à chaque tombe ; mais ce qui est certain c'est que dans tous les terrains, quels qu'ils soient, les fosses communes, dans lesquelles les corps sont placés côte à côte, reçoivent plus de matières organiques qu'ils ne sont capables d'en consumer : aussi ces terrains sont-ils rapidement surchargés de cette matière et au bout de très peu de tours d'inhumation les cadavres ne sont plus détruits, mais transformés en adipocire. Il vaut beaucoup mieux dans ces cas recourir à la crémation, pour réduire le nombre des inhumations à la quantité en rapport avec le terrain disponible.

Voici d'après Schuster les dimensions en surface qui sont nécessaires et suffisantes dans tous les cas pour une tombe d'adulte. Longueur 2 mètres ; largeur

1 mètre; intervalle entre deux tombes voisines tant suivant la longueur que suivant la largeur, $0^m,60$; surface totale, $4^{m^2},16$. Pour utiliser le terrain aussi complètement que possible, on fait toutes les tombes de la même dimension et on enterre chaque fois deux enfants dans la même tombe.

La destruction d'un cadavre demande cinq ans: au bout de dix ans elle est aussi avancée que le permet la nature du terrain: par conséquent le tour d'inhumation ne doit en aucun cas revenir pour la même parcelle plus d'une fois tous les cinq ans, et il peut dans tous les cas revenir tous les dix ans. Cette durée de la rotation des inhumations comprise entre un minimum de cinq et un maximum de dix ans est généralement admise.

Les remuements de la terre ayant servi à des inhumations antérieures peuvent, lorsque cette terre n'est pas très appopriée pour la destruction des corps, occasionner quelques émanations ; c'est là la principale et vraisemblablement l'unique source des odeurs que dégagent certains cimetières. On les combat en mélangeant à la terre extraite 1/10 de son volume de poudre de tan ou en l'arrosant avec une émulsion de crésyl ou avec une solution d'anti-bactérien Raymond ou de chlorure de chaux à 5/100

Des germes pathogènes très résistants peuvent être ramenés au jour à l'occasion de ces remuements de terres et c'est là le principal argument d'ordre hygiénique qui doit faire écarter les cimetières des agglomérations : disons que le danger décroît très rapidement, en raison directe du carré de la distance, et qu'un petit éloignement suffit.

Pour calculer la surface totale à donner à un cimetière on prend, en le majorant encore un peu, le chiffre de la mortalité la plus forte, on le multiplie par la surface nécessaire pour chaque tombe et par le nombre d'années qui est prévu pour la rotation des inhumations. A cela on ajoute 1/8 du produit pour les allées, les constructions, etc. Soit pour une ville de 1000 habitants dont la mortalité annuelle serait de 25 et en fixant à dix ans la durée de la rotation :

$$\frac{(25 + 5) \times 4{,}16 \times 10 \times 9}{8} = 1404^{m^2}$$

Il est bien entendu que dans cette évaluation il n'est pas tenu compte des concessions à long terme.

Dans certaines circonstances, par exemple dans des épidémies exceptionnellement meurtrières et sur les champs de bataille, des inhumations en masse et précipitées peuvent être imposées par la force des choses : il faut alors avant tout veiller à ce que le terrain sur lequel sont déposés les cadavres soit asséché le plus possible. Voici la meilleure manière de procéder dans ces cas, suivant Nægelé. On enlève, sur l'emplacement choisi, simplement le gazon et la couche d'humus : puis on couche les cadavres tête-bêche les uns à côté des autres en les séparant si cela est possible par une couche de gravier ou de branchages. On isole de la même façon la première couche de cadavres de la seconde et ainsi de suite. Puis tout autour du tas on creuse un fossé après avoir enlevé préalablement le gazon et l'humus ; on recouvre les cadavres avec la terre qu'on extrait de ce fossé et on achève le remblai en couvrant le tout avec l'humus et le gazon. Les cadavres doivent être séparés de l'atmosphère dans tous les sens par une couche de terre de 1 mètre. On a ainsi un tumulus ceint d'un fossé formé d'un terrain bien aéré laissant facilement écouler l'eau, et dans lequel la putréfaction sera rapidement remplacée par la nitrification. Les gaz malodorants sont retenus par la couche de terre susjacente et ne peuvent devenir incommodes.

Lorsque le terrain est argileux on l'exhausse d'abord avant d'y déposer la première couche de cadavres.

Crémation des cadavres. — L'appareil crématoire le plus parfait qui existe et qui semble devoir se substituer

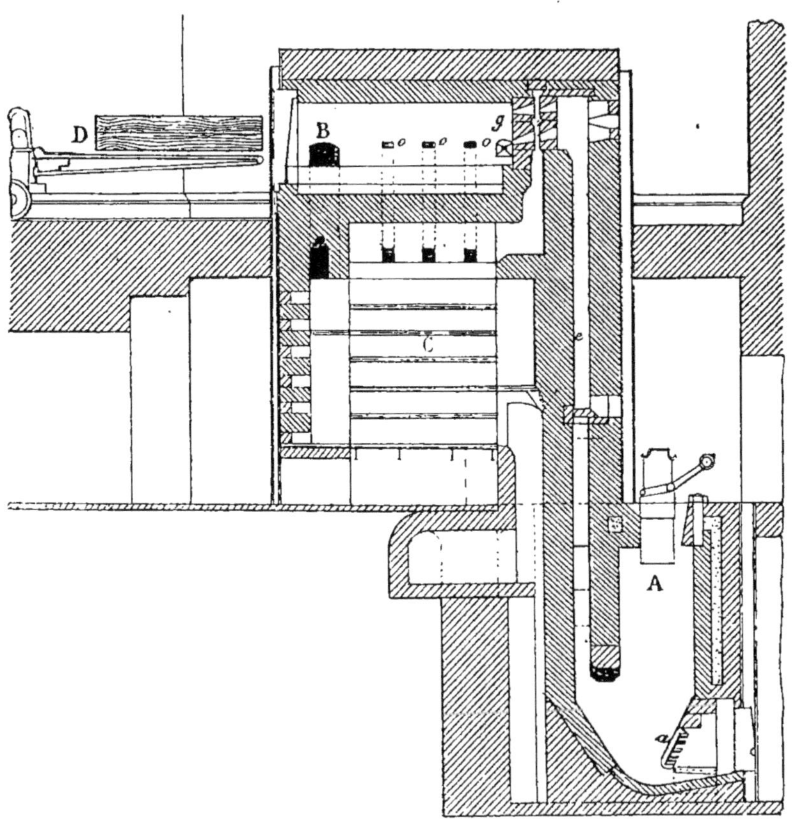

Fig. 20. — Four crématoire du système Toisoul et Fradet (coupe longitudinale).

A, foyer. — B, chambre d'incinération. — C, récupérateur. — D, chariot. — *a*, grille. — *e*, conduit pour l'oxyde de carbone. — *g*, arrivée de l'oxyde de carbone dans le four. — *o*, arrivée de l'air chaud.

à tous les appareils similaires est celui de MM. Toisoul et Fradet qui fonctionne avec un plein succès depuis plusieurs mois au cimetière du Père-Lachaise : grâce à lui on peut dire que la question de la crémation est aujourd'hui résolue au point de vue des moyens d'exécution : l'opération pourra dorénavant se faire économiquement et rapidement.

L'appareil est du genre des fours Siemen : il se compose essentiellement de cinq parties (fig. 20, 21 et 22).

1° La chambre d'incinération, B ;

2° Le gazogène qui produit le gaz combustible (oxyde de carbone) A ;

3° Le récupérateur qui permet de récupérer la chaleur des gaz de la combustion, à leur sortie de la chambre d'incinération C ;

4° La cheminée de tirage ;

5° Le chariot D servant à introduire le cercueil et à extraire les cendres.

La *chambre d'incinération* est une chambre voûtée dont la sole porte sur toute sa longueur deux entailles profondes destinées au passage des deux bras du chariot. Au fond de la chambre se trouvent les brûleurs à gaz *g* : ce sont des orifices coniques par lesquels arrive le mélange d'air et d'oxyde de carbone. Ce dernier vient du gazogène A par le conduit *e*, tandis que l'air chaud vient du récupérateur : le mélange a lieu à la rencontre des deux conduits. Sur chacune des deux faces latérales de la chambre d'incinération se trouvent trois chalumeaux *o*, *o*, *o*, ou jets d'air chaud venant également du récupérateur par autant de conduits ; c'est cet air qui, lancé sur toute la longueur du cercueil d'abord, puis du cadavre, achève leur oxydation et parfait l'incinération. Les gaz de la combustion sortent de la chambre par les deux carneaux descendants (partie antérieure du four) pour se rendre dans le récupérateur C.

Sur le devant la chambre d'incinération est fermée par

une double porte à pentures verticales, dont l'une est munie d'une garniture réfractaire.

Gazogène. — C'est surtout l'application du gazogène, — aujourd'hui adopté dans bon nombre d'industries, —

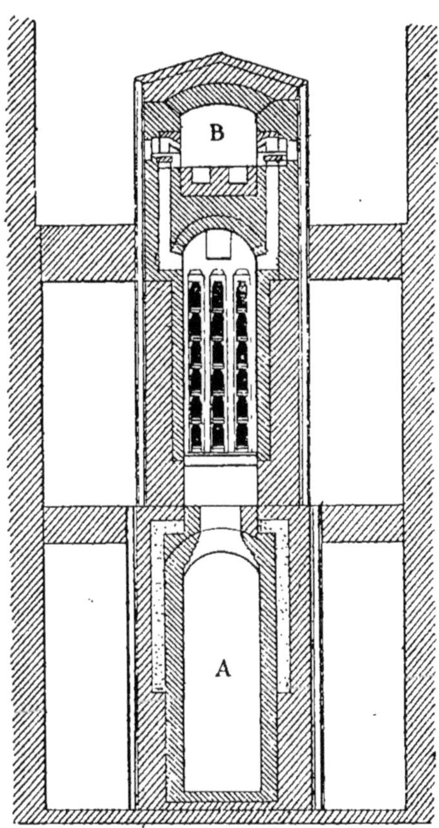

Fig. 21. — Four crématoire du système Toisoul et Fradet (coupe transversale).

qui a permis à MM. Toisoul et Fradet de réduire à une somme insignifiante les frais de la crémation. Grâce au gazogène, on transforme le combustible en oxyde de carbone par un commencement d'oxydation, et c'est le gaz ainsi produit qui sert alors lui-même de combustible. Ce genre de fours permet l'emploi de charbons de qualité inférieure et peu coûteux. On remplace ainsi la combustion directe du charbon, difficile, incomplète, peu productive, se prêtant mal au réglage délicat qu'exige la crémation, par une combustion indirecte, permettant de recueillir aussi complètement que possible

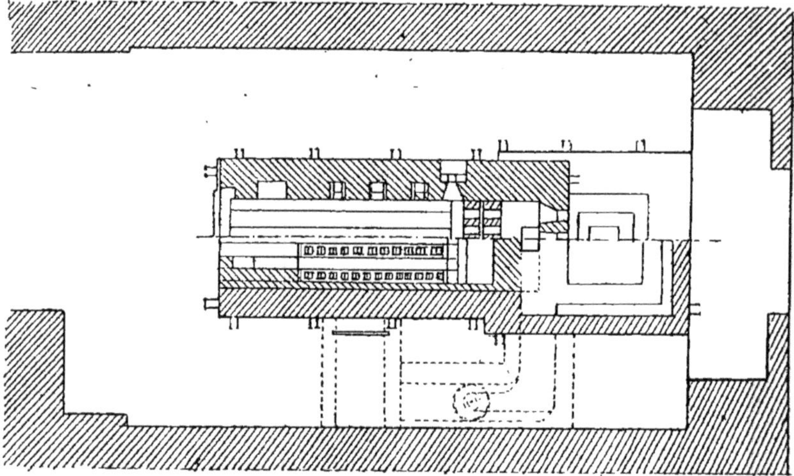

Fig. 22. — Four crématoire du système Toisoul et Fradet (plan).

la quantité de chaleur que peut fournir le combustible.

Le gazogène A a la forme d'une cuve rectangulaire profonde remplie de coke (coke de gaz) jusqu'à la gueule par la trémie de chargement. L'air entre par la grille inclinée *a* (fig. 20) et passe d'abord à travers la faible couche de combustible en ignition qui surmonte la grille, puis à travers la masse de coke non encore enflammé. Il se forme ainsi à jet continu de l'oxyde de carbone qui se rend dans la chambre d'incinération par le conduit montant *e*.

Les charges se font toutes les deux heures et sont de

un et demi à deux hectolitres. On ne nettoie la grille que deux fois par jour mais on pique la masse de coke par un trou spécial quand son entassement menace de mettre obstacle à la marche des gaz et d'étouffer le feu.

Le *récupérateur c* se compose d'une série de conduits horizontaux à travers lesquels les gaz de la combustion, au sortir de la chambre d'incinération, serpentent en zigzag, avant de se rendre à la descente et enfin au carneau qui les mène à la cheminée d'évacuation. Entre les différents groupes de conduits horizontaux, est ménagée une autre série de conduits verticaux de petite section. Par ces conduits, l'air froid, venant du sous-sol de l'édifice et entré par une ouverture pourvue d'un registre régulateur, monte lentement en s'échauffant et se rend dans la chambre d'air chaud, d'où il passe dans la chambre d'incinération.

La cheminée a une hauteur suffisante par assurer un tirage très actif.

Le *chariot* D a été combiné et construit par MM. André et Piat, ingénieurs à Paris. Il est extrêmement ingénieux, fonctionne sans bruit, avec une grande simplicité, et avec lui on n'est pas exposé à laisser le cercueil en détresse, à moitié introduit dans le four, comme cela peut arriver avec les autres systèmes. Il se compose de deux brancards en fer, creux et remplis d'eau froide : lorsqu'ils s'échauffent, une grande partie de la chaleur se dépense à vaporiser une partie de l'eau de sorte qu'on ne risque ni de les brûler ni de les déformer. Ils sont placés exactement en face des deux rainures de la sole du four : on peut au moyen d'une manivelle les monter ou les baisser à volonté et très rapidement.

L'appareil étant chauffé et en marche normale l'incinération se fait de la façon suivante:

Le cercueil est déposé sur le chariot et on fait passer

l'oxyde de carbone directement du gazogène à la cheminée ; les jets d'air sont également supprimés.

On ouvre les portes du four et on introduit le chariot, les brancards légèrement relevés. Aussitôt à bout de la course, on baisse rapidement les brancards par quelques tours de manivelle : le cercueil se trouve déposé sur la sole. On retire immédiatement le chariot et on referme les portes. Tout ce temps de l'opération dure trente secondes environ : comme le cercueil s'enflamme presque aussitôt il en résulte une éruption de la flamme à travers la gueule béante du four : il y a là un inconvénient auquel il sera facile de remédier.

Le four étant fermé on y fait arriver l'air chaud, puis le mélange d'air et d'oxyde de carbone en ouvrant les registres précédemment fermés. La crémation commence. On modifie l'ouverture des différents registres selon les besoins de chacune de ses phases. Ainsi, après la destruction du cercueil, qui est fort rapide, on ne dirige que peu d'air sur le corps dont les liquides doivent d'abord s'évaporer ; on le fait, au contraire, affluer abondamment dans la dernière période de l'opération, qui est celle de l'incinération proprement dite.

L'extraction des cendres se fait à l'aide du chariot qui est à cet effet pourvu, à son extrémité antérieure, d'un racloir formé d'une glissière verticale garnie d'un carton d'amiante épousant exactement le profil de la sole. Ce racloir amène les cendres vers la porte où elles tombent dans une trémie en cuivre. L'extraction de même que le chargement ne prend que 30 secondes.

Chaque incinération dure une heure et dépense 40 à 50 kilogrammes de coke : en ajoutant la main-d'œuvre le prix de revient total est de quelques francs. Les incinérations peuvent se succéder sans interruption : la dépense est d'autant plus faible que le nombre des opérations faites dans une journée est plus considérable.

Les constructeurs croient pouvoir arriver à abréger encore la durée de l'incinération [1].

Sur les champs de bataille où il y a souvent à détruire en quelques jours des milliers de cadavres d'hommes et de chevaux, l'incinération en vase clos serait une opération trop lente, et d'ailleurs impossible à exécuter faute d'appareils, du moins dans l'état actuel de la technique de la crémation : mais par l'incinération à ciel ouvert on peut détruire, sinon la totalité, du moins une proportion plus ou moins forte des cadavres d'hommes et d'animaux, ce qui constituera un grand bienfait pour les populations du lieu et pour l'armée si elle doit continuer à séjourner à proximité du champ de bataille.

Le procédé le plus généralement employé consiste à élever de larges bûchers recouverts d'une forte couche de charbon de terre ; les cadavres sont disposés par rangées, entremêlées de couches succesives de charbon de terre. Le tout est arrosé de goudron ou d'autres matières inflammables ; les propriétés comburantes du pétrole et des huiles minérales peuvent être utilisées en pareil cas. (Morache, *Hygiène militaire*, p. 809.)

Il arrive qu'on a à incinérer des cadavres non pas frais mais en voie de putréfaction après plusieurs semaines et même plusieurs mois d'inhumation. Dans ces cas, il faut faire l'incinération sans déplacer les cadavres. Le procédé suivi par Crêteur en 1871 sur le champ de bataille de Sedan a donné de très bons résultats et devra être imité en pareille occurence. Voici comment procédait Crêteur. Il faisait enlever la terre des tumuli jusqu'à ce qu'on arrivât à la couche imbibée des liquides cadavériques, qui était reconnaissable à sa couleur noire. On arrosait cette couche avec une solution d'acide phé-

[1] *La Semaine des constructeurs*, année 1889, n° 14.

nique impur (aujourd'hui on emploierait le mélange d'acide sulfo-phénique en solution à 5 p. 100) : puis on mettait les cadavres à nu et après les avoir saupoudrés de chlorure de chaux et aspergés avec de l'acide nitrique (ici encore la solution sulfo-phéniquée ou l'antibactérien Raymond seraient préférables) on coulait dans la fosse une grande quantité de goudron de houille en cherchant autant que possible à l'infiltrer aussi profondément que possible dans les interstices séparant les cadavres : on employait 2 tonneaux de goudron pour des fosses renfermant 30 ou 40 cadavres, et 5 à 6 tonneaux pour des tranchées où étaient enterrés 250 à 300 cadavres.

On enflammait le goudron à l'aide de paille imbibée de pétrole et bientôt toute la surface de la fosse était transformée en un vaste brasier d'où il s'échappait une fumée épaisse et qui dégageait une chaleur telle qu'il était impossible d'en approcher à plus de 5 mètres. En 2 heures au plus l'incinération était achevée. On comblait les fosses et on ensemençait du chanvre et du lin sur l'emplacement.

La technique de la crémation en grand, la seule qui soit applicable aux champs de bataille, est susceptible de bien des perfectionnements et il est même à prévoir qu'elle recevra avant peu une solution satisfaisante, grâce aux progrès de l'industrie et de la construction. Il est certain par exemple qu'en creusant des tranchées rayonnées, en plaçant à mi-hauteur des barres de fer qui formeraient grille, en recouvrant la tranchée de plaques de fonte qu'on pourrait soulever pour introduire les cadavres ; en faisant communiquer toutes ces tranchées avec une cheminée de tôle de section suffisante qu'il serait inutile de faire très haute parce qu'il serait très facile d'activer le tirage au moyen d'une roue à hélice qu'on actionnerait à distance par une machine dynamo, on pourrait improviser en peu de temps de grands fours crématoires qui, marchant jour et nuit, consumeraient rapidement des quantités considérables de cadavres. Le matériel à apporter serait peu encombrant et pourrait être apporté pendant le temps nécessaire pour creuser les tranchées, ce qui serait la partie la plus longue et la plus laborieuse.

Les cadavres étant auto-comburants il n'y aurait lieu de se préoccuper que du combustible nécessaire pour mettre l'opération en train.

La question de coutume quelque respectable qu'elle soit ne saurait entrer ici en ligne de compte : outre que nos idées sont en voie de se modifier sur ce point, il faut ajouter que lors même qu'un appareil du genre de celui que nous esquissons ci-dessus ne servirait qu'à détruire les débris de cadavres humains, les cadavres d'animaux et toutes les matières putrides et infectes répandues sur un champ de bataille, il serait encore d'un précieux secours.

Conservation des cadavres. — Pour conserver les cadavres on se sert du froid : celui-ci est produit par un des appareils réfrigérants que nous apprendrons à connaître à propos de la conservation des viandes. A la Morgue de Paris, où le fonctionnement est très satisfaisant depuis sept ans, on se sert d'une machine à ammoniaque à affinité, dont le rendement est d'environ 14,000 calories négatives à l'heure : cette machine est installée dans une cour contiguë aux salles où sont disposés les cadavres.

Le froid est véhiculé par une solution de chlorure de calcium qui est refroidi à — 20° et qui est mis en mouvement à l'aide d'une pompe. Ce liquide se rend d'abord dans les caisses où les cadavres sont congelés à — 15° : Il circule dans un serpentin de forme rectangulaire et de très grande surface. De là il se rend à la partie supérieure de la salle d'exposition sur un toit à échelons où il tombe en cascade en se divisant en gouttelettes. L'air refroidi descend et est remplacé par l'air plus chaud venant du bas de la pièce. De là la solution de chlorure de calcium se rend dans les caisses où les cadavres congelés sont conservés indéfiniment à une température de — 4° ; il retourne enfin à la machine pour s'y refroidir et recommencer le même circuit.

La force motrice est fournie par une machine à vapeur de la force de 1 cheval.

Les amphithéâtres de dissection doivent être rigoureusement tenus et désinfectés si on veut éviter l'infection et les mauvaises odeurs. Voici d'après M. Vallin (*Désinfection et Désinfectants*, p. 302, in *Diction. Encyclop. des Sc. méd.*) les précautions qu'il convient de prendre :

1° Le sol doit être absolument imperméable, les pentes doivent être ménagées de telle sorte que les lavages à grande eau puissent se faire fréquemment, rapidement et sans stagnation ;

2° Les tables doivent être également imperméables, déprimées vers les parties centrales, mobiles sur un support métallique creux, en communication avec l'égout dont il est séparé par un obturateur hydraulique syphoïde hermétique ;

3° Les canaux d'écoulement au dehors, suffisamment larges, doivent être séparés de l'égout par un appareil siphoïde : les eaux de lavage des tables et des salles de dissection avant d'aboutir à l'égout doivent être désinfectées ;

4° Les cuves à macération doivent être hermétiquement closes. Les gaz putrides provenant de ces cuves sont dirigés sous les foyers des chaudières et détruits ;

5° Les cadavres destinés aux travaux anatomiques devraient toujours être injectés par une grosse artère avec une solution de chlorure de zinc à 40° Baumé, de sulfite neutre de soude, de biborate d'ammoniaque ou avec un mélange d'alcool, de glycérine et de phénol.

(A Montpellier M. Chalot conserve indéfiniment les cadavres même pendant les plus fortes chaleurs en les injectant avec la solution suivante :

Acide phénique cristallisé...	500 gr.
Acide arsénieux du commerce.	25 à 40 gr. suivant la température de la saison.
Glycérine ordinaire.	2 litres.
Eau commune....................	3 —
	(Pour un cadavre.)

On commence par pulvériser l'acide arsénieux dans un mortier; on le fait dissoudre *sans agiter* dans les 3 litres d'eau dans une marmite, ce qui demande de vingt-cinq à trente minutes. D'autre part on fait fondre l'acide phénique dans sa bouteille au bain-marie puis on le mélange à la glycérine en agitant avec une baguette. On ajoute peu à peu la glycérine phéniquée à l'eau arsénicale lorsque celle-ci est refroidie et on agite pour rendre le mélange bien homogène.)

6° Les débris les plus fins provenant des dissections doivent être recueillis dans des baquets renfermant un liquide désinfectant ou détruits par le feu;

7° Si l'odeur devient forte on arrose les parties avec du chlorure de zinc à 1 p. 500 (ou avec une solution d'antibactérien Raymond);

8° Les voitures servant au transport des cadavres doivent être aussi rigoureusement désinfectées que celles servant au transport des malades contagieux.

Destruction des cadavres d'animaux. — Il y a à détruire annuellement une grande quantité de cadavres d'animaux non comestibles ou d'animaux comestibles ayant succombé à quelque affection épidémique et contagieuse pour d'autres animaux. l'homme souvent compris, telle que tuberculose, rage, morve, charbon symptomatique, pyémie et septicémies diverses, affections vermineuses, peste bovine, rouget, péripneumonie etc. A cela s'ajoutent encore de grandes quantités de viandes saisies et avariées.

On peut employer plusieurs procédés qui sont : l'enfouissement, la vapeur, les agents chimiques, la distillation sèche et l'incinération. Disons d'abord que le transport des cadavres d'animaux doit se faire avec le même soin que celui des cadavres humains, que les voitures doivent être étanches et ne pas perdre en route le sang et les liquides infectieux. A défaut de voitures étanches les cadavres seront enveloppés dans des toiles imbibées d'une solution au sublimé à 1 p. 1000.

L'enfouissement devrait être interdit partout pour les animaux morts du charbon en raison de la longévité des spores et de leur transport à la surface par les vers de terre. Lorsqu'on ne pourra faire autrement on devra creuser des fossés à 3 mètres de profondeur et recouvrir le corps d'une épaisse couche de chaux vive. L'enfouissement doit être fait sur place, autant que possible il faut éviter les transports à de grandes distances qui occasionneraient la dissémination des germes. Sur tout emplacement où un cadavre charbonneux aura séjourné on allumera un feu de paille ou de broussailles.

Il faut avoir pour les animaux charbonneux de véritables cimetières entourés d'une clôture et sur lesquels on ne fera jamais paître les animaux.

Pour les autres cadavres d'animaux la technique de l'enfouissement est la même que celle des inhumations.

On peut traiter les cadavres d'animaux à l'autoclave sous une pression de 2 à 3 atmosphères (parfois on va jusqu'à 5 atmosphères) ou à l'air libre dans des caisses de plomb doublées de bois et remplies d'eau dans laquelle on fait barboter la vapeur. La graisse et la colle sont utilisées à part, le reste se vend comme engrais. L'action de la vapeur à une température aussi élevée est une garantie absolue de la destruction des germes.

On peut détruire la virulence des cadavres d'animaux morts de maladies contagieuses, par la cuisson et

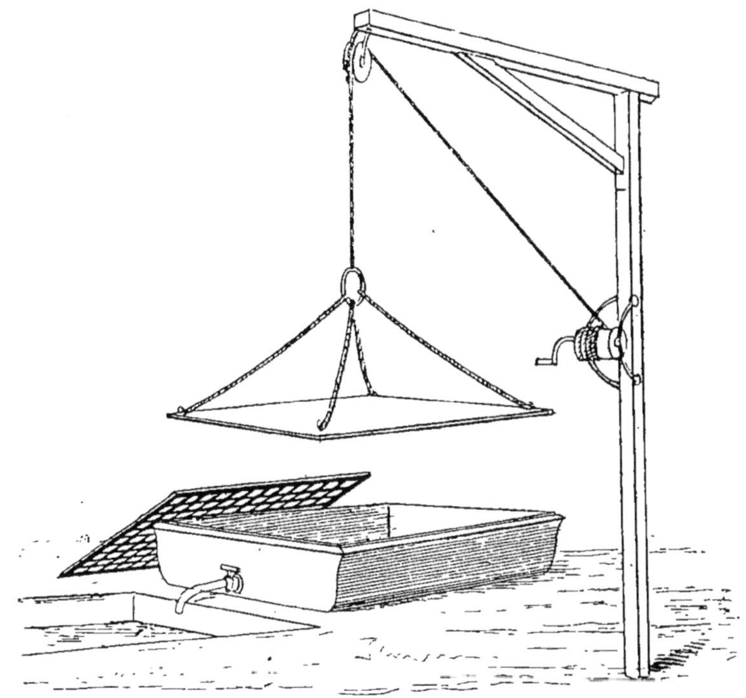

Fig. 23. — Appareil (système Aimé Girard) pour la destruction des cadavres d'animaux par l'acide sulfurique.

employer la viande cuite à l'alimentation des porcs. Ce procédé n'offre pas la même sécurité que le précédent, car il est à craindre que la cuisson ne soit pas poussée assez loin et que la température de 100° ne soit pas atteinte au centre des parties les plus épaisses.

D'une efficacité absolue est le procédé de M. A. Girard qui consiste à immerger les cadavres dans l'acide sulfurique à 60° Baumé et à utiliser l'acide qui a servi et qui renferme la matière organique en dissolution, pour attaquer le phosphate de chaux et obtenir un engrais.

L'opération se fait dans une cuve en bois de chêne doublée de plomb intérieurement (fig. 23); les dimentions de la cuve sont : longueur du fond $1^{m},50$; largeur 1 mètre; longueur du haut $1^{m},85$; largeur $1^{m},40$; profondeur $0^{m},60$. Les bords du couvercle plongent dans une gouttière remplie d'huile lourde de houille destinée à empêcher l'hydratation de l'acide sulfurique par l'humidité atmosphérique, et à faire occlusion hydraulique. Du fond de chaque cuve sort un tuyau de décharge qui débouche dans une citerne en maçonnerie destinée à recevoir le produit de la dissolution.

Les cadavres sont immergés en entier dans la cuve lorsque leur volume le permet : sinon ils sont dépecés avec les précautions convenables. Ils sont chargés d'une lourde grille qui les empêche de surnager : puis on couvre la cuve avec un couvercle qui se manœuvre à l'aide d'un treuil.

Le cadavre d'un mouton est dissous en trente-quatre ou quarante-huit heures, les cornes, les ongles et les dents seuls résistent plus longtemps. Il en résulte un liquide foncé ayant une odeur forte : la graisse surnage. La stérilisation est absolue.

3 kilogrammes d'acide dissolvent 2 kilogrammes de cadavre. La réaction se ralentit lorsque le degré de l'acide est descendu à 43°. (*Dictionnaire de l'Agriculture.*)

On peut encore traiter les cadavres par la distillation sèche et utiliser les produits.

Le procédé le moins économique, mais le plus radical lorsqu'il s'agit de cadavres infectieux, est l'incinération. Nous avons vu, en traitant de la destruction des ordures

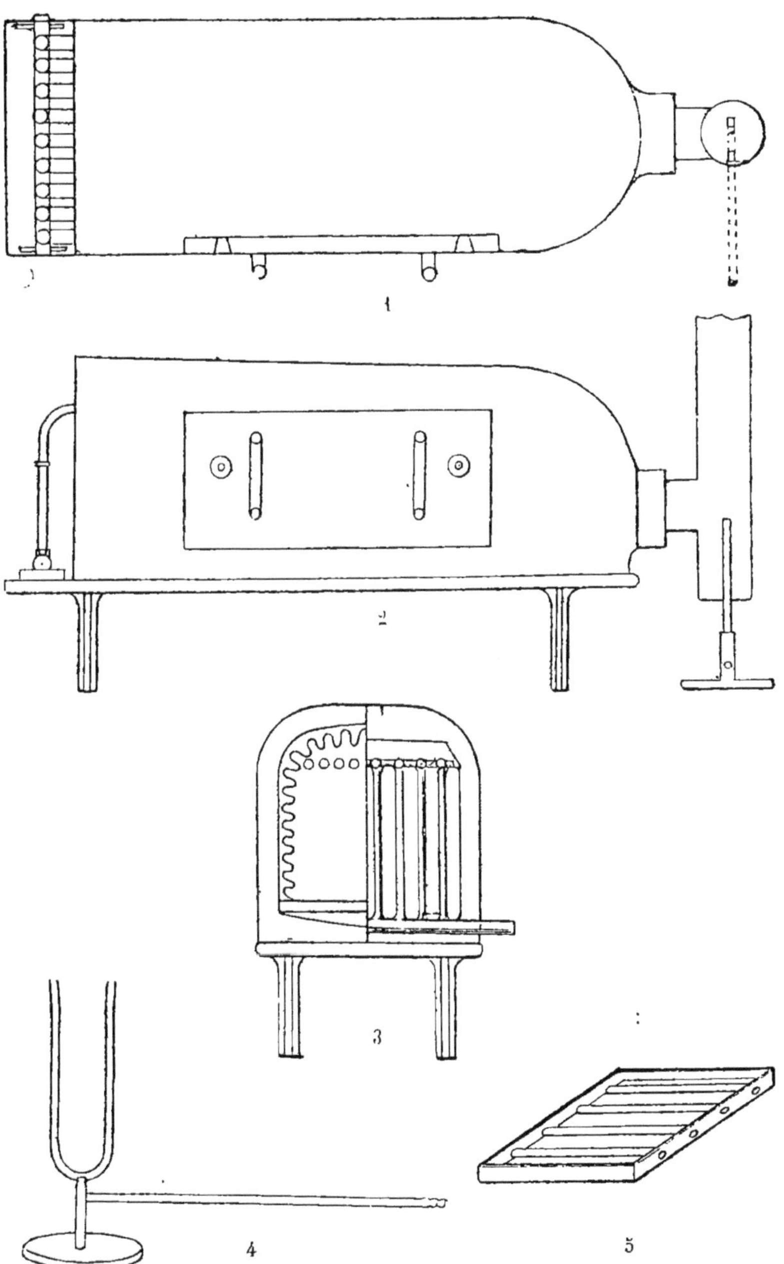

Fig. 24. — Four (système Wiesnegg) pour l'incinération des petits animaux.

1, plan. — 2, élévation. — 3, coupe transversale. — 4, brûleur à gaz placé dans la cheminée. — 5, grille.

ménagères, que dans les villes qui possèdent des fours pour brûler ces ordures, on utilise ces appareils pour la destruction des cadavres d'animaux et des viandes avariées.

M. Wiesnegg (64, rue Gay-Lussac à Paris) construit un appareil crématoire représenté ci-contre, ayant pour but de réduire en cendres les animaux infectés en les soumettant à l'action directe de la flamme (fig. 24).

Il se compose d'un plateau de fonte supportant un four en terre réfractaire à parois épaisses dont l'intérieur constitue une série de côtes destinées à augmenter la surface de rayonnement. La sole, légèrement creusée, forme un réservoir ayant pour but de recevoir les liquides internes. Les animaux reposent sur une grille placée à deux centimètres environ au-dessus de la sole.

La partie antérieure du four est percée d'une ouverture rectangulaire dans laquelle s'engage l'extrémité d'un brûleur Bunsen à neuf becs.

Les flammes de ce brûleur, d'abord courtes, s'allongent peu à peu : au contact des parois chaudes, les graisses fondent, s'enflamment et bientôt le four est devenu un foyer intense qui ne laisse après son extinction aucune tache de sang ou de graisse. Un deuxième brûleur placé dans la cheminée, à la hauteur de la buse en terre, détruit absolument toute trace d'odeur nauséabonde.

Deux regards en mica fixés dans la porte permettent de surveiller l'opération, qui dure en moyenne une heure et demie, temps susceptible d'une grande réduction si l'on considère la quantité de chaleur absorbée par l'échauffement du four et dont on peut profiter en faisant successivement deux ou trois incinérations.

Cet appareil, par ses dimensions restreintes, sa propreté, la facilité de son maniement, est appelé à rendre de grands services au point de vue sanitaire en détruisant toutes les causes de dangers auxquels on s'expose en enfouissant les animaux infectés.

M. Kosticoff-Almosoff a exposé à Paris, en 1889, dans la section russe, la maquette d'un four crématoire destiné à brûler les cadavres des animaux lors des épizooties. Ce four a une certaine analogie avec le destructor de Fryer. Il se compose d'un grand bâti carré dans lequel on a accès par quatre portes et dont le centre est un vaste foyer. Dans les quatre angles sont ménagés des conduites de fumée qui aboutissent toutes à une cheminée à large section, très élevée. Entre le foyer et la cheminée est ménagée une plate-forme dûment isolée, à laquelle on accède par quatre plans inclinés et sur laquelle s'ouvrent quatre trémies aboutissant au foyer. C'est par ces trémies qu'on enfourne les cadavres. Dans l'appareil crématoire que M. Kosticoff-Almosoff a construit à Omsk, dans la Sibérie occidentale, il a pu brûler en un jour, lors d'une épizootie, jusqu'à 200 bœufs : la plate-forme mesurait 49 mètres et la cheminée 10 mètres seulement de hauteur. Avec cette faible hauteur de cheminée le tirage était insuffisant et l'odeur était très forte. L'inventeur a remédié à cet inconvénient en donnant à sa cheminée 30 mètres d'élévation et en y adaptant une cape à vent. Il est bon d'ajouter qu'une fois le four chauffé il est inutile d'ajouter du combustible, les tissus animaux servant eux-mêmes de combustible et cela indéfiniment.

CHAPITRE TROISIÈME

ÉVACUATION DES MATIÈRES LIQUIDES

Les matières liquides à évacuer hors des centres habités sont :

L'urine et les matières fécales des animaux et des hommes ;

Les eaux de lavage et les eaux ménagères ;

Les eaux pluviales.

Jusqu'ici nous avons eu affaire à des matières qui ne sont susceptibles d'être évacuées que par charroi.

Parmi les matières dont nous nous occupons à présent, il en est qui peuvent être enlevées soit par charroi, soit par flottaison. Nous commencerons par étudier le mode de beaucoup plus imparfait, celui par charroi ; il est imparfait pour des raisons nombreuses, d'abord parce qu'il est intermittent et qu'il nécessite l'emmagasinage des matières pendant un temps plus ou moins long, et aussi parce que cet emmagasinage est très difficile à réaliser dans les conditions requises pour une bonne hygiène ; puis parce qu'il expose à répandre des matières en cours de trajet pendant les opérations de vidange.

ARTICLE PREMIER

FUMIERS ET PURIN

Il arrive journellement, à la campagne surtout, que les eaux sont polluées par le purin s'échappant des fumiers et arrivent dans les puits, soit directement par la surface, soit après avoir passé par une épaisseur de terrain trop étroite pour une filtration efficace. Cette perte du purin à la surface et dans la profondeur du sol est aussi préjudiciable à l'économie qu'à l'hygiène. Il est très facile d'y remédier. Et d'abord des dépôts de fumier sont indispensables, parce que l'agriculture n'exige son emploi que d'une manière intermittente, à des époques déterminées, et ensuite parce que le fumier n'acquiert sa pleine valeur comme engrais qu'après une fermention de quelques mois. Ensuite on peut sans inconvénient installer ces dépôts au voisinage des habitations, à la condition que l'aire sur laquelle ils reposent soit absolument étanche ; que les eaux s'échappant du sein des matières soient recueillies intégralement dans un puisard bien étanche et ne puissent jamais déborder sur le sol environnant, et enfin que les eaux de surface du voisinage soient tenus écartées du dépôt. Nous ne parlons pas des odeurs qui peuvent être incommodes, mais qui ne sont pas nuisibles.

Les dépôts de fumier se font, soit sur des plates-formes, soit dans des fosses.

Les plates-formes sont des aires qui sont de niveau avec le sol environnant, soit planes avec une pente uniforme vers l'une des extrémités, soit convexes avec pentes doucement inclinées vers la rigole de ceinture ;

soit concaves avec inclinaison légère vers l'axe (fig. 25).

L'aire peut être formée simplement d'une épaisse couche d'argile battue, ou d'une couche de béton revêtue soit d'un pavage en pierres jointoyées au ciment, soit d'un enduit de ciment.

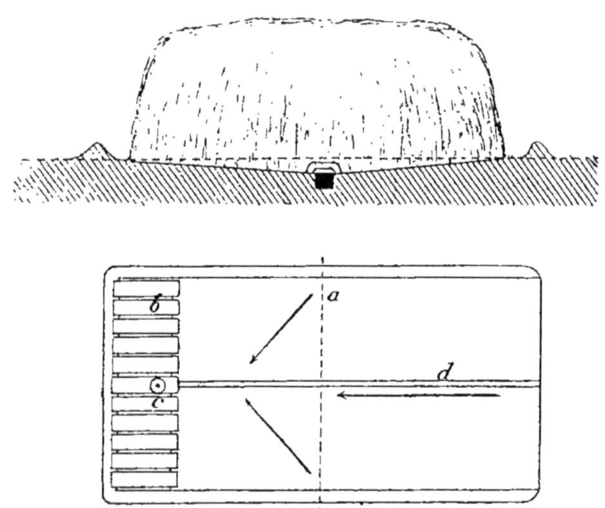

Fig. 25. — Coupe transversale et plan d'une plate-forme à aire concave pour fumier.

a, emplacement du fumier. — *b*, fosse à purin. — *c*, pompe à purin. — *d*, rigole centrale. (D'après le *Dictionnaire de l'Agriculture*.)

Quelle que soit la forme de l'aire, elle comprend une rigole qui collecte le purin et le dirige vers le point le plus déclive où se trouve un puisard pourvu d'une pompe d'épuisement. L'aire elle-même est bordée d'une petite digue en terre destinée à fermer l'accès aux eaux de surface.

Les fosses sont des excavations de forme variable : tantôt elles sont enceintes de murs verticaux et leur fond plan est déclive vers l'une des extrémités, la pente ne doit pas dépasser 10 centimètres par mètre ;

tantôt elles sont en forme de cuvette ou de pyramide quadrangulaire.

Ici encore un puisard avec une pompe d'épuisement occupe la partie la plus déclive où se collecte le purin. Une digue en terre ou mieux une margelle empêche l'accès des eaux de surface. Le revêtement, absolument étanche, sera formé de glaise, béton, ciment, ou de glaise, béton et pavage à joints hermétiques. (*Dictionnaire de l'Agriculture.*)

La plate-forme est plus avantageuse au point de vue hygiénique que la fosse : elle nécessite une moins grande surface de revêtement, et tient le fumier et le puisard plus haut au-dessus de la nappe souterraine : elle assure mieux l'évaporation. Enfin elle expose moins aux infiltrations, notamment si l'on se sert de ciment : celui-ci en effet se conserve bien plus difficilement dans les fosses où la chaleur développée est souvent très considérable et facilite les réactions chimiques.

Les débordements ne sont jamais à craindre avec l'un quelconque des deux systèmes, à la condition qu'on puise le purin en temps opportun pour arroser le tas de fumier. Il est inutile de couvrir ce dernier d'un toit, parce que la tranche d'eau qui tombera à sa surface ne sera jamais que de $0^m,50$ au maximum en six mois et que le fumier étant toujours à une température élevée est capable d'en absorber et d'en évaporer bien davantage. Les fumiers sont au contraire toujours trop secs. Quand il y a des débordements, c'est par le fait, non de l'eau qui tombe directement du ciel, mais des eaux de surface qui viennent noyer le purin et le charrient ensuite dans les cours et jusque dans les puits.

ARTICLE DEUXIÈME

MATIÈRES FÉCALES ET URINES

Ces matières peuvent être emmagasinées à long terme dans des fosses fixes, ou à court terme dans des fosses mobiles, ou être évacuées instantanément par une canalisation étanche.

Emmagasinage à long terme. — Les fosses d'aisances, les puisards, et en général toutes les excavations destinées à recevoir des produits solides, ou liquides infects doivent être construites dans les meilleurs conditions d'étanchéité.

Les parois seront construites avec une double rangée de briques dures et vernissées, reliées avec un ciment de bonne qualité.

Cette maçonnerie sera doublée latéralement et en dessous d'un revêtement d'argile bien corroyée de trente centimètres d'épaisseur. Les angles seront arrondis et le fond sera en forme de voûte renversée au cas où la section horizontale sera rectangulaire. Il vaudra mieux donner à la fosse une section circulaire et faire le fond en forme de calotte.

La hauteur doit toujours être inférieure à la largeur. La capacité sera aussi restreinte que possible de façon à nécessiter des vidanges fréquentes. Le mieux est que celles-ci soient assurées par les soins de la municipalité et qu'on fasse comme à Stuttgard, où chaque fosse ou puisard est vidangé régulièrement une fois par mois sans avis préalable : le propriétaire paie selon le cube des matières extraites. De cette façon personne n'a intérêt à avoir des fosses trop grandes. Le séjour prolongé des matières a le double inconvénient d'occasionner le dégagement d'un volume considérable de gaz infects (1 volume de gaz pour 1 volume de matières par jour) et de donner naissance à de l'ammoniaque qui se combine avec la silice du ciment, ce qui à la longue compromet l'étanchéité des parois.

Quelles que soient d'ailleurs les précautions prises, une fosse fixe ne peut jamais inspirer qu'une sécurité précaire ; les tassements du terrain, les tremblements de terre et autres ébranlements déterminent sur les parois des fosses des fissures qui annihilent leur étanchéité.

La fosse fixe doit être hermétiquement couverte et ventilée : la fermeture se fait au moyen d'une dalle avec joints cimentés au plâtre ou à la glaise.

La ventilation peut se faire d'après le procédé de Pettenkofer. On prolonge le tuyau de chute jusqu'au-dessus du toit en lui conservant une section uniforme depuis son embouchure dans la fosse jusqu'à son extrémité supérieure. Dans le bout supérieur et aussi bas que possible, on tient allumé soit un bec de gaz, soit une lampe à pétrole : on détermine ainsi un courant ascendant constant qui, de la fosse et de l'intérieur des cabinets à travers les lunettes, se dirige vers le tuyau de chute fonctionnant comme tuyau d'évent, et en aucun cas le courant ne se trouvera renversé et les gaz de la fosse ne s'échapperont à travers les lunettes dans l'intérieur de la maison. Ce système fonctionne d'autant mieux que l'aspiration s'exerce sur l'air de la fosse à l'exclusion de l'air extérieur : pour cela, il faut d'abord que la dalle recouvrant la fosse soit à joint bien hermétique, et que chaque siège soit muni d'une valve à tirage qui diminue la section par laquelle l'air extérieur est admis dans le tuyau de chute. Si on se sert du gaz, pour produire l'aspiration, il faut employer un brûleur Bunsen qui, à quantité égale de gaz consommé, produit plus de chaleur et permet de réduire la dépense qui sera toujours assez forte.

Les gaz ainsi extraits de la fosse sont déversés dans l'atmosphère où ils se dilatent dans un fort volume d'air. Cela est regrettable, mais du moment qu'on est voué de gré ou de force à l'emmagasinement des matières, il vaut infiniment mieux les lancer dans l'atmosphère que de les laisser empester la maison. Nous verrons plus loin (p. 448) un procédé pour détruire ces gaz avant de les jeter à l'extérieur.

Pour les armées en marche, les grands rassemblements d'hommes, les fêtes publiques, etc. : on installe des *feuillées*. Naguère dans l'armée la feuillée était formée par une tranchée de $0^m,60$ à $0^m,80$ et plus de largeur, sur les deux bords de laquelle les hommes venaient s'accroupir et dans laquelle les matières fécales tombaient directement. Cette disposition avait le grave inconvénient de laisser séjourner les urines sur les bords de la tranchée où elles se putréfiaient rapidement en exhalant des odeurs infectes : de plus les hommes, par crainte de tomber en arrière dans la tranchée, s'en éloignaient instinctivement, de sorte que les matières fécales tombaient sur le bord ou la paroi de la tranchée au lieu de tomber dans le fond, ce qui augmentait la surface d'infection.

Une instruction, émanant de la Direction du service de santé militaire (en date du 22 août 1889), prescrit une manière plus rationnelle d'établir les feuillées. Dorénavant la tranchée n'aura que la largeur du fer de la pelle réglementaire (environ $0^m,25$), et sera aussi profonde que la pioche permettra de creuser ($0^m,60$ environ) : la terre du déblai devra être rejetée à $0^m,30$ à droite et à gauche de ce sillon qui devra être assez étroit pour que les hommes puissent s'accroupir commodément au-dessus de la fosse (fig. 26) qui recevra ainsi la totalité des matières et les urines. Les parois de la tranchée devront être bien à pic pour ne pas être

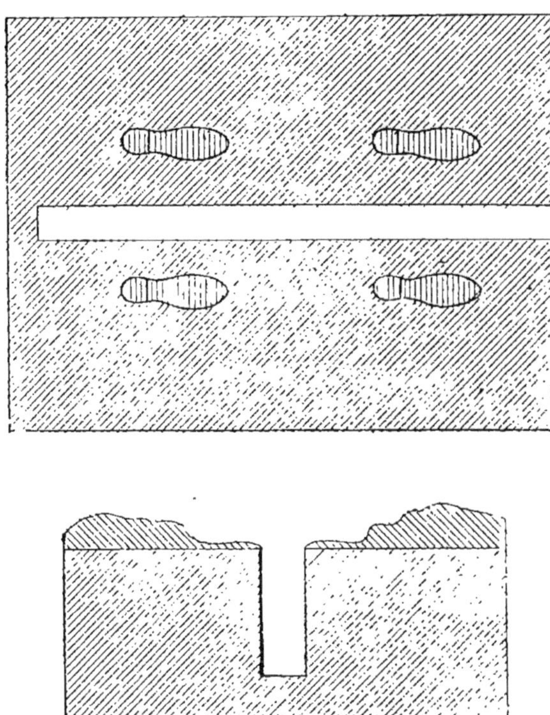

Fig. 26. — Plan et coupe des feuillées réglementaires dans l'armée.

touchées par les matières. En s'en allant l'homme fera couler avec son pied dans la fosse une certaine quantité de la terre ameublie qui est déposée à côté ; deux fois par jour, on verse dans la fosse une couche de terre, les cendres des foyers et une substance désinfectante (lait de chaux).

Il est naturellement recommandé d'établir les feuillées à distance des prises d'eau.

Quand un sillon sera à moitié rempli, c'est-à-dire quand la matière fécale sera à $0^{m},30$ de la surface, on foulera fortement la terre de remplissage, on dressera cette terre en dos d'âne et on creusera un autre sillon parallèle au premier, à une distance assez rapprochée. Avant de quitter le campement on comblera toutes les feuillées, et on plantera aux deux extrémités des branchages ou des pierres faisant saillie afin qu'une troupe de passage ne vienne ni stationner ni fouiller le sol au même endroit.

Dans les cas de transport de forts effectifs des troupes par chemin de fer, par exemple lors d'une mobilisation ou d'une concentration, il est à prévoir que les latrines des gares seront insuffisantes, surtout si les haltes sont courtes. Dans ce cas il sera toujours facile d'improviser des urinoirs avec des baquets ; mais pour des fosses d'aisances la difficulté sera plus grande. Nous ne voyons dans ces cas de meilleur moyen que de faire faire au train des haltes en rase campagne, où seraient préparées à proximité de la voie des feuillées semblables à celles qui viennent d'être décrites.

Emmagasinage à court terme. — La tinette mobile est un récipient cylindrique en bois imprégné d'huile ou de goudron, ou mieux en tôle galvanisée, d'une capacité qui varie entre 80 et 300 litres suivant le chiffre de la population à desservir. Le tuyau de chute aboutit à une sorte de chapeau mobile qui glisse sur lui et qui coiffe la tinette. Ce tuyau se prolonge avec son plein calibre jusque par-dessus le faîtage du toit pour évacuer les gaz malodorants. Un couvercle et un anneau de caoutchouc permettent d'effectuer une fermeture bien étanchée au moment de la vidange.

On est averti de la nécessité de la vidange par un tuyau de trop-plein qui plonge dans un seau placé devant la tinette. Celle-ci doit être disposée sur une surface légèrement en cuvette et imperméable : une couche de béton revêtue d'asphalte coulé convient bien à cet usage.

La gelée n'est pas à craindre pour la tinette, à cause de la chaleur que développe incessamment la fermentation des matières.

Pour la facilité de la vidange, il faut que la tinette soit placée dans un réduit au niveau du sol : lorsqu'on la place dans une ancienne fosse, l'extraction est plus laborieuse et il est plus difficile d'entretenir propre le réduit.

La tinette porte deux poignées latérales qui permettent de la porter, de la placer sur une voiture couverte dont la cage est en tôle.

Il faut un double jeu de tinettes, chaque tinette pleine étant aussitôt remplacée par une tinette vide, lavée et désinfectée.

Le contenu des tinettes est déversé sur les champs, ce qui est le procédé le plus commode et le plus avantageux ; ou bien on en fait un compost en le mélangeant aux résidus secs du balayage dont il augmente la valeur fertilisante.

Nous ne parlerons que pour mémoire de sa transformation en poudrette, en sulfate d'ammoniaque. Cette industrie est insalubre et n'est pas toujours en mesure d'utiliser la totalité des matières dont une partie est alors déversée tout simplement dans les cours d'eau.

Les tinettes nécessitent des vidanges fréquentes, environ tous les huit jours : à chaque vidange, lorsqu'elle n'est pas soigneusement faite, des matières peuvent être déversées sur le sol durant le trajet : or ces matières encore fraîches peuvent renfermer des germes pathogènes que les saprophytes de la putréfaction n'ont pas encore eu le temps de détruire.

De plus, il arrive que la tinette n'est pas vidangée au moment voulu et alors le réduit et ses abords sont plus infects et plus dangereux qu'une fosse fixe. Ce système exige par conséquent une grande surveillance : à cette condition seulement cet emmagasinage à court terme constitue un progrès sur l'emmagasinage à long terme.

Enfin l'enlèvement est coûteux, même lorsqu'il est assuré par un service municipal bien réglé.

La tinette à poudre absorbante a sur la tinette simple l'avantage de dégager peu de gaz malodorants et de ne pas exposer à des déperditions de liquides le long du trajet pendant la vidange.

Les appareils varient suivant que la poudre absorbante est jetée sur les matières à la pelle ou au moyen d'un mécanisme automatique.

Dans les deux systèmes les matières tombent directement dans la tinette : s'il y a un tuyau de chute, il doit être très court parce qu'il faut éviter à tout prix que les matières s'étalent sur de larges surfaces et y restent adhérentes.

Pour empêcher les matières d'adhérer à la tinette on dépose sur le fond, au moment de la mettre en service, une couche de la poudre absorbante, de 15 centimètres de hauteur, que l'on dispose de manière à former au centre un cratère dans lequel tombent les matières.

Dans le système le plus simple un récipient contenant la poudre et une pelle à manche court sont placés à côté du siège et le visiteur jette avant de sortir une pelletée de poudre sur ces excréments.

Dans certaines prisons de l'Inde on a adopté une disposition analogue à celle que nous avons indiquée pour les feuillées de notre armée. Le visiteur s'accroupit à cheval sur une sorte de tranchée dont les parois sont formées par deux petits murs bas peu écartés. Le fond de cette tranchée est garni de cendres ou de terre sèche sur une épaisseur de 12 à 15 centimètres. De la poudre absorbante est en réserve à côté de la

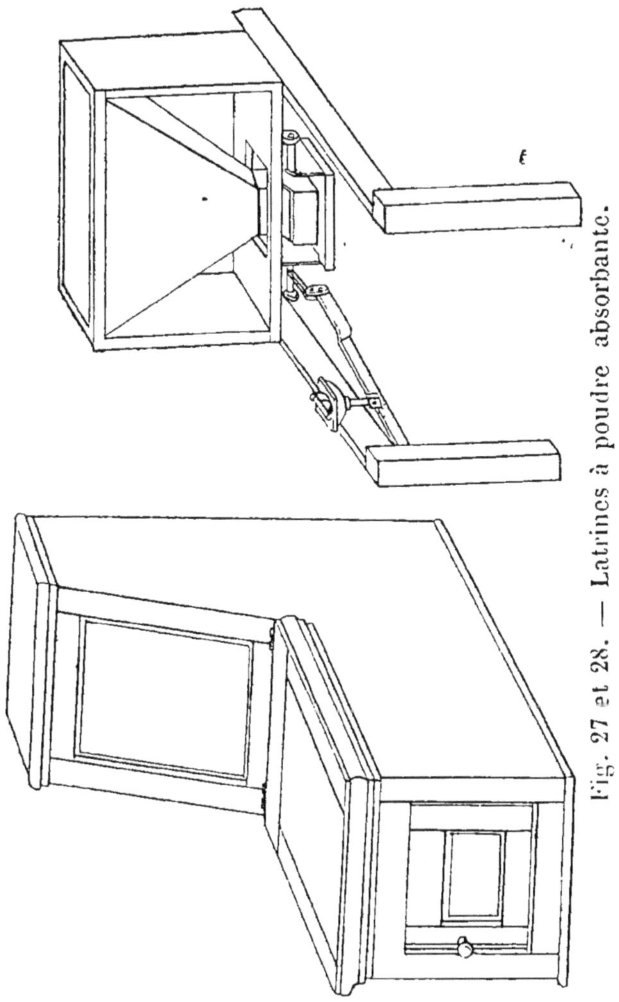

Fig. 27 et 28. — Latrines à poudre absorbante.

tranchée et le prisonnier doit avant de quitter les latrines, et sous les peines les plus sévères, couvrir ses excréments avec une pelletée de cette poudre.

Les closets à terre sèche sont à peu près du même type : ils se composent d'une trémie pour la poudre sèche, placée en arrière et au-dessus du siège.

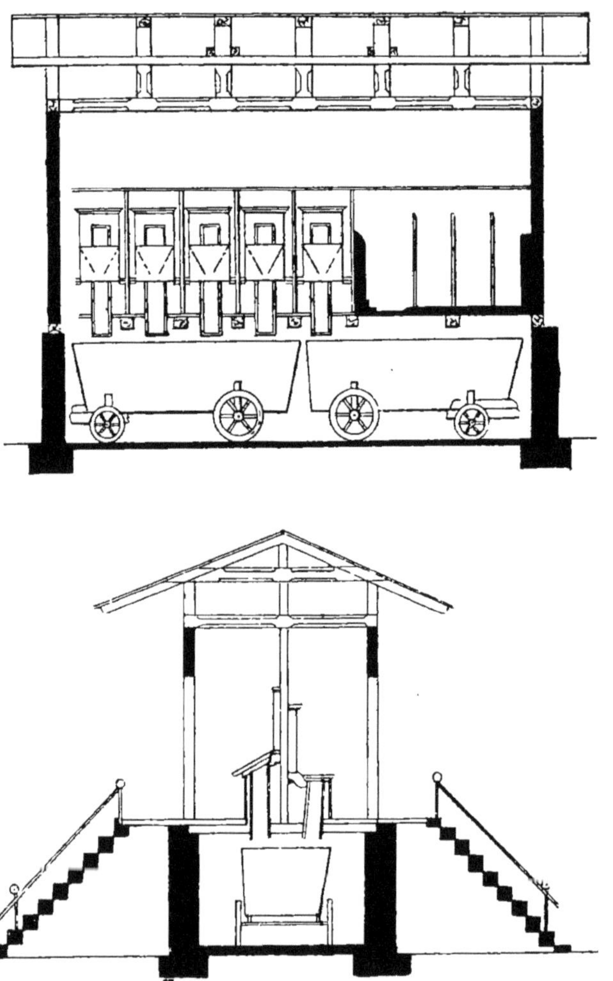

Fig. 29 et 30. — Latrines collectives à poudre absorbante (coupes longitudinale et transversale).

Cette trémie doit être assez grande pour contenir une

provision de poudre pour plusieurs jours. Ce siège est à bascule et est relié à la trémie par un mécanisme : lorsque le visiteur se lève, il se produit une secousse qui projette dans la tinette une certaine quantité de poudre. Dans d'autres systèmes, il y a un bouton de tirage (fig. 27 et 28) et la poudre tombe au moment où on abaisse la valve, comme dans les cabinets à eau : le tirage peut aussi être actionné automatiquement par l'ouverture de la porte. A tous ces systèmes, qui sont sujets à se déranger et dont le fonctionnement est bruyant, nous préférons encore le déversement direct à la pelle. Dans les latrines collectives les sièges sont semblables à ceux qui viennent d'être décrits, seulement les tinettes sont remplacées par des réservoirs communs à plusieurs sièges et placés sur roues (fig. 29 et 30).

Les closets à poudre sèche doivent être hors des bâtiments habités, dans des pavillons isolés. Le contenu des tinettes doit être enlevé tous les jours (Parkes).

Dans les urinoirs il n'existe aucun appareil automatique : les urines tombent dans la tinette et doivent être recouvertes de poudre deux fois par jour.

La poudre employée peut être de nature très diverse.

a). *Terre sèche.* — Toute terre convient, sauf la chaux ou le sable pur. La meilleure terre est l'argile desséchée ou la terre argileuse. La terre de jardin ou une terre argileuse mélangée de sable conviennent très bien. On se sert souvent de la terre de déblai provenant des travaux de fondation pour les maisons neuves. On augmente la propriété désodorisante de la terre en y ajoutant un quart de son volume d'argile calcinée. La terre quelle qu'elle soit doit être séchée ; dans les contrées et les saisons chaudes, cette dessiccation peut se faire au soleil : sinon elle doit être faite dans un four. Dans les établissements hospitaliers et autres, en Angleterre, où on se sert de latrines à terre, il existe des fourneaux spéciaux destinés à sécher cette dernière et en même temps à brûler les immondices et les matières infectieuses : ces fourneaux coûtent de trente-cinq à cinquante francs. Il ne suffit pas que la terre soit sèche, il faut encore qu'elle soit criblée à travers un tamis fin. On crible en même temps les cendres de l'établissement et les escarbilles retirées de ces cendres servent à alimenter le foyer. On vend en Angleterre pour vingt-cinq francs des tamis pour cribler la terre et la cendre à l'abri de la poussière. Il faut pour une défécation d'adulte (150 grammes de matières fécales, plus 300 grammes d'urine) de 3/4 à 1 kilogramme de terre sèche. Après avoir servi, cette terre peut être mise de côté ; elle ne dégage aucune odeur : même au bout d'un mois on peut la chauffer sans qu'il s'en exhale une odeur infecte. Après ce délai, elle est prête à resservir de nouveau : il s'est produit dans son sein une destruction de la matière organique par les microbes saprophytes. Mais cet emmagasinage d'un mélange de terre et de matières fécales et d'urine n'est pas sans inspirer des inquiétudes fondées, car il est très probable que s'il existe des germes pathogènes dans cette masse ils conserveront longtemps leur vitalité.

On pourrait croire que la terre provenant des tinettes est un engrais précieux : il n'en est rien. Même après cinq passages successifs elle ne contient que 2 p. 1,000 d'azote et son pouvoir fertilisant n'est guère supérieur à celui de la terre ordinaire de jardin. On sait d'ailleurs que les engrais solides sont moins productifs que les engrais liquides de même richesse. Il ne faudrait donc pas trop dans une installation compter sur les recettes produites par la vente d'un engrais aussi peu riche. C'est ce qui explique que dans les villes où l'enlèvement de tinettes mobiles simples est adjugé à un entrepreneur, on défende d'y jeter des cendres, de la terre ou une poudre quelconque.

b). *La poussière sèche des routes* est très avide d'eau et constitue un absorbant dont, dans les pays méridionaux surtout, on peut faire d'amples. provisions durant la belle saison : elle se conserve facilement dans des tonneaux et ne coûte rien à préparer : tous les frais se bornent à la collecte et sont insignifiants.

c). *Les cendres* des foyers ordinaires, celles de beaucoup d'industries (poteries, tuileries, appareils crématoires des ordures ménagères, etc.) fournissent une ressource qui bien que n'ayant pas tout à fait la valeur de la terre sèche, peut être utilisée avec avantage dans certains cas.

d). *La poudre de tourbe.* — Cette poudre est le résidu du criblage de la tourbe naturelle séchée et broyée à la machine : la matière fibreuse reste sur le crible et sert à faire une excellente litière pour les animaux domestiques. La poudre fine qui passe par le crible est un absorbant de premier ordre attendu qu'elle peut absorber jusqu'à huit fois son poids d'eau. Pour une défécation d'adulte il faut 50 grammes de cette substance, soit vingt fois moins que de terre sèche. Le prix du kilogramme est de 5 centimes : la dépense est par conséquent peu considérable. Le lait de chaux versé sur le mélange des matières et de la tourbe augmente la puissance désodorisante de celle-ci en même temps qu'il détruit les germes pathogènes les plus redoutables dans les fèces.

e). *Le charbon de varech* tamisé, composé de 63 p. 100 de charbon, 34 p. 100 de cendres et 2 p. 100 seulement d'eau, absorbe au moins trois fois mieux que la terre sèche: on calcule qu'il en faut 160 grammes pour une défécation complète.

La paille hachée ou non hachée ne convient pas pour

garnir les tinettes : elle ne fait qu'étaler les matières sur ses brins et qu'augmenter la surface d'évaporation et d'émanations infectes.

La vidange des tinettes à poudre absorbante doit se faire à la pelle, sur le lieu même d'utilisation, et est parfois assez laborieuse.

Le système à terre sèche constitue un excellent moyen de désodorisation, presque aussi bon, s'il est bien surveillé et bien conduit, que le système à occlusion hydraulique, et c'est le plus bel éloge qu'on puisse en faire. Mais il faut une très grande surveillance et dans la pratique il ne serait pas sage de compter sur un résultat idéal.

Car, nous l'avons déjà dit, il ne saurait être question de désinfection, sauf pour le cas où l'on se sert de tourbe et de lait de chaux. La vidange offre une assez grande sécurité, puisqu'il n'y a pas à craindre des déperditions en cours de trajet ; mais les ouvriers qui manient les appareils ne sont pas à l'abri des germes infectieux.

Au point de vue de l'exploitation, les latrines à terre conviennent lorsqu'on a à proximité la terre, un moyen de séchage et un endroit pour le produit. Si l'une de ces conditions manque le système cesse d'être pratique. Il est parfait pour une maison isolée, un petit hôpital hors ville, où on a à sa portée la terre nécessaire et des champs pour la recevoir une fois qu'elle a servi. Mais pour peu qu'il s'agisse d'agglomérations un peu importantes, le système devient d'une exécution tellement laborieuse, il faut convoyer de tels volumes de terre vierge ou saturée, qu'on ne peut songer à l'appliquer couramment.

On peut l'employer transitoirement dans des endroits où il serait difficile ou trop onéreux d'installer une canalisation, par exemple dans les camps. Dans ces cas on pourrait songer à assurer les vidanges par de petits wagonnets Decauville qui permettraient de porter loin du camp la terre ayant servi. En tous cas, les latrines à terre sèche ont donné des résultats satisfaisants au camp de Wimbledon en Angleterre.

Mais il est bien entendu que les urines ne doivent pas être exclues : car tout système de vidange qui ne tient pas compte des urines ne remplit que la dixième partie de son but. Il faut donc ou recevoir les urines dans les tinettes, ce qui sans doute accroît beaucoup la quantité de terre nécessaire ; ou créer pour les urines une canalisation spéciale, et alors on ne voit pas pourquoi on ne recevrait pas dans cette canalisation les matières fécales.

En somme, on voit que le système à terre sèche, malgré l'engouement dont il a été l'objet, malgré aussi des qualités réelles, est un système imparfait que l'hygiéniste ne doit pas ignorer et qu'il doit savoir appliquer le cas échéant, mais qui en aucune façon ne doit être son objectif.

La maison Cassard (236, rue Championnet, Paris) construit des cabinets d'aisances sur roues qui peuvent rendre de grands services pour les agglomérations accidentelles (foires, fêtes publiques, courses, etc.). Ils sont enfermés dans une voiture (fig. 31 et 32) qui a 4 mètres de haut, $5^{m},80$ de longueur et $2^{m},40$ de largeur. Lorsque la voiture est à destination on fixe les roues par des cales en fonte et on clôt le dessous de la voiture par des panneaux qui se rabattent.

On dispose un escalier double avec perron donnant accès à un couloir large de $1^{m},30$, qui occupe toute la longueur de la voiture et sur lequel s'ouvrent six cabinets d'aisances mesurant $0^{m},90$ de largeur et $1^{m},10$ de profondeur : les séparations ont $2^{m},30$ de hauteur.

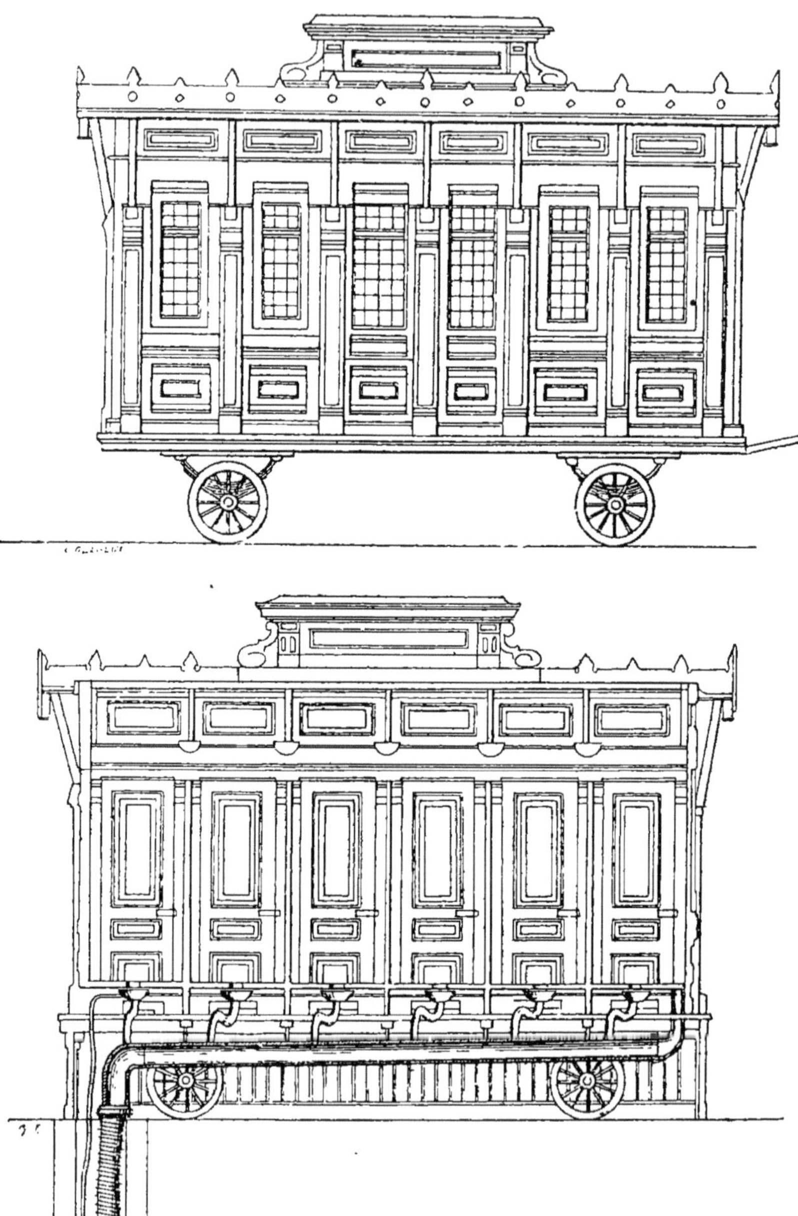

Fig. 31 et 32. — Cabinets d'aisance roulants (système Cassard).

La voiture est en bois et a la forme d'un châlet élégant; la toiture est en bois doublé de zinc. Le poids total est d'environ 3,000 kilogrammes.

On peut installer à volonté des tinettes mobiles ou le tout à l'égout.

Lorsqu'on se sert de tinettes on emploie des cuvettes avec valve à tirage au-dessous desquelles sont fixées au plancher un entonnoir, un court tuyau de chute et une coulisse en tôle galvanisée formant raccord avec le couvercle de la tinette : celle-ci également en tôle galvanisée a $0^{m},70$ de haut et $0^{m},40$ de diamètre; elle repose sur un terrasson en tôle galvanisée ayant $0^{m},10$ de haut et $0^{m},50$ de diamètre et destiné à recevoir le trop-plein dans les cas où la vidange ne se ferait pas à temps.

On retire et replace les tinettes par des portes munies de serrures, pratiquées dans les panneaux qui enceignent le dessous de la voiture.

Pour le tout à l'égout on a des cuvettes siphonnées (fig. 32), dont les tuyaux de chute sont branchés sur un tuyau horizontal, en tôle galvanisé de $5^{m},30$ de long sur $0^{m},25$ de diamètre ajusté au droit des sièges, et soutenu par des colliers en fer forgé. L'une des extrémités se raccorde à l'égout voisin par un tuyau de décharge siphonné : l'autre extrémité est en communication avec un réservoir de chasse automatique.

L'eau de la ville est reçue dans une canalisation appropriée qui court dans toute la longueur de la voiture.

Les cabinets d'aisances sont indispensables dans les trains, notamment dans les trains rapides, qui ont des arrêts rares et courts. Ils peuvent être installés dans le fourgon, mais alors ils ont l'inconvénient de ne pas être accessibles pendant la marche du train et de forcer les voyageurs à séjourner en dehors de leur wagon entre deux arrêts qui peuvent parfois être très espacés. Et pourtant avec le système des coupés on est obligé d'avoir des cabinets isolés, à moins de doter chaque fois deux compartiments voisins d'un cabinet accessible par chaque compartiment, ce qui semble excessif, encombrant et peu hygiénique.

Avec le système des wagons à couloir on peut installer un cabinet d'aisances par wagon : il vaut mieux dans ces cas que le couloir soit latéral plutôt que central, parce que les visiteurs n'incommodent pas les autres voyageurs et peuvent se rendre aux cabinets sans être remarqués.

Les cabinets doivent être à tinettes mobiles : les vidanges doivent être fréquentes et régulières et après chaque trajet le cabinet, le siège, la tinette, et le réduit qui l'abrite doivent être lavés avec une solution désinfectante et aérés largement. Il faut qu'il y ait un urinoir à cuvette dans chaque cabinet pour éviter qu'on ne mouille le siège. En plaçant dans la cuvette un morceau de savon blanc ordinaire on empêche le dégagement des mauvaises odeurs.

Les cabinets doivent être munis d'un dispositif assurant un renouvellement permanent de l'air.

ARTICLE TROISIÈME

TOUT A L'ÉGOUT

Le meilleur mode d'éloignement des eaux pluviales, des eaux ménagères, des urines et des matières fécales consiste à les évacuer par une canalisation unique bien étanche sur des terrains appropriés où ils sont utilisés pour la culture et rendus inoffensifs. Ce système, dit du *tout à l'égoût*, donne, partout où il est appliqué, les meilleurs résultats ; c'est à la fois le système le plus salubre et le plus économique et chaque fois qu'il est possible de l'appliquer, aucune hésitation n'est permise. La technique du tout à l'égout est aujourd'hui basée sur des règles bien déterminées. Avant d'exposer ces règles nous devons dire quelques mots d'un système bâtard qui est l'écoulement indirect à l'égoût.

L'écoulement *indirect* à l'égout se fait à l'aide d'appareils dits *dilueurs* qui sont, comme leur nom l'indique, destinés à délayer les matières avant leur projection à l'égout. L'utilité d'appareils spéciaux pour opérer cette dilution est des plus contestables, attendu que dans les cuvettes déservies par des réservoirs de chasse, les remous occasionnés par la chasse, par le passage à travers le siphon et le tuyau de chute produisent une dilution suffisante qui ne tarde pas à s'achever dans l'égout même. Là où il n'est pas possible d'admettre à l'égout les vidanges ainsi diluées, il nous semble peu rationnel de les y admettre après leur passage dans un dilueur, car la contre-indication dans ces cas réside non dans la maison, mais dans l'égoût lui-même. Quoi qu'il en soit, certaines villes imposent la dilution préalable des matières avant le déversement à l'égout.

La tinette filtrante, qui n'est qu'un appareil dilueur, est condamnée définitivement parce qu'elle est sujette à déborder, qu'elle expose à des infections au moment des vidanges, et que trop souvent le réduit qui l'abrite est aussi infect et aussi dangereux pour la salubrité qu'une fosse fixe.

Les autres appareils dilueurs sont tous construits d'après le système de la fosse Mouras; ils se composent essentiellement d'un récipient plein d'eau d'abord, puis dans la suite d'urine et de matières dans lesquelles plonge le tuyau de chute : le tuyau d'écoulement vers l'égout s'amorce à un niveau qui est supérieur de quelques centimètres à l'extrémité du tuyau de chute. Ce sont en somme d'énormes siphons dans lesquels les matières séjournent quelque temps, ont le temps de fermenter, de se déposer et de former souvent une croûte (dite le chapeau) à la surface; ce sont des siphons et, pouvons-nous ajouter, des siphons qui sauf la plongée ne remplissent aucune des conditions qu'on doit exiger d'un bon siphon.

Après ce qui vient d'être dit, on ne sera pas étonné si nous accordons notre préférence à celui de ces appareils, dont la construction se rapproche le plus du siphon parfait. Le *dilueur Geneste et Herscher* a l'avantage d'être peu volumineux, d'emmagasiner peu de matières, d'avoir des angles arrondis qui permettent la circulation facile des matières et de pouvoir se raccorder avec un réservoir de chasse.

Le grand point est de faire passer le plus d'eau possible à travers cet appareil, pour le laver le plus souvent et le plus à fond possible. Aussi faut-il le mettre en communication avec les tuyaux de décharge des lavoirs, avec les tuyaux de descente des eaux pluviales ; on est sûr ainsi que le contenu sera renouvelé intégralement au moment des averses et les jours de grande pluie, et c'est déjà quelque chose.

Mais, nous le répétons, nous considérons les diluceurs quels qu'ils soient comme un organisme inutile encastré entre le tuyau de chute et l'égoût. Ou l'égoût est bien construit, et alors il n'y a aucune raison pour ne pas y envoyer directement les matières ; ou il est défectueux, et alors la dilution des matières ne corrigera en aucune façon ces imperfections.

Principes généraux du tout à l'égout. — Le schéma du système d'évacuation des matières liquides peut être représenté par un appareil récepteur, sorte d'entonnoir auquel fait suite un long tube qui conduit les eaux usées loin des lieux habités : le tuyau, à son origine du côté de l'entonnoir, forme une inflexion en S qui empêche le gaz de refluer de l'intérieur du tube vers l'entonnoir et de là dans l'habitation.

Pour que le système fonctionne bien, il faut :

1° Que les matières soient projetées dans l'entonnoir au fur et à mesure de leur production et qu'elles y soient projetées en totalité ;

2° Qu'elles soient entraînées le plus rapidement possible par un fort courant d'eau ;

3° Qu'en aucun point de son trajet la canalisation ne permettre l'issue des liquides, autrement dit qu'il y ait étanchéité absolue, et qu'il n'y ait jamais ni arrêt ni stagnation ;

4° Enfin, qu'on puisse s'assurer à tout moment que la canalisation est libre dans toutes ses sections et qu'on puisse la désobstruer en cas de besoin. Pour cela les sections aériennes doivent toujours rester apparentes et accessibles ; et on ménage de distance en distance sur le trajet des conduits souterrains des ouvertures appelées *regards*, par lesquelles on reconnaît si les liquides ont leur libre cours.

La première de ces conditions ne peut être remplie que par un usage soigneux des appareils et une grande surveillance. C'est affaire de mœurs et d'éducation et les efforts de tous doivent concourir pour faire passer dans nos habitudes la plus stricte propreté. L'entonnage intégral des liquides à évacuer est en effet la condition primordiale du système ; là où il n'est pas fait avec soin, où une partie des liquides sont projetés à côté de l'entonnoir, on crée des foyers d'infection et on retombe dans le vieux système de la stagnation. Ce n'est pas trop dire que d'affirmer qu'il faut apporter autant de soin à ne pas laisser tomber des portions d'urine hors d'une cuvette qu'un chimiste en met à mettre en bouteille un acide dangereux.

L'eau est l'âme du système, il est le premier élément dont il faille s'occuper, c'est aussi le premier à créer là où il n'existe pas. C'est elle en effet qui fait progresser les matières usées ; elle joue dans cette branche de l'hygiène le rôle d'un moteur et tout doit être combiné pour lui faire rendre son maximum d'effet dynamique utile. On peut, ainsi qu'on le verra, par un emploi judicieux, décupler son rendement, de même qu'on peut par manque de soin en gaspiller des quantités énormes sans en obtenir le plus petit bénéfice.

Dans toute maison les appareils récepteurs doivent autant que possible être superposés par séries : on évite ainsi de multiplier les tuyaux de chute ou de faire parcourir un long trajet intérieur dans les maisons à certains tuyaux que les classes d'eau ne parviendraient pas toujours à maintenir propres et à l'abri des obstructions. Là où tous les water-closets et urinoirs, tous les vidoirs, éviers, lavabos et bains se greffent par des branchements courts sur les tuyaux de chute ou de descente, chaque chasse n'a qu'un petit bout de conduite à laver et toutes les chasses s'additionnent pour laver constamment le conduit principal. D'une manière générale plus un conduit est usagé, plus il y passe de liquide et plus on est sûr qu'il conservera un bon fonctionnement.

Il faut borner au nécessaire le nombre ou les dimensions des appareils ; ne jamais placer deux cuvettes là où une seule suffirait à tous les usages, ne pas donner aux urinoirs une extension exagérée ; ne jamais installer côte à côte deux appareils dont l'un peut suppléer l'autre ; par exemple ne jamais installer dans des latrines individuelles un urinoir à côté d'une cuvette munie d'un siège à relèvement.

Il faut surtout ne pas multiplier inutilement les surfaces : tout décimètre carré de surface non nécessaire est une faute : ou elle est bien entretenue et alors elle occasionne un surcroît de travail sans bénéfice aucun, ou elle est mal entretenue et alors elle augmente le champ de l'infection. Les séparations, les cloisons, les portes non indispensables doivent être supprimées.

L'hygiène et l'économie trouvent l'une et l'autre leur compte à l'observance des préceptes qu'on vient de lire.

Avant tout les appareils doivent être d'une construction simple : les appareils en métal à charnières, à engrenages, à valves basculantes, etc., sont à rejeter : car tous ces mécanismes compliqués fonctionnent admirablement tant qu'ils sont neufs, mais cela ne dure pas : au bout de peu de mois le métal s'est oxydé, les articulations sont encrassées et l'appareil est détraqué. On recule alors devant les dépenses d'une réparation avec d'autant plus de raison qu'on sent que celle-ci ne tiendrait pas et que bientôt il faudrait recommencer. Il n'est pas jusqu'au simple clapet à bascule qui ne soit rapidement hors d'usage et qu'on ne voie bientôt pendre inerte dans le tuyau de chute sans opposer le moindre obstacle au retour des gaz et sans autre effet appréciable que d'augmenter la surface d'infection.

L'occlusion hydraulique a sur tous ces appareils l'immense avantage de fonctionner sans valves, ni soupape, ni articulation et de ne jamais se déranger.

On est encore hésitant en ce qui concerne l'ardoise. Celle-ci est légèrement poreuse, mais la facilité de la travailler d'après les dimensions voulues, la simplicité de la pose qui peut se faire sans le secours d'ouvriers spéciaux, son prix relativement bas feront qu'encore longtemps cette substance sera employée sur une large échelle dans la construction des urinoirs et des cabinets d'aisances. Quand elle est constamment mouillée, lavée par de fréquentes chasses d'eau, elle ne présente aucun inconvénient : mais dès que des liquides organiques sont étalés à sa surface et ne sont pas chassés par un courant d'eau, ils entrent rapidement en décomposition en dégageant des odeurs infectes. De toutes façons l'ardoise est bien moins poreuse que le marbre qui, lui, doit toujours être rejeté dans la construction des cabinets et appareils d'aisances.

L'ardoise dite émaillée n'est pas non plus un produit parfait parce qu'elle n'est pas recouverte d'un émail vrai (l'ardoise ne peut pas s'émailler parce qu'elle ne peut pas se chauffer), mais simplement d'une sorte d'enduit, de pâte qui est fragile et se raie facilement.

Par contre la lave émaillée (lave de Volvic, dans le Puy-de-Dôme), qui est recouverte d'un émail vrai très solide, est une matière absolument imperméable. Malheureusement elle est très chère ; elle revient à 60 ou 90 francs le mètre carré, et la pose coûte encore 15 fr. en sus. On peut lui donner toutes les teintes ; les plus avantageuses sont les nuances verdâtres ou bleutées.

Avec les déchets pulvérisés de la lave, unis par une matière agglutinante et moulés, on fait des cuvettes, auges, etc., en lave émaillée reconstituée qui reviennent également très cher à cause des moules.

Le grès vernissé voit son emploi augmenter tous les jours, et avec raison, car il est solide, imperméable, présente des surfaces lisses favorables à l'écoulement des liquides et permet un jointoiement hermétique : il se prête aux usages les plus divers : tuyaux, jonctions, caniveaux, siphons, cuvettes, auges, carreaux de revêtement. etc. Il a de plus pour lui son prix peu élevé. Naguère l'industrie du grès sanitaire était inconnue en France et nous étions pour cet article tributaires de l'étranger, notamment de l'Angleterre. Aujourd'hui il n'en est plus de même ; depuis que les grandes administrations et beaucoup de particuliers se sont résolument engagés dans la voie des travaux d'assainissement, notre industrie nationale s'est mise résolument à l'œuvre et elle est en mesure actuellement de fournir le grès sanitaire dans des conditions qui défient la concurence étrangère. Voici les principales maisons françaises qui livrent ces produits :

Jacob, frères et Cie, de Pouilly-sur-Saône (Côte-d'Or) ;

Société anonyme des produits céramiques de Jeanmesnil et Rambervillers (Vosges) ;

Valabrègue, de Bollène (Vaucluse) ;

Muller, à Ivry-sur-Seine ;

Ch. Panarion et fils, de Henrichemont (Cher).

Le grès émaillé vitrifié est un produit encore supérieur à la poterie vernissée ; il est cuit à une température de 1,600° et représente une véritable porcelaine. On en fait des tuyaux, des demi-tuyaux et des plaques de revêtement pour urinoirs, des cuvettes. On ne peut pas encore faire des plaques de grandes dimensions parce qu'elles se déformeraient à la cuisson.

Le verre a joué dans ces derniers temps un grand rôle dans l'évacuation des matières usées : on fait en verre coulé des éviers, des lavabos, des coquilles et caniveaux pour latrines : avec des plaques de verre planes ou demi-cylindriques on fait des urinoirs. Le verre est par lui-même une excellente substance, il ne coûte pas cher, mais il a deux défauts capitaux qui sont sa fragilité et sa dilatabilité. Celle-ci fait qu'il est très difficile de confectionner des joints étanches : en tous cas, on est obligé de laisser à ces joints une largeur relativement grande. La casse et les mécomptes de tous genres ont été tels qu'on est arrivé, à l'endroit du verre, à un certain découragement, malgré l'imperméabilité idéale qu'il assure aux appareils.

L'ébonite est une substance formée d'un mélange de caoutchouc, de plombagine, de soufre et de brai, cuits et comprimés. Cette composition est tout à fait imperméable. inattaquable aux acides. facile à travailler.

légère et élastique : l'élasticité diminue avec les prix, ce qui tient à la proportion plus faible du caoutchouc. L'ébonite revient moins cher que le bois : on peut lui donner les nuances les plus variées, blanc, rouge, brun acajou, gris, etc., par l'addition de couleurs minérales qui ne modifient en rien ses qualités essentielles.

On en fait des dessus de siège, des plaques et auges pour urinoirs, des vidoirs, des éviers, des siphons, des lavabos. On n'a pas encore trouvé le moyen de le travailler par grandes plaques ; jusqu'à ce jour les plus larges plaques fabriquées n'ont que un mètre carré au plus de surface. On peut aussi en faire des tablettes pour les lits. L'ébonite est appelée à un grand succès malgré son prix élevé actuel, qui est environ de 100 francs le mètre carré.

SIPHONS

Pour empêcher l'air d'une section donnée d'une canalisation de pénétrer immédiatement en amont, on a recours à l'occlusion hydraulique qui est réalisée au moyen d'appareils appelés *siphons*.

Le siphon est un des organes les plus importants de la canalisation, attendu qu'il soustrait nos habitations au reflux des gaz des tuyaux de chute et de l'égout. C'est aussi l'organisme le plus délicat, le plus difficile à construire. Il a demandé de longues et patientes recherches, et ce n'est qu'après de nombreux tâtonnements et après bien des déceptions et des insuccès qu'on est arrivé à construire des siphons qui méritent une confiance absolue. C'est en ce point plus encore que partout ailleurs qu'on devra suivre servilement la technique, lors même qu'on n'en comprendrait pas toujours bien la raison d'être.

« Aucun appareil sanitaire ne réclame peut-être plus

de soin dans son choix que le siphon, car si la construction en est défectueuse ou mauvaise en principe, il deviendra bientôt la chose la plus souillée au dedans ou au dehors de la maison ; une fois souillé, l'eau de toutes les compagnies d'eaux réunies ne pourrait arriver à le nettoyer. » (Hélyer. *La Plomberie au point de vue de la salubrité des maisons*. Traduction Poupard.)

Nous empruntons à l'auteur que nous venons de citer, et qui a fait des siphons une étude spéciale, les principes d'après lesquels tout siphon doit être construit. Ces principes sont les suivants :

1° Tout siphon doit se nettoyer seul dans toutes ses parties intérieures sous l'action du frottement de l'eau ;

2° Le siphon doit être exempt de tous angles, encoignures et poches d'eau où les immondices pourraient s'accumuler et engendrer des émanations nuisibles ;

3° Un libre passage doit être ménagé pour que les décharges passent à travers les siphons sans les déformer. Pour cela les siphons doivent être des tuyaux ronds construits et courbés de manière à avoir une plongée d'eau de 4 à 5 centimètres de profondeur ;

4° Le corps du siphon fixé sur des drains et des tuyaux horizontaux, doit être plus petit que l'orifice d'entrée de façon à retenir une quantité d'eau aussi forte que possible en rapport avec la position qu'il occupe et le service qu'il est appelé à rendre et de façon à être nettoyé à fond à chaque chasse d'eau ;

5° Les dimensions du siphon doivent être les plus faibles possible eu égard au calibre des drains et à la capacité du réservoir de chasse. Un siphon peut devenir une petite fosse si sa section est trop grande pour être nettoyée par la chasse d'eau qui le dessert ;

6° L'orifice d'un siphon muni d'une grille, destinée à être fixée à des éviers ou autres appareils de ce genre, doit être plus large que le corps du siphon et le tuyau de vidange, afin qu'on puisse envoyer des chasses d'eau suffisante à travers le siphon pour le nettoyer, ainsi que le tuyau de vidange y annexé;

7° L'orifice du siphon doit être disposé de telle sorte que les chasses tombent avec une pression verticale sur la plongée d'eau, afin de chasser toutes les matières étrangères en dehors du siphon et d'en renouveler complètement le contenu.

On appelle *plongée* d'un siphon la hauteur de la colonne d'eau qui reste dans le siphon au repos, au-des-

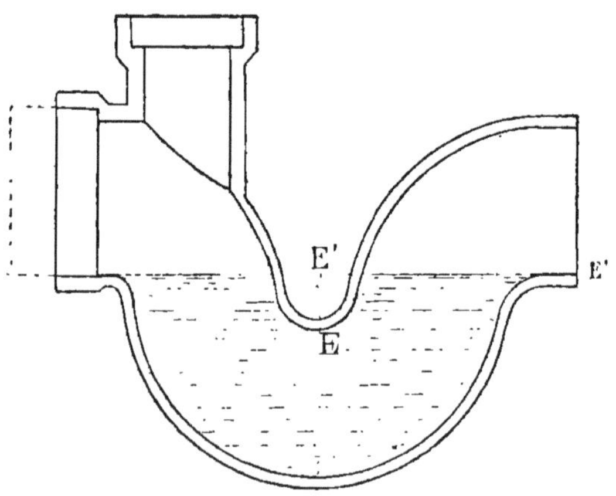

Fig. 33. — Siphon.

sus de l'éperon E (fig. 33) dont la pointe regarde en bas. Autrement dit, comme le niveau supérieur de l'eau est marqué par la ligne E' E', la plongée sera égale à la hauteur E E'. C'est cette colonne d'eau qui ferme le passage aux gaz provenant du tuyau de chute : elle doit être de 5 centimètres au moins.

La ville de Paris, en exigeant une plongée de 7 centimètres, a été un peu loin : sans doute qu'elle a demandé le plus pour obtenir le moins. car il arrive trop souvent de trouver dans le commerce des siphons qui ant une plongée de 1 ou 2 centimètres, voire même une plongée nulle.

Il peut arriver, lorsque le siphon est parcouru par un fort courant d'eau, que les dernières portions d'eau soient entraînées, le siphon n'ayant pas eu le temps de se désamorcer : c'est ce qu'on appelle le *siphonnage*. Cet accident se produit plus fréquemment par un mécanisme autre.

Supposons un siphon branché sur un tuyau de descente A B (fig. 34). Au moment où un écoulement un

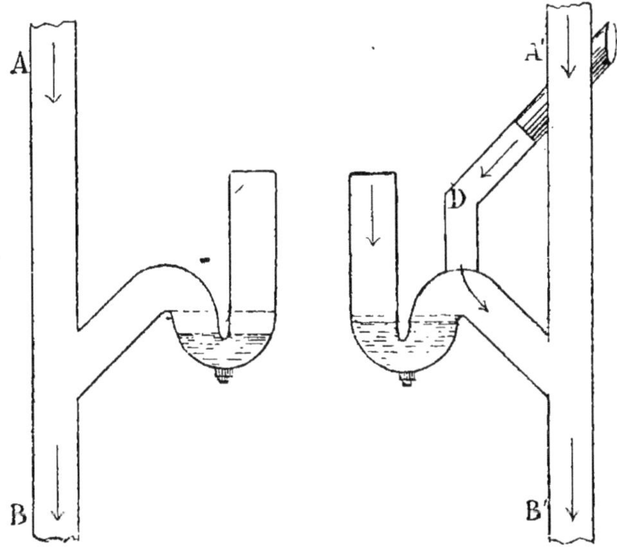

Fig. 34. — Montrant le mécanisme d'après lequel se fait le siphonnage.

Fig. 35. — Disposition pour éviter le siphonnage.

peu énergique se produira dans ce tuyau il s'y produira une diminution de pression qui se fera sentir dans le branchement et dans le siphon dont le contenu pourra être aspiré et se vider en tout ou en partie.

Le siphonnage a pour conséquence de supprimer l'interception entre la maison et le tuyau de chute. On y obvie d'une manière très simple, ainsi que cela est indiqué dans la fig. 35. Sur la courbure supérieure du siphon on branche un tuyau d'aération D qui s'ouvre à l'air libre. Si avec cette nouvelle disposition un écoulement se produit dans le tuyau vertical B la diminution de pression aura pour effet d'aspirer de l'air dans le

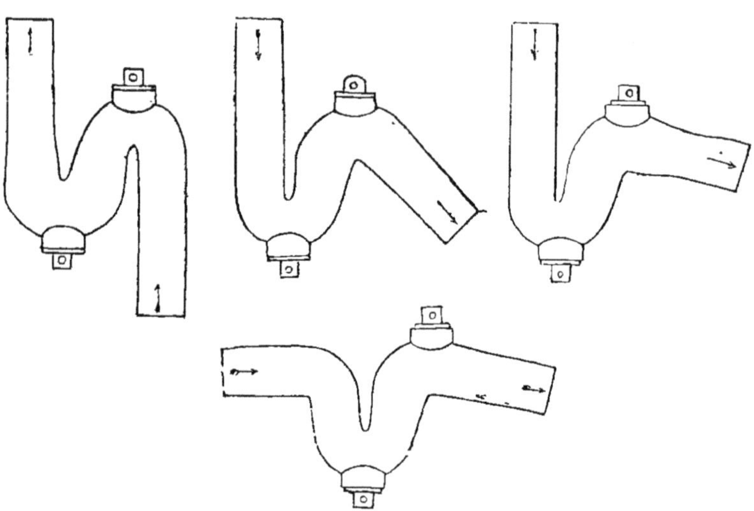

Fig. 36. — Quatre types de petits siphons de plomb. (Constructeurs, MM. Geneste et Herscher.)

sens indiqué par les flèches et le désamorçage n'aura plus lieu. On dit alors que le siphon est ventilé en couronne.

Chaque fois que plusieurs siphons seront branchés à des niveaux différents sur un tuyau de descente, tous, excepté peut être le plus élevé, devront être munis d'un tuyau d'aération,

Tout siphon doit pouvoir être nettoyé intérieurement pour les cas d'obstruction accidentelle : lorsque le calibre est assez grand pour que la main puisse être introduite dans le siphon aucune disposition n'est nécessaire. Mais les siphons de petit calibre doivent être munis à leur partie inférieure d'un bouchon de nettoyage à fermeture bien étanche.

Les siphons peuvent être faits en métal ou en poterie. Parmi les métaux le plomb est celui qui se prête le mieux à la confection des petits siphons du calibre de 0,035 à 0,08 (fig. 36) ; on en fait aussi en fonte, mais qui ne valent pas le plomb métal non oxydable. On a pu voir à l'Exposition universelle des siphons en fonte émaillée de la maison Scellier, de Voujaucourt (Doubs), qui avaient toutes les qualités d'un bon siphon. Pour les calibres supérieurs à $0^{m},08$ on fabrique aujourd'hui la majeure partie des siphons en grès vernissé.

La forme des siphons varie suivant la destination à laquelle ils sont réservés, ainsi qu'on le verra à propos des diverses sections de la canalisation.

RÉSERVOIRS DE CHASSE

Les réservoirs de chasse sont des appareils destinés à laver les canalisations.

La vitesse d'une masse d'eau donnée dans un tuyau est d'autant plus grande, toutes choses égales d'ailleurs, que le temps d'écoulement est plus petit. Par conséquent, le même volume d'eau qui n'aurait pas une vitesse suffisante pour laver une conduite, s'il mettait 15 minutes à s'écouler, pourrait la laver parfaitement si l'écoulement se faisait en dix secondes.

Le but des réservoirs de chasse est précisément d'emmagasiner pendant plusieurs minutes, plusieurs heures, voire même plusieurs jours, de l'eau arrivant sous forme d'un faible courant, pour la projeter en quelques secondes dans les conduits où elle exercera alors un nettoyage énergique. Le réservoir de chasse est l'analogue du bief d'un moulin dans lequel le meunier accumule l'eau aux époques où le courant de la rivière ne suffit pas à faire tourner la roue, pour la lâcher au moment où elle est en quantité suffisante pour produire un effet mécanique utile.

Les réservoirs de chasse sont de deux espèces :

1° Les réservoirs automatiques qui se remplissent et se vident d'eux-mêmes ;

2° Les réservoirs à tirage, dits encore petits réservoirs de chasse, que l'on fait se vider à volonté à l'aide d'un tirage.

Les réservoirs automatiques ont l'avantage de fonctionner sans aucune intervention et de se vider à des intervalles réguliers qu'on peut déterminer avec une précision presque mathématique.

Avec les réservoirs à tirage la dépense d'eau est plus strictement limitée aux besoins ; ils s'adaptent plus particulièrement aux sièges à défécation assis pour lesquels il ne faut pas que la chasse se produise tandis que le siège est occupé, à cause des rejaillissements inévitables qui l'accompagnent.

Les réservoirs de chasse sont une application de principe du vase de Tantale. Soit un réservoir d'eau portant à son centre un tuyau de trop-plein dont le niveau supérieur est à 4 ou 5 centimètres en contre bas des bords du réservoir. Si nous coiffons ce tuyau d'une cloche, l'eau au moment où elle dépassera le niveau du tuyau se déversera dans ce dernier : le déversement se fera d'autant plus rapidement que le robinet d'eau qui alimente le réservoir coulera lui-même avec un plus fort débit, et, s'il se fait avec une certaine vitesse, l'eau en tombant entraînera avec elle les portions d'air contenues dans la partie supérieure de la cloche, en d'autres termes fera trompe, et à ce moment toute la cloche étant remplie d'eau ainsi que le tuyau de trop-plein, on aura un siphon dont la longue branche sera constituée par ce tuyau et la courte branche par l'espace annulaire compris entre lui et la cloche et à partir de ce moment le réservoir se videra non plus par trop plein, mais par *siphonnage*, et la vidange prendra une allure très accélérée.

Dans la construction des réservoirs de chasse il a fallu se préoccuper tout d'abord de supprimer le déversement par trop-plein et de le remplacer par le siphonnage ; avec les réservoirs à tirage le problème est assez facile à résoudre attendu qu'on peut, par un mécanisme très simple, amener instantanément dans la calotte supérieure de la cloche une quantité d'eau telle que le siphonnage ne peut manquer de se produire. Avec les réservoirs automatiques il n'en est plus de même, et les constructeurs se sont ingéniés à trouver des artifices variables qui assurent l'amorçage : c'est en grande partie par ces artifices que les divers systèmes diffèrent entre eux. Ils se sont préoccupés également de trouver un procédé d'amorçage indépendant du régime d'alimentation des réservoirs de chasse, afin que même avec une alimentation très lente le siphonnage se produise. Il est important également qu'à la fin de la chasse le désamorçage s'effectue rapidement afin de ne pas gaspiller en pure perte l'eau qui s'écoulerait par un siphonnage faible mais prolongé succédant à la chasse. On voit trop souvent de ces réservoirs mal construits qui laissent s'écouler en pure perte, durant des heures et des journées, de forts volumes d'eau sans aucun effet utile.

Réservoirs de chasse automatiques de MM. Geneste, Herscher et Carette. — Soit (fig. 37) un siphon à cloche A dont la longue branche B plonge dans un récipient formant retenue d'eau terminée par un orifice de sortie C.

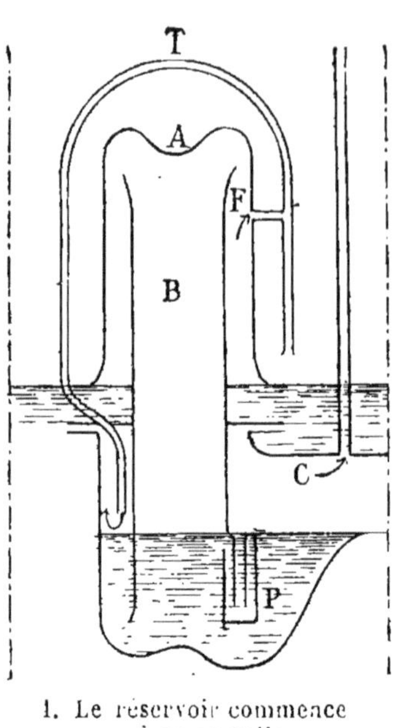

I. Le réservoir commence à se remplir.

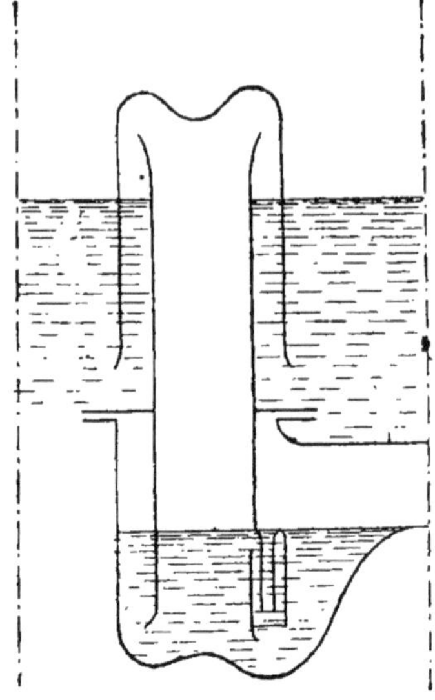
II. La compression va commencer

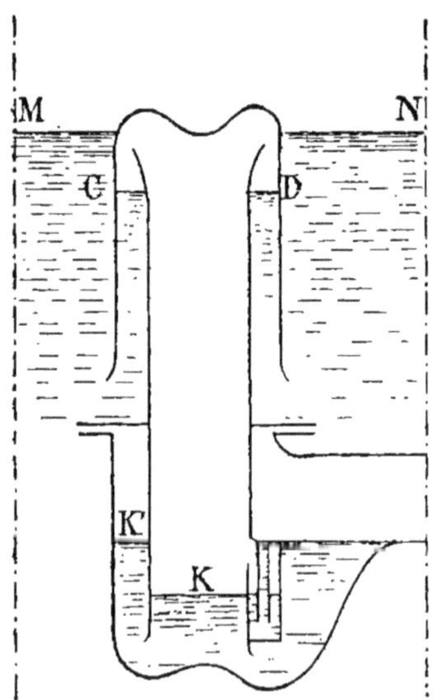

III. Période de compression.

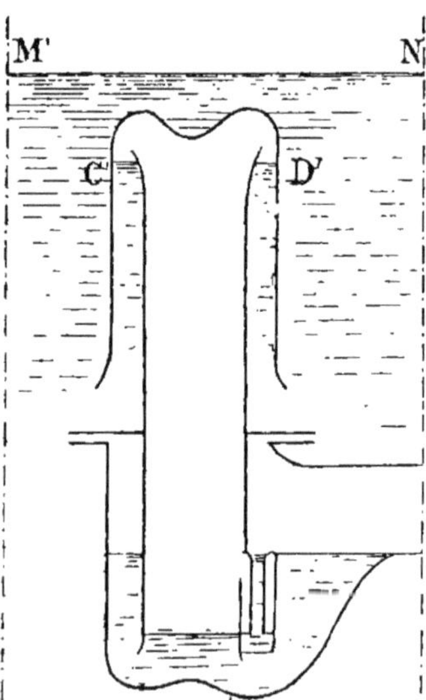

IV. Le siphon va s'amorcer.

Fig. 37. — Tracé schématique des diverses phases d'amorçage du réservoir de chasse.
(Système Geneste, Herscher et Carette.)

Sur la longue branche, et en communication avec elle, est fixé un petit siphon d'amorçage constamment immergé.

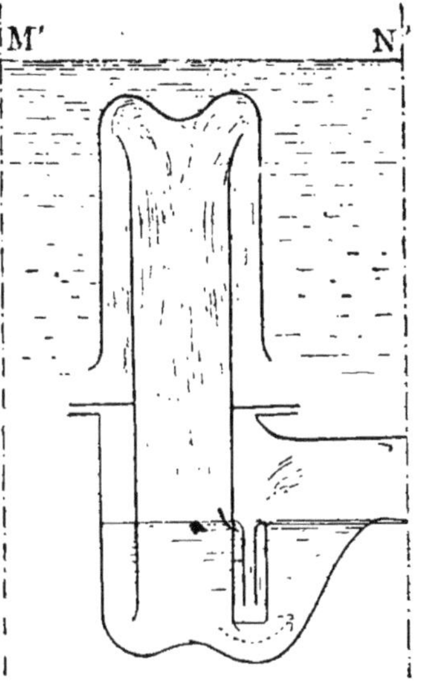

V. Amorçage.

Suite de la figure 37.

Une petite ouverture est pratiquée en F vers le haut de la cloche et un tube T, placé sur le tuyau de sortie, facilite après chaque chasse le rétablissement de la pression atmosphérique dans la retenue d'eau.

Le système est supposé placé dans un réservoir alimenté par un robinet d'amenée d'eau.

A partir du moment où le niveau de l'eau aura dépassé dans le réservoir le point F, l'air à la pression atmosphérique contenu dans la longue branche va se comprimer et il se produira une dénivellation, d'une part entre les niveaux CD et MN, d'autre part entre les niveaux K et K'.

L'eau continuant à monter dans le réservoir, il arrivera un instant où le niveau K s'abaissera au niveau de l'extrémité inférieure du petit siphon d'amorçage.

A ce moment, l'air comprimé dans la longue branche s'échappera brusquement par le petit siphon en chassant la colonne d'eau et reviendra forcément à la pression atmosphérique.

Dès lors le niveau CD de l'eau dans la cloche tendra immédiatement à remonter à la hauteur M'N' de l'eau dans le réservoir et il en résultera que l'eau se précipitera dans la longue branche et déterminera ainsi l'amorçage instantané et automatique du siphon, lequel videra le réservoir jusqu'au niveau CD en projetant l'eau à pleine section par la conduite de départ.

Le réservoir se remplissant de nouveau, les choses se passent comme on vient de l'indiquer et une nouvelle chasse se produit quand l'eau a atteint le niveau convenable dans le réservoir et ainsi de suite. (*Revue du Génie militaire*, t. II, p. 359.)

Le capitaine du génie Augier a eu l'idée de construire un réservoir de chasse à tube recourbé absolument comme dans le vase de Tantale, au lieu d'un siphon à cloche. Cet appareil, construit par la maison Rogier Mothes, est connu sous le nom de siphon du génie militaire. Nous en empruntons la description à la *Revue du Génie militaire* (année 1889, p. 312.)

Soit (fig. 38) un siphon A B C D dont la longue branche B C D a son extrémité recourbée de manière à présenter en C une retenue constamment pleine d'eau. En *d* vient se brancher un tube vertical R *d* T dont l'extrémité supérieure débouche à air libre et dont l'extrémité inférieure R plonge de quelques centimètres dans la retenue. Ce tube *d* T est lui-même percé d'un orifice *e* auquel vient se souder un tube de très faible diamètre, deux fois recourbé et se raccordant d'autre part au siphon au point *u*. Enfin, dans le fond de la courbure de ce petit tube est percé un petit trou *o*. dont le diamètre est plus faible encore que celui du tube.

Imaginons le siphon ainsi construit, placé dans un réservoir dont le fond X Y est à quelques centimètres au-dessous de l'orifice A de la petite branche et qui présente un creux pour loger la retenue d'eau C et le tuyau de sortie C D.

Supposons le réservoir au moment où il vient de se vider. L'orifice A est démasqué et l'air dans le siphon est à la pression atmosphérique : l'eau montant petit à petit masque d'abord l'orifice A et s'élève dans la petite branche A B du siphon à même hauteur que dans le

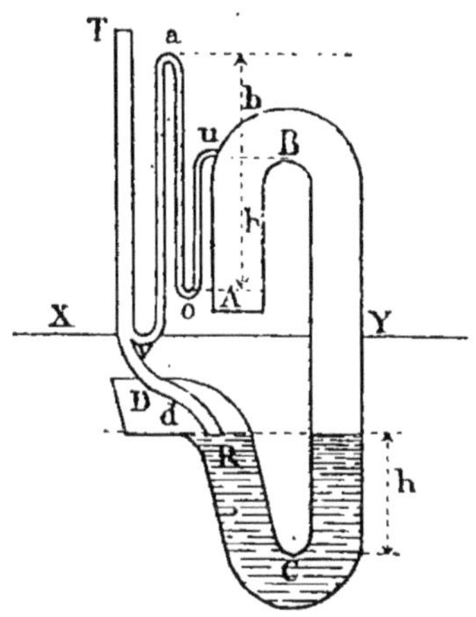

I. Le réservoir vient de se vider.

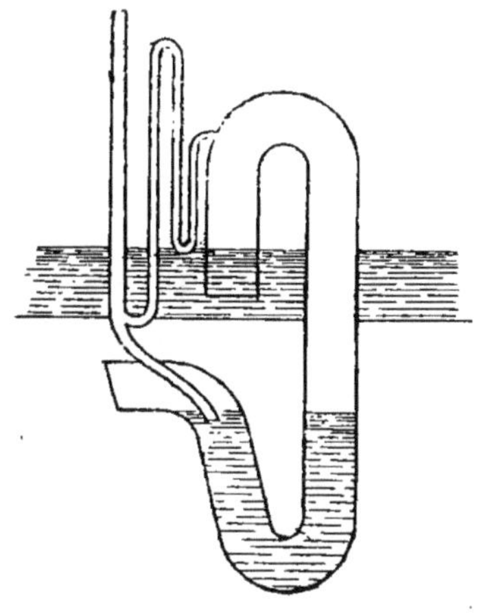

II. L'eau commence à monter.

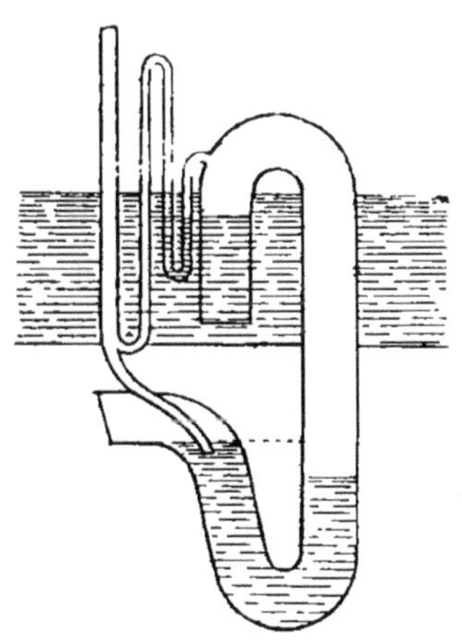

III. L'air se comprime.

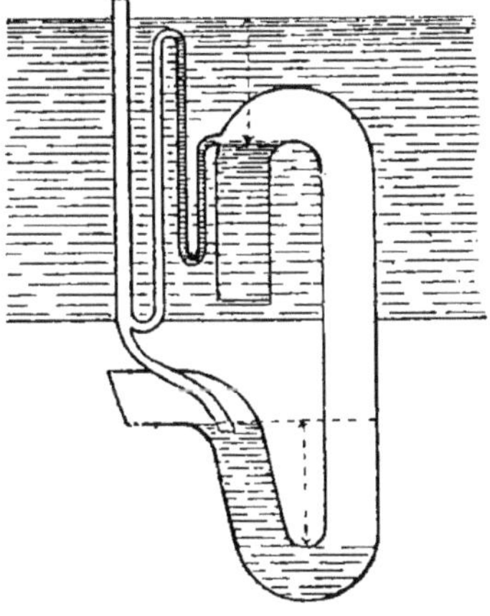

IV. Le siphon va s'amorcer.

Fig. 38. — Tracé schématique des diverses phases d'amorçage du réservoir de chasse automatique dit du Génie militaire.

réservoir. sans que la pression change dans le siphon, car l'air qui est déplacé par la colonne d'eau ascendante s'échappe par les orifices *o* et *u*. Mais lorsque le niveau vient à atteindre l'orifice *o* (fig. 38), l'air du siphon se trouve emprisonné, par suite il se comprime et sa tension au-dessus de la pression atmosphérique est à chaque instant mesurée :

1° Par l'abaissement *h* du niveau dans la retenue ;

2° Par la différence de hauteur entre les niveaux de l'eau dans la petite branche du siphon et dans le réservoir ou, ce qui revient au même, par la différence de niveau dans les deux branches du petit tube *u o a*, de sorte que ce tube *u o a* constitue un véritable manomètre.

Le niveau de l'eau montant graduellement dans le réservoir et dans la branche *o a*, il arrive un moment où il atteint le point *a*. Dès lors le tube recourbé *o a u* constitue un véritable siphon qui par suite de son faible diamètre s'amorce comme dans le cas du vase de Tantale. La colonne d'eau *o a* est alors précipitée dans la branche *a v*, mais comme l'orifice *o* est plus faible que le diamètre du tube, l'eau qui par cet orifice passe du réservoir dans le petit tube ne suffit pas à alimenter le siphon *o a u ;* la colonne *o a* est bien vite brisée et n'est dès lors plus suffisante pour équilibrer la pression de l'air comprimé dans le siphon ; une détente se produit ; le niveau de l'eau dans la branche A B monte brusquement, l'amorçage a lieu et le réservoir se vide jusqu'au niveau A.

Le tube R T a pour but de permettre la rentrée de l'air dans la conduite en aval du siphon pour le rétablissement de la pression atmosphérique après une chasse. Dautre part, la pression atmosphérique se rétablit dans le siphon par les orifices *a* et *u*, ce qui permet à un certain volume d'eau de se maintenir dans la retenue C.

L'équilibre étant rétabli, le bassin peut se remplir de

nouveau et les mêmes phénomènes que nous venons de décrire vont se reproduire.

La figure 39 représente une autre disposition du siphon du Génie militaire.

L'amorçage des autres types de siphons automatiques que l'on trouve dans le commerce est produit par un phénomène analogue à celui que nous venons de décrire.

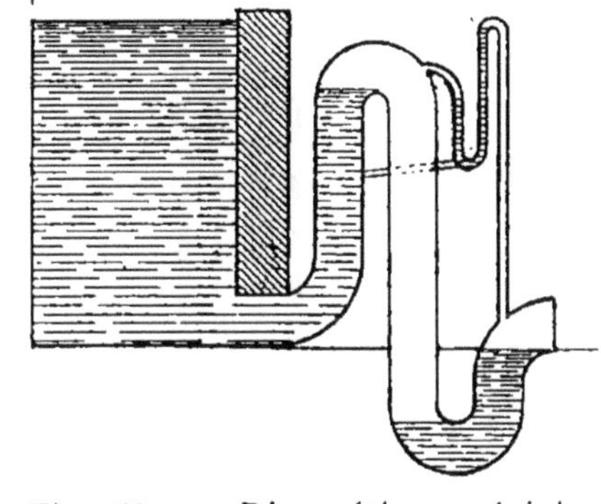

Fig. 39. — Disposition spéciale du siphon du Génie militaire.

Le réservoir de chasse automatique de *Doulton* possède un artifice d'amorçage qui ressemble beaucoup au précédent. La cloche porte à son sommet un petit tube d'aération qui plonge d'une certaine hauteur dans l'espace annulaire compris entre la cloche et le tube central qui se continue avec le tuyau de chute. L'eau monte en gardant le même niveau dans le réservoir et la cloche jusqu'au moment où elle a dépassé le niveau inférieur du petit tube. A ce moment, l'air ne pouvant plus s'échapper se comprime de plus en plus dans la calotte de la cloche jusqu'à ce qu'il y ait acquis une pression suffisante pour chasser l'eau d'un petit siphon d'amorçage : à ce moment il s'échappe brusquement, le niveau de l'eau s'élève à l'intérieur de la cloche, le déversement se fait dans le tube central et l'amorçage est effectué. Le petit siphon d'amorçage plonge dans le tube central et se termine par une pomme d'arrosoir qui laisse passer suffisamment d'eau pour amorcer de nouveau ce petit siphon. Pendant la chut l'air rentre par le tube d'aération.

Réservoir automatique Aimond. — La figure 40 représente la coupe verticale de cet appareil. Les deux parties qui constituent un siphon à cloche ordinaire, à savoir la branche ascendante et la branche descendante, sont

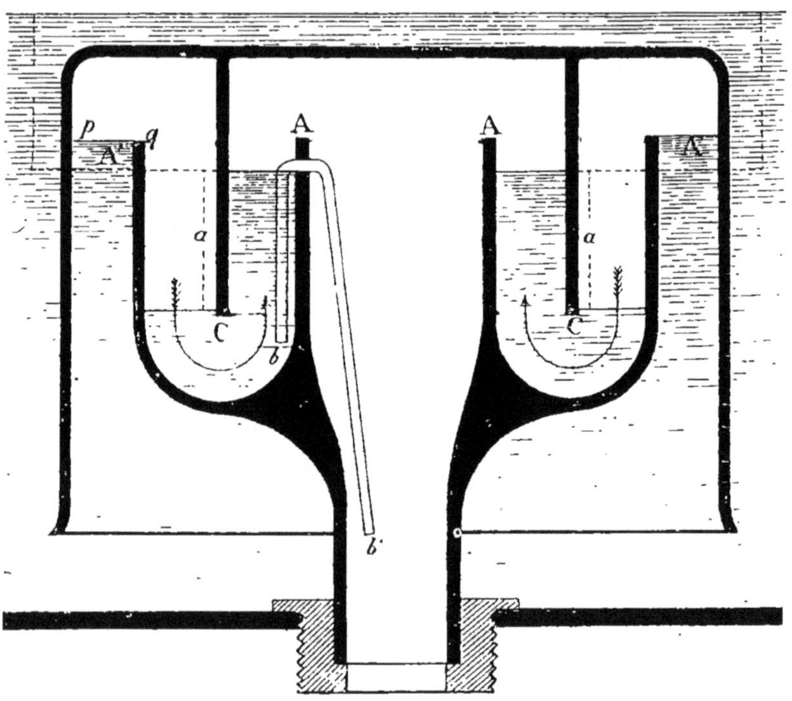

Fig. 40. — Réservoir de chasse automatique du système Aimond.

dédoublées et forment chacune deux cylindres concentriques.

Supposons le réservoir au moment où il vient de se vider : il reste dans l'espace ACA' une certaine quantité d'eau jusqu'en a. A mesure que le réservoir se remplit l'eau monte dans la cloche et refoule l'air vers le haut de la cloche. Il en résulte qu'une masse d'air comprimé s'oppose au passage de l'eau du réservoir dans la branche descendante du siphon. A un certain niveau marqué par la figure, un petit siphon *bb'* s'amorce spontanément et enlève quelques tranches d'eau dans la retenue C ce qui permet à la masse d'air comprimé de s'échapper suivant le sens de la flèche.

A ce moment l'eau en *p q* qui n'est plus équilibrée par l'air suit le même chemin que ce dernier et l'amorçage se produit.

Pour le lavage des égouts publics les siphons automatiques arrivent aux calibres de chasse 20 à 30 centimètres.

Petits réservoirs de chasse. — Ils sont nombreux ; nous ne décrirons que ceux reconnus comme étant les meilleurs.

Le petit réservoir de chasse *Doulton* (fig. 41) est com-

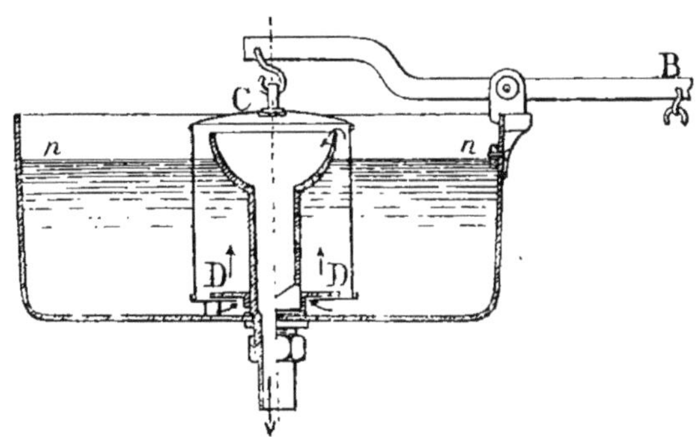

Fig. 41. — Petit réservoir de chasse Doulton.

posé d'un bac rectangulaire en fonte, d'une capacité de 10 litres, muni d'un robinet flotteur. Un levier dont le point d'appui est fixé au bord supérieur du bac porte à l'extrémité de son bras B une chaîne de tirage : ce levier lorsqu'on agit sur la chaîne, soulève une cloche en cuivre C ; cette cloche a la forme d'une boîte cylindrique dont le fond est ouvert en D, pour lui permettre de se déplacer verticalement le long d'un entonnoir qui est fixé sur le fond du bac et à son centre : une rondelle à manchon DD, repose librement sur le rebord inférieur de la cloche. La coupe de l'appareil montre la cloche au repos ; le bac est plein d'eau ainsi que la cloche jusqu'au niveau *n n*. Si à ce moment on soulève la cloche au moyen de la chaîne de tirage, l'eau sera précipitée dans l'entonnoir, entraînera l'air par un effet de trompe, et le siphon étant ainsi amorcé, le bac se videra brusquement en quelques secondes.

Le petit réservoir de chasse *Flicotaux* (fig 42) est la

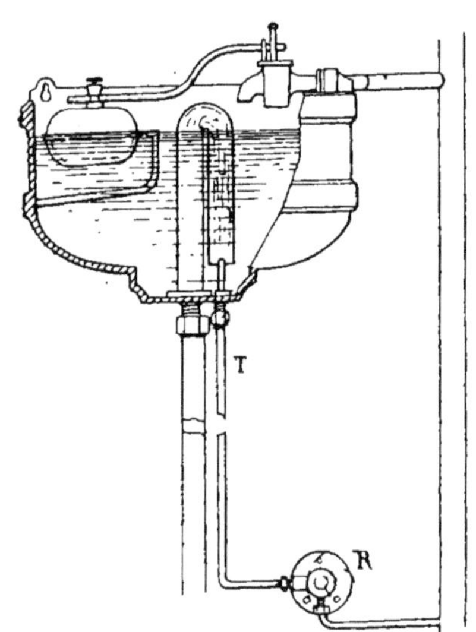

Fig. 42. — Petit réservoir de chasse Flicoteaux.

reproduction exacte du vase de Tantale. Le réservoir contient un petit siphon fixe en cuivre dont la longue branche forme le tuyau de chasse.

Le robinet flotteur est réglé de telle façon que le réservoir ne se remplit que jusqu'au bord inférieur du coude du siphon. Sous la courte branche de ce dernier s'ouvre un petit ajutage communiquant, par un tuyau de 10 millimètres T, avec la canalisation d'eau. Sur ce tuyau est disposé un robinet à fermeture automatique R.

Si on appuie un instant sur le bouton de ce robinet l'eau sous pression arrive avec force sous la courte-branche du siphon et par sa vitesse détermine l'amorçage.

Dans cet appareil le mécanisme est réduit à sa plus simple expression ; le remplacement de la chaîne de tirage par un bouton expose à moins de détériorations et aucune perte d'eau n'est possible.

Le réservoir à tirage du *système Aimond* (fig. 43) se

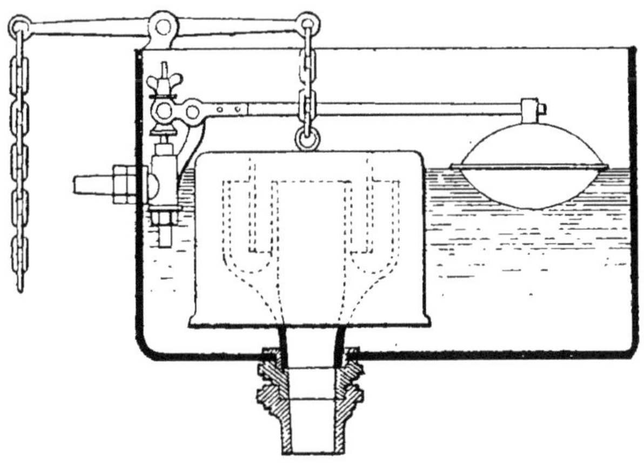

Fig. 43. — Petit réservoir de chasse Aimond.

compose, comme le réservoir automatique du même constructeur, d'un siphon à cloche dont les deux branches, ascendante et descendante, sont dédoublées et forment chacune deux cylindres concentriques.

Lorsque le réservoir vient de fonctionner, il reste de l'eau dans le dédoublement de la branche descendante. Cette eau empêche l'air emprisonné dans la cloche de s'échapper pendant que le réservoir se remplit. Lorsqu'il est rempli, si l'on vient à soulever la cloche, l'air comprimé s'échappe par la longue branche, l'eau suit et l'amorçage est produit. (Pour mieux comprendre ce qui précède, il est bon de se reporter (p. 156) à la decription du réservoir automatique Aimond).

Le réservoir de chasse dit : « l'*Indéréglable* » *de M. L. Herbet* (fig. 44), se compose d'un bac sur le fond duquel est fixé un raccord en bronze de 35 millimètres

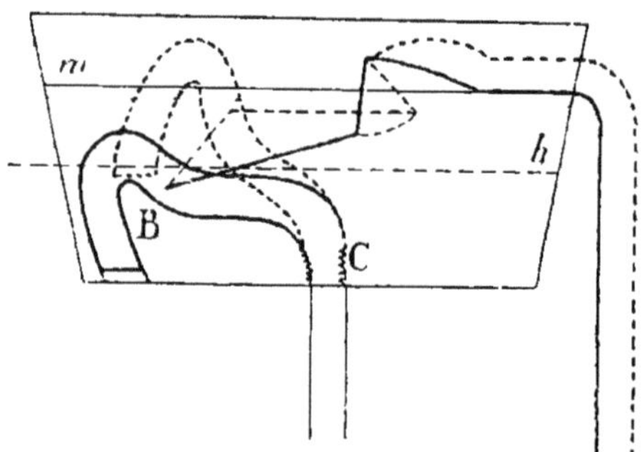

Fig. 44. — Petit réservoir de chasse Herbert.

de diamètre intérieur dont la douille inférieure se soude au tuyau de chasse, tandis que la douille supérieure est soudée à un siphon placé dans le réservoir.

Ce siphon est formé d'un tube en fonte rigide recourbé B, et d'une pièce flexible en cuivre mince C qui a la forme d'une lanterne vénitienne. Grâce à la mobilité de cette dernière pièce, le siphon bien que fixé sur le fond du réservoir peut se monter et s'abaisser suivant une courbe qui, à son extrémité, a une amplitude de 10 centimètres, sans aucune fatigue.

Sur les deux faces latérales du siphon et vers son centre s'articule un levier à fourche qui reçoit lui-même le mouvement du cordon de tirage par l'intermédiaire d'une pièce en U à pivots pénétrant dans les deux faces du réservoir : en tirant sur le cordon on imprime au siphon un mouvement de va-et-vient.

Au repos (position marquée en lignes pointillées sur

la figure) l'embouchure du siphon est maintenue à 7 centimètres au-dessus du fond réservoir par l'action d'un petit levier à contrepoids dont la course est limitée par un butoir venu de fonte après le réservoir. De plus le niveau de l'eau, réglé par le robinet flotteur, doit rester à 5 centimètres en contre-bas de la partie la plus élevée du siphon.

Dans la position de repos la petite branche du siphon contient de l'eau jusqu'au niveau *m*, en supposant le réservoir rempli.

Si à ce moment on actionne le tirage avec douceur, la petite branche s'abaisse : dès qu'elle est assez immergée pour que le niveau de l'eau ait atteint ou dépassé le sommet du coude, l'eau passe dans la longue branche du siphon et l'amorçage a lieu (la position d'amorçage est représentée en lignes pleines sur la figure). Si on retient le cordon de tirage l'embouchure de la courte branche reste au fond du réservoir qui dans ce cas se vide presque entièrement. Mais si, après avoir provoqué l'amorçage, on abandonne le cordon de tirage, le siphon reprend la position de repos et l'eau s'écoule jusqu'à ce qu'elle ait atteint le niveau *h*, et à ce moment le désamorçage s'opère et l'eau qui se trouve au-dessous de la ligne *h* reste dans le réservoir, soit environ 5 litres sur les 10 litres que représente la capacité totale du réservoir.

On voit qu'avec cet appareil, qui est extrêmement ingénieux et d'une construction solide, on peut produire à volonté des chasses et des demi-chasses. Cette dernière ressource peut être précieuse dans les cas où il y a accidentellement pénurie d'eau.

L'appareil de chasse à tirage *Geneste et Herscher* se compose (fig. 45) d'un réservoir dans lequel l'eau arrive jusqu'à une certaine hauteur réglée par un robinet flotteur : une cloche est suspendue dans ce réservoir à l'extrémité d'un levier coudé dont l'axe d'oscillation traverse les deux parois du réservoir. Cette cloche coiffe le tube central d'écoulement. Ce tube est interrompu à la hauteur du fond du réservoir et se termine, à cet endroit, par une partie tronconique qui s'engage dans un guide ayant également une forme tronconique et

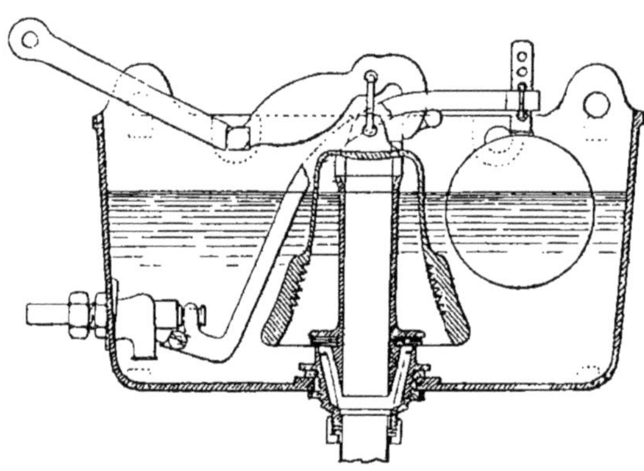

Fig. 45. — Petit réservoir de chasse Geneste et Herscher.

un diamètre plus grand que la partie inférieure du tube central. Ce guide raccordé au tuyau de chasse constitue la partie inférieure de la grande branche du siphon. L'étanchéité entre le guide et le siphon est assurée par une rondelle en caoutchouc fixée dans une gorge ménagée dans le bas du tube central, laquelle rondelle repose sur le bout du guide qui forme siège.

Le siphon à cloche est disposé de façon à permettre à l'eau de s'écouler aussi rapidement que possible, en évitant les remous, les changements brusques de direction ou de diamètre. Dans ce but la partie inférieure de la cloche est largement évasée et munie d'un bourrelet permettant aux veines liquides d'arriver facilement dans l'espace annulaire compris entre la cloche et le tube central; l'extrémité supérieure de ce tube central est également évasée pour permettre à l'eau de pénétrer facilement dans la longue branche du siphon. Le fond de la cloche présente des courbes qui réduisent les remous à leur minimum.

Sur le flotteur une tige graduée permet d'arrêter l'arrivée de l'eau lorsque le niveau est à 2 centimètres au-dessous de la partie supérieure de la grande branche du siphon. A ce moment l'appareil est prêt à fonctionner.

Pendant le remplissage l'air contenu sous la cloche est écoulé en partie par le tuyau de chasse et en partie par les ouvertures d'un bouton barostatique qui surmonte la cloche. L'eau est donc au même niveau dans l'intérieur de la cloche et à l'extérieur.

Il suffit alors, pour déterminer l'amorçage du siphon, de faire manœuvrer le levier qui soulève la cloche. A ce moment le tube central qui fait corps avec la cloche se sépare de son siège et donne passage à l'eau contenue dans le réservoir : cette eau s'écoule entre les deux surfaces coniques et produit en s'écoulant une succion énergique sur l'air renfermé dans la cloche qui est aspiré et évacué, et à ce moment l'amorçage a lieu et l'écoulement se continue même si on lâche le tirage.

Lorsque le niveau de l'eau est descendu au-dessous du bord inférieur de la cloche l'air rentre brusquement et désamorce ce siphon.

Cet appareil peut se passer de trop plein attendu que, si un accident survenait au robinet d'alimentation, le tube central ou fonctionnerait comme trop-plein ou s'amorcerait automatique, suivant l'abondance de l'arrivée de l'eau par le robinet.

La maison Geneste et Herscher construit ces appareils de diverses grandeurs pour des chasses de 15, de 10, de 8, de 6 et de 3 litres.

Dans les réservoirs de chasse que nous venons de décrire, la vidange se fait d'après le principe du siphon :

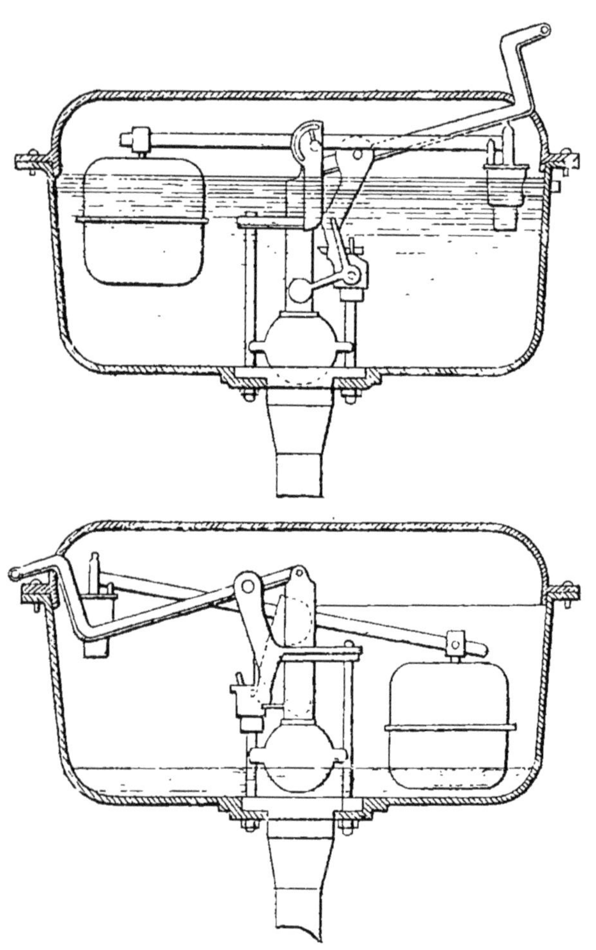

Fig. 46 et 47. — Petit réservoir de chasse Le Breton.

dans les deux qu'il nous reste à décrire elle se fait à l'aide d'une vanne qu'on ouvre en actionnant le tirage.

Le réservoir de chasse *Le Breton* (8, rue Léon-Cognet, Paris), à débit automatique et variable se compose (fig. 46 et 47), d'un réservoir en fonte dont le fond porte une ouverture de forme circulaire rigoureusement tournée, pour l'écoulement de l'eau. Un boulet de forme sphérique et dont la circonférence du grand cercle est beaucoup plus grande que celle de l'ouverture du fond du réservoir, est destinée à fermer cette dernière d'une manière très étanche. Le boulet est traversé diamétralement par un tube qui sert à son fonctionnement, tout en servant d'écoulement au trop-plein qui pourrait provenir accidentellement de la mauvaise fermeture du robinet flotteur : l'eau provenant alors de ce trop-plein se rend directement dans le tuyau de chasse, évitant ainsi toute inondation extérieure.

Lorsqu'on veut faire fonctionner la chasse, on tire jusqu'à résistance le cordon qui actionne le levier lequel élève le boulet jusqu'au sommet de sa course. Arrivé à ce point le boulet est maintenu supendu au moyen d'un taquet à ressort qui vient se fixer de lui-même sous un arrêt affectant la forme d'un plan incliné placé sur le tuyau qui sert d'axe au boulet. A ce moment l'écoulement de l'eau se fait librement, mais le flotteur baissant avec le niveau du liquide, un goujon fixé transversalement sur la tige de ce flotteur décrit un arc de cercle, rencontre dans sa course le taquet de retenue et l'oblige à déclancher, laissant ainsi retomber le boulet, sous l'influence de la pesanteur.

Le déclanchement devant correspondre à des débits donnés, une aiguille de réglage pouvant se mouvoir sur un cadran gradué, permet de régler le débit, sans tâtonnements, à volonté, de 0 à 10 litres.

Cet appareil, d'une contruction très simple, sans joint. ni soupape, ni siphon, est d'un fonctionnement très sûr et fait des chasses énergiques : il est très facile à monter, à démonter et à régler.

Le réservoir de chasse dit « *à débit facultatif* » *de M. Flicoteaux* se compose (fig. 48) d'un tube fixé sur le fond du réservoir et percé à sa base de trous en *o* servant au passage de l'eau, et à sa partie supérieure de trous *m* servant au passage de l'air. Le bas de ce tube est tourné et forme siège de soupape.

A l'intérieur de ce premier tube est un deuxième tube,

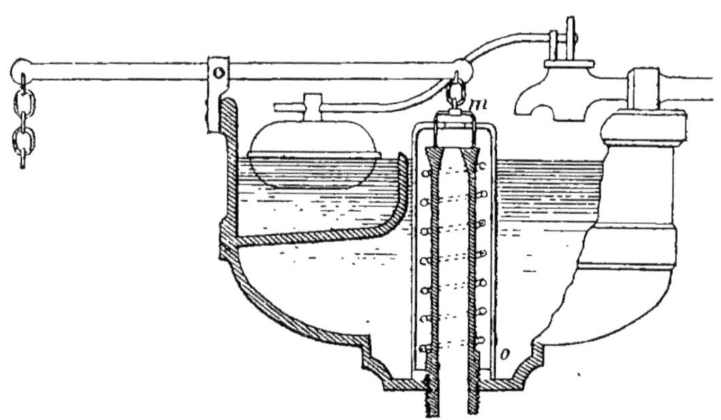

Fig. 48. — Petit réservoir de chasse Flicoteaux.

celui-là mobile, qui à l'état de repos est maintenu appuyé par un ressort sur le siège de soupape. Ce tube est manœuvré par la chaîne de tirage par l'intermédiaire d'un levier et d'une petite suspension passant par les trous *m* du tube fixe.

Quand on tire la chaîne, la soupape se lève et l'eau passant par les orifices en O se précipite par le tuyau de chasse. Il est à remarquer qu'à ce moment la partie supérieure du tube mobile vient fermer les orifices *m* et empêche ainsi l'entraînement de l'air qui diminuerait la force de la chasse.

Dès qu'on lâche la chainette la soupape se referme, l'écoulement s'arrête et l'air rentre par les orifices *m*.

Cet appareil permet de ne dépenser que la quantité d'eau indispensable au nettoyage du siphon.

Quand l'appareil est au repos, s'il survient un accident au robinet flotteur l'eau passe à l'intérieur du tube mobile qui fonctionne comme trop-plein et s'écoule par le tuyau de chasse.

CABINETS D'AISANCES

Naguère encore on considérait le cabinet d'aisances comme un lieu forcément infect et on le reléguait dans le coin le plus éloigné de la maison. Il n'en est plus de même aujourd'hui, du moins pour les maisons rattachées à la canalisation, dans lesquelles le cabinet est une pièce comme une autre, qui ne se doit distinguer des autres, si différence il y a, que par une plus grande propreté et un entretien plus soigné : de lui ne doivent émaner ni odeur incommode ni substance pouvant nuire à la santé, et il doit pouvoir sans inconvénient aucun être placé même à côté d'une pièce habitée couramment, d'une salle d'hôpital par exemple.

Tout dans l'installation du cabinet doit concourir à la propreté et à la facilité de nettoiement.

La première condition de propreté est un éclairage parfait de jour et de nuit : une large fenêtre doit y laisser pénétrer la lumière du jour. Dans un cabinet mal éclairé la souillure est facile, même de la part des visiteurs soigneux : et une fois la souillure produite elle persiste et s'accroît parce que dans l'obscurité aucun contrôle suivi n'est possible. Il faut donc de la lumière et plus il y en aura mieux cela vaudra.

Il faut ensuite de bonnes habitudes de la part des visiteurs qui doivent respecter la propreté du local : ici la technique n'intervient que faiblement, l'éducation est tout, et sans celle-ci tous les efforts de la technique sont en vain. Lorsque au lieu de déposer les matières excrémentitielles directement dans les appareils récepteurs qui doivent les diriger au loin, le visiteur les étale impitoyablement sur une zone plus ou moins large, on peut dire que toute hygiène est impossible. Et ici nous avons surtout en vue la coutume détestable et très répandue de la défécation accroupi. Dans cette posture l'homme darde son urine en avant et en inonde le parquet dans lequel elle s'infiltrera et se putréfiera : car ainsi que le fait remarquer M. le professeur Vallin, c'est l'urine plus encore que les matières fécales qui est la cause des latrines mal tenues. Et il n'y a pas lieu de nous en étonner attendu que l'urine renferme les 9/10 de l'azote total excrété par l'urine et les fèces réunies. Toutes les objections élevées contre la défécation accroupi ne tiennent pas devant une minute de réflexion : beaucoup de peuples ont adopté le mode assis et la salubrité s'en trouve bien mieux : en France, on a tort de considérer le mode accroupi comme une coutume nationale, attendu qu'une bonne partie de la population, dans ses demeures au moins, se garderait bien d'en faire usage. Les objections visées se réduisent en somme à deux : 1° la verge peut toucher la cuvette, ce contact peut transmettre une maladie virulente ; 2° la peau de la partie postérieure des fesses et des cuisses porte à nu sur un siège où se succèdent plusieurs personnes dont quelque-unes peuvent être porteurs d'affections contagieuses. Avec les dessus de siège que nous décrirons plus loin ces inconvénients disparaissent : l'individu étant assis, sa verge plonge dans l'évasement antérieur de la cuvette qu'elle ne risque absolument pas de toucher ; en outre, si l'homme prend la précaution de n'abaisser son pantalon que vers le tiers inférieur des cuisses, il peut en interposer l'étoffe entre le siège et sa peau dont aucune partie ne touchera à nu le bois.

Il ne faut pas se laisser décourager par les affirmations

toutes gratuites de ceux qui prétendent que la propreté est impossible à obtenir dans les latrines, surtout dans celles des habitations collectives; que le public est habitué à la défécation accroupi et à une incurie traditionnelle dont on ne peut espérer avoir raison; qu'il faut savoir se résigner et que la technique doit se borner à maintenir l'infection inévitable des cabinets d'aisances dans de certaines limites.

La vérité est que nos habitudes sont loin d'être parfaites sur le point qui nous occupe, et qu'elles doivent être changées: or l'expérience apprend, au contraire, que ce changement est très réalisable et qu'on l'obtient quand on veut s'en donner la peine. La première condition est de mettre toujours à la disposition des visiteurs des cabinets et des appareils propres: la propreté appelle la propreté. La deuxième est d'exercer une certaine contrainte là où cela est possible, à l'armée, dans les lycées, les écoles, les hôpitaux, les prisons: et qu'on n'aille pas croire qu'il soit nécessaire d'intervenir violemment, la plus légère contrainte suffit et une fois que l'habitude est prise la surveillance la plus élémentaire suffit.

De la façon dont nous insistons sur cette question le lecteur se convaincra aisément que nous la considérons comme capitale : en effet, supposons que dans un cabinet bien installé comme ceux dont il va être question, un visiteur monte sur le siège ; il le souillera fatalement et il forcera tous ceux qui viendront après lui à ajouter à la souillure qu'il aura commencée.

Enfin, quelle que soit l'opinon que l'on ait au sujet de la défécation accroupi, il est une vérité au-dessus de toute contestation, c'est qu'elle ne doit jamais être tolérée que lorsque les appareils ont été spécialement disposés à cet effet. On trouvera décrites plus loin des latrines à défécation accroupi : mais si on est obligé de s'en contenter pour des installations banales où la surveillance est impossible, par exemple dans les gares de chemins de fer, dans les lieux publics. elles ne doivent jamais figurer dans une maison où habitent des hommes et être toujours reléguées dans des pavillons isolés, attendu qu'elles donnent toujours lieu à des dégagements d'odeurs incommodes, avec quelque soin qu'elles soient entretenues.

La protection des surfaces doit être très soignée pour empêcher les imprégnations et les infiltrations et rendre le nettoiement aisé. Le sol sera dallé en grès cérame bien imperméable, jointoyé au ciment et posé sur un lit de ciment.

On a renoncé au ciment comme revêtement de surface attendu qu'il absorbe les liquides surtout lorsqu'il est sec. Les murs sont revêtus, sur une hauteur de 1 mètre à 1m,50, soit de carreaux ou de briques émaillées, soit de plaques de verre posées contre des lames de plomb. Le reste des murs est peint à l'huile en tons clairs et recouvert d'une couche de vernis. Les surfaces seront unies, sans moulures. Il n'y aura ni coin sombre, ni arrière-cavités soustraites à l'inspection, au nettoyage et à l'aération.

Les cuvettes seront rendues indépendantes des murs et ne seront pas emprisonnées dans des cages en bois : là où par crainte de bris fréquents on croira devoir protéger la cuvette, on fera la cage de diverses pièces à glissières et à charnières, de manière à pouvoir l'ouvrir et la démonter aisément pour constater les fuites et faire les réparations.

Le nettoiement devra toujours se faire à sec et jamais avec des lavages à grande eau : le parquet notamment doit être constamment sec. Avec le mode de défécation accroupi, il est toujours respecté et il suffira de passer chaque matin sur le parquet, dans un rayon de un mètre autour de la cuvette, un linge imprégné légèrement d'eau, ou si l'on veut, d'une solution antiseptique, pour laver les quelque gouttes d'urine qui auront pu par mégarde ou négligence être projetées en dehors de l'appareil.

Pour les water-closets des étages supérieurs, on fait reposer la cuvette sur un terrasson en plomb dont les quatre côtés sont relevés et soudés et qui déborde de tous côtés la section de la cuvette. De cette manière si celle-ci vient à déborder, le local sera garanti. De la partie la plus déclive du terrasson part un petit tuyau court, dit indique-fuites, qui débouche librement à l'extérieur du bâtiment.

Au lieu de cette disposition, quelque peu compliquée, il est bien plus simple de donner au parquet une très légère pente de l'arrière du siège vers l'avant. De cette façon s'il venait à se produire une fuite, les liquides s'écouleraient en avant et on en serait averti aussitôt. Cette disposition a sur la précédente l'avantage de s'adapter également aux latrines du rez-de-chaussée et du sous-sol.

La défécation s'accompagnant toujours de dégagements de gaz malodorants, il faut laisser à ceux-ci une issue : le mieux est de faire poser aux fenêtres quelques carreaux dormants de verre perforé qu'on peut masquer au besoin par une vitre pleine, mobile autour d'un axe vertical ou horizontal. Quand un cabinet sert à beaucoup de personnes, on fait partir du point le plus élevé du plafond un tuyau d'aération de 10 à 15 centimètres de diamètre qu'on prolonge jusque au-dessus du toit et qu'on coiffe d'une mitre fixe ou mobile.

Dans tout cabinet d'aisances, il est indispensable qu'il se trouve une boîte renfermant le papier nécessaire au visiteur pour s'essuyer. Sans cette précaution la propreté des parois n'est pas respectée et le linge de corps devient rapidement d'une saleté repoussante. Dans les casernes anglaises et dans les hopitaux militaires de Berlin, il est distribué régulièrement du papier de propreté aux hommes : il doit en être de même dans toutes les habitations collectives chaque fois qu'on ne peut, sans éviter le gaspillage, mettre le papier dans les cabinets même à la discrétion des visiteurs.

Il est à désirer que le papier en question soit neuf et n'ait servi à aucun autre usage : en tous cas il doit être propre. Il est probable que des abcès ou d'autres affections de l'anus ou de la marge de l'anus ont pour origine l'emploi de papier auquel adhéraient des substances irritantes ou des germes pathogènes. Le danger d'infection sera d'autant plus grand que le papier sera plus fort et formera des plicatures à arêtes dures et tranchantes qui érailleront la peau ou la muqueuse.

Appareils pour la défécation assis. — Les *cuvettes* fournies par l'industrie sont de modèles très nombreux,

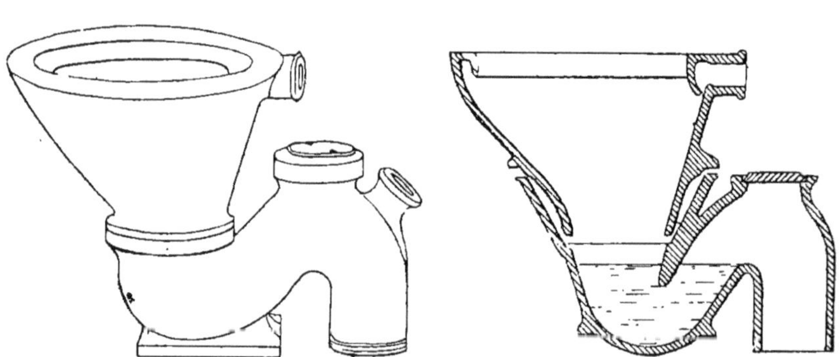

Fig. 49. — Cuvette du type conique.

mais qui, tous, peuvent se ramener à deux types principaux, qui sont la cuvette conique et la cuvette plate.

Dans le premier type (fig. 49), la cuvette a la forme d'un tronc de cône irrégulier dont la paroi postérieure est verticale ou même légèrement fuyante en arrière, de façon à ce que le bol fécal ne l'atteigne pas en tombant.

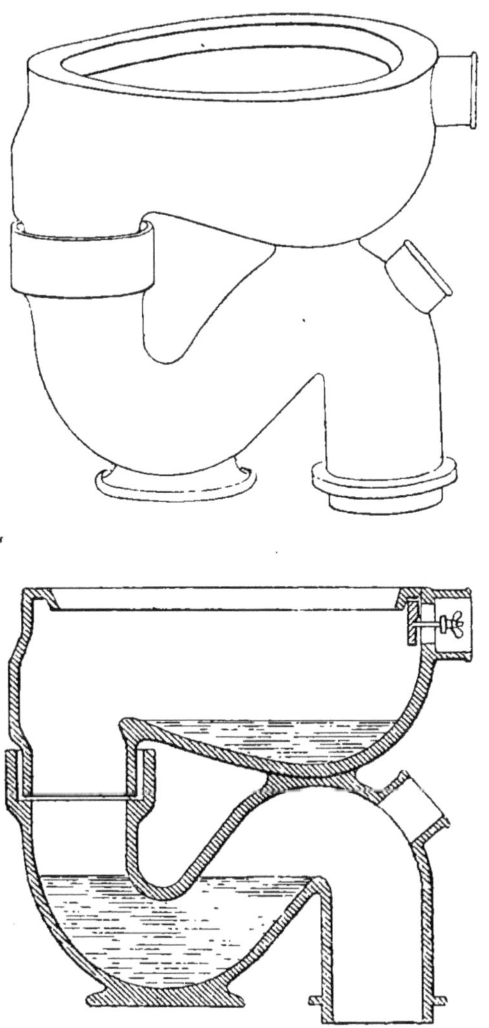

Fig. 50. — Cuvette à retenue d'eau.

La partie effilée du tronc de cône se continue avec le siphon qui est placé sous la cuvette.

Dans le second type (fig. 50), dit à retenue d'eau, l'orifice du siphon se trouve à la partie antérieure de la cuvette qui a la forme d'un bassin à fond légèrement concave et incliné vers le bas et vers l'arrière. Après

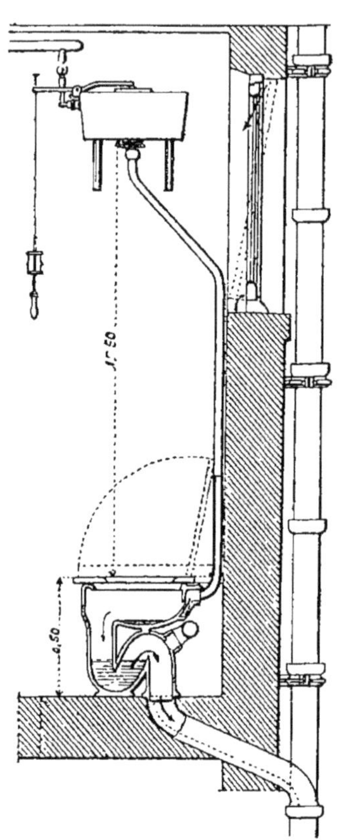

Fig. 51. — Installation d'une cuvette à retenue d'eau munie de son réservoir de chasse et raccordée avec le tuyau de chute.

la chasse il reste toujours dans ce fond une retenue d'eau de $0^m,035$ de profondeur dans laquelle tombe le bol fécal. Celui-ci en se mouillant perd toute faculté d'adhérer aux parois de la cuvette et est précipité très facilement par la chasse dans le siphon et de là dans le tuyau de chute.

Dans les deux types, le bord supérieur de la cuvette forme un bourrelet dans lequel est pratiquée une rainure qui distribue l'eau sur toute la surface interne de la cuvette : cette rainure communique en arrière avec une tubulure qui se raccorde avec le tuyau vertical du réservoir de chasse (fig. 51) au moyen de chanvre et d'un mastic au blanc de zinc ou mieux à l'aide d'un cône en caoutchouc : la grande ouverture de ce cône s'emmanche sur la tubulure de la cuvette ; on la fixe au moyen d'une ligature en fil de fer. Dans la petite ouverture pénètre l'extrémité du tuyau de chasse sur lequel le cône est également fixé par une ligature en fil de fer. Des coudes

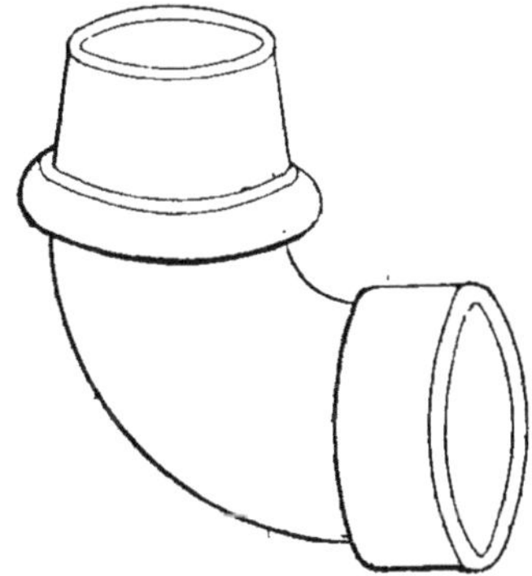

Fig. 52. — Coude en plomb pour raccorder le tuyau de chasse avec la cuvette.

en plomb facilitant ce raccordement (fig. 52) sont construits par la maison Geneste et Herscher.

Le tuyau de chasse est en plomb et a un diamètre de 40 millimètres, il doit avoir un trajet aussi rectiligne que possible, car si on lui fait faire des inflexions chaque coude brise la chûte, ce qui diminue d'autant sa force vive. Le réservoir de chasse doit être autant que possible placé directement au-dessus de la cuvette et entre les deux il doit y avoir une hauteur de deux mètres au moins.

Le joint de réunion entre la cuvette et le siphon doit être long de manière à empêcher les fuites et à donner plus de solidité à l'ensemble de l'appareil.

Les cuvettes sont fabriquées en grès vernissé ou en porcelaine ainsi que les siphons.

Les appareils en grès vernissé conviennent très bien parce qu'ils sont d'un prix peu élevé et très solides. La fonte émaillée aurait une résistance plus grande encore. mais l'émail est sujet à s'écailler et dès que la fonte est à nu elle dégage, au contact des urines, des odeurs ammoniacales ; il vaut beaucoup mieux faire usage de la poterie, encore mieux du grès cérame.

D'une manière générale, les cuvettes plates coûtent quelques francs de plus (5 francs) que les coniques. Mais les cuvettes plates à retenue d'eau ont certains avantages qu'il est bon de connaître : d'abord lorsque la retenue d'eau n'est pas trop profonde, c'est-à-dire ne dépasse pas 35 millimètres, aucun rejaillissement désagréables n'est à craindre au moment de la chute du bol fécal ce qui n'est pas toujours le cas avec les autres cuvettes. Il est vrai qu'on peut très facilement parer au rejaillissement, dans tous les cas et avec toute autre espèce de cuvettes. en déposant préalablement une feuille de papier à la surface de l'eau : cette précaution est d'habitude courante en Angleterre. Dans les cuvettes coniques, il faut 8 à 10 litres d'eau pour produire une chasse efficace à cause du tourbillonnement de l'eau dans la cuvette et il faut que les dispositions soient bien prises pour que le courant de droite et de gauche se rencontrent bien exactement sur la ligne médiane antérieure de la cuvette où ils forment une gerbe en crête de coq qui se précipite droit dans l'orifice de chute.

Dans les cuvettes à retenue d'eau, au contraire, la chasse suit le fond de la cuvette pour tomber en cascade dans le siphon : par suite de la vitesse acquise l'eau franchit bien plus facilement le siphon : aussi ces cuvettes peuvent-elles fonctionner très bien avec des chasses de cinq litres, ce qui est un avantage très précieux.

Pour se rendre compte si un système composé d'une cuvette et de son réservoir de chasse fonctionne bien, on emploie la méthode suivante. Pour s'assurer que la chasse lave la totalité de la cuvette on enduit la face interne de celle-ci d'une couche de noir de fumée et on provoque la chasse : s'il y a des parties qui n'ont pas été touchées par l'eau, la persistance de l'enduit noir les décélera.

Pour se rendre compte du degré de force avec laquelle les matières adhérentes à la cuvette sont détachées par la chasse, on tapisse la cuvette avec du papier bulle humide.

On éprouve la vigueur avec laquelle la chasse projette les matières dans le tuyau de chute en introduisant dans le fond de la cuvette quatre pommes de terre enveloppées dans un papier représentant les matières lourdes, quatre bouchons représentant les matières légères, enfin du papier chiffonné de la façon et en la quantité dont le papier de propreté est habituellement projeté dans la cuvette.

Pendant que la chasse se produit on s'assure si l'eau rejaillit ou non en dehors de la cuvette, et après la chasse on mesure la hauteur d'eau restant dans le siphon et formant occlusion hydraulique, c'est-à-dire la colonne qui est comprise entre le niveau de l'eau et la partie supérieure du coude.

Les cuvettes avec réservoir de chasse à tirage simple ne sont pas pratiques partout : souvent il y a à craindre que les visiteurs ou négligent d'actionner le tirage et

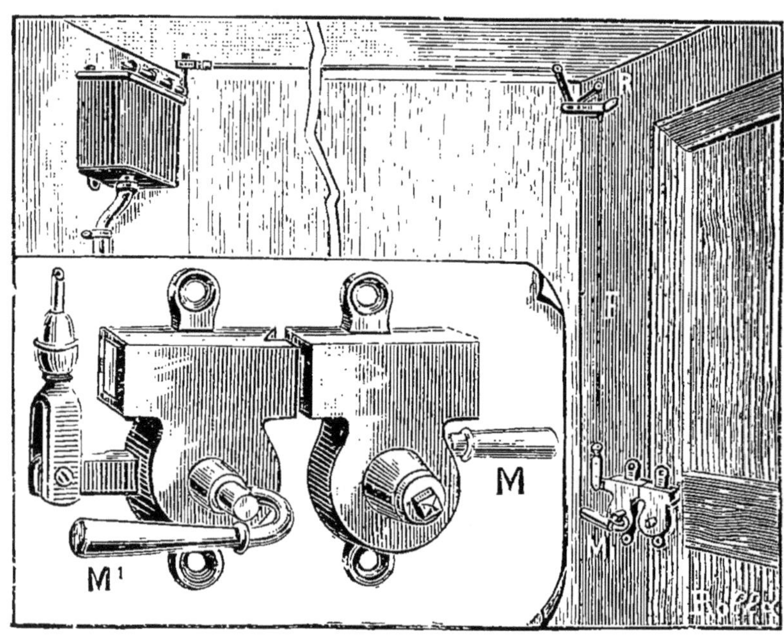

Fig. 53. — Déclanchement en sortant. (Système Aimond.)

alors les matières séjournent dans la cuvette, ou agissent sur lui trop brutalement et alors détériorent l'appareil. Pour ce motif, on a dû imaginer des mécanismes qui actionnent la chasse par l'intervention inconsciente, passive du visiteur. Dans les uns la chaîne de tirage est reliée au-dessus du siège : dans d'autres (système Jennings) le dessus de siège est muni d'un contrepoids : lorsque le visiteur se relève, le contrepoids ramène le siège à la position verticale et détermine une chasse.

Dans d'autres systèmes enfin la chasse est provoquée par l'ouverture de la porte, à la sortie du visiteur seulement : nous disons « seulement » parce que les mécanismes, et il en existe de semblables, qui provoquent une chasse à l'entrée et une autre à la sortie doublent la dépense d'eau sans nécessité.

Parmi les mécanismes ne déterminant qu'une chasse unique, nous signalons celui de MM. Geneste et Herscher et celui de M. Aimond.

Dans le système Aimond on obtient le tirage au moment de la sortie du visiteur, en supprimant dans l'intérieur du cabinet le bouton de la serrure et en le reportant sur la gâche qui est elle-même une serrure (fig. 53).

Lorsqu'on ouvre la porte pour sortir du cabinet, le pêne de la gâche repousse le pêne de la serrure et le même mouvement actionne le tirage du réservoir de chasse.

La figure 54 représente un siège (système Aimond) muni d'un tirage actionné par le poids du corps du visiteur, en dehors de sa volonté. La cuvette en grès cérame a la forme d'un long bidet : le siège est en fer à cheval réduit à sa plus simple expression : ce siège est mobile autour d'une charnière et relié au réservoir de chasse. Au moment où le visiteur arrive dans le cabinet ce réservoir est aux trois quarts plein : lorsqu'il s'assied son poids soulève la branche ascendante du siphon qui est rendue plus volumineuse pour ce cas spécial : il en résulte un abaissement du plan d'eau dans le réservoir et la réouverture du robinet flotteur qui rétablit le plan d'eau primitif. Au moment où le visiteur se lève, la branche ascendante du siphon s'immerge de nouveau, ce qui rehausse le niveau au point de provoquer un débordement dans la branche descendante et détermine l'amorçage.

Pour les *latrines collectives*, on peut se servir d'une série de cuvettes semblables à celles qui viennent d'être décrites, branchées sur une conduite inclinée à 35° qui

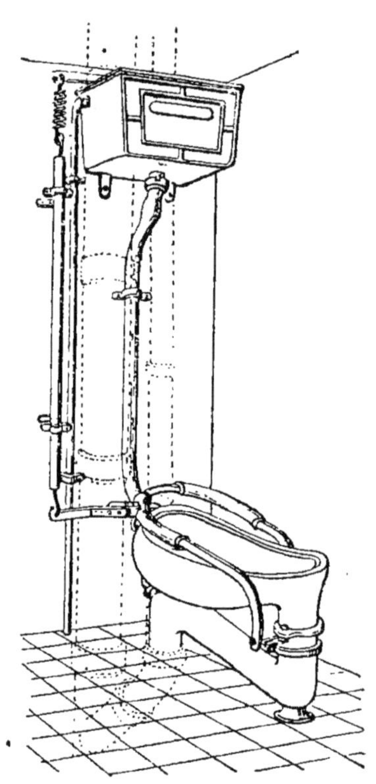

Fig. 54.— Siège muni d'un tirage actionné par le poids du visiteur. (Système Aimond.)

dirige les matières vers le tuyau de chute (voir plus loin fig. 57 à 60), ou bien on emploie la latrine à auge.

La *latrine à auge* (fig. 55) consiste en un collecteur formé d'un tuyau de grès du calibre de 30 ou de 22 centimètres, placé horizontalement et percé à sa partie supérieure d'une série de trous de lunettes sur lesquels s'adaptent les sièges. Dans l'une des extrémités de ce collecteur débouche le tuyau de chasse d'un réservoir automatique dont la capacité, en rapport avec celle de

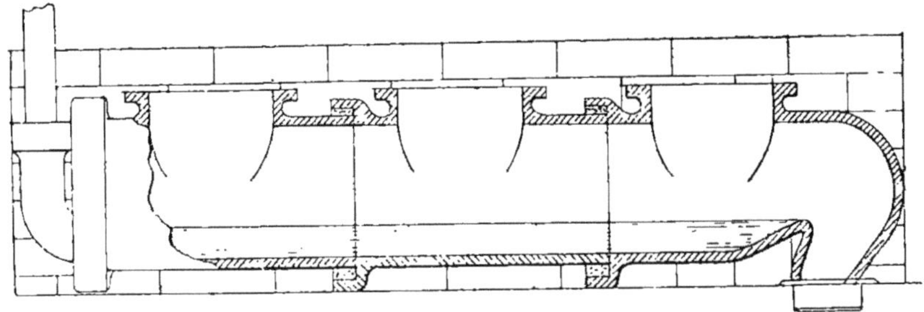

Fig. 55. — Latrine à auge.

l'auge, varie entre 75 et 200 litres : il faut qu'à la fin de chaque chasse tout le contenu de l'auge ait été complètement renouvelé et qu'il n'y reste que de l'eau claire. Par son extrémité opposée l'auge communique avec le tuyau de chute par l'intermédiaire d'un siphon. Au point de jonction du siphon et du collecteur celui-ci a sa paroi inférieure légèrement relevée, de façon que normalement il reste toujours dans le collecteur une nappe de liquide, haute de 6 à 8 centimètres, dans laquelle tombent les matières et l'urine au fur et à mesure de leur émission.

A des intervalles réglés des chasses automatiques projettent à l'égout le contenu de l'auge.

L'auge représente une série de cuvettes fusionnées entre elles : il ne remplit pas rigoureusement les conditions de la circulation continue. Toutefois, il y a lieu de faire remarquer à la décharge de ce système que les matières qui tombent dans l'eau ne dégagent pas d'odeurs aussi fortes que celles qui restent à sec, que ces odeurs ne sont qu'incommodes et ne sont pas insalubres, qu'aucun germe ne peut se détacher des matières humides et être entraîné dans l'air, qu'avec l'auge la dépense d'eau peut être réduite dans une certaine mesure, que les chasses se font automatiquement et que l'installation est plus économique que celle de cuvettes isolées. Mais comme les matières doivent séjourner dans l'auge d'une chasse à l'autre, il faut assurer une ventilation libérale, ne jamais installer ces latrines dans des bâtiments habités et les réserver pour des pavillons isolés.

Il faut que dans les latrines collectives les sièges soient en nombre suffisant pour que chaque visiteur trouve un siège libre à l'instant où il se présente, qu'il ait le temps voulu pour une défécation complète et qu'il ne perde pas l'habitude de se présenter à la selle une fois chaque jour, et surtout pour que des visiteurs, ne trouvant aucun appareil à leur disposition, ne souillent pas de leurs excréments les abords ou l'intérieur des cabinets.

Dans les casernes françaises on prévoit un siège pour 80 hommes d'effectif. Dans les hôpitaux militaires allemands il existe réglementairement un siège pour 15 à 20 malades.

Le contact du grès étant froid, on est obligé de garnir l'ouverture supérieure des cuvettes de *dessus de siège*. Il en est qui sont fixes et d'autres qui sont à relèvement.

Parmi les dessus de siège fixes ceux qui méritent la préférence sont ceux en ébonite. La maison Geneste et Herscher livre de ces dessus de siège en ébonite auxquels elle donne la forme d'une couronne elliptique qui se fixe sur le bourrelet supérieur de la cuvette soit au moyen de ciment. soit au moyen d'un mastic à base de caoutchouc.

A ces sièges, très bons sans doute, nous préférons encore les sièges à relèvement ; ces sièges sont en bois ciré, chêne épais ou acajou. Les uns sont à charnières et se relèvent à volonté ; les autres, et ce sont de beaucoup les plus commodes, sont maintenus constamment relevés, soit au moyen d'un ressort, soit plus simplement par deux contre-poids en plomb fixés à deux bras que porte le siège à sa partie postérieure à la manière d'un brancard de voiture. Lorsque le visiteur veut aller à la selle, il n'a qu'à rabattre le siège qui vient s'appuyer sur le bord de la cuvette par trois petits boutons caoutchouc fixés sur la face inférieure du siège lui-même.

Avec le siège à relèvement la cuvette est constamment libre et peut servir de vidoir et d'urinoir. On ne voit pas bien en effet pourquoi on compléterait l'installation, au moins dans une maison particulière, en y ajoutant un urinoir, attendu que la cuvette ainsi dégagée est le plus commode des urinoirs.

Cette disposition appelée « combinaison » a l'avantage de simplifier l'installation, but vers lequel il faut toujours tendre, ainsi qu'il a été dit au commencement de ce chapitre.

Appareils pour la défécation accroupi. — Si, quittant maintenant les appareils si simples, si parfaits, servant à la défécation assis, nous passons à ceux pour la *défécation accroupi*, nous sommes loin de rencontrer cette même simplicité et d'y constater des résultats aussi satisfaisants.

C'est que, nous le répétons, en prenant une position accroupie et en projetant son urine au loin, l'homme commet une faute contre l'hygiène et il ne la corrigera qu'à force d'ingéniosité et par des installations coûteuses et encore il en restera toujours quelque chose.

La cuvette isolée et l'auge peuvent indistinctement servir à la défécation accroupi : dans ce cas, le niveau supérieur de la cuvette est placé à 8 centimètres du sol et les dessus de siège en bois ou en ébonitoïde sont remplacés par des coquilles en matière dure, inattaquable aux acides, comme le verre, le grès vernissé, ou émaillé, la lave émaillée, etc. C'est toujours le grès vernissé qui remplit les meilleures conditions de solidité et de bon marché.

Ces coquilles (fig. 56) sont percées d'un trou correspondant à la cuvette : des parties cannelées indiquent la place des pieds. Les coquilles en grès ont l'avantage d'être faites d'une seule pièce et de ne permettre aucune infiltration. On les raccorde avec la paroi par

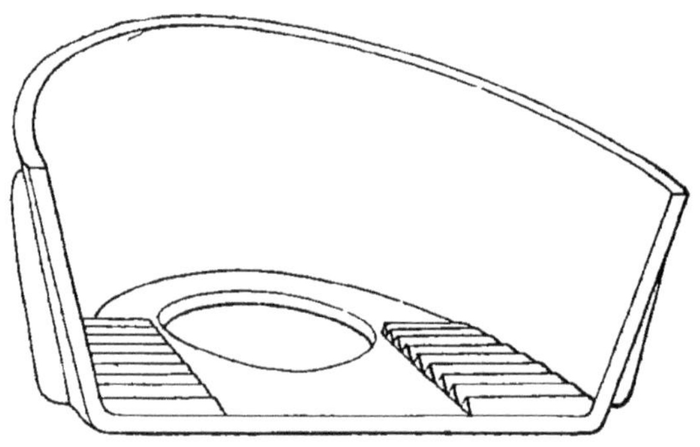

Fig. 56. — Coquille en grès vernissé pour siège de cabinets d'aisances.

des remplissages en ciment recouverts d'un enduit hydrofuge.

Il ne faut jamais se servir de coquilles à pièces multiples, carreaux de verre, carreaux émaillés, etc., se raccordant entre elles ; car les liquides pénétrant à travers les joints s'infiltrent derrière les pièces de revêtement et il en résulte une infection et une dégradation qui s'augmentent sans cesse et dont on deviendra difficilement maître.

Pour recevoir les urines, on dispose devant les sièges un terrasson à retenue d'eau, dont le trop-plein est mis en communication avec le tuyau d'évacuation par un

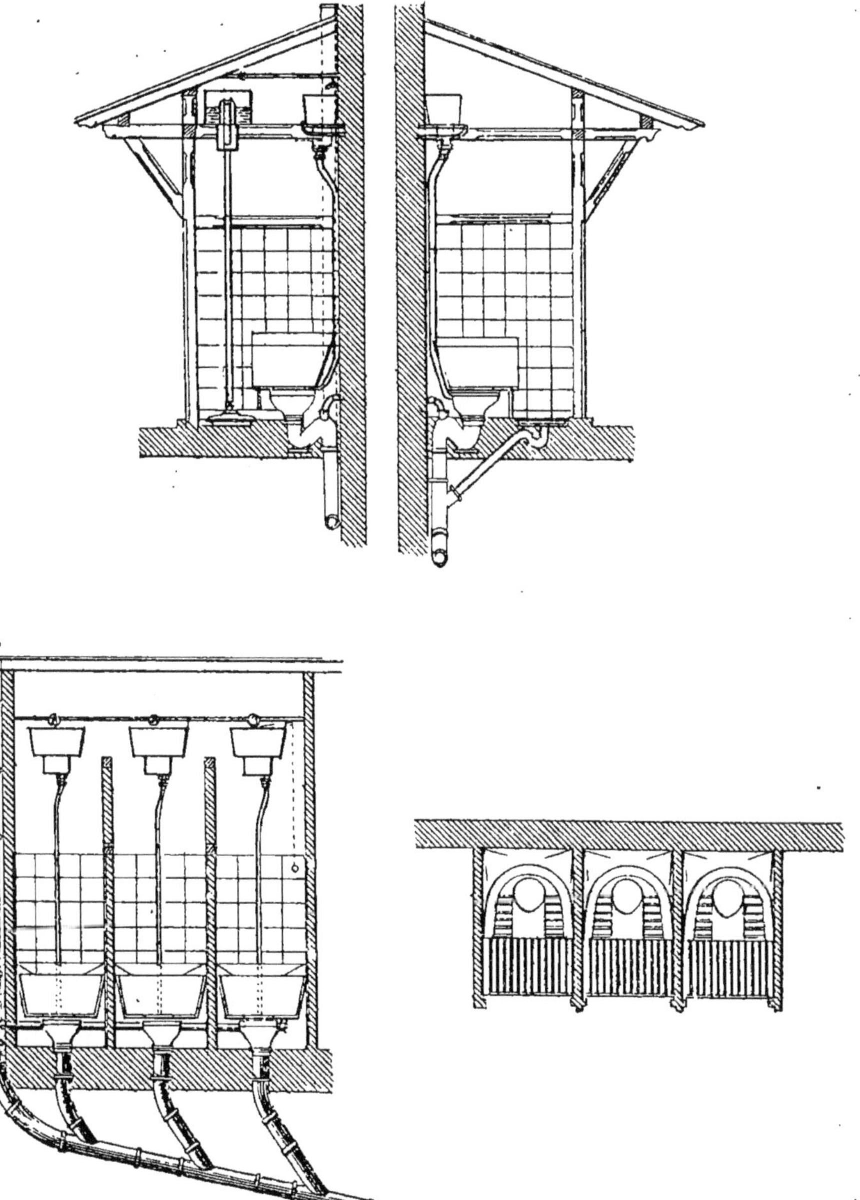

Fig. 57, 58, 59, 60. — Latrine collective à défécation accroupi (d'après L. Masson).

siphon de grès. Ce terrasson est recouvert par une grille à barreaux méplats en fer galvanisé (le fer non galvanisé est rapidement attaqué par l'urine et est la cause d'émanations ammoniacales abondantes). L'eau y est renouvelée à des intervalles déterminés par une chasse automatique donnée par un réservoir spécial placé au voisinage du plafond.

Les terrassons à retenue d'eau peuvent être établis en plomb, en ardoise, en lave ou en fonte émaillée, ou en verre. Dans ces derniers la grille de métal est remplacée par des cannelures ou des saillies en verre faisant corps avec le fond du terrasson, et suffisamment rapprochées pour que le pied se pose toujours d'aplomb.

Les figures 57, 58, 59 et 60 représentent les détails de latrines collectives à défécation accroupi.

ARTICLE CINQUIÈME

URINOIRS

Il existe trois types d'urinoirs : 1° à plaques ; 2° à auges ; 3° à bassins.

Urinoir à plaques. — Il se compose d'une plaque imperméable contre laquelle l'urine est projetée au moment de son émission. Ordinairement cette plaque est plane, mais il en est en verre qui sont demi-cylindriques. Il est de la plus haute importance de choisir une matière qui ne se laisse pas imprégner par l'urine, autrement on aurait vite un foyer d'infection : le marbre surtout doit être rejeté parce qu'il est poreux : l'ardoise nue vaut mieux, mais n'est pas parfaite : ce qu'il y a de mieux, c'est la lave émaillée ou le verre. Les plaques ont

1m,20 de hauteur, sont placées en cimaise contre le mur, solidement mastiquées au minium de manière à ce qu'il ne persiste pas la plus légère fente; au ras du sol elles sont mastiquées à des tuiles plates en grès qui forment une rigole doucement inclinée vers le mur et vers l'un des côtés où se trouve le tuyau d'écoulement. Les parois sont ordinairement lavées par un tube horizontal à pertuis qui doit baigner constamment leur surface d'une même nappe d'eau : cette disposition est mauvaise parce que souvent les pertuis se bouchent ou ne correspondent pas exactement à la plaque, alors l'eau tombe directement par gouttes dans la rigole sans toucher la plaque. Il vaut mieux faire courir dans le bord supérieur de la plaque une rigole bien horizontale par où l'eau déborde en nappe sur la surface de la nappe. Cette rigole doit être accessible pour les nettoyages parce qu'il s'y développe souvent des dépôts, des végétations qui arrêtent le ruissellement de l'eau en certains points, ce qui a pour conséquence de soustraire au lavage des surfaces plus ou moins étendues de la plaque qui alors dégagent rapidement des odeurs ammoniacales. Lorsque la rigole est à ciel ouvert, il est facile de voir ces petits envasements et d'y porter remède. Si l'on tient à couvrir la rigole, il faut que l'opercule soit mobile et qu'il soit assez haut au-dessus de la rigole pour que l'eau ne puisse pas atteindre la face inférieure de l'opercule qu'elle suivrait en vertu de la capillarité pour venir tomber directement dans la rigole du bas en éclaboussant le visiteur.

Au lieu de tous ces systèmes, il est bien préférable de munir l'urinoir d'un réservoir de chasse automatique qui, se vidant toutes les demi-heures ou toutes les heures, suivant la saison, lavera chaque fois à fond toute la surface de la plaque dont aucun point n'échappera à cette inondation périodique. Ce procédé a de plus l'avantage de dépenser une quantité d'eau bien moindre.

L'*urinoir à auge* (fig. 61) se compose d'une auge horizontale formée d'un caniveau de grès demi-cylindrique de deux décimètres de diamètre. Cette auge est installée sur un bâti en maçonnerie de façon que son bord supérieur arrive un peu au-dessus de la rotule de

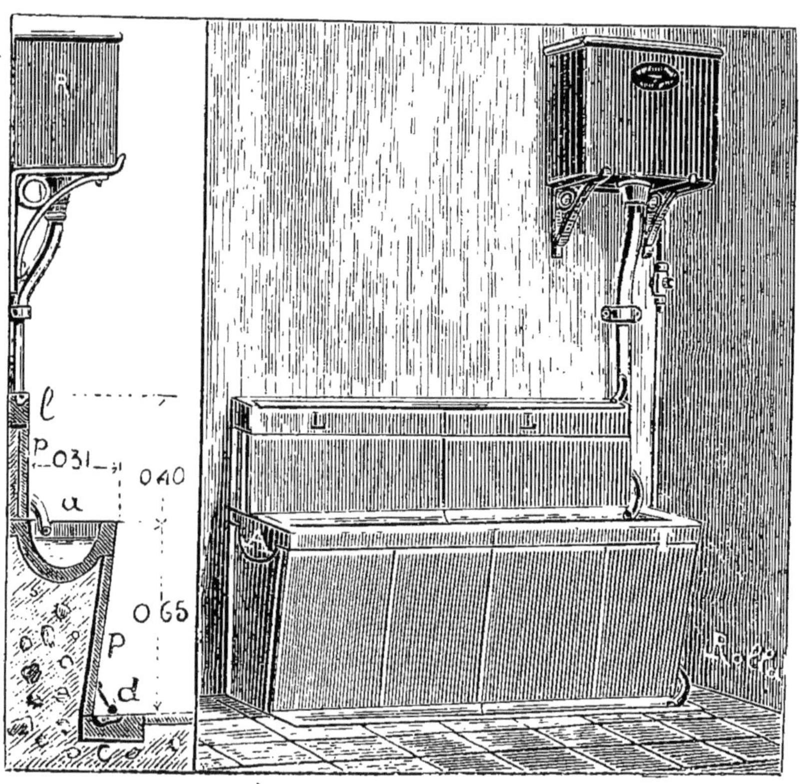

Fig. 61. — Urinoir à auge.

la catégorie de personnes qui doit en faire usage : il importe de ne pas dépasser cette hauteur, il y a plutôt avantage à rester en dessous parce qu'autrement on s'expose à ce que les sujets de petite taille, au lieu d'uriner dans l'auge, urinent contre la paroi antérieure du bâti qui serait ainsi transformée en urinoir à plaque privé de moyens de lavage. Cette paroi doit être légèrement inclinée vers le bas et l'arrière et tapissée de plaques de grès vernissé. A sa base une rigole, également en grès vernissé, reçoit les portions d'urine qui seraient projetées sur le sol par maladresse ou négligence, ainsi que les eaux de lavage du cabinet : cette rigole peut être lavée par des courants continus ou intermittents; elle déverse son contenu dans l'égout dont elle est isolée par un petit siphon en grès.

Derrière l'auge est appliquée verticalement, encastrée dans le mur, une plaque de verre ou d'ardoise de 0m,40 de haut.

L'auge est constamment pleine d'eau, laquelle arrive soit en un petit filet continu par un robinet qu'on règle à volonté, soit mieux sous forme de chasses automatiques. L'eau entre dans l'auge par une des extrémités et s'écoule par un trop-plein situé à l'extrémité opposée en diluant et en entraînant l'urine. La vidange va à l'égout en traversant un siphon.

Ce système est excellent et, s'il est bien employé, il n'y a jamais ni stagnation de l'urine, ni dégagement d'ammoniaque. La dépense d'eau est minime. Il convient surtout pour les urinoirs collectifs et il doit, au moins partout ailleurs que sur la voie publique, être substitué aux urinoirs à plaques. Si l'on se sert d'un réservoir de chasse, il faut que sa capacité soit sensiblement égale à celle de l'auge dont le contenu devra être renouvelé à chaque chasse.

Les urinoirs à bassin se composent (fig. 62 et 63) de bassins en porcelaine blanche dont l'ouverture, dirigée en avant et verticalement, est située à 0m,60 de hauteur pour des hommes adultes. La meilleure forme est celle d'un bassin dont le bord antérieur forme une sorte de bec, de cette façon le visiteur peut en écartant légèrement les jambes prendre facilement une position telle que les dernières gouttes d'urine, tombant verticalement par leur propre poids, soient encore reçues dans le bassin (fig. 62). La figure 63 représente un bassin avec retenue d'eau. Le tuyau de vidange est en plomb et porte un siphon à son extrémité. Lorsque plusieurs bassins sont alignés en série, le même tuyau dessert toute la série et envoie des branchements courts à chaque bassin : un seul siphon suffit. Chaque bassin est muni d'un petit

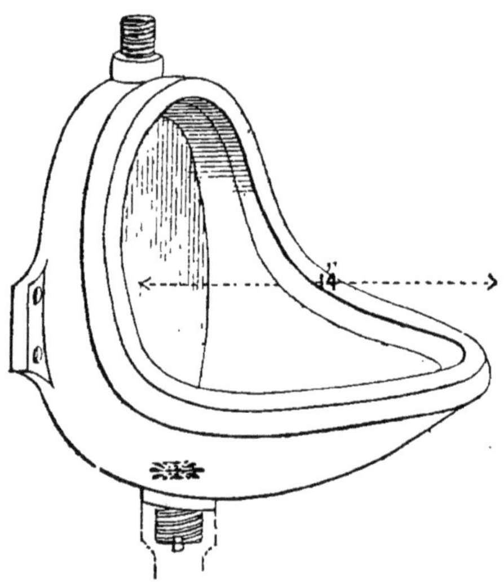

Fig. 62. — Urinoir à bassin.

réservoir de chasse automatique d'une capacité de 3 à 5 litres.

Quel que soit le système employé, il est bon d'obliger les visiteurs à monter sur une petite plate-forme étroite devant laquelle est fixé l'urinoir : de cette façon on l'obligera à se tenir assez près du bassin pour qu'aucune portion d'urine ne soit projetée à côté.

Le grand progrès réalisé dans ces derniers temps dans la construction des urinoirs a consisté surtout à en exclure le métal, le marbre, le ciment, le bois, toutes substances sujettes à s'oxyder, à s'imbiber, à se fendiller, à s'effriter, à se desceller, et avec lesquelles, au lieu d'une surface bien étanche, facile à laver, on avait

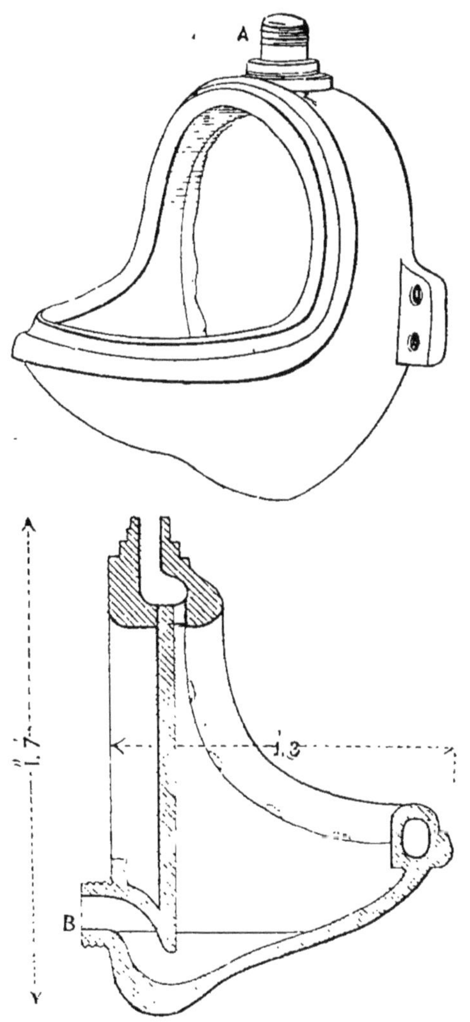

Fig. 63. — Urinoir à bassin à retenue d'eau.

des inégalités, des anfractuosités, des fissures par où les murs s'imprégaient et s'infectaient : de là ces effluves infectes qu'on avait en permanence, quoi qu'on fît.

Ainsi que nous l'avons déjà dit, il ne faut pas multiplier inutilement les appareils ni leur donner des dimensions supérieures à celles qui sont strictement nécessaires La longueur des auges doit être calculée d'après le nombre des personnes appelées à en faire un usage journalier. Dans les maisons particulières, on fera servir la cuvette des latrines comme urinoir, ce qui est de tous les systèmes encore le plus commode.

Enfin nous ne voyons pas bien la nécessité de diviser les urinoirs en compartiments et à ajouter ainsi aux frais d'installation en augmentant le travail d'entretien et la surface d'infection. Le moindre décimètre carré de surface inutile est une faute contre l'hygiène. En tous cas, lorsqu'on ne croira pas devoir faire la suppression demandée, il sera inutile de faire descendre les séparations jusqu'au sol et de les faire monter plus haut qu'à $1^{m},40$ au-dessus du sol.

ARTICLE SIXIÈME

EAUX MÉNAGÈRES

Les éviers des cuisines (fig. 64) sont formés soit en pierre dure, soit en ciment, soit mieux encore en grès vernissé d'un seul morceau. Ils sont munis d'un siphon de plomb qui se raccorde au moyen d'un branchement en plomb avec le tuyau de descente des eaux pluviales.

Une grille ferme l'accès du siphon aux débris de légumes, et aux corps volumineux. Les surfaces de mur qui surmontent l'évier et qui sont exposées aux éclaboussures sont protégées par un revêtement imperméable, formé habituellement de carreaux émaillés.

Des *vidoirs* spéciaux pour eaux de toilette et eaux quelconques de propreté sont nécessaires dans les habitations collectives et, exceptionnellement, dans les familles très nombreuses. Dans les intérieurs ordinaires le meilleur vidoir sera la cuvette des cabinets d'aisances à siège normalement relevé : les eaux déversées ainsi font office ou sont l'occasion de chasses supplémentaires et le bon fonctionnement du système ne peut qu'y gagner.

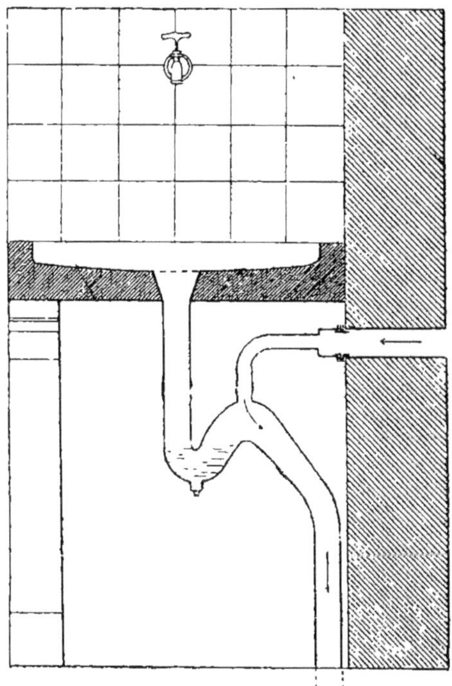

Fig. 64. — Evier avec tuyau de vidange siphonné et ventilé.

La figure 65 représente un bon spécimen de vidoir indépendant (système Flicoteaux) : il se compose d'une cuvette en grès, de forme de pyramide quadrangulaire renversée ; cette cuvette est en grès d'un seul morceau et est munie inférieurement d'un tuyau de décharge siphonné. Un petit réservoir de chasse permet les lavages à volonté.

Les *baignoires* (fig. 66), *lavabos* individuels (fig. 67) et

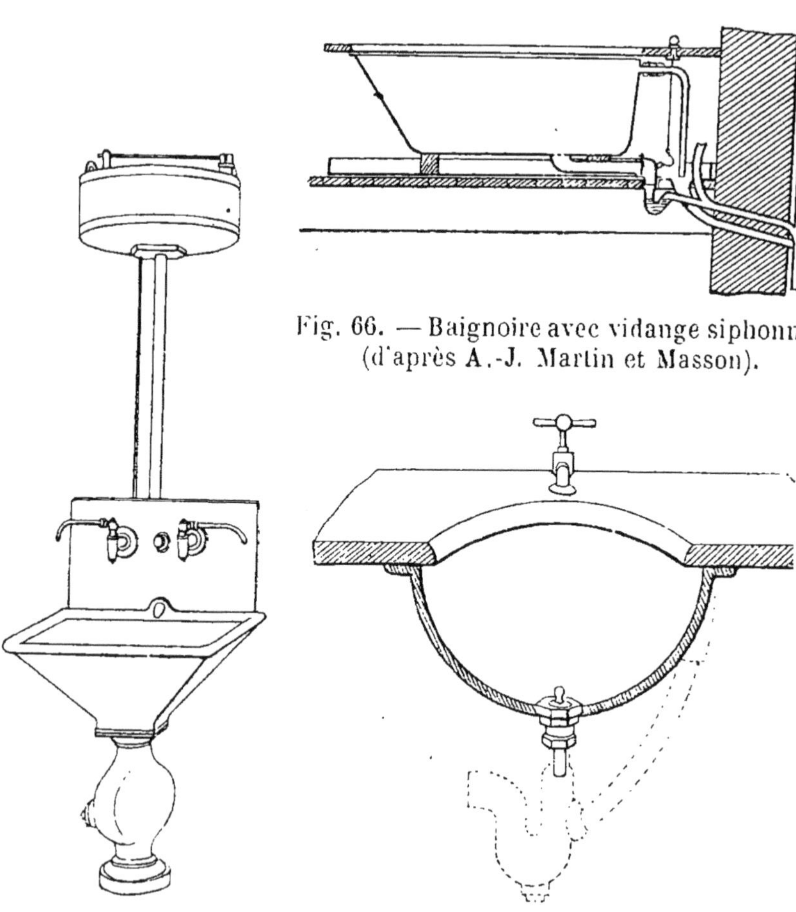

Fig. 66. — Baignoire avec vidange siphonn (d'après A.-J. Martin et Masson).

Fig. 65. — Vidoir (système Flicoteaux).

Fig. 67. — Lavabo individuel (d'après L. Masson).

lavabos collectifs (fig. 68), sont pourvus de tuyaux de décharge siphonnés (L. Masson. *Les villes assainies*).

D'autres lavabos pour habitations collectives se font en grès cérame avec tuyau de plomb siphonné, conduisant les eaux sales à l'égout. Il faut que les robinets ne soient pas très élevés au-dessus de l'auge pour ne pas éclabousser l'homme : il faut aussi qu'ils soient à débit très limité pour éviter le gaspillage de l'eau. Un filet d'eau suffit. A cet effet, le robinet, au lieu d'avoir son orifice d'écou-

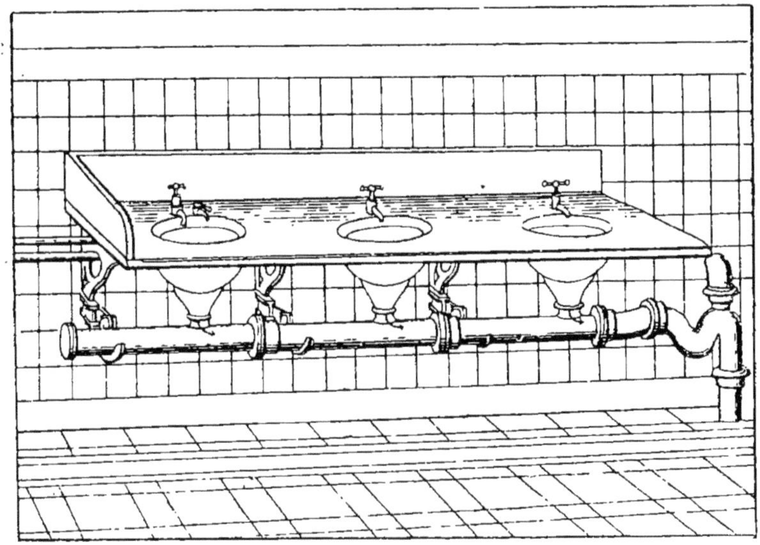

Fig. 68. — Lavabo pour habitation collective (d'après L. Masson).

lement à plein tuyau, se termine par un pertuis de 2 à 3 millimètres ; de cette façon on est sûr que, même le robinet étant ouvert au maximum, la quantité d'eau dépensée sera maintenue dans de bonnes limites. Ajoutons que les jets très forts ont l'inconvénient d'éclabousser les hommes qui s'écartent instinctivement et cessent l'ablution avant qu'elle ne soit complète.

La figure 69 représente les nouveaux lavabos en grès cérame installés dans les casernes de Paris par la maison Aimond (Rogier-Mothe). On pourrait baisser l'auge davantage de manière à permettre aux hommes de s'y laver les pieds. On peut d'ailleurs arriver au

même résultat avec un banc ou un tabouret un pe
élevé sur lequel l'homme s'asseoit.

Dans les casernes de Londres, on trouve à côté de

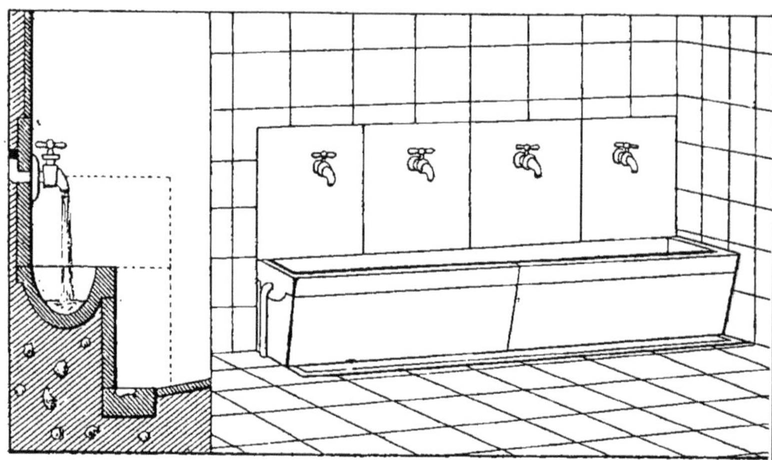

Fig. 69. — Lavabo pour habitations collectives.

lavabos une cuvette plate en grès vernissé ou en cimen
pour bains de pieds. Avec la disposition indiquée ci-des
sus on atteint le même but à moins de frais.

ARTICLE SEPTIÈME

TUYAUX DE CHUTE

Les appareils récepteurs quels qu'ils soient : cuvettes
urinoirs, éviers, lavabos, etc., se raccordent avec le
tuyaux de descente par des branchements en plomb qu
ne doivent pas former avec la verticale un angle supé
rieur à 45 degrés.

Les tuyaux de chute des latrines doivent être, à l'exté
térieur, d'un contrôle facile : si on ne veut pas qu'il
soient apparents, on peut les dissimuler derrière des gar

nitures mobiles : l'expérience a démontré qu'ils gèlent très rarement. Jusqu'à ces dernières années on n'avait qu'une crainte, c'est que les tuyaux de chute fussent trop petits : on ne se rendait pas compte que plus la section était grande, plus le tuyau se lavait difficilement et plus étaient grande la surface d'infection et l'accumulation des matières sur les parois.

On est revenu de cette erreur et le règlement municipal de Paris du 10 novembre 1886 demande que les tuyaux de chute aient un diamètre minimum de $0^m,08$ et maximum $0^m,16$. En Angleterre on donne aux tuyaux de chute un diamètre de $0^m,08$ à $0^m,12$; on peut descendre à des diamètres encore plus petits sans inconvénient aucun. Ainsi on a vu des tuyaux de chute de 60 millimètres fonctionner régulièrement durant des années et on peut voir chez M. Flicoteaux un tuyau de chute de 40 millimètres que l'on a installé à titre d'épreuve et de démonstration et qui fonctionne très bien depuis plusieurs années. Nous pensons que les sections adoptées en Angleterre peuvent convenir partout. Plus un tuyau de chute sera petit et moins il coûtera, plus il sera facile à dissimuler, plus il sera lavé énergiquement à chaque chasse et moins les obstructions seront à craindre.

Les tuyaux de chute ne doivent pas être faits en tuyaux de poterie vernissée, parce que ces tuyaux ne se prêtent qu'au jontoiement au ciment qui dans le cas particulier n'est pas reconnu suffisant. Le zinc se corrode trop facilement. Les tuyaux de chute doivent être faits en plomb ou en fonte.

Les meilleurs de beaucoup sont ceux en plomb étirés à la presse hydraulique : ce métal ne s'oxyde pas, est très peu attaqué par l'urine, il est très ductile, et se laisse étirer par bouts de 2 mètres et plus, ce qui rend les joints plus rares ; il se prête très bien aux inflexions qu'on veut lui faire subir et aux réparations. Le plomb est très uni, et les matières glissent bien à sa surface. Quand on donne à ces tuyaux une épaisseur suffisante (de 3 à 4 millimètres) et que les soudures sont convenablement faites, on peut compter sur une durée à peu près

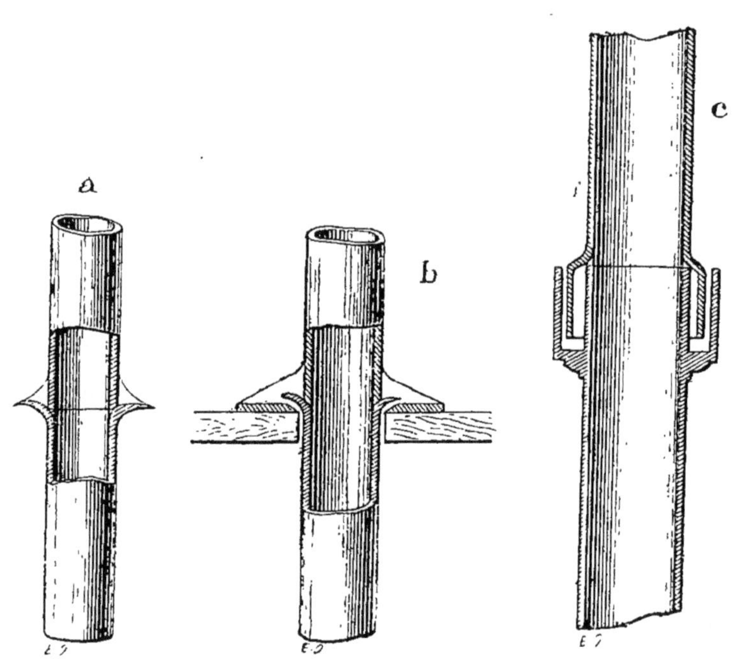

Fig. 70. — Type de joint à collet évasé et rabattu ; l'évasement du bout femelle sert de support au tuyau. Joint soudé.

Fig. 71. — Type d'un joint sur collerette : la collerette ou rondelle en plomb soudée avec le joint sert de support en s'appuyant sur le parquet. Joint soudé.

Fig. 72. — Type d'un joint à emboîtement. Remplissage avec la céruse.

indéfinie. Au bout d'un grand nombre d'années d'usage, les tuyaux en plomb sont aussi solides que s'ils venaient d'être posés. Enfin, et c'est là le grand avantage du plomb, il se prête à un jointoiement parfait. La forme du joint est donnée par les figures 70, 71, 72 et 73. Les surfaces métalliques sont soudées ou unies par un mastic à la céruse.

La fonte nue ne convient pas pour les chutes parce que l'urine la corrode intérieurement, tandis qu'extérieurement elle est rongée par la rouille due à l'eau de condensation. Mais il n'en est plus de même des tuyaux de fonte émaillés à l'intérieur et peints à l'extérieur, tels

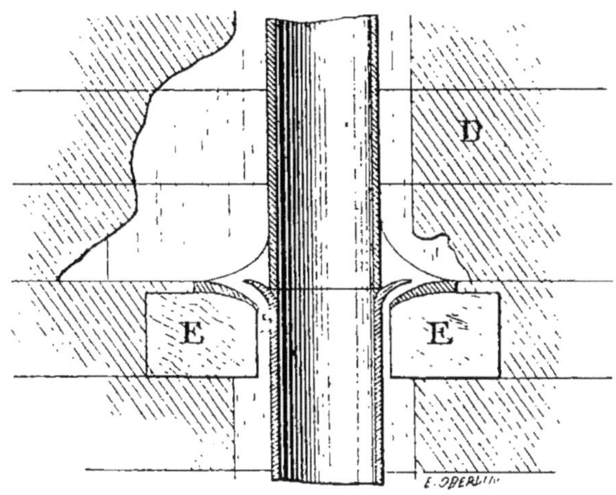

Fig. 73. — Tuyau de chute encastré dans un mur.
EE, tasseaux en bois supportant le tuyau. Le joint, soudé après ajustage du plomb, comporte une rondelle emboutie sur l'arrondie des tasseaux.

que la maison Scellier (de Voujaucourt, Doubs) les fournit. La maison Flicoteaux pose également des tuyaux de chute en fonte mince que l'on protège contre la rouille en les faisant inoxyder par les procédés Barff et Bower, ce qui les rend inattaquables aux matières de vidanges : on peut en effet plonger ces tuyaux pendant plusieurs mois dans des fosses d'aisances sans qu'ils soient entamés par la rouille : de plus, l'inoxydation rend les parois très lisses. Ces tuyaux sont jointoyés au plomb. A cet effet ils portent des cordons de dimensions différentes à leurs deux extrémités. Pour faire le joint, on fait reposer une bague de plomb coulé sur le gros cordon d'un tuyau (fig. 74), puis on force le plomb à pénétrer entre les deux cordons en frappant avec un marteau sur une bague en fonte dont on a coiffé la bague en plomb. Le plomb ainsi forcé se moule sur les cordons et les aspérités des tuyaux et on obtient un joint parfaitement étanche (fig. 75). Le prix de revient est moins élevé qu'avec le plomb.

Les tuyaux de chute des cabinets d'aisances doivent

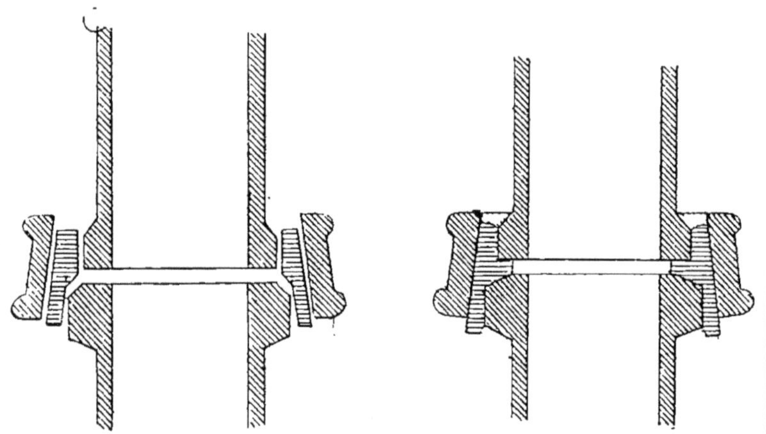

Fig. 74 et 75. — Tuyaux de fonte inoxydés avec joint en plomb (système Flicoteaux).

être plongés au-dessus du toit jusqu'au faîtage où ils s'ouvrent librement : il est bon de les coiffer d'une mitre pour favoriser la circulation de l'air. Celui-ci pénètre par les tuyaux d'aération dont sont munis les siphons placés sous les appareils récepteurs (cuvettes ou auges ou urinoirs). Ces tuyaux d'aération portent à leur extrémité s'ouvrant à l'extérieur une boîte d'aérage ; une légère valve en mica suspendue par des œillets en métal est posée sur un siège légèrement incliné qui permet à la valve de s'ouvrir dans un sens seulement, de l'extérieur vers l'intérieur. L'air peut entrer mais ne peut pas sortir par cet orifice : il pénètre par le tuyau de chute qu'il ventile et s'échappe à la partie supérieure du toit. La valve est protégée du côté extérieur par un petit grillage métallique.

Les tuyaux de descente pour les eaux pluviales servent en même temps à recueillir les eaux ménagères. Leur calibre est le même que celui des tuyaux de chute des cabinets d'aisances (entre 8 et 16 centimètres). Comme ils sont destinés à conduire des matières moins souillées et moins corrosives que les matières de vidanges, on peut les faire en fonte : il est toutefois plus prudent d'employer la fonte émaillée ou inoxydée. Les joints sont faits à la céruse. Ces tuyaux doivent être ouverts à leurs deux extrémités pour permettre en tous temps une large circulation de l'air. Au pied de chaque tuyau est installé un siphon de cour qui reçoit leur contenu.

Le nettoyage du sol des cours, des vestibules, des salles de bains, des cuisines, des écuries, des halles, marchés, abattoirs, et en général de toutes les surfaces couvertes d'un revêtement étanche se fait par des lavages à grande eau, soit au moyen de seaux et de brosses, soit, d'une façon bien plus expéditive, à la lance. On peut voir fonctionner avec un plein succès ce mode de nettoyage à Paris, au marché aux bestiaux de la Villette, où la quantité des excréments à entraîner journellement est considérable. L'eau est lancée soit au moyen de pompes rotatives attelées ou poussées à bras, soit à l'aide de tuyaux de caoutchouc raccordés sur la canalisation. Rien ne vaut ce mode de nettoyage qui est notamment bien supérieur au balayage à sec : l'entraînement est parfait et complet.

Les eaux de lavage se rendent par leur propre poids, grâce à une très légère pente du sol, dans des organes récepteurs qui sont les *siphons de cour*. Ces siphons qui reçoivent, outre les eaux de lavage, les eaux pluviales et toutes les eaux de surface en général, sont établis aux points déclives ; dans les cours ils sont situés aux points les plus bas des rigoles bordant les trottoirs. Les petits et moyens modèles sont généralement en

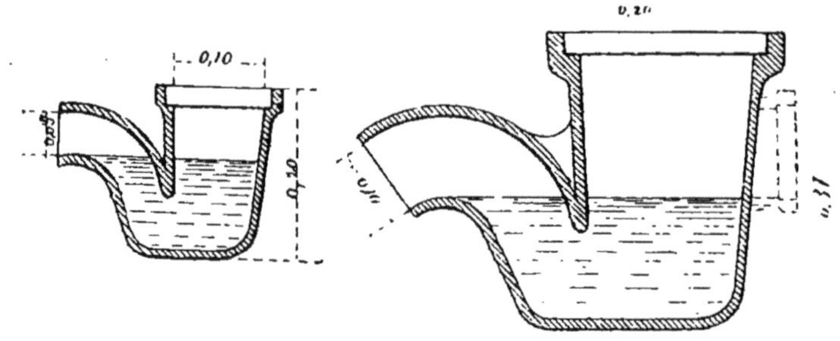

Fig. 76. — Petit siphon de cour en grès.

Fig. 77. — Moyen siphon de cour en grès.

grès et ont la forme représentée par les figures 76 et 77. La chambre d'arrivée des eaux a une section

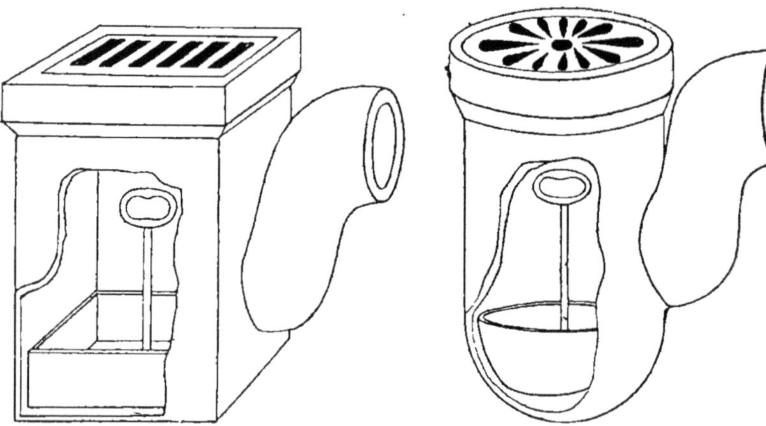

Fig. 78 et 79. — Siphons de cour avec panier ramasse-boue.

carrée avec 10 à 20 centimètres de côté et 20 à 40 centimètres de hauteur : elle est recouverte d'une grille pour arrêter les corps volumineux. Les moyens portent un panier ramasse-boue (fig. 78 et 79).

Les grands modèles destinés aux grandes cours et

aussi aux rues sont soit en grès, soit en fonte. Ils se composent de deux pièces, l'une inférieure qui est le

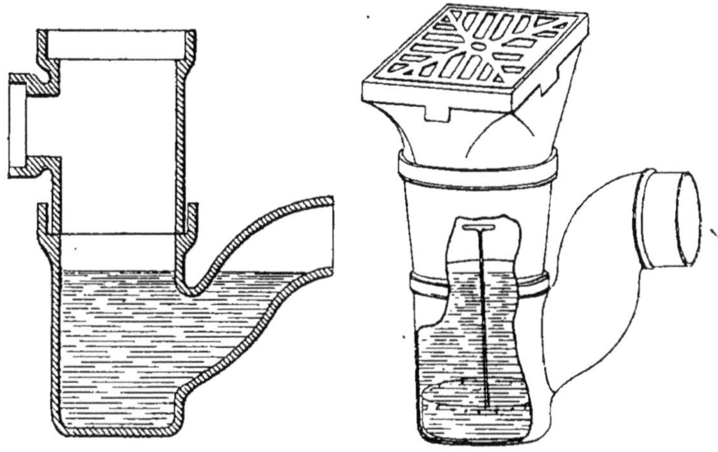

Fig. 80. — Grand siphon de cour en grès.

Fig. 81. — Siphon de cour en fonte à une tubulure.

siphon proprement dit, l'autre supérieure qui est la

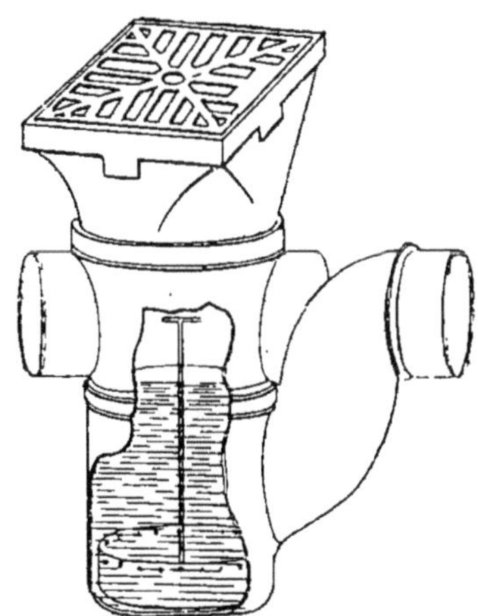

Fig. 82. — Siphon de cour en fonte à deux tubulures.

cuvette. Cette cuvette peut porter une ou plusieurs tubulures destinées à raccorder le siphon avec un tuyau de chute des eaux pluviales ou ménagères. Elle est scell au ras du sol de manière à ce que l'eau y pénètre pa sa pente naturelle, et recouverte d'une grille. Le fon du siphon est destiné à retenir le sable et le gravi ainsi que les matières lourdes qui ne peuvent être en traînées dans la canalisation : il est garni d'un panie ramasse-boue, qui facilite l'extraction de ces matières le nettoyage.

Ces siphons ont une forme un peu différente, suivan qu'ils sont en grès (fig. 80) ou en fonte (fig. 81 et 82

Les conduites recevant les eaux des cuisines ord naires ne sont munies d'aucun appareil spécial pou recueillir les graisses ; mais pour les cuisines de re taurant, les charcuteries, les triperies, les abattoirs, l savonneries, dont les eaux renferment de grand quantités de graisse qui peut se figer et se déposer su la paroi des égouts à laquelle elle adhère fortemen les règlements de police de beaucoup de villes impo sent l'obligation de placer sur le trajet de la conduit qui évacue ces eaux grasses des siphons assez grand (*fettfang*, trappe à graisse), dans lesquels les graisse sont coagulées par un courant d'eau froide et retenues

ARTICLE HUITIÈME

CONTROLE DE L'ÉTANCHÉITÉ DES CONDUITES

Pour reconnaître si une canalisation est imperméabl pour les gaz et les liquides, on peut se servir de diver procédés :

Le premier et le plus expéditif est l'épreuve au moyen des essences. A cet effet, on se sert de petits tubes de verre mince qu'en Angleterre on nomme

« furets d'égouts » qui sont remplis d'essences volatiles d'une odeur très pénétrante (menthe, asa fœtida, etc.), et fermés au chalumeau. On n'a qu'à laisser tomber un

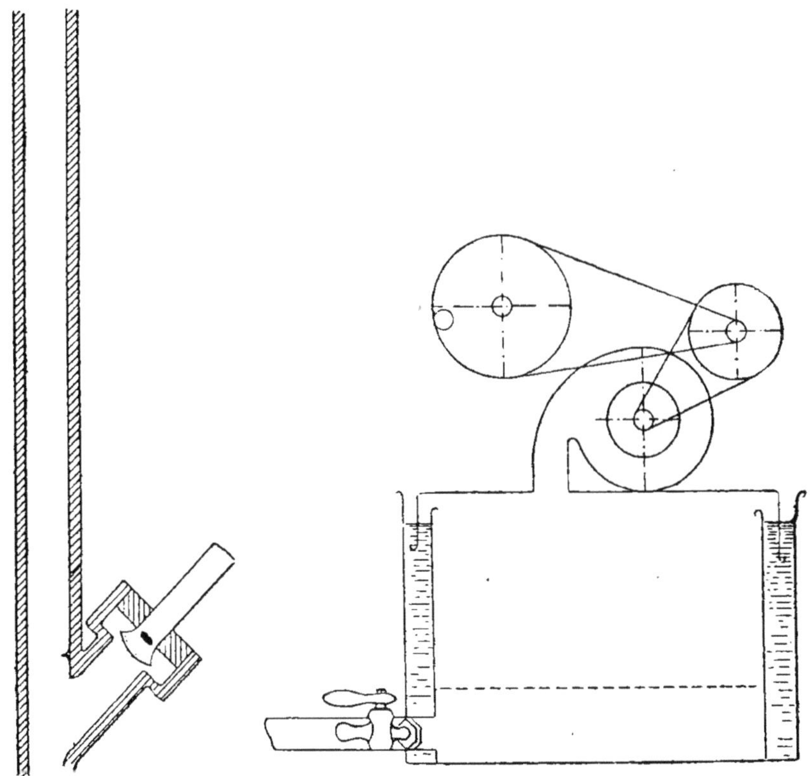

Fig. 83. — Appareil dit *Asphyxiator* pour contrôler l'étanchéité des canalisations. (Constructeurs : MM. Geneste et Herscher.)

de ces tubes dans la section de conduite qui est à éprouver et dont les orifices normaux ont été bouchés hermétiquement avec du plâtre ou de la glaise ou des tampons. L'odeur met sur la trace des fuites s'il en existe.

Il est plus simple de se servir de l'appareil cherchefuite, appelé encore *asphyxiator* (fig. 83), qui se compose d'une boîte en fer-blanc dont le couvercle est à fermeture hydraulique et porte un petit ventilateur à hélice actionné par un jeu de poulies au moyen duquel on peut refouler de l'air dans la boîte. Dans l'intérieur de celle-ci est une petite grille qui permet de brûler du foin humide, du papier, des chiffons, du papier imbibé de térébenthine, des mèches imprégnées d'une solution alcoolique de benjoin, bref toute substance développant beaucoup de fumée. On peut aussi y mettre des essences, notamment de l'essence de menthe. Après avoir fermé tous les orifices de la canalisation, on allume le combustible et au moyen du ventilateur on refoule la fumée dans un tube de caoutchouc qui est fixé sur une tubulure vers le fond de la boîte et qui la conduit dans le tuyau à essayer. S'il y a la moindre fuite, on la reconnaît aisément par le filet de fumée auquel elle donne passage.

L'épreuve la plus décisive est celle par l'eau; elle est très facile à appliquer sur les canalisations neuves avant de les mettre en service. On bouche la conduite à essayer, à sa partie la plus basse, avec un tampon d'argile ou de ciment et on ferme de même l'orifice de tous les tuyaux qui sont branchés sur la conduite. On la remplit d'eau qu'on y verse par l'orifice le plus élevé. Si le niveau d'eau s'abaisse soit séance tenante, soit dans les quelques heures qui suivent, cela dénote quelque maljoint ou quelque fissure. Quand un tuyau de chute a une grande hauteur, il faut faire l'épreuve par sections de 12 mètres afin de ne pas soumettre la partie inférieure à des pressions trop fortes.

Il arrive que l'épreuve par l'eau décèle des fuites que l'épreuve à la fumée ou à l'essence avait laissées passer inaperçues, vraisemblablement parce que la fissure était tapissée par des matières concrétées.

ARTICLE NEUVIÈME

CANALISATION SOUTERRAINE

Les eaux une fois déversées dans les appareils récepteurs ne doivent plus voir le jour que sur le terrain destiné à les recevoir et à les épurer : entre ces deux points extrêmes l'évacuation doit se faire par une canalisation *souterraine*. L'évacuation *superficielle* par des gargouilles sous trottoir et par des rigoles à ciel ouvert est un procédé qui ne saurait plus convenir aux exigences de l'hygiène actuelle. Hommes et bêtes piétinent dans les eaux sales et les colportent jusque dans la maison; les insectes les disséminent comme ils font de toutes les substances infectes; les roues des voitures en projettent au loin les éclaboussures ; la gelée obstrue les rigoles et fait étaler en larges nappes les eaux qui continuent à affluer et au moment du dégel toutes les matières organiques qu'elles contiennent s'infiltrent dans le sol : en tous temps d'ailleurs cette infiltration se produit, attendu que les caniveaux sont rarement étanches; les talus, quand ils sont en terre, se ravinent et comblent le lit du ruisseau qui, chacun a pu s'en convaincre, favorise plutôt la stagnation que l'écoulement des eaux et qui, en été surtout, est la source d'émanations nauséabondes.

Des tuyaux de chute des water-closets, des tuyaux de descente des eaux pluviales et ménagères, des tuyaux d'évacuation des siphons de cour, les eaux usées doivent tomber dans la canalisation souterraine qui les conduit à leur destination définitive : au pied de ces tuyaux commence, à proprement parler, l'égout. Au

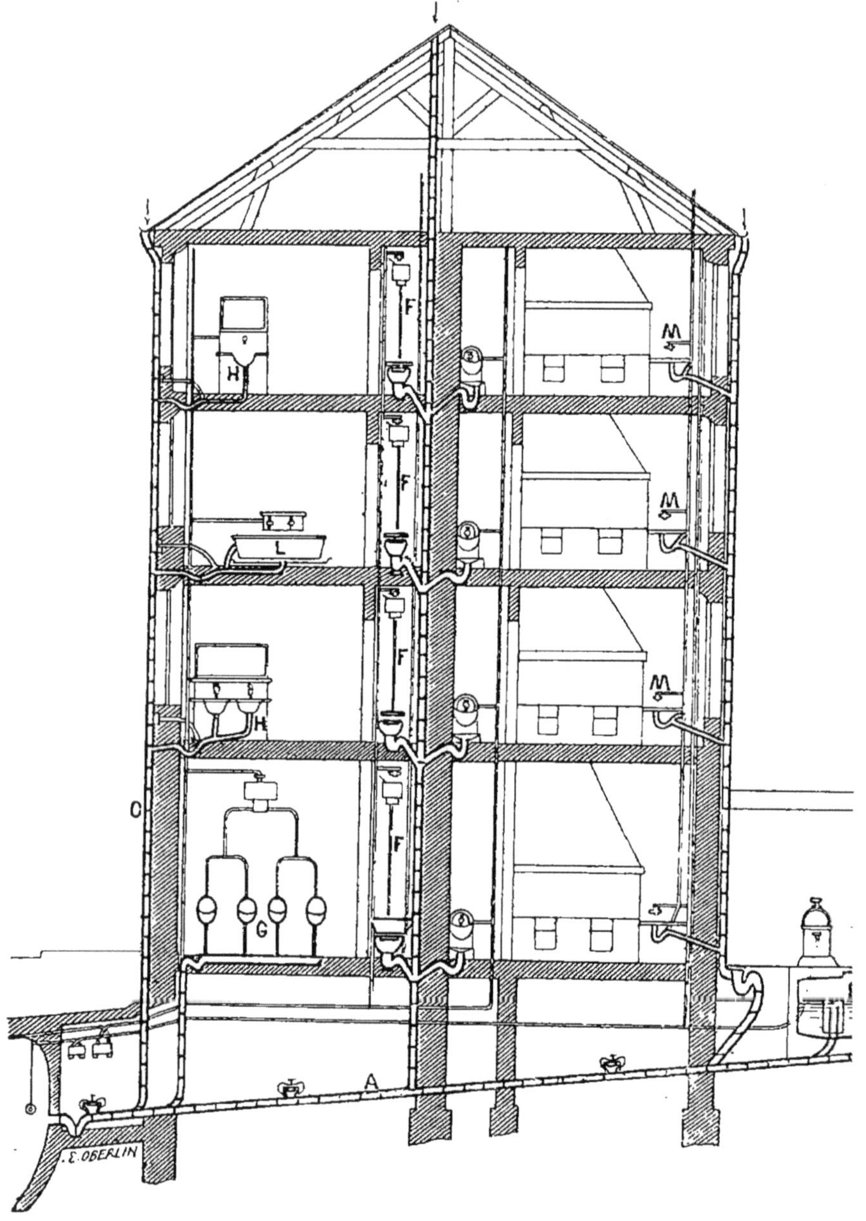

Fig. 84. — Coupe en élévation d'une maison desservie par le tout à l'égout.

point de vue administratif, on distingue l'égout privé et l'égout public, le premier comprenant la section initiale de l'égout, laquelle s'arrête au point où l'égout de la maison fait sa jonction avec l'égout de la rue. Au point de vue technique, cette distinction a moins de raison d'être, et il n'y a aucune différence entre l'égout privé et l'égout à petite section des rues secondaires. Nous allons cependant traiter d'abord de l'égout privé avant d'aborder l'étude de la canalisation souterraine.

Les figures 84 et 86 représentent l'ensemble de la canalisation d'une maison et de l'égout privé. La pre-

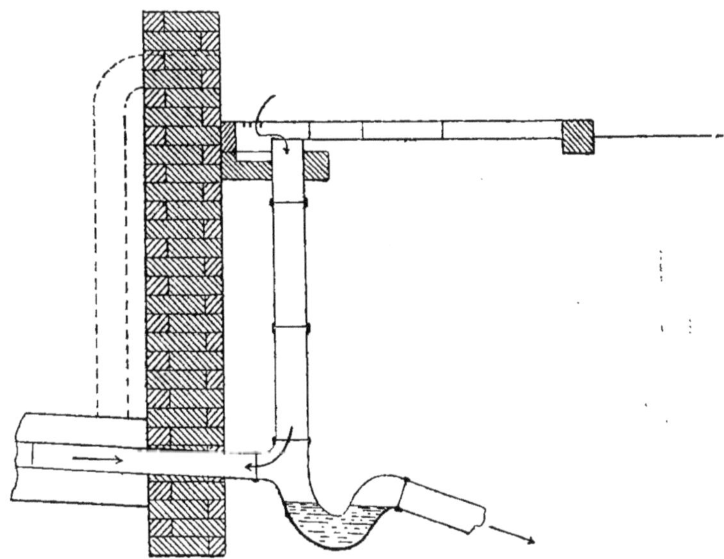

Fig. 85. — Jonction à petite section de l'égout domestique avec l'égout public (d'après Vallin).

mière règle est de ne pas donner à l'égout privé une section trop grande : les tuyaux en poterie seront suffisants dans tous les cas, même pour les établissements très importants : ils reviennent de trois à cinq fois moins cher que les égouts maçonnés et assurent mieux

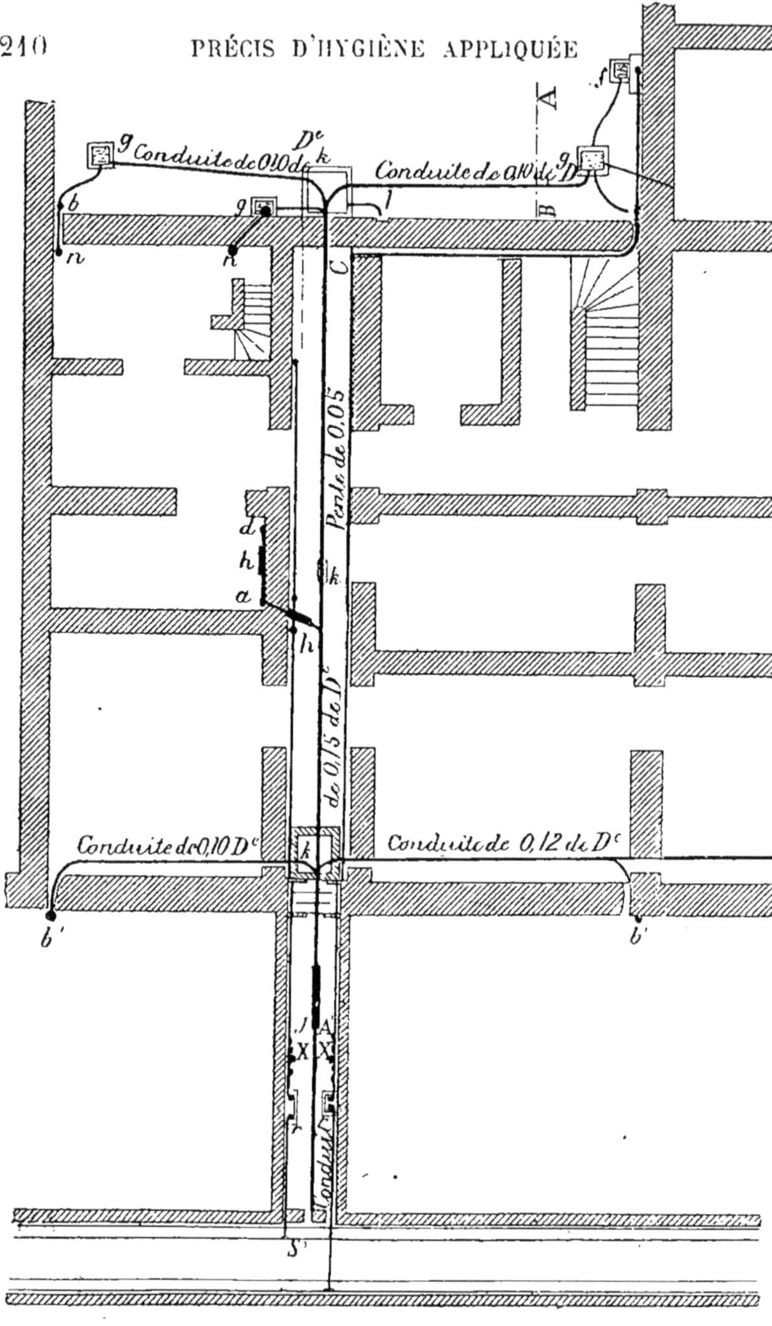

Fig. 86. — Plan d'un égout domestique.

l'écoulement intégral des eaux : nous reviendrons plus loin sur ce sujet.

Il est inutile d'imposer aux propriétaires la dépense d'un branchement maçonné qui va de l'égout public jusqu'au droit du mur de façade et à travers lequel on fait passer la conduite de grès vernissé : celle-ci peut très bien être enterrée (fig. 86) comme les autres sections de l'égout public ou privé. La seule précaution à prendre est de remplacer, aux points où l'égout passe sous les murs de fondation de la maison, les tuyaux de grès qui pourraient être écrasés par des tuyaux de fonte qu'on bitume à l'intérieur et à l'extérieur pour les garantir de la rouille.

L'ensemble de l'égout privé se compose, ainsi que l'indique la figure 86, d'une conduite maîtresse dont le calibre est de 15 centimètres en général, et a rarement besoin de dépasser 0m,25, sur laquelle se greffent des conduites secondaires de 8, 10, et 12 centimètres. A chaque changement de direction est ménagé un regard *k* pour l'inspection et le nettoyage : pour rendre possibles ces deux dernières opérations, le tracé de chaque conduite est rectiligne de regard à regard.

La profondeur du réseau est commandée par celle de l'égout public au droit de la maison. La pente de chaque section du réseau doit être de 2 à 5 centimètres : une pente plus forte est plutôt désavantageuse qu'utile parce que les conduites resteraient trop souvent à sec. Lorsque la pente est inférieure à 3 centimètres, il est nécessaire de laver journellement le réseau dans sa plus grande longueur par un réservoir de chasse automatique débitant de 80 à 100 litres.

La conduite maîtresse se raccorde avec l'égout public suivant un angle de 45° au plus ou suivant une tangente à long rayon ; plus la conduite est importante et plus il est nécessaire que le rayon soit fort. L'abouchement de la conduite doit se faire aussi

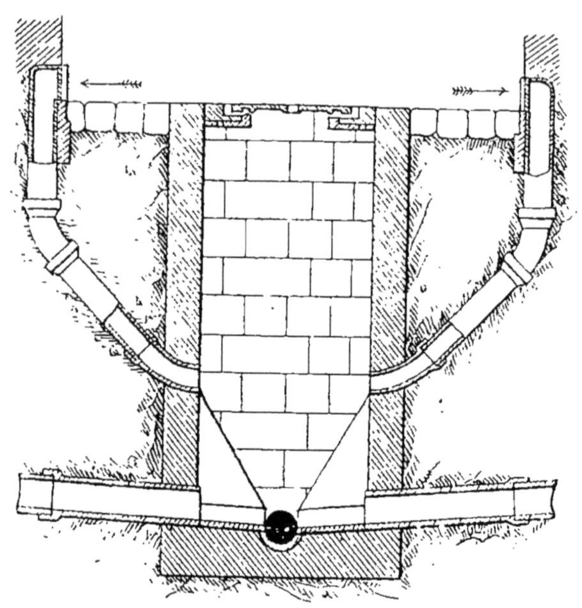

Fig. 87. — Regard de canalisation (coupe en élévation).

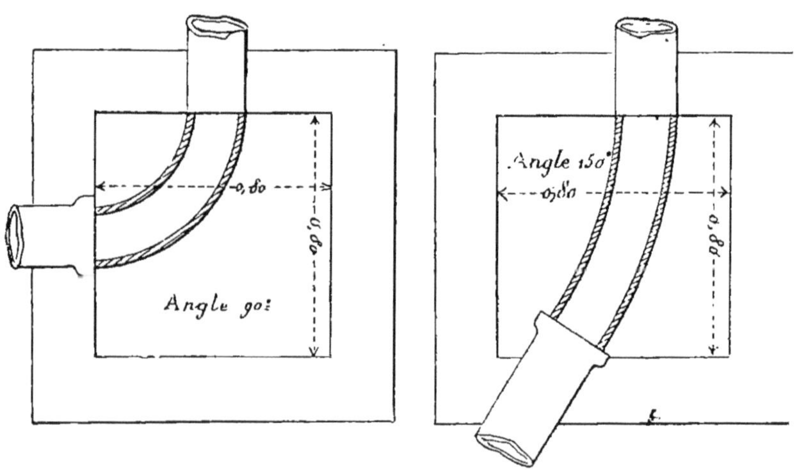

Fig. 88 et 89. — Regards de canalisation (plans).

haut que possible dans l'égout public pour éviter les

reflux au moment où cet égout débite à pleine section.

Des regards sont nécessaires pour pouvoir s'assurer que les conduites ne sont pas obstruées et aussi pour les aérer. Il faut au moins un regard : quand il n'y en a

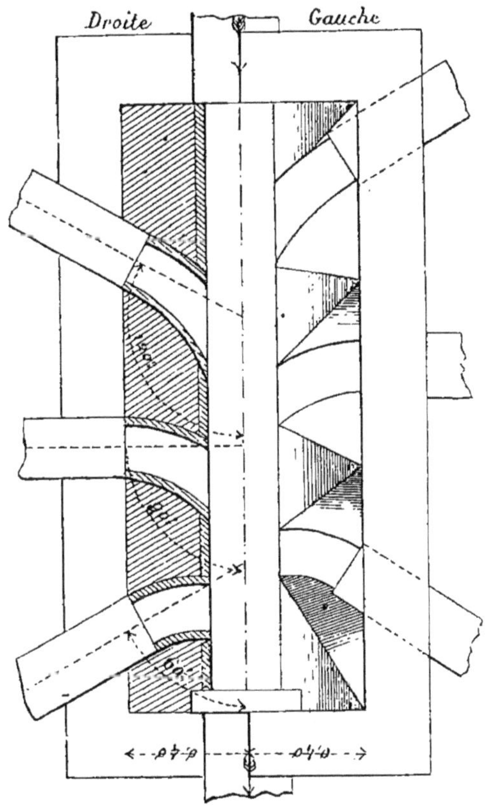

Fig. 90. — Regard de canalisation (plan).

qu'un, il est situé sur la conduite maîtresse, le plus en aval possible. Les regards sont accessibles soit par la cave, soit par le couloir d'entrée. Ils se composent, ainsi que l'indiquent les figures 87, 88, 89 et 90, d'un puits en maçonnerie de section rectangulaire assez large pour qu'un homme puisse y descendre : des crampons sont scellés sur une paroi ou dans un angle pour la descente et la montée. Le fond est constitué par l'égout qui est représenté par des demi-tuyaux ou caniveaux de grès dans lesquels les eaux circulent à découvert. Le bord supérieur de ces caniveaux est relié aux parois verticales par un plan doucement incliné, en ciment. Les deux parois verticales opposées portent des con-

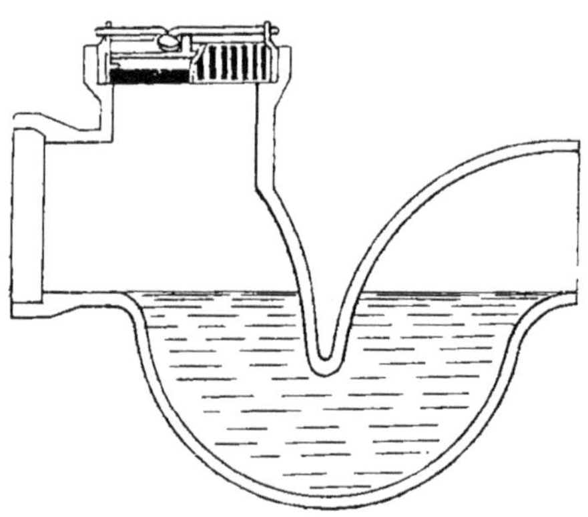

Fig. 91. — Siphon en grès interposé entre l'égout privé et l'égout public.

duites d'aération qui débouchent à air libre où elles sont fermées par une grille. Le puits lui-même est fermé par une trappe en fer.

La conduite maîtresse, avant sa sortie de la maison, fait une inflexion siphoïde d'une plongée de 7 centimètres au moins, afin de rompre toute communication entre l'atmosphère de la maison et celle de l'égout. Ce siphon (fig. 89) est en grès; il est muni d'une tubulure de visite avec fermeture étanche placée en amont du siphon.

Les instruments employés pour la désobstruction des conduits sont le tire-bourre, l'hameçon à charnière, les griffes, la pelle à charnière, le disque coupant, la brosse circulaire; tous peuvent s'emmancher sur une même tige de la longueur voulue.

ARTICLE DIXIÈME

ÉGOUTS

Une des grandes causes d'insalubrité dans nos villes provient de ce que, dans les quartiers non bâtis, les habitations commencent à se grouper au hasard, sans plan bien régulier, sans tracé fait à l'avance. Il y a là une période de transition très périlleuse pour la santé, pendant laquelle il n'y a ni chaussée ni égouts. Puis lorsque le nombre des maisons est assez considérable et qu'on veut faire les travaux nécessaires pour la canalisation, on se heurte à toutes sortes de difficultés, à de grands frais et on ne parvient plus à établir un système harmonique. L'idéal serait que la ville puisse s'accroître régulièrement par la périphérie, que chaque année toutes les constructions nouvelles se groupent sur les deux faces d'une rue nouvelle tracée à l'avance : l'année d'après, la rue recevrait son achèvement complet par la construction des égouts et des canalisations diverses et par le revêtement de la chaussée. Mais on ne peut pas songer à limiter ainsi la liberté des propriétaires qui veulent bâtir. A Berlin, on publie chaque année la liste des rues qui seront canalisées et pavées dans le courant de l'année et on n'accorde aucune autorisation de bâtir pour des rues autres. C'est là une excellente mesure.

L'important pour une ville consiste par conséquent à avoir un plan général de canalisation arrêté à l'avance, conformément auquel seront exécutés tous les tracés d'égouts à intervenir. Si on construit des égouts de-ci de-là, par quartiers, sans plan unique, il devient plus tard à peu près impossible de raccorder tous ces tronçons isolés.

Plan général de la canalisation. — Une ville en plaine

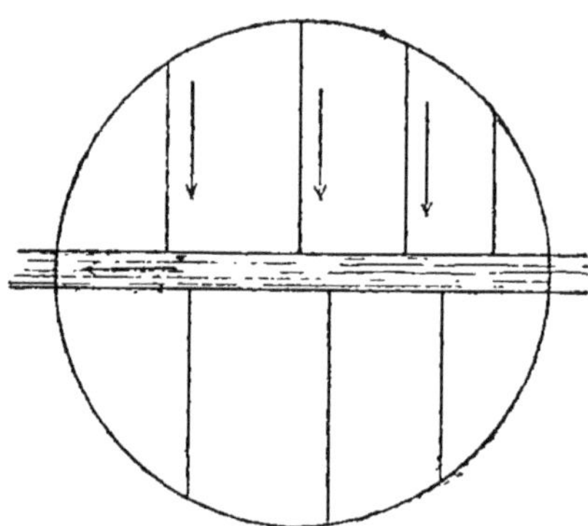

Fig. 92. — Plan schématique d'une canalisation.
(Déversement dans un cours d'eau.)

traversée par un cours d'eau et qui a à établir un sys-

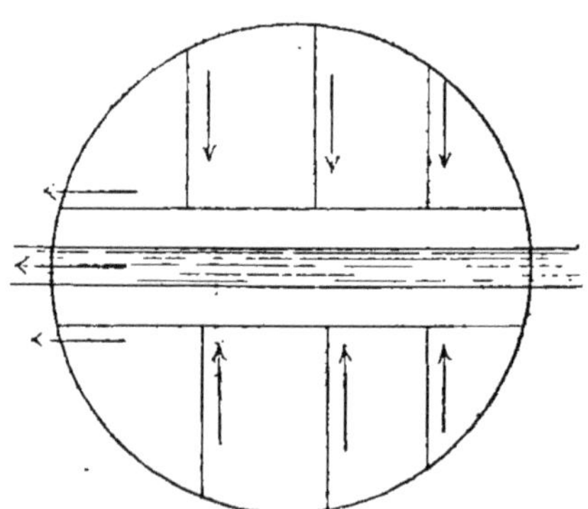

Fig. 93. — Plan schématique d'une canalisation publique d'égouts.
(Type perpendiculaire.)

tème d'égouts, peut adopter un des trois systèmes représentés par les schémas ci-contre.

La figure 92 représente le déversement des eaux d'égouts dans le fleuve, système que l'hygiène réprouve.

1° *Type perpendiculaire* (fig. 93). — Des collecteurs secondaires conduisent directement les eaux dans un collecteur principal parallèle au fleuve. C'est le système de Paris. Lorsque le thalweg de la vallée a une pente suffisante, ce système est bon : il conduit les eaux au

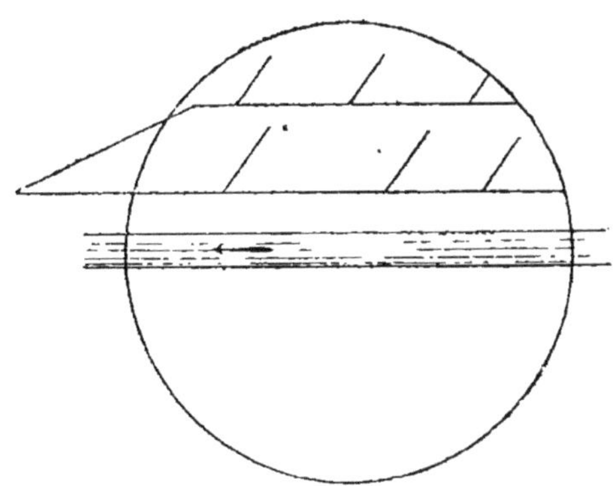

Fig. 94. — Plan schématique d'une canalisation publique.
(Type longitudinal.)

collecteur par la plus courte voie. Dans le cas contraire, il a l'inconvénient de précipiter dans le fond de la vallée les eaux qui, ensuite, se traîneront paresseusement et avec une pente insuffisante dans les grands collecteurs auxquels il faudra, pour cette raison, donner une très forte section. Il vaut mieux dans ces cas, qui sont peut-être les plus fréquents, se prononcer pour le type suivant.

2° *Type longitudinal* (fig. 94). — Au lieu d'avoir un collecteur central unique sur chaque rive, on divise chaque moitié de la ville en zones longitudinales pourvues chacune d'un collecteur de petite dimension. Parfois il n'y a que deux zones, comme à Francfort-sur-

Mein, celle de la ville haute et celle de la ville basse (Berg und Thalsystem). Ce type a l'avantage de bien utiliser la pente pour l'écoulement des eaux, de les éloigner rapidement et à moins de frais, grâce à la section relativement faible à donner aux égouts. Les eaux des quartiers élevés, au lieu de se précipiter brusquement dans la ville basse où ils n'auraient plus qu'une très faible pente de 1 : 2.000 par exemple, sont conduites hors ville avec des pentes telles que 1 : 100 ou 200 ou 600 ou 800, qui leur impriment une bonne vitesse.

3° *Type radial* (fig. 95). — Les collecteurs dessinent des rayons allant du centre à la périphérie, chaque

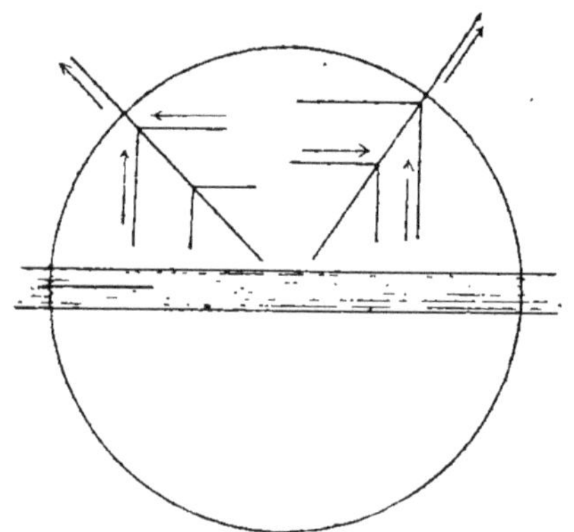

Fig. 95. — Plan schématique d'une canalisation publique d'égouts.
(Type radial.)

collecteur desservant un réseau complètement distinct : de cette façon, un arrêt survenu dans le fonctionnement d'un collecteur n'arrête le service que dans le réseau afférent. De plus, les collecteurs ayant une longueur moindre, on peut leur donner la pente nécessaire sans être obligé de donner aux radiers une trop grande profondeur. Les dimensions des conduites sont plus restreintes et plus faciles à évaluer, puisqu'elles n'ont à desservir que des quartiers plus limités. De plus, à mesure que la ville s'accroît par la périphérie, on n'a qu'à prolonger les collecteurs en augmentant leur section. Enfin ceux-ci disséminent les eaux aux quatre points cardinaux, ce qui rendra leur placement plus facile en cas d'épuration par le sol. D'autre part, la multiplicité et l'éparpillement des usines élévatoires augmentent les frais généraux d'exploitation. Ce type ne s'applique qu'aux *villes plates* (Durand-Claye) auxquelles il convient admirablement, surtout par ce fait que, les longueurs des rayons d'égouts étant faibles, on peut leur donner une pente assez forte. C'est le système qui a été appliqué à Berlin avec douze rayons.

Le tracé des égouts se superpose au tracé des voies publiques. Dans les chaussées de moyenne largeur, les égouts sont placés suivant l'axe de la chaussée pour donner une égale longueur aux branchements particuculiers des maisons de droite et de gauche. Dans les chaussées de très grande largeur, on remplace l'égout unique par deux égouts latéraux sous trottoirs, ce qui diminue la longueur des branchements particuliers et les frais généraux. Il est d'ailleurs préférable d'avoir les trappes de regard sur le trottoir que sur la chaussée très fréquentée où elles font glisser les chevaux.

Dimension et profil des égouts. — La dimension des égouts est commandée par la quantité des eaux qu'ils ont à écouler : sous ce rapport, le réseau peut être divisé en trois sections. Les petits égouts de rues doivent être assez grands pour écouler outre les eaux vannes des maisons la totalité des eaux pluviales au moment des plus fortes averses : c'est la quantité d'eau fournie par ces dernières qui donnera la mesure pour cette catégorie d'égouts. Or, d'après les calculs de Belgrand, un tuyau de $0^{m},15$ de diamètre suffit pour écouler une pluie de 1^{mm} de hauteur tombée en une heure sur 20 hectares.

Les collecteurs secondaires doivent pouvoir évacuer les eaux des maisons riveraines additionnées des eaux tombées par une pluie moyenne sur le territoire qu'il dessert directement : il doit de plus être assez grand pour porter en cas d'averse les eaux des petits égouts, ses affluents, jusqu'à la prochaine conduite de décharge qui en dirige une partie vers la rivière.

On calcule la densité de la population à l'hectare et on admet 150 litres journaliers d'eaux ménagères par tête : ce qui fait de 1 à 5 litres par seconde. A cette quantité on ajoute 3 litres en moyenne d'eau de pluie à écouler par seconde, ce qui fait au total 4, 5 litres.

Or il arrive qu'il tombe à certains moments une quantité de pluie 20 fois plus forte dont le tiers, soit 20 litres, se dirige vers l'égout. Pour ces cas exceptionnels on ménage de distance à distance des bouches de décharge (Nothausslass) qui se greffent sur la partie la plus élevée de l'égout, n'entrent par conséquent en fonction que lorsque celui-ci est complètement rempli, et qui par des conduites larges, plates (fig. 96) à forte pente, conduisent par le plus court chemin les eaux à la rivière la plus proche ; ces déversements éventuels à la rivière n'ont pas d'inconvénient, attendu que par ces crues subites l'eau d'égout est extrêmement diluée et tombe dans le cours d'eau au moment où lui-même a un débit exceptionnel.

Les collecteurs principaux étant soulagés par ces conduites de décharge, il suffit de leur donner juste les dimensions nécessaires pour débiter le volume des pluies moyennes additionné des eaux vannes des maisons. C'est ici qu'on arriverait à des difficultés insurmontables et à des dépenses colossales si on voulait donner à ces émissains principaux une section suffisante pour entraîner les plus fortes averses.

D'une façon générale, les très fortes averses ne surviennent que tous les quatre ou cinq ans : si on voulait calculer la section des collecteurs en conséquence, on tomberait, pour éviter un inconvénient passager et

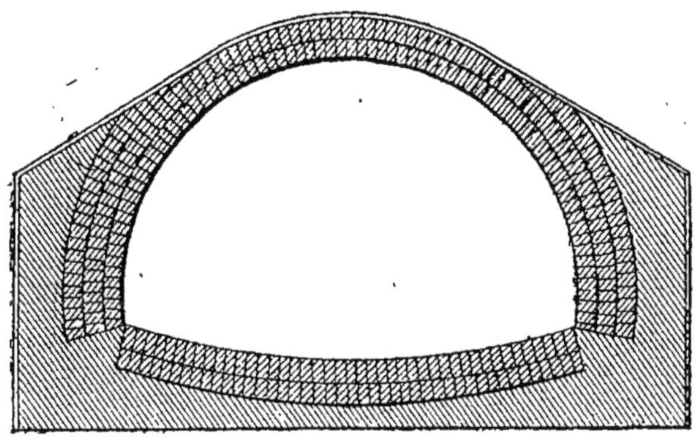

Fig. 96. — Coupe d'une conduite de décharge. (Nothausslass.)

exceptionnel, dans un mal permanent en se privant du bénéfice des égouts à petite section.

Deux profils sont adoptés pour les égouts, le profil circulaire et le profil ovoïde.

« La forme intérieure d'un égout doit être telle que la vitesse de l'écoulement y soit toujours aussi grande que possible, quelles que soient les variations de débit. En outre, les parois doivent être de nature à résister aux pressions latérales des terres ainsi qu'à la pression verticale du remblai et des charges fixes et mobiles qu'ils supportent. Aussi a-t-on été conduit à remplacer partout les anciens types par d'autres formes arrondies, et les sections des égouts modernes sont-elles généralement circulaires ou ovoïdes. Au seul point de vue de la résistance ce serait la forme circulaire qui l'emporterait, car elle permet de réduire les épaisseurs des parois au minimum et son emploi est par suite très économique. Mais au point de vue de l'écoulement de l'eau, la forme ovoïde est supérieure, parce qu'elle donne, dans le cas des faibles débits, une section mouillée plus avantageuse, ainsi que l'on s'en rendra compte par la figure ci-contre (fig. 97). La différence est insignifiante quand il s'agit d'égouts de petites dimensions; on renonce donc à la

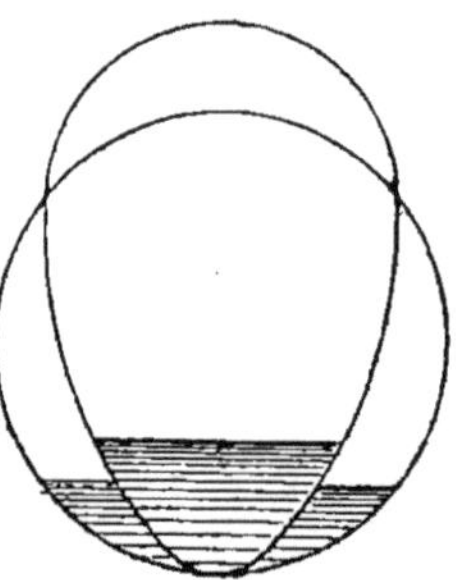

Fig. 97. — Schéma faisant ressortir la hauteur qu'un même volume d'eau occupe dans un égout circulaire et dans un égout ovoïde.

forme ovoïde pour s'en tenir à la forme circulaire toutes les fois qu'un conduit de $0^m,40$ à $0^m,60$ de diamètre au plus doit suffire. » (Bechmann, *Salubrité urbaine*, p. 570.)

En conséquence, on réserve la forme circulaire pour les égouts à petite section en poterie et pour les collecteurs principaux et on donne aux sections intermédiaires un profil ovoïde qui concentre en basses eaux le courant dans un canal étroit et qui lui conserve une force suffisante pour empêcher les corps suspendus d'adhérer à la paroi ou de se déposer sur le fond. Cette partie inférieure de l'égout joue le rôle d'une demi-conduite.

L'égout ovoïde du type le plus grand employé mesure $2^m,10$ sous clefs et $1^m,75$ d'ouverture aux naissances. Au-dessous de ce calibre les hauteurs sont aux ouvertures comme 3 : 2. Le rayon du radier doit être assez petit pour qu'au moment du grand afflux journalier qui a lieu en général dans la matinée, les eaux y circulent sur une hauteur de $0^m,10$ à $0^m,15$: on lui donne en général 1/4 de la hauteur sous clefs. Les numéros des types ovoïdes se suivent de telle façon que chaque type ait en hauteur 15^{cm} et en ouverture 10^{cm} de moins que le type précédent. Les types extrêmes de la série mesurent $1^m,95$ sur $1^m,30$ et $0^m,90$ sur $0^m,60$. La figure 98 empruntée à MM. Durand-Claye et Petche

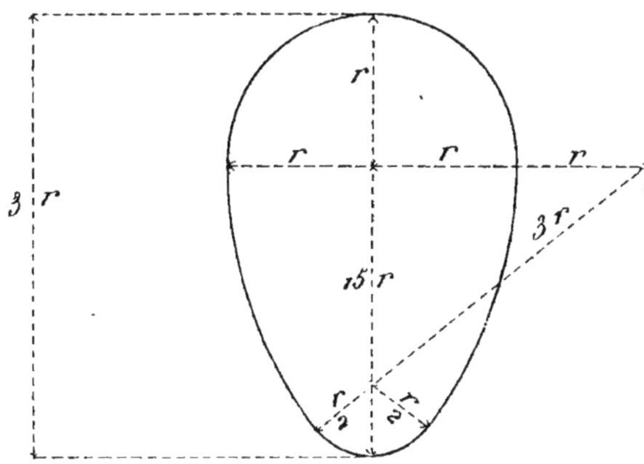

Fig. 98. — Eléments du profil des égouts en anse de panier de Berlin.

(*Annales des Ponts et Chaussées*, 1886), représente le profil des égouts de Berlin.

Il est préférable d'employer le profil continu sans banquette, surtout pour les égouts ovoïdes de petite section, attendu que les obstructions y sont rares, grâce aux chasses qu'on y pratique, et qu'on a rarement à y pénétrer.

Nous devons signaler ici une modification très heureuse qu'on a fait subir à certains des anciens égouts de Paris (type 12) en substituant au radier plat un radier réduit qui suffit à l'écoulement normal des eaux et qui est longé par une étroite banquette sur laquelle les égoutiers peuvent cheminer (fig. 99).

Jadis on craignait beaucoup que les égouts ne fussent pas imperméables, aujourd'hui on construit à coup sûr des conduites dont l'imperméabilité peut être considérée comme absolue pour les besoins de la pratique. Au commencement il y a quelques suintements, mais sans importance ; à mesure qu'on avance, les parois se colmatent et à aucun moment le sol environnant ne se

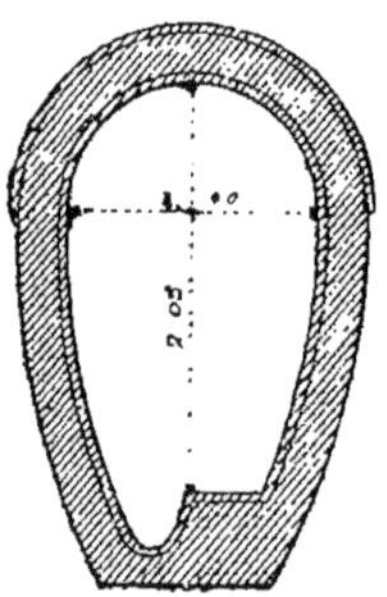

Fig. 99. — Coupe transversale d'un égout de Paris. (Type 12 modifié.)

souille d'une manière appréciable. L'eau, étant constamment en mouvement dans les conduites, n'a aucune tendance à diffuser vers l'extérieur : de plus, elle n'est presque jamais en charge. D'ailleurs Durand-Claye a fait remarquer avec raison que la conduite de béton de Gennevilliers qui supporte une pression intérieure de 10 mètres d'eau ne perd jamais d'eau sur son parcours.

Les égouts visitables et les collecteurs sont construits soit en maçonnerie avec de la meulière et du mortier, avec revêtement intérieur de ciment, soit en briques assemblées au mortier de ciment, soit en béton. Pour la maçonnerie, il vaut mieux de se servir de moellons siliceux que de moellons calcaires. La brique est beaucoup employée en Allemagne et en Angleterre : elle est assez chère, et les enduits y adhèrent mal, aussi la laisse-t-on en général à nu : de plus, dans la partie constamment baignée par les eaux, la dégradation survient rapidement; c'est pourquoi on s'attache à faire le radier en matériaux plus résistants tels que le granit, le grès dur, ou une pierre dure quelconque. On fait aussi des solins en grès vernissé (fig. 100) qui ont donné des

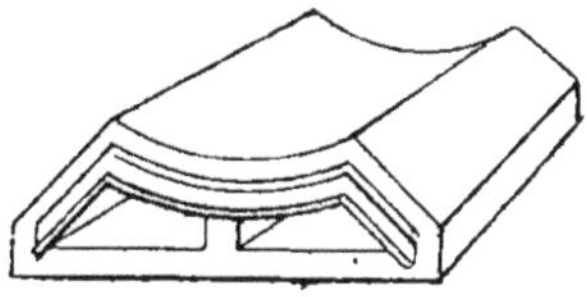

Fig. 100. — Solin en grès vernissé pour radier d'égout.

résultats tellement satisfaisants qu'on a songé à construire des égouts entiers avec des éléments du même genre et de formes appropriées. A Berlin, on s'est servi

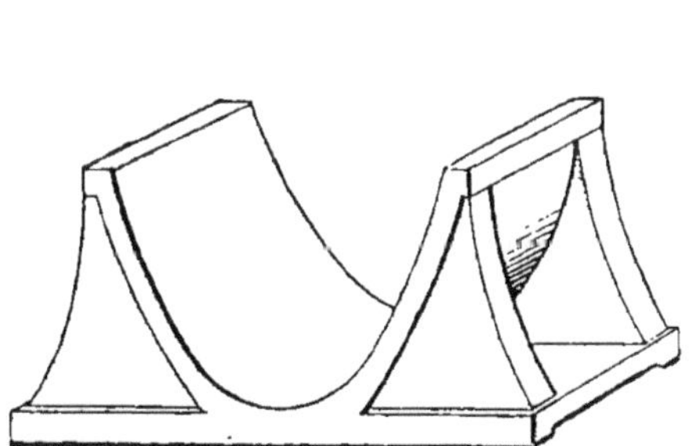

Fig. 101. — Sommier de béton pour égout.

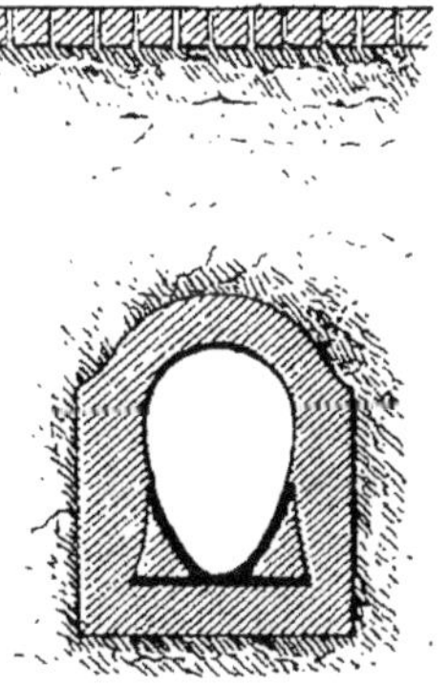

Fig. 102. — Egout avec sommier de béton.

(D'après Durand-Claye et Petche.)

de sommiers en béton de ciment (fig. 101) que l'on construisait au fur et à mesure des besoins, en dehors des chantiers, d'après trois types différents qui s'adaptaient à 12 profils différents d'égouts : trois à quatre jours suffisaient pour leur prise : un maçon fabriquait neuf de ces pièces dans une journée. On les mettait en place après trois ou quatre semaines. Ces sommiers constituent pour l'égout une excellente fondation à l'abri de l'eau (fig. 102).

On donne aux parois des égouts ovoïdes une épaisseur générale de $0^m,25$.

On peut faire des égouts avec du béton moulé sur place dans la tranchée même, comme cela s'est fait pour les drains de Gennevillers ; le béton doit être gros ; on le pile assez fortement et le mortier qui reflue vers la partie intérieure y vient former une sorte d'enduit, qui vient faire corps avec la masse et présente une surface extrêmement lisse. Ces conduites en béton, d'une seule pièce, sans joint, sont surtout avantageuses pour les petites sections.

Pour maintenir l'intégrité des parois de l'égout, il ne faut y admettre les eaux industrielles que si leur état physique et chimique le permet ; leur température ne doit pas dépasser 40° C. ; elles ne doivent pas contenir plus de 10 p. 100 d'alcalis, acides ou sels.

Quand deux conduites en maçonnerie s'abouchent, c'est toujours suivant deux courbes tangentes et du plus grand rayon possible ; le niveau de l'abouchement est calculé de telle façon qu'en temps ordinaire le niveau de l'eau soit égal dans les deux conduites afin d'éviter tout reflux de l'égout le plus chargé vers l'autre. Supposons, par exemple, deux conduites dans l'une desquelles la hauteur normale prévue sera de $0^m,30$, tandis qu'elle ne sera que de $0^m,20$ dans la seconde. Si on les raccordait radier à radier, l'eau subirait dans le second égout une stase permanente, la veine y serait toujours enflée de $0^m,10$ et l'écoulement serait ralenti d'autant. Si, au lieu de cela, on fait déboucher le second collecteur de telle façon que son radier soit de $0^m,10$

au-dessus du radier du premier, les eaux continueront leur marche dans l'un et l'autre, sans diminution dans leur vitesse.

Canalisation à petite section. — La substitution des égouts en poterie aux égouts en maçonnerie, partout où cela est possible, est un des plus grands progrès que la technique de l'hygiène ait réalisés dans ces dernières années; les premiers coûtent trois et jusqu'à cinq fois moins cher que les seconds; dorénavant les petites villes et les moindres villages pourront être dotés d'égouts sans que leur budget soit grevé de charges trop lourdes. L'eau circule d'autant plus vite dans un égout et le lave plus complètement qu'elle le remplit plus complètement; un calibre trop grand favorise le ralentissement du courant et le dépôt des corps solides ou pâteux, d'où des envasements et des nettoyages fréquents et onéreux. Les averses mettent les petites conduites en faible charge et empêchent les incrustations permanentes.

Pour les égouts de rue, la plus petite section employée est de $0^{m},23$; les diamètres croissent de $0^{m},03$ en $0^{m},03$.

On peut employer des tuyaux de grès jusqu'au calibre de 40 à 45 centimètres. Lorsqu'on arrive à ce calibre, l'économie sur les égouts maçonnés n'est plus que 15 à 20 p. 100: au delà il faut passer brusquement à l'égout maçonné à section ovoïde ayant une hauteur suffisante pour le rendre praticable. Durand-Claye conseille d'éviter les petites galeries qui sont trop grandes pour constituer une bonne conduite et trop basses pour constituer un bon égout. Suivant cet ingénieur, du tuyau en poterie de $0^{m},45$ il faut passer brusquement à l'égout maçonné ovoïde de $1^{m},75$ à $1^{m},80$ de haut permettant une circulation facile aux ouvriers. En Allemagne, on se contente

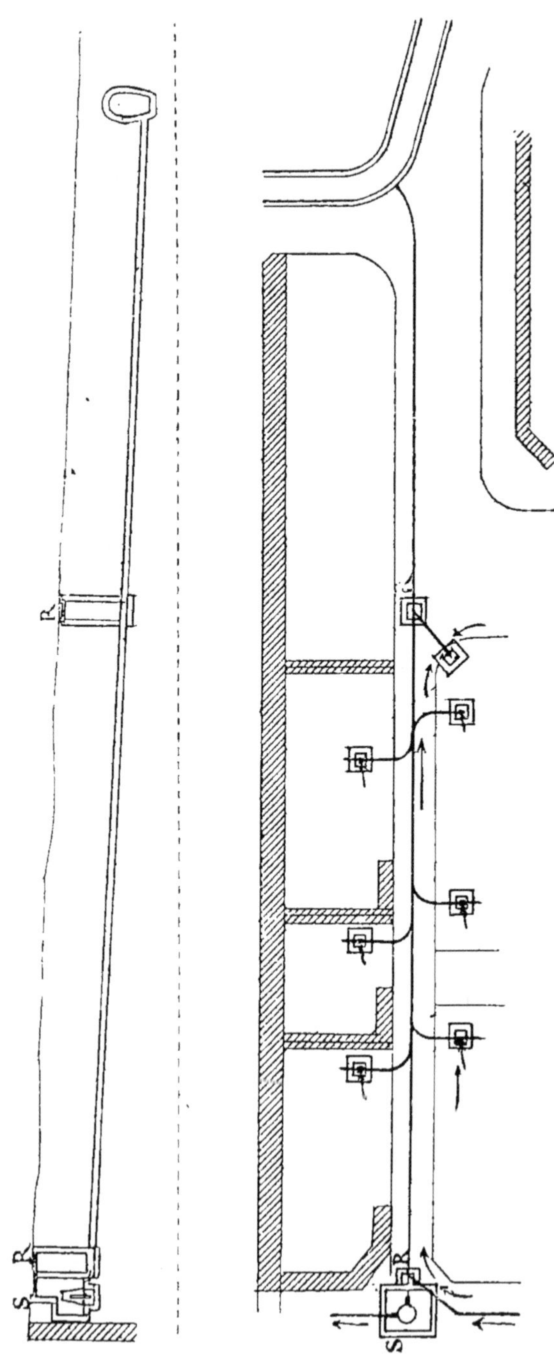

Fig. 103 et 104. — Plan et élévation d'un égout de rue en poterie vernissée avec réservoir de chasses et regards R.

de sections plus faibles permettant à un ouvrier d'y progresser en rampant ou en se baissant, et du tuyau en poterie de 0m,45 on passe à l'égout maçonné ovoïde de 0m,90/0m,60.

Toute canalisation rationnelle d'une ville repose sur une combinaison judicieuse des conduites maçonnées et des conduites en poterie.

La proportion des égouts maçonnés aux égouts en poterie est à Berlin comme 1 : 7, à Danzig comme 1 : 9, à Breslau comme 1 : 2, à Munich comme 2,33 : 1, à Francfort-sur-le-Mein comme 4,9 : 1.

Les figures 103 et 104 donnent le plan et l'élévation d'un égout en poterie desservant une rue avec réservoir de chasse.

Parfois, au lieu de tuyaux en poterie, on emploie des conduites en ciment. On doit rejeter les tuyaux de fonte qui s'oxydent avec une grande rapidité et offrent sur leur paroi interne des rugosités où les matières viennent adhérer, ce qui retarde l'écoulement, favorise les fermentations et le développement de gaz malodorants et créerait un danger permanent d'obstruction. La maison Scellier de Voujancourt (Doubs) fabrique des tuyaux de fonte émaillés intérieurement qui réunissent les avantages de la solidité du fer à ceux de la facilité d'écoulement des tuyaux vernissés; mais ils sont encore d'un prix trop élevé pour qu'on puisse songer à les employer autrement que dans des circonstances exceptionnelles, par exemple pour les cas où le drain a à franchir un mur de fondation et est exposé à l'écrasement.

C'est en somme aux tuyaux en poterie qu'on donne aujourd'hui la préférence et avec raison. Le jury de la classe 64 (hygiène) à l'Exposition universelle a essayé les divers tuyaux en grès vernissés exposés, au point de vue de leur perméabilité, de leur résistance à l'écrasement, à la pression intérieure et au choc, et sous le rapport de la perfection de la fabrication, et il a reconnu que les meilleurs étaient ceux fabriqués par :

M. Monseu, de Haine-Saint-Pierre (Belgique);
La Société anonyme des produits céramiques de Jeanménil et Rambervillers (Vosges);
MM. Jacob frères, de Pouilly-sur-Saône (Côte-d'Or);
Doulton, de Londres;
Muller, d'Ivry-sur-Seine.

Voici d'ailleurs les cotes assignées à chacun des divers produits. Les coefficients étaient de 20 pour la perméabilité et la résistance au choc, de 15 pour la fabrication, de 10 pour la résistance à l'écrasement et à la pression intérieure (Cote maxima = 1300).

	Écrasement.	Pression intérieure.	Choc.	Perméabilité.	Fabrication.	Total
Monseu.	200	200	0	300	270	970
Rambervillers . .	200	90	100	300	270	960
Pouilly-sur-Saône .	140	150	100	260	270	920
Doulton.	160	110	320	0	270	860
Muller.	160	100	300	0	270	830

Le peu de résistance au choc des tuyaux de Monseu tient à ce que la cuisson est poussée jusqu'à vitrification, ce qui explique leur imperméabilité.

Pour contrôler la résistance à l'écrasement d'un tuyau, on place celui-ci sous un levier en acier dont on charge le bras jusqu'au point de rupture.

La pression intérieure est déterminée au moyen d'une presse hydraulique au moyen de laquelle on refoule de l'eau dans un tuyau placé debout, dont chaque extrémité est pressée fortement contre une plaque de caoutchouc qui fait obturation parfaite.

On détermine la résistance au choc en faisant tomber de diverses hauteurs un boulet de bronze sur le centre d'un tuyau placé horizontalement; le boulet est fixé au bout d'un fil dont la longueur varie et pour déterminer la chute on met le feu au fil.

La perméabilité des tuyaux, comme de tous les matériaux de construction en général, est contrôlée ainsi : on fait chauffer au four pendant douze heures le tuyau à essayer; on le pèse à sa sortie du four et on le tient immergé complètement dans l'eau pendant 24 heures : au bout de ce temps on l'essuie et on le pèse à nouveau : l'augmentation de poids indique la quantité d'eau absorbée.

Le tableau ci-dessous donne un aperçu des prix moyens, des diamètres et des épaisseurs des divers tuyaux.

Diamètre.	Epaisseur	Prix du mètre linéaire.
5	0,013	1.00 Fr.
8	0,014	1,50
10	0,015	1,65
12	0,016	2,00
15	0,017	2,50
18	0,018	3,75
20	0,019	4,25
22	0,020	5,00
25	0,022	6,00
30	0,025	7,50
38	0,030	13,00
46	0,035	18,00

On voit que l'épaisseur des conduites les plus employées est environ de 1/12 du diamètre.

Les tuyaux droits se fabriquent par bouts de $0^{m},60$ de longueur. Sur commande, ils peuvent être livrés par bouts de $0^{m},75$ et de 1 mètre.

Les coudes ont un rayon qui varie entre $0^{m},20$ et $0^{m},50$; leur prix est approximativement celui du mètre linéaire du calibre correspondant.

Les jonctions sont à angles de 45° pour les calibres de

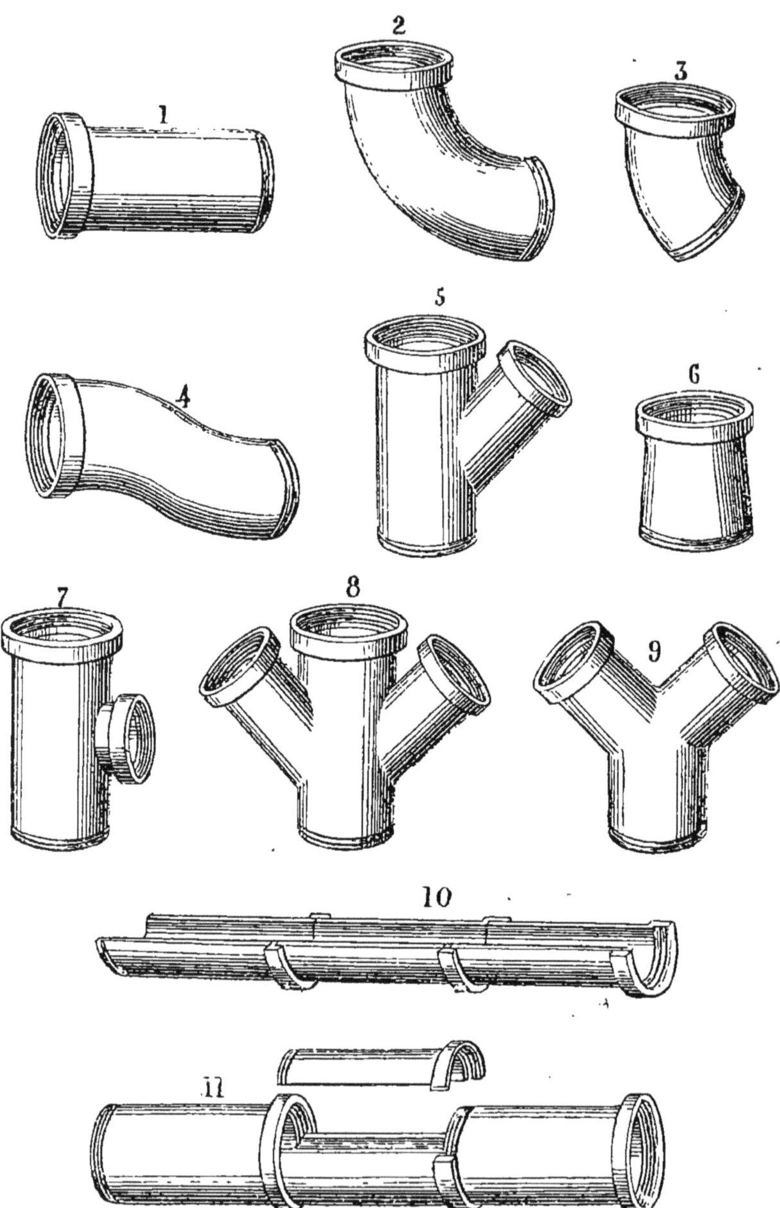

Fig. 105. — Pièces de conduite en poterie pour égouts.

1. tuyau droit. — 2 et 3, coudes. — 4, jonction parallèle. — 5 et 7, jonction simples. — 6, jonction conique. — 8 et 9, jonctions doubles. — 10, caniveau — 11, tuyau operculaire.

5 à 22 centimètres inclus ; de 60° pour les calibres au-dessus : le prix de chaque jonction simple s'écarte peu du prix du mètre linéaire des tuyaux du calibre correspondant ; le prix des jonctions doubles est à peu près du quart en sus.

La figure 105 représente les diverses pièces de grès vernissé pour canalisation que l'industrie fournit actuellement.

Le vernis intérieur doit être continu sans aspérités ; on l'obtient en recouvrant la surface du tuyau de sel marin avant son entrée dans le four ; le sel en fondant forme un silicate double intimement combiné avec l'argile.

Les tuyaux ordinaires pour égouts sont à emboîtement et à collet ; on les appelle encore tuyaux à tulipe. Le diamètre du collet doit être supérieur de 0m,03 à celui du tuyau. On doit les poser à un mètre au moins de profondeur pour les soustraire à la gelée ; le niveau des tranchées aura été préalablement nivelé et on aura soin de faire porter le tuyau sur le corps et non sur le collet. Le joint doit être en ciment de bonne qualité mélangé de sable fin, fait avec un soin minutieux et lissé intérieurement au moyen d'un tampon ou d'une brosse humide pour faire disparaître toute bavure ou saillie. La perfection du joint a une importance de premier ordre : un joint défectueux expose à des fuites et à l'infection du sol ; d'autre part, si le ciment fait saillie à l'intérieur du drain, il en résultera un obstacle à la circulation et éventuellement des obstructions. Il est recommandé de ne pas employer de ciment dont la dilatabilité excessive pourrait occasionner la rupture des collets. Les ciments dans la composition desquels il entre de la magnésie sont tous dans ce cas. On peut renforcer le joint en le doublant extérieurement de brai et en enveloppant le tout avec de l'argile. Pour des canalisations provisoires, des joints à la glaise suffisent.

Des lampes avec réflecteurs placés dans l'axe du tuyau servent de repères, et permettent de poser régulièrement les tuyaux successifs.

Les raccordements avec des conduites secondaires doivent être faits sous un angle de 45° ou de 60°, et avec des jonctions d'un diamètre égal à la conduite qu'on raccorde.

Les tuyaux de grès vernissés suffisent pour l'usage courant ; mais les eaux corrosives provenant de certaines industries, de laboratoires de chimie, etc., finissent par les attaquer. On a tout récemment proposé de les remplacer dans ces cas exceptionnels par des tuyaux de verre ayant 5 millimètres d'épaisseur de paroi et entourés d'une couche d'asphalte de 1 centimètre. Il vaut beaucoup mieux, dans ce cas, se servir des tuyaux de grès vitrifié, tels que ceux qui sortent des ateliers de la maison Pilivuyt.

Il faut assurer aux eaux d'égouts l'écoulement le plus rapide possible afin qu'elles soient en dehors du territoire de la ville avant qu'elles n'aient pu entrer en putéfraction et pour qu'elles entraînent les matières lourdes qui autrement produiraient des envasements. La puissance d'entraînement de l'eau est fonction de la vitesse d'écoulement. Le tableau suivant indique les vitesses nécessaires pour faire progresser des corps lourds de diverses grosseurs de grain. Il faut, pour entraîner.

	A la seconde.
De la fange semi-liquide, une vitesse de.	0m,076
Du sable siliceux de la grosseur d'un grain d'anis.	0, 108
Du sable siliceux de la grosseur d'un pois.	0, 189
Du sable de rivière	0, 305
Du gravier siliceux de la grosseur d'un haricot . .	0, 325
Des fragments plus grossiers, anguleux	0, 609
Des fragments anguleux de la grosseur d'un œuf de poule	0, 985

On se contente, pour les collecteurs, d'une vitesse de $0^m,60$ à $0^m,75$ à la seconde ; pour les égouts dont le diamètre est compris entre 1 mètre et $0^m,60$, la vitesse doit être de 1 mètre à la seconde ; enfin pour les égouts entre $0^m,50$ et $0^m,15$, elle doit être de $1^m,15$ (Burkli). La vitesse est fonction de la section de l'égout, de la hauteur de l'eau et avant tout de la pente. Celle-ci doit être plus forte dans les petits égouts, parce que le débit est moins persistant et moins égal que dans les collecteurs. Avec une pente de 1 : 5000 et une vitesse de $0^m,60$, les égouts collecteurs n'ont ni gravier, ni boue. A Bruxelles, où la pente est de 1 : 3333, Pignant dit qu'il n'a, lors de sa visite, perçu aucune odeur. Une pente de 1 : 2000, comme celle des collecteurs de Munich, est à plus forte raison suffisante. Dans les égouts ovoïdes, la pente est de 1 : 1000, exceptionnellement 1 : 1500. Dans les petits tuyaux, la pente minima est de 1 : 600.

La pente doit être plus forte lorsqu'on n'exclut pas, par des dispositions spéciales, les graviers et les ma-

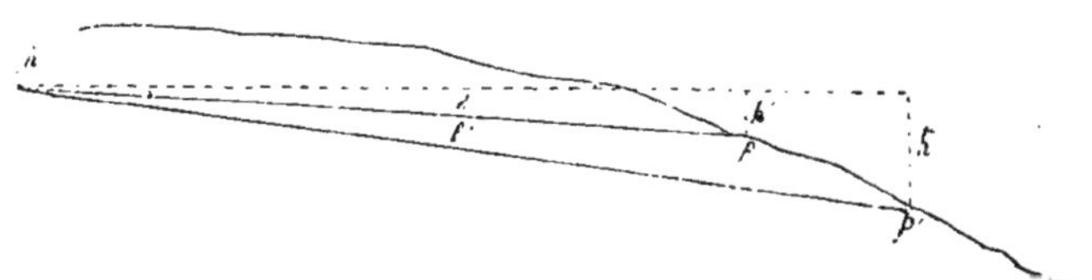

Fig. 106. — Schéma de la pente à donner aux égouts.

tières lourdes de l'égout ; et, dans ce cas, il est de plus nécessaire de laver les conduits par des chasses d'eau.

Pour calculer la *pente générale* d'un système d'égout. il faut connaître exactement le point p (fig. 106) où les eaux doivent être amenées et la profondeur h du point initial : soit l la distance qui sépare ces deux points, la pente générale sera $\frac{h'}{l}$. On voit d'abord que la pente sera d'autant plus forte que le point initial sera moins profond et le point d'arrivée à un niveau plus bas : on n'est pas toujours maître de la profondeur à donner au point initial, qui le plus souvent est commandé par les gelées, ainsi qu'il sera dit ; mais en reportant l'endroit où le collecteur voit le jour en un point *p'* plus éloigné de la ville, on peut augmenter la pente et la profondeur générale du système : c'est ce qu'on a fait à Francfort, où en reportant le débouché du collecteur plus en aval sur le Mein, on a pu soustraire les caves de la ville basse à l'invasion des eaux du fleuve.

Il faut, autant que possible, répartir uniformément la pente sur tout l'ensemble du réseau. Dans les parties de la ville qui sont en pente, on fait passer les collecteurs secondaires alternativement par une rue fortement inclinée et par une rue transversale à peu près horizontale ; dans les premières, l'égout a une inclinaison moins prononcée que le pavage ; dans les secondes, il est plus fortement incliné que le pavage.

La profondeur minima à donner aux égouts est calculée sur la profondeur à laquelle la gelée pénètre dans le sol : elle est dans nos climats de 1m,3 environ. D'autre part, la profondeur de l'égout en bordure des maisons doit être telle que les eaux venues de toutes les parties de la maison puissent s'y déverser librement y compris celles des caves : toutefois cette loi n'est pas absolue et on ne saurait obliger une ville à enfouir l'ensemble de son réseau d'égouts qu'à une certaine profondeur. A Danzig, le réseau est à une profondeur comprise entre 2 et 6m,3 : à Munich, entre 3m,3 et 8 mètres ; à Franfort-sur-le-Mein, entre 3 et 10 mètres. Mais dans cette dernière ville, on s'est tenu, autant que possible, à la profondeur de 4 mètres pour les points initiaux des égouts des rues.

La question de profondeur est une des plus délicates à déterminer ; de la manière dont elle a été étudiée et comprise dépend souvent le succès d'un projet de canalisation.

On entoure les égouts d'une couche de gros graviers qui reste perméable et constitue un véritable drainage : parfois même on place au sein ou à la partie inférieure de cette couche un système de drains perméables. On a pu arriver ainsi, dans certaines villes, à faire baisser le plan moyen de la nappe d'eau souterraine : toutefois, quand celle-ci est puissante, l'effet n'est rien moins que sûr.

Gullys. — On donne aux appareils récepteurs qui recueillent les eaux de surface et les précipitent à l'égout le nom de *bouches d'égout*, *de Gullys*. Ils doivent diriger les eaux vers l'égout en retenant les matières lourdes: il y en a de modèles très différents, qu'on peut diviser en deux catégories, suivant qu'ils font ou ne font pas occlusion hydraulique. D'après la technique suivie en Allemagne, on ne tient nullement à cette occlusion et on se sert même des gullys pour ventiler l'égout : de fait, quand celui-ci est bien tenu, cette communication libre de l'atmosphère de l'égout avec l'atmosphère de la rue n'a pas le moindre inconvénient. A Paris, où cette communication existe aussi largement que possible par des bouches béantes d'égout sous trottoir, il n'en résulte d'inconvénient que dans les points où la pente est trop faible et l'égout mal construit : dans ces conditions, ce n'est pas la bouche qu'il faut réformer, c'est l'égout lui-même.

L'occlusion hydraulique a des inconvénients qu'on ne saurait dissimuler : elle nécessite une assez forte hauteur d'eau, de manière à ce qu'elle ne soit pas interrompue pendant les périodes de sécheresse. Or ce fort volume d'eau emmagasiné peut entrer en putréfaction, notamment pendant la saison sèche et chaude, et donner à lui seul des gaz plus nauséabonds et plus abondants que ceux auxquels le gully est destiné à fermer le passage.

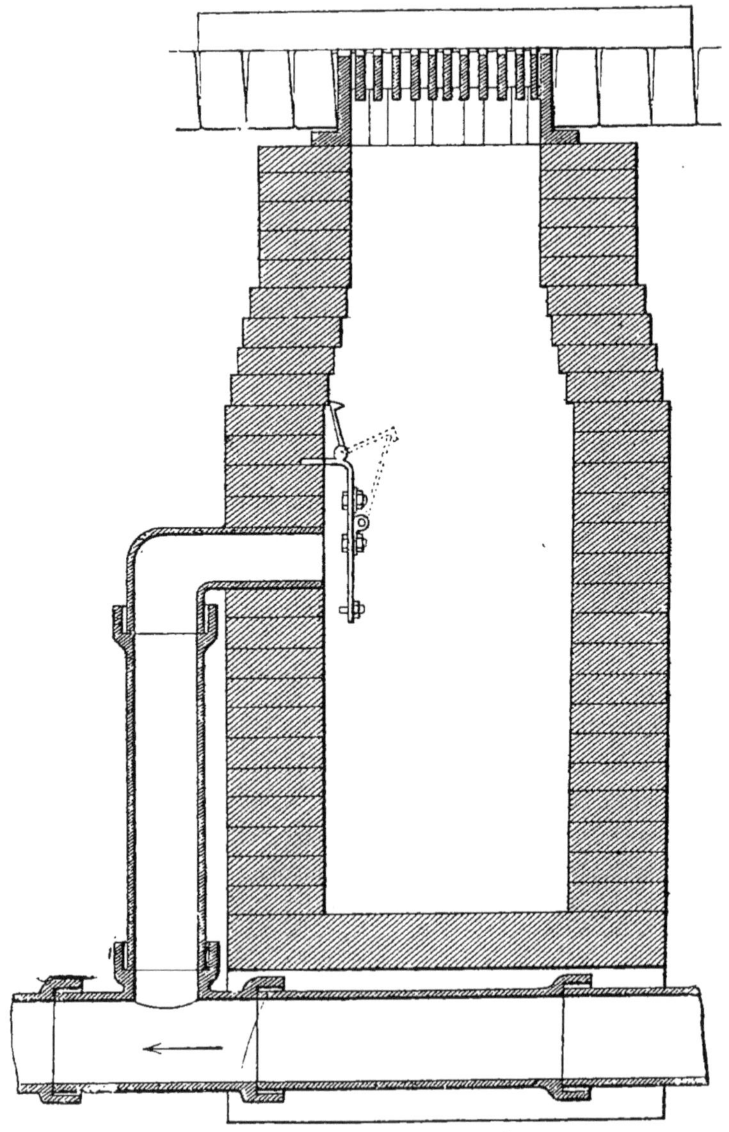

Fig. 107. — Gully sur un égout en poterie.

De toute façon, l'eau faisant occlusion doit être à une

rofondeur suffisante pour être soustraite à la gelée : une profondeur de 0m,60 est à peine suffisante dans nos climats.

Comme spécimen de gully sans occlusion hydrau-

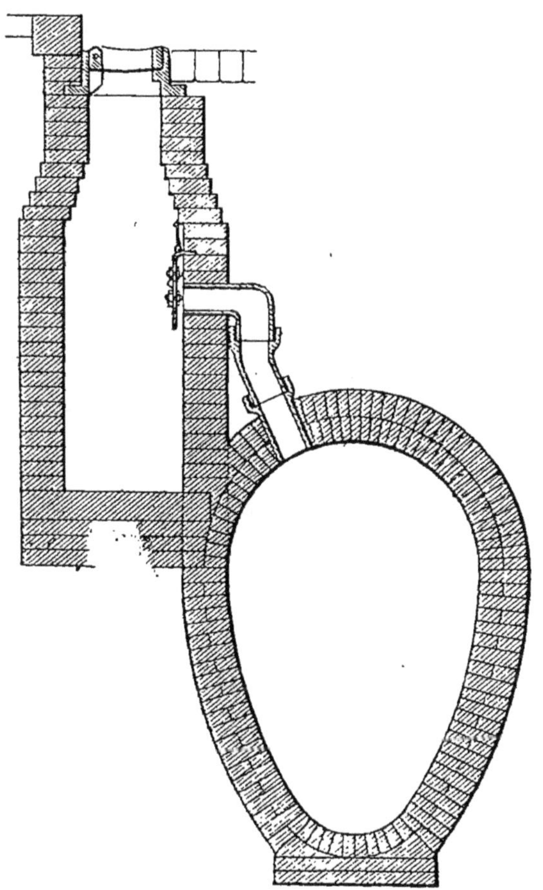

Fig. 108. — Gully sur un égout ovoïde.

lique, nous donnerons le modèle usité à Berlin. « Une grille mobile autour d'un axe horizontal (fig. 107 et 108) ferme le puisard et est située à 0m,18 en contrebas de l'arête du trottoir. Le puisard est destiné à recevoir les matières qu'on vient enlever à la main de temps en temps en soulevant la grille ; les eaux s'en échappent par un tuyau en poterie de $0^m,10$ à $0^m,16$ de diamètre, au devant duquel se trouve une plaque métallique qu'on peut relever par un crochet, et qui, en temps normal, laisse une ouverture libre de $0^m,06$. Cette plaque a pour but d'arrêter les matières en suspension et non d'empêcher l'air des conduits de s'échapper ; des trous sont du reste ménagés dans la partie horizontale de la plaque pour l'échappement de

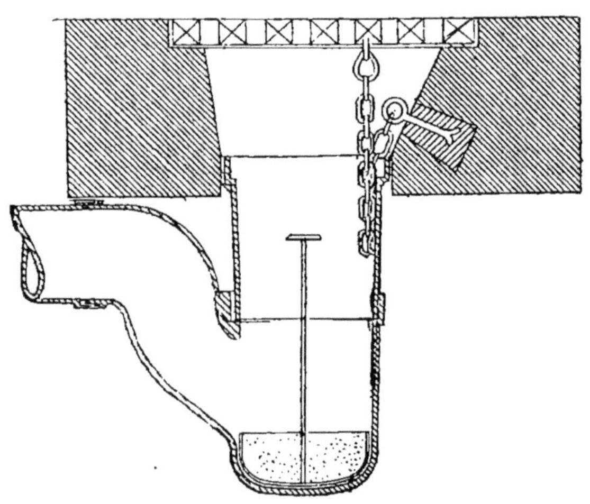

Fig. 109. — Gully de rue (constructeurs : MM. Geneste et Herscher).

l'air. Les gullys sont établis tous les 50 ou 60 mètres en terrain plat; ils peuvent écouler par seconde 90 litres d'eau de pluie. » (Durand-Claye et Petsche, *loc. cit.*)

Le tuyau de décharge du gully débouche au sommet de l'égout, que celui-ci soit en poterie ou maçonnerie (fig. 107 et 108).

Les gullys avec occlusion hydraulique sont semblables aux gullys pour grandes cours que nous avons décrits précédemment (p. 202) ; seulement, on les dispose au fond d'une ouverture tronconique, taillée dans une dalle en pierre (fig. 109) de dimensions plus grandes.

Les gullys doivent être munis de paniers ramasse-

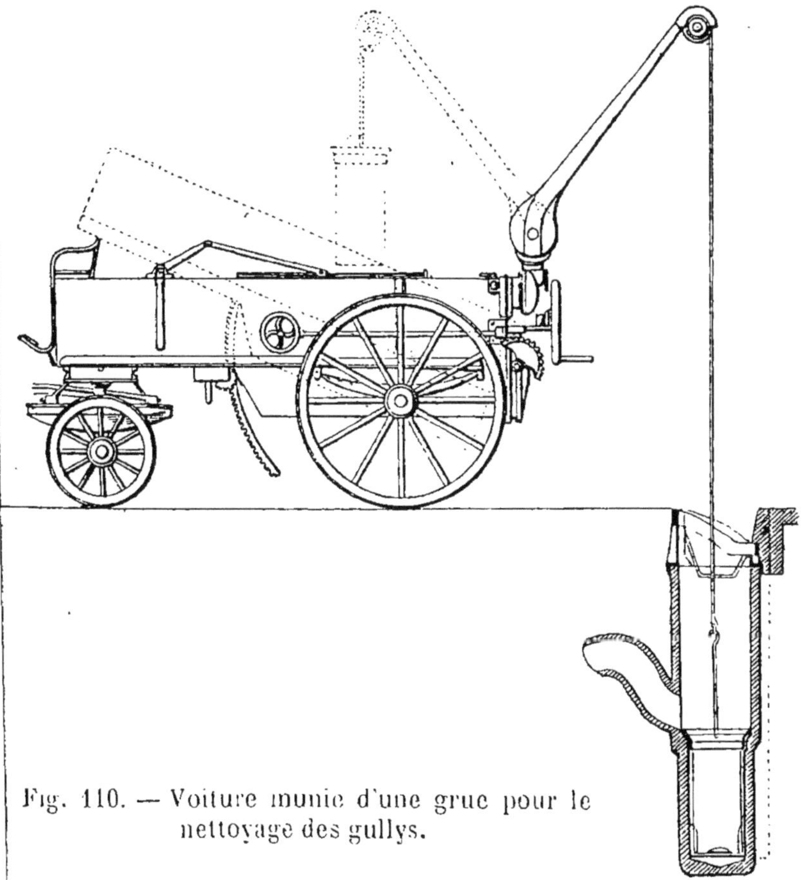

Fig. 110. — Voiture munie d'une grue pour le nettoyage des gullys.

boue qui sont vidés périodiquement par des ouvriers dans des voitures bien étanches et couvertes. La vidange est facilitée par des voitures spéciales munies d'une grue (fig. 110). En aucun cas on ne doit vider les gullys à l'écope, ce qui est plus ou moins répugnant.

Le service des vidanges des gullys est peu onéreux. Le tour de chaque gully revient à des intervalles très inégaux selon le revêtement de la chaussée, la densité de la population, etc. Il en est qui sont vidés tous les deux ou trois jours, d'autres seulement tous les mois. Une disposition très simple permet d'être prévenu du moment où un gully serait comblé de sable avant son tour régulier de nettoyage. Le tuyau de décharge se recourbe de quelques centimètres dans l'intérieur du gully et y a son orifice dirigé vers en bas. Lorsque le sable atteint cet orifice, il le bouche, les eaux ne s'écoulent plus et on est averti du fait en les voyant affleurer à la grille.

Les gullys munis de grilles et de paniers ramasse-boue ne doivent pas être distants de plus de 40 mètres.

Là où les gullys manquent, comme à Paris, où les bouches d'égouts ne sont même pas fermées par une grille, beaucoup d'ordures solides et de sable sont portés aux égouts avec les eaux de surface ou de lavage des ruisseaux ou y sont poussés intentionnellement. Il en résulte qu'une partie des ordures solides de la ville (la douzième partie environ), tombe à l'égout où elle peut gêner la circulation des eaux vannes et d'où elle doit être extraite à grands frais : la vidange régulière des gullys serait beaucoup moins onéreuse et l'économie réalisée couvrirait rapidement les frais de première installation.

Il faut donc se garder de détourner l'égout de sa fonction véritable qui est d'évacuer les *matières liquides seulement*.

Quand une ville est suffisamment approvisionnée d'eau, quand ses égouts sont bien construits et servent exclusivement à l'évacuation des matières liquides, ils doivent pouvoir fonctionner indéfiniment sans envasement ni obstruction, ce qui tient d'une part au poli de leurs parois intérieures, d'autre part au grand cube d'eau qui les traverse comparativement à leur section. Mais toutes ces conditions ne sont pas toujours remplies pour un réseau entier d'égouts et alors il est nécessaire d'aider au nettoyage : le moyen normal, le seul dont on doit avoir besoin, sont les chasses d'eau (voir page 245).

Inspection. — Pour permettre l'inspection et la désobstruction, s'il y a lieu, on établit de distance en distance, sur le trajet de la canalisation, des *regards :* toute section entre deux regards successifs suit un trajet rec-

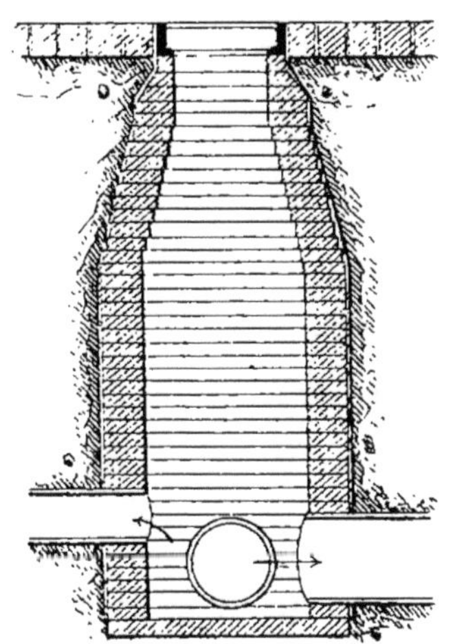

Fig. 111. — Regard de rue d'un égout en poterie.

tiligne. Ces regards servent en outre à livrer passage à l'air au moment des fortes averses qui remplissent brusquement l'égout. A cet effet, leur emplacement doit être bien calculé, car s'il n'y avait pas assez de regards dans un département donné du réseau pour permettre l'écoulement facile de l'air, celui-ci se comprimerait dans l'égout sous une pression énorme et sortirait en ouragan par les regards existants en faisant voler en l'air la plaque qui les recouvre.

Les regards sont situés sur les trottoirs dans les rues très passagères, au milieu de la chaussée dans celles de moindre importance. Il en faut un tous les 200 ou 220 mètres sur les collecteurs, tous les 150 à 170 mètres pour les gros canaux ovoïdes, tous les 120 à 140 mètres pour les petits canaux ovoïdes, tous les 60 à 70 mètres

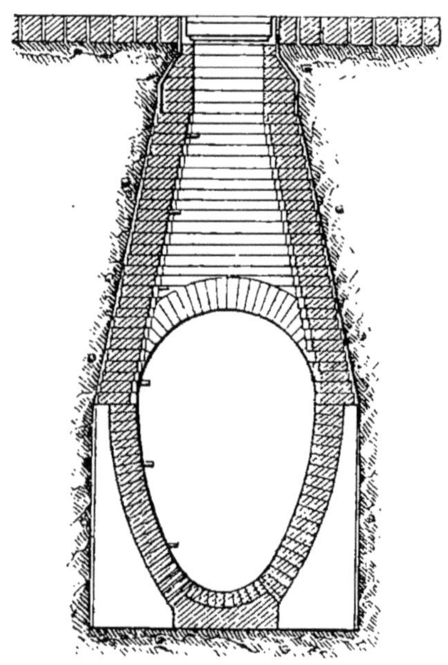

Fig. 112. — Regard de rue d'un égout ovoïde (coupe transversale).

pour les égouts en poterie. En outre, on en place un à chaque changement de direction.

Ces regards diffèrent suivant qu'ils sont placés sur des égouts en poterie ou sur des égouts maçonnés. Les premiers ne diffèrent pas de ceux que nous avons décrits à propos du drainage domestique, sauf dans certaines villes où le fond est plus bas que les tuyaux d'arrivée et de départ et où ils font office de gullys.

Nous empruntons à l'ouvrage de MM. Durand-Claye et Petsche (*loc. cit.*) les figures 111, 112 et 113 représentant les regards pour égouts en poterie et égouts maçonnés, qui sont ceux employés à Berlin. C'est un puits carré de 0m,556 de côté, se raccordant avec un cylindre de 0m,556 de diamètre débouchant sous les plaques de garde. Ces plaques sont doubles : la partie

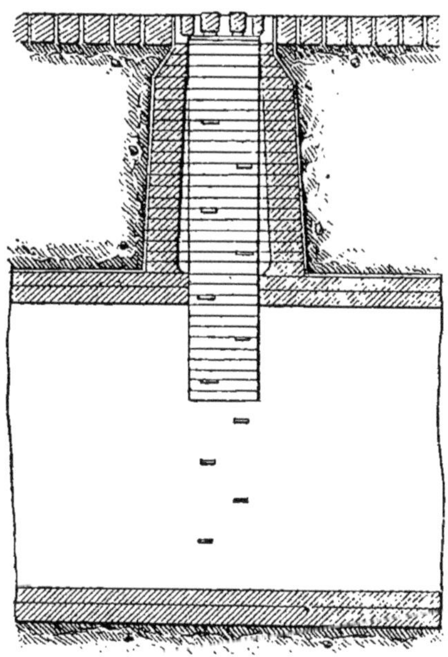

Fig. 113. — Regard de rue sur égout ovoïde (coupe longitudinale).

inférieure est percée d'ouvertures pour l'échappement de l'air, la supérieure empêche les immondices de la rue de tomber dans l'égout ; par les fortes pluies on peut l'enlever et l'air s'échappe facilement par les trous de la plaque inférieure.

Au lieu de grands regards, on peut, sur le trajet des

conduites en grès, disposer tous les 50 ou 60 mètres des petits regards dits regards à lampe (lampenschächte) qui sont formés d'un tuyau de grès de $0^{m},23$ branché verticalement sur l'égout. Ces regards permettent de descendre une lampe et comme l'égout suit une ligne droite, de grand regard à grand regard, ils permettent de s'assurer en tous temps non seulement si la conduite est libre, mais encore en quel point siège l'obstruction.

Grâce aux dispositions qui viennent d'être décrites, l'inspection est très facile : il faut la renouveler souvent de manière à parer à temps aux obstructions, avant qu'ils n'aient donné lieu à des inconvénients plus sérieux.

Nettoyage. — Le nettoyage normal des égouts se fait à l'aide de chasses, le nettoyage éventuel par le curage : ce dernier sera d'autant plus rare que le système d'égouts aura été mieux conçu et construit : un bon égout n'a pas besoin d'être curé.

La manière la plus simple d'effectuer les chasses consiste à retenir les eaux d'égout au moyen de barrages et de provoquer l'écoulement brusque des eaux amoncelées en ouvrant les barrages. Ce système a un inconvénient : les eaux, tandis qu'elles s'accumulent en amont du barrage, y déposent sur les parois une partie des boues qu'elles charrient et qui ne sont pas toujours entraînées au moment de la débâcle.

Quand les villes ont à leur disposition une rivière, un canal, un bassin à marée dont le plan d'eau soit supérieur à une bonne partie du réseau des égouts, elles en profitent pour faire passer à travers ces égouts des tonnes d'eau qui les lavent à fond : c'est ce qui se pratique à Dantzig, à Liège, à Munich. Lorsque le débit du cours d'eau n'est pas suffisant, on accumule l'eau dans des bassins de chasse qu'on vide périodiquement en ouvrant une vanne. Ainsi à Munich il y a un bassin de ce genre de 330 mètres cubes alimenté par l'Isar et situé à une altitude suffisante pour lancer son contenu

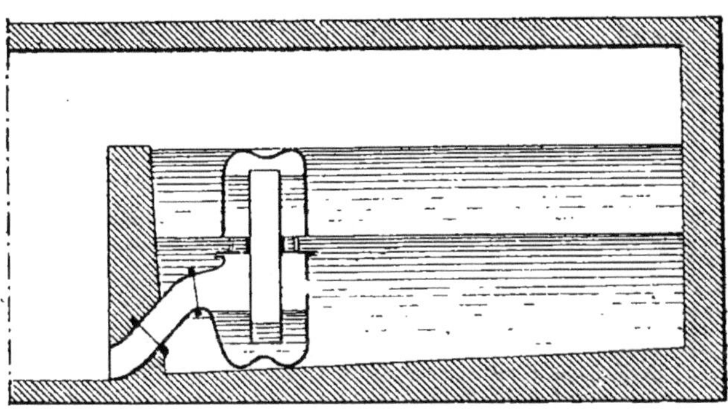

Fig. 114. — Réservoir de chasse placé en tête d'un égout (coupe longitudinale) (d'après L. Masson).

dans tout le réseau supérieur et dans tout le réseau inférieur de la rive gauche : on devine aisément les

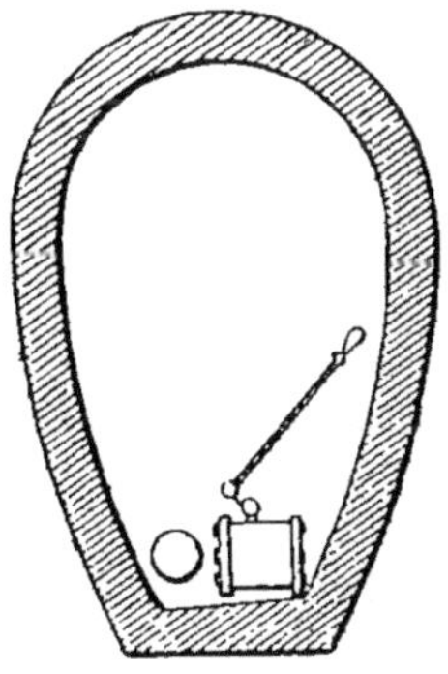

Fig. 115. — Réservoir de chasse placé en tête d'un égout (coupe transversale) (d'après L. Masson).

effets qu'on doit obtenir par des lavages aussi puissants.

Lorsqu'on n'a pas cette ressource, on place aux points morts en tête des égouts et sur leur trajet aux points où la pente est insuffisante, des appareils de chasse automatiques qui sont disposés dans des cuves en maçonneries et qui sont alimentés par la distribution d'eau de

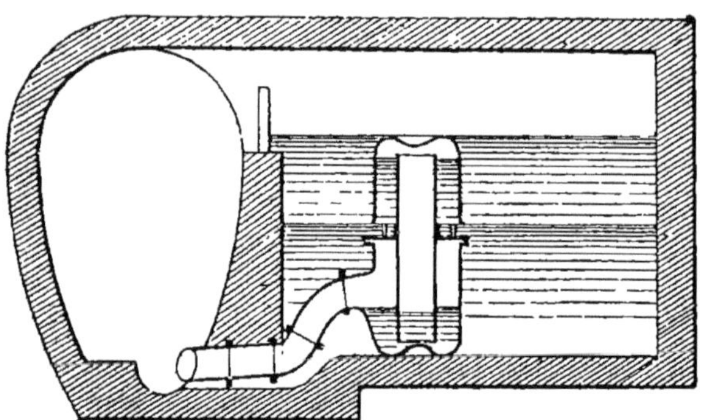

Fig. 116. — Réservoir de chasse placé latéralement à l'égout (d'après L. Masson).

la ville : un robinet de jauge permet de les remplir en vingt-quatre heures : ils mettent de 30 à 50 secondes se vider. Le plus souvent, les réservoirs en tête d'un

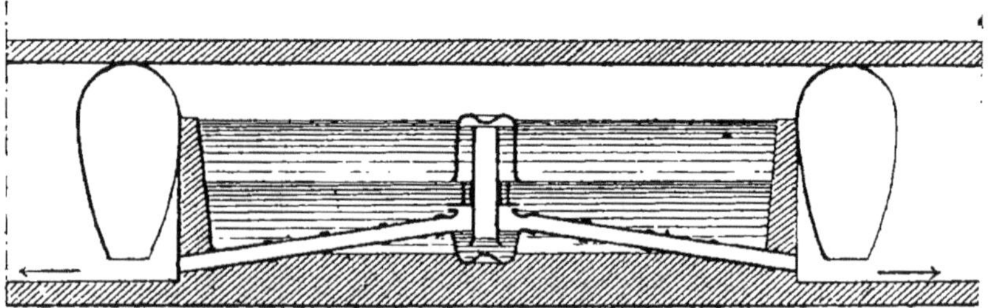

Fig. 117. — Réservoir de chasse à deux sorties placé au point heurt d'un égout (d'après L. Masson).

égout sont placés dans cet égout même et formés par deux murettes perpendiculaires à l'axe de l'égout. On y dispose deux appareils dont le supérieur s'amorce et se vide automatiquement, tandis que l'inférieur peut être vidé à volonté par les ouvriers au moyen d'une vanne qui s'ouvre à l'aide d'un levier (fig. 114 et 115).

La figure 116 représente un réservoir de chasse placé latéralement à l'égout.

La figure 117 montre un réservoir de chasse placé au point le plus élevé de deux égouts se dirigeant chacun dans un sens différent.

L'effet des chasses ne s'étend pas au delà d'une certaine distance, aussi est-il nécessaire d'échelonner le long de la section à nettoyer et à des distances convenables un certain nombre d'appareils de chasse.

Dans les égouts qui ne sont pas suffisamment garantis contre l'accès des boues et sables de la rue, il devient

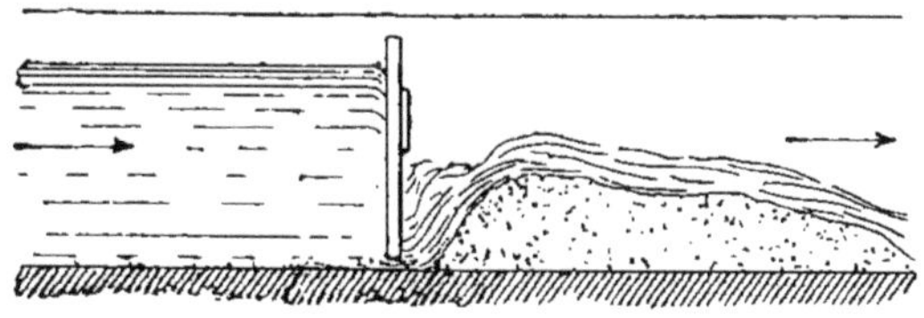

Fig. 118. — Nettoyage des égouts par le système de la vanne.

nécessaire de faire le curage au moyen d'appareils spéciaux. Pour les égouts à petite section on opère comme pour le ramonnage des cheminées : on y fait pénétrer, en se servant des regards, des griffes, des rabots, des brosses placés au bout d'une longue tige formée de plusieurs bouts assemblés : ou bien on fait passer par une section d'égouts en poterie, un flotteur en papier qui porte un fil goudronné, auquel est attaché la corde également goudronnée d'un écouvillon que l'on tire à travers la conduite.

Dans les égouts à plus grande section on se sert d'une vanne mobile (fig. 118) qui épouse le profil de la cunette et derrière laquelle l'eau se met en charge : en ne descendant pas complètement la vanne jusqu'au fond, l'eau s'échappe avec force par le fond et y provoque un remou qui pousse devant lui et fait avancer le dépôt de sable à la façon d'une dune mouvante. Cette vanne peut être traînée par des hommes, portée sur un chariot, un wagonnet ou un bateau : le principe reste toujours le même. Pour curer l'égout qui passe en siphon sous le pont de l'Alma on se sert d'une boule en bois (fig. 119) dont le diamètre est légèrement inférieur à celui du siphon : cette boule est introduite en amont ; en vertu de sa densité, elle reste accolée au plafond du siphon et laisse libre à la partie inférieure une petite section en forme de croissant par où l'eau s'échappe avec force comme du fond d'une vanne. L'effet obtenu est excel-

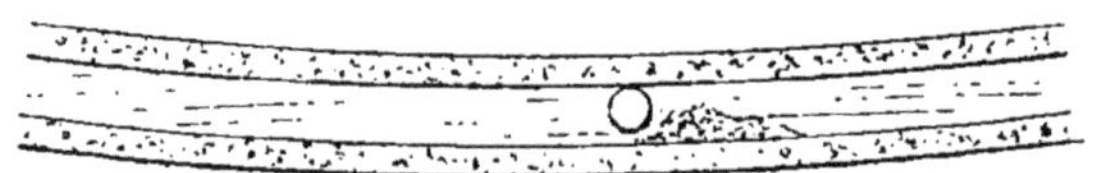

Fig. 119. — Nettoyage d'un égout circulaire par une boule faisant office de vanne.

lent et depuis trente ans le siphon du pont de l'Alma n'a jamais eu besoin d'un mode de curage autre.

Les sables sont poussés par les vannes, soit jusqu'à l'extrémité du collecteur ou bien ils tombent dans des réservoirs ménagés de distance en distance sur le radier d'où on les extrait pour les transporter hors de l'égout. Les bancs de sable progressent de un kilomètre en vingt-quatre heures. Pour que les vannes fonctionnent, ils faut des cunettes d'au moins $0^m,80$ de profondeur.

Ventilation. — Dans un système d'égouts mal compris ou mal construit, l'air de l'égout se rapproche plus ou moins par sa composition de celui des fosses fixes : nous n'avons rien à en dire ici si ce n'est que les modes d'aération décrits à propos des fosses fixes peut trouver ici son emploi en grand.

Au contraire, dans un système bien conçu, l'air d'égout n'a pas d'odeur particulière, il a l'odeur un peu fade de l'air des caves. Les précautions minutieuses que prennent les Anglais pour rompre toute communication entre l'atmosphère de leurs maisons et celle des égouts ne se comprend que par des appréhensions

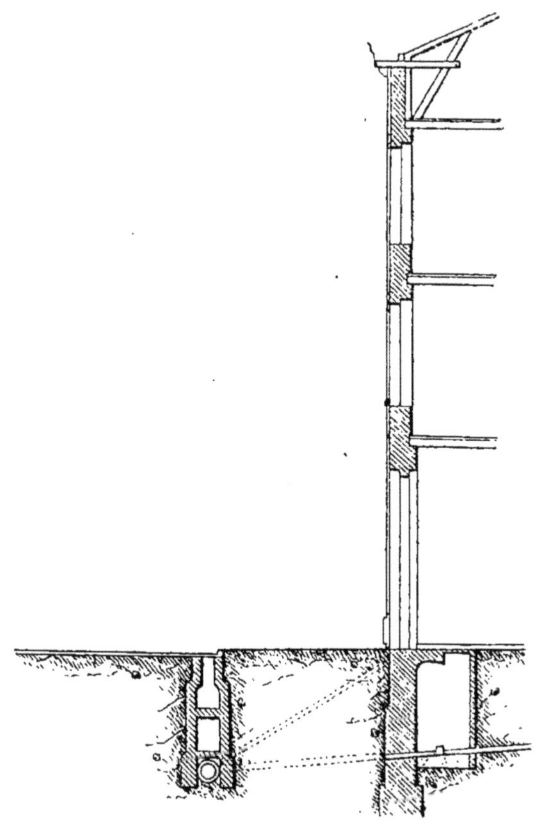

Fig. 120. — Ventilation d'un égout par le tuyau de chute des eaux pluviales.

héritées d'un âge où les égouts étaient moins parfaits qu'aujourd'hui, en Angleterre surtout; d'autre part, l'influence nocive attribuée à l'air d'égout *même odorant* n'est nullement démontrée.

Deux principes sont admis aujourd'hui en ce qui concerne la ventilation des égouts :

1° Il faut les ventiler aussi largement que possible ;

2° L'air d'égouts ainsi largement ventilés peut être évacué sans inconvénient dans les rues et par-dessus les toits des maisons.

L'égout doit être ventilé : 1° par les regards dont les plaques de fermeture sont à jour ; 2° par les gullys qui ne sont pourvus d'aucune occlusion hydraulique ; 3° par les tuyaux de descente des eaux pluviales des maisons bordant la chaussée, des drains se dirigeant obliquement du bas du mur de façade au sommet de l'égout (fig. 120).

Ces tuyaux doivent être prolongés jusque par-dessus les toits en se conservant dans toute leur longueur un calibre égal. On peut les coiffer d'une mître de ventilation ; dans aucun cas ils ne doivent s'ouvrir au-dessous des fenêtres du dernier étage. On peut aussi utiliser pour la ventilation des égouts les cheminées des usines qui détermineront un tirage énergique ; on établira de grands tuyaux de ventilation le long des édifices élevés tels que les églises et en général des édifices publics. Enfin on peut établir aux points culminants des cheminées de ventilation dans lesquelles il sera d'ailleurs inutile d'allumer du feu et qui serviront spécialement en hiver pour empêcher l'air plus chaud des égouts de sortir à flot par les bouches d'égout des quartiers élevés lorsqu'il sera déplacé par l'air froid et l'eau s'engouffrant dans les bouches d'égout de la ville basse.

Ajoutons qu'en hiver et pendant une partie des saisons intermédiaires l'air des égouts saturé d'humidité, et par ce fait plus léger que l'air, ayant une température égale et même une température légèrement supérieure, a de la tendance à s'échapper par les bouches : tandis qu'en été l'air des égouts étant plus froid s'écoule suivant l'axe du collecteur et n'a aucune tendance à sortir de l'égout.

CHAPITRE QUATRIÈME

ÉPURATION DES EAUX D'ÉGOUT

Composition des eaux d'égout. — Là où se pratique le tout à l'égout, la composition des eaux d'égout est en moyenne la suivante :

	Millig. par litre.
Matières dissoutes . .	700
Matières suspendues .	500 dont la moitié est formée de substances organiques.

Là où les matières fécales ne sont pas reçues à l'égout la composition est un peu différente :

Matières dissoutes . .	820
Matières suspendues .	360

Les eaux résiduaires de certaines industries (teintureries, manufactures de laines, tanneries, papeteries, etc.), contiennent parfois cinq et jusqu'à dix fois plus de matières suspendues.

L'épuration des eaux d'égouts et des eaux résiduaires industrielles se fait soit par la décantation avec ou sans addition de réactifs chimiques, soit par filtration naturelle à travers le sol.

ARTICLE PREMIER

ÉPURATION PAR DÉCANTATION

Les procédés de décantation sont à écoulement intermittent ou à écoulement continu.

La décantation intermittente convient surtout pour les exploitations industrielles (eaux de lavage des betteraves dans les sucreries, des grains dans les distilleries, etc.), et chaque fois que le volume des eaux à épurer est assez restreint. Comme exemple, nous donnons le procédé suivant appliqué au lavage des betteraves dans les fabriques de sucre.

L'eau est dirigée dans un canal ouvert à forte pente muni de grilles transversales qui retiennent les gros fragments de betteraves pour éviter qu'ils ne se lessivent dans les bassins et n'augmentent encore la teneur des eaux vannes. On donne à ce canal une forte pente pour éviter toute sédimentation sur son parcours. L'eau est reçue dans de larges bassins carrés en maçonnerie où elle est laissée jusqu'à la clarification suffisante. On ouvre ensuite la vanne pour laisser écouler l'eau qui surnage. Quant à la fange, elle est retirée et traitée par une des façons qui seront dites plus loin.

Les eaux de lavage des grains sont décantées de la manière suivante dans l'usine de Meeùs à Wyneghem-les-Anvers (Belgique). Elles arrivent par des rigoles dans un bassin de décantation divisé en neuf compartiments dont chacun a 25 mètres de longueur, 7 mètres de largeur et 1^{m},25 de profondeur : elles entrent dans chaque compartiment par une extrémité et s'écoulent dans le compartiment suivant par l'extrémité opposée. Les premiers compartiments sont nécessairement plutôt comblés que les suivants ; mais par un système combiné de conduites d'arrivée, on peut tour à tour nettoyer chaque bassin sans que l'opération de décantation soit arrêtée dans les autres. Longitudinalement au bassin de décantation s'étend un bassin de réception de 80 mètres de long sur 8 mètres de large et $1^{m},25$ de profondeur dans lequel est transvasé le limon déposé dans les divers compartiments et où il se dessèche jusqu'à ce qu'il ait la consistance voulue pour être transporté sur des terrains sablonneux voisins auxquels il est incorporé au grand bénéfice de l'agriculture, attendu qu'il donne à ces terrains la plasticité qui leur manque et qu'il contient 0,7 p. 100 d'azote et 0,8 p. 100 d'acide phosphorique. Les eaux décantées sont ensuite utilisées pour l'irrigation.

Il se construit actuellement une usine très importante à Grimonpont (Nord) pour épurer les eaux de l'Espierre, soit 30,000 mètres cubes par 24 heures. Ces eaux renferment 5 kilogrammes de matières solides par mètre cube. Elles arrivent dans l'usine par un canal à ciel ouvert qui les conduit dans un puisard d'aspiration où elles sont additionnées de lait de chaux. Ce lait est préparé à raison de 100 kilogrammes de chaux pour 600 litres d'eau et on admet que 2 kilogrammes de chaux, soit 12 litres de lait de chaux, sont nécessaires pour épurer 1 mètre cube d'eaux vannes. Un bac distributeur laisse écouler dans le puisard d'aspiration une quantité de réactif proportionnelle au volume d'eau à traiter. Quatre pompes centrifuges élèvent le mélange et le dirigent vers les bassins de précipitation qui sont au nombre de dix-huit et couvrent une surface totale de 4,600 mètres carrés, y compris les canaux latéraux. Chacun d'eux a 8 mètres de large, 20 mètres de long et $1^{m},60$ de profondeur moyenne. Leur radier a une pente longitudinale de 1 centimètre par mètre vers les canaux d'évacuation et en même temps des pentes transversales vers l'axe du bassin, de manière à concentrer les boues à l'extrémité opposée du canal distributeur.

Les bassins sont remplis successivement. Le temps nécessaire au repos, à la décantation des eaux claires et à l'évacuation des boues est de deux heures par opération. Après trente minutes de repos, les eaux clarifiées sont décantées avec une très grande lenteur. Les boues sont évacuées ensuite par des vannes de fond et dirigées par simple gravitation vers le bâtiment des machines. Là des pompes les reprennent et les refoulent soit sur des terrains voisins de l'usine où les boues s'essoreraient naturellement, soit plutôt dans des filtres-presses qui permettraient de réaliser rapidement cette dessiccation et de rendre les boues maniables et plus faciles à utiliser. Les boues avant toute dessiccation renferment 97 p. 100 d'eau et représentent 1/5 ou 1/6 du volume des eaux vannes.

La technique de l'épuration des eaux d'égout par décantation avec écoulement continu est la suivante :

On fait arriver les eaux dans des bassins ayant 80 mètres de long, 6 mètres de large, avec une profondeur croissante qui, de 2 mètres au point d'entrée, est de 3 mètres au point de sortie : le débit est réglé de telle façon que l'eau met six heures à traverser la longueur du bassin, avec une vitesse initiale de 5 millimètres à la seconde, terminale de 3 millimètres, soit une vitesse moyenne de 4 millimètres : cette vitesse très faible peut être assimilée à un repos absolu, attendu qu'elle ne gêne en rien la sédimentation; celle-ci se fait dans le sens vertical, tandis que le courant se meut suivant l'horizontale.

Le passage de l'eau a lieu d'une façon continue jusqu'au moment où la couche de fange est assez élevée pour gêner la clarification considérée comme suffisante : ce point est atteint plus ou moins rapidement suivant que les eaux à épurer sont plus ou moins chargées ; à Francfort-sur-le-Mein, chaque bassin fonctionne huit jours au moins. A ce moment, on arrête l'arrivée des eaux vannes et on laisse la sédimentation s'achever par le repos absolu; puis la couche surnageante, qui est claire, est rejetée en aval dans le conduit d'écoulement des eaux épurées, la couche intermédiaire entre la couche claire et le dépôt fangeux est refoulée en amont dans le collecteur d'arrivée et soumis à une nouvelle clarification. Enfin le dépôt, qui a la consistance d'une boue semi-liquide, est aspiré par une pompe spécialement agencée pour les fanges, et jeté dans de grands bassins à air libre, où, par évaporation et par filtration de l'eau dans un réseau de drains disposés sur le fond du bassin, il prend une consistance de plus en plus ferme jusqu'à ce qu'un bâton enfoncé dans la masse y laisse un trou persistant. La matière résiduaire définitive peut servir d'engrais.

Lorsque l'épuration par simple décantation est reconnue insuffisante, on mélange à l'eau avant son entrée dans les bassins, une bouillie claire qui est du lait de chaux ou une terre alumineuse quelconque, ou un mélange de ces deux substances. Cette dernière pratique est adoptée à Francfort-sur-le-Mein où l'on se sert d'une terre alumineuse tirée de Duisbourg, contenant 14 p. 100 d'alumine et une petite quantité de silice qui active la précipitation : on y ajoute la quantité de chaux nécessaire pour la rendre neutre. Cette terre est broyée et transformée en une bouillie claire par des machines spéciales, et la bouillie arrive par une conduite spéciale dans un bac où se fait le mélange avec les eaux vannes. Par un jeu de vannes on règle l'arrivée des deux liquides de telle façon que le mélange se fasse dans les proportions voulues.

Avec le procédé que nous venons de décrire le but visé est atteint, c'est-à-dire que l'épuration des eaux vannes peut être considérée comme suffisante, mais les dépenses sont considérables. Ainsi, à Francfort-sur-le-Mein, les dépenses d'installation se sont montées à 840.000 francs, la dépense annuelle d'exploitation est de 180.000 francs : chaque bassin épure journellement 6,000 mètres cubes d'eau, ce qui nécessite l'addition d'une tonne de sulfate d'alumine et d'un quart de tonne de chaux. L'épuration du mètre cube d'eau coûte 1 centime et demi. En y comprenant l'amortissement du capital, l'intérêt et les frais d'exploitation, la dépense annuelle est de 1 fr. 25 c. par habitant.

Appareil Röckner-Rothe (fig. 121). — Une citerne B de 5 mètres de profondeur sur 5^{m},8 de diamètre reçoit les eaux vannes préalablement additionnées d'une substance chimique dont la composition varie suivant la nature de ces eaux et qui est destinée à favoriser la précipitation des matières en suspension. Dans cette citerne plonge une cloche en tôle A de 8 mètres de haut, dont le diamètre, de 4^{m},2 le plus généralement, varie avec le cube des eaux à épurer ; latéralement, à 7 mètres au-dessus de son bord inférieur, la cloche porte un tuyau de trop-plein D qui descend verticalement dans un bassin dans lequel le niveau du liquide est de 0^{m},30 en contrebas de celui dans la citerne. A sa partie supérieure, la cloche est reliée avec une machine à faire le vide, au moyen d'un tube F dont la partie la plus élevée doit être à 10^{m},3 au moins au-dessus du niveau du liquide dans la citerne ; grâce à cette disposition, la pression atmosphérique n'arrivera jamais à faire monter le liquide jusqu'à la partie la plus élevée de ce tube.

Les eaux vannes arrivent dans la citerne par sa partie inférieure. La machine à faire le vide les fait monter dans la cloche et les y maintient en équilibre avec la pression atmosphérique : le travail de cette machine est réglé de telle façon qu'elle refoule, au fur et à mesure de leur formation, dans le foyer où ils sont brûlés, les gaz qui

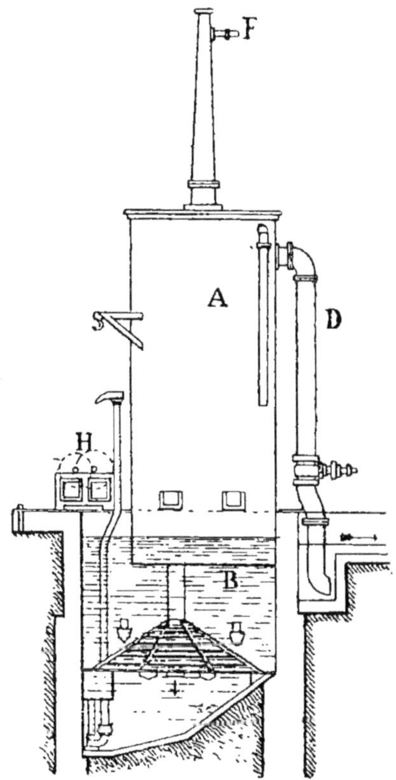

Fig. 121. — Appareil Röckner-Rothe pour l'épuration des eaux vannes.

s'échappent des eaux sous la cloche. La quantité de ces gaz n'est jamais très considérable et une petite machine suffit à maintenir le vide au degré voulu.

On voit que l'appareil en fonctionnement représente un siphon dont la courte branche est représentée par la hauteur du liquide dans la cloche et la longue branche par le tuyau de trop-plein. La section de ce tuyau n'est que le 1/10 de celui de la cloche et elle peut encore être diminuée par la manœuvre d'une clef. Cette différence de section est destinée à ralentir considérablement l'ascension du liquide dans la cloche, et de fait cette ascension a lieu avec une vitesse de 2 à 9 millimètres à la seconde. Dans ces conditions, les matières en suspension sont contrariées dans leur marche ascensionnelle par trois facteurs : 1° par la pesanteur; 2° la petite bulle de gaz qui accompagne en général chaque parcelle dont elle diminue le poids, crève sous l'influence du vide, ce qui fait redescendre la parcelle comme redescend, dans un verre de champagne, un grain de raisin dès qu'il s'est débarrassé à la surface des fines bulles qui constituaient sa force ascensionnelle; 3° chaque particule solide est arrêtée dans son trajet ascendant par celles qui sont déjà en voie de descente et exerce la même action rétrograde sur celles qui viennent derrière elle.

Lorsque l'eau est parvenue à la hauteur du trop-plein, elle est débarrassée des matières lourdes qu'elle tenait en suspension et elle se déverse clarifiée dans le bassin inférieur.

Le fond de la citerne est déclive vers le côté gauche, c'est vers ce côté que la fange se collecte : une pompe H l'extrait pour la rejeter dans des bassins drainés; on fait repasser par l'appareil l'eau qui sort de ces drains. Le résidu est égoutté et séché dans des bassins, jusqu'à ce que sa teneur en eau soit réduite à 80 p. 100; on l'utilise ou plutôt on s'en débarrasse ensuite comme on peut. Il faut de toutes façons réduire au strict minimum l'addition du réactif chimique pour diminuer le volume du résidu et le rendre plus utilisable pour l'agriculture.

L'expérience de ces dernières années place l'appareil Röckner-Rothe en tête de tous les appareils clarificateurs : ses principaux avantages sont les suivants :

1° Il faut un petit emplacement pour son installation ;

2° Il débarrasse très bien l'eau de la majeure partie des matières en suspension ;

3° Le réactif chimique employé est utilisé intégralement ;

4° Il brûle les gaz infects.

L'analyse suivante rend compte des résultats obtenus à Essen où le système fonctionne depuis plusieurs années :

Un litre d'eaux vannes contient en milligrammes :

a). *Matières en suspension.* —	*Avant l'épuration*	*Après l'épuration.*
Matières minérales.	283,9	61,1
— organiques.	258,4	4,3
Azote contenu dans ces dernières.	18,8	0,3
b). *Matières dissoutes.*		
Résidu sec à 100°	1019,2	2027,2
Cendres	790,4	1431,1
Perte au rouge (eau et matières organiques).	228,8	596,0
Pour oxyder les matières organiques, il faut en oxygène . .	41,7	56,1
Ammoniaque.	43,8	25,0
Azote organique.	6,9	5,2
Hydrogène sulfuré.	6,1	»
Acide phosphorique	11,2	»
Oxyde de fer et d'alumine . . .	21,2	5,2
Chaux de combinaison	89,2	55,6
Chaux pure	»	512,4

L'eau brute donnait au centimètre cube 1,399,750 colonies; elle n'en donnait, huit jours après l'opération, que 240 et même une fois 60. En moyenne, elle renferme 1,300 germes au centimètre cube aussitôt après l'épuration.

A Essen où la station d'épuration comprend quatre cloches et où on épure de 8,500 à 14,500 mètres cubes d'eau par jour, le système a été reconnu bon : l'eau épurée est claire, a une teinte jaunâtre et est absolument inodore. L'établissement ne répand aucune odeur incommode. Le gros embarras ce sont les boues résiduaires qu'on espérait vendre aux agriculteurs et dont ceux-ci ne veulent même pas gratuitement. La dépense se monte à 0 fr. 02 par mètre cube d'eaux vannes. Les frais d'installation se sont montés à 274,000 francs; le budget annuel est de 36,000 francs.

Des résultats analogues ont été obtenus ailleurs et à mesure que les essais continuent, ils sont déclarés satisfaisants. Le procédé convient aussi pour l'épuration des eaux résiduaires des sucreries, des brasseries, des teintureries, etc. On décide, suivant les cas particuliers, si la sédimentation mécanique seule est suffisante, ou si elle doit être complétée à l'aide de substances chimiques; pour ce dernier cas, un des principaux facteurs à considérer sont les frais qu'entraînent l'achat et le transport de ces substances.

ARTICLE DEUXIÈME

ÉPURATION CHIMIQUE

Nous allons mentionner brièvement les moyens d'épuration chimique reconnus jusqu'ici le moins défectueux; la plupart sont basés sur l'emploi de la chaux qui rend insolubles et précipite certaines substances organiques renfermées dans les eaux vannes : le précipité entraîne mécaniquement les autres substances en suspension.

Méthode Suvern. — On se sert d'un mélange de 100 parties de chaux, 10 parties de chlorure de magnésium, 10 parties de goudron de houille. Les substances dissoutes sont entraînés en faible partie : aussitôt que la chaux est transformée en carbonate par le contact de l'air, la putréfaction s'établit dans les eaux. De plus, les eaux ainsi décantées ne conviennent plus pour irrigations, à cause du goudron qu'elles entraînent et qui rendrait le terrain imperméable.

Procédé Knauer. — On mélange aux eaux vannes du lait de chaux et une solution concentrée de manganèse, puis on fait agir la chaleur à 80°. Ce procédé a été reconnu insuffisant, il ajourne la putréfaction de quelques heures.

Procédé Robert-Muller. — On fait agir du lait de chaux, de l'hydrate de silice, et une composition terreuse spéciale tenue secrète et qui est de l'argile traitée d'une certaine façon. La précipitation est très rapide. — Ce procédé jouit d'une certaine vogue.

Procédé Oppermann. — On commence par ajouter aux eaux un mélange de lait de chaux et de dolomie calcinée (composé de sels de chaux et de magnésie) : l'hydrate de magnésie en se précipitant entraîne les matières en suspension. On ajoute ensuite du chlorure de fer pour empêcher le dégagement d'hydrogène sulfuré.

Procédé Huelva. — Les eaux sont mélangées avec du lait de chaux et une pâte rougeâtre qui est le secret de l'inventeur. Ce procédé est très apprécié en Allemagne.

Procédé Liesenberg. — On commence par additionner les eaux avec une terre alcaline ou un chlorure alcalin pour leur communiquer une réaction faiblement alcaline. Puis on ajoute une préparation ferrugineuse spéciale

(Natriumferrit) que l'on obtient en fondant du minerai de fer finement pulvérisé avec de la soude. Il s'opère instantanément une réaction dans les eaux vannes ; il se produit de l'hydrate de fer qui est le véritable agent épurateur et la précipitation marche très rapidement. La présence du fer empêche le dégagement d'hydrogène sulfuré et la formation de sulfures alcalins. L'hydrate de fer entraine une forte proportion de substances tant organiques qu'inorganiques Ce procédé d'invention récente jouit d'une certaine vogue : l'eau est assez bien épurée pour pouvoir resservir dans certaines industries.

Procédé Defosse. — Il s'exécute en trois temps : 1° précipitation et décantation préalable au moyen de trois réactifs combinés: sulfate d'alumine, permanaganate de potasse, chaux; 2° filtrage rapide à travers des couches de tourbes ; 3° purification sur un lit de minerai de fer et de calcaire.

Les trois réactifs combinés à des doses variables selon la composition des eaux ne dépassent pas 120 grammes pour un mètre cube d'eau (coût 0 fr.005). Avant d'entrer dans les bassins, les eaux subissent, à l'aide de chicanes, un remous qui ramène à la surface, sous forme d'écume, la majeure partie des graisses qu'elles contiennent : ces graisses sont recueillies dans des puisards spéciaux et transformées en stéarine et graisses pour usages industriels.

Les réactifs sont distribués automatiquement aux eaux au fur et à mesure des quantités qui passent : leur mélange et leur écoulement sont assurés par des flotteurs que l'eau règle elle-même.

Les matières en suspension dans les eaux et celles en dissolution, précipitées par les réactifs, se déposent dans des bassins qui se remplissent et se vident alternativement. Ces bassins ont leur plafond incliné en sens opposé à leur axe d'évacuation. Une soupape à vantelle, établie à la partie la plus basse de ces plafonds permet, à certains moments, d'après la densité des boues déposées, de forcer celles-ci, par la théorie des vases communiquants et sous la pression des eaux de la surface, de s'écouler dans des citernes disposées à cet effet.

Les eaux s'écoulent des bassins de décantation par une chute, sur et au travers des filtres de tourbe et de là elles retombent sur un minerai artificiel de fer très poreux qui achève l'épuration.

On s'est attaché à établir, par la pratique, la valeur des principaux agents chimiques de précipitation et ce que l'on pouvait attendre de la simple sédimentation mécanique sans le secours de ces agents. Il ressort des essais faits dans cette voie que le principal rôle doit être attribué à la sédimentation mécanique et que le rôle des agents chimiques ne vient qu'en seconde ligne. Mais l'épuration mécanique seule fournit une boue infecte et sans cohésion qu'il est difficile de manipuler. L'addition de lait de chaux seul n'empêche pas les émanations nauséabondes et quelquefois les favorise, parce que la chaux déplace l'ammoniaque de ses combinaisons : de plus, la chaux a l'inconvénient d'augmenter considérablement le volume du résidu qui peut être jusqu'à quatre fois et demi plus considérable qu'avec l'argile. On a essayé la tourbe ; les résultats ont été des plus défavorables parce que la boue n'avait plus aucune cohésion du tout. Ce qui donne les meilleurs résultats, quant à présent, c'est un mélange soit de chaux et d'argile, soit d'argile et de silice. Ce dernier mélange donne une boue d'une bonne consistance pouvant se débiter en briquettes.

Au point de vue bactériologique, voici les effets obtenus à Francfort-sur-le-Mein :

Nombre de germes au centimètre cube d'eau d'égout avant l'épuration	3,000,000
Nombre de germes après sédimentation simple	3 500,000
— — action de l'argile. . .	380,000
— — action de la chaux. .	75,000

Emploi des boues résiduaires. — M. Defosse propose de les distiller et de fabriquer du gaz d'éclairage : la boue *sèche* donne 200 mètres cubes de gaz à la tonne ; le pouvoir éclairant de ce gaz serait 1, 38, celui de Paris étant pris pour terme de comparaison. Nous ignorons si ce procédé a reçu une application en grand.

Enfouissement. — A Birmingham, on enfouit les boues résiduaires dans des tranchées : lorsqu'une tranchée est à peu près comblée, on creuse parallèlement à elle une tranchée nouvelle, et avec la terre extraite on achève de remplir la première, et ainsi de suite. Le terrain est ensuite livré à la culture et l'enfouissement continue sur d'autres parties. Au bout d'un an de culture, le terrain reçoit pendant un an les boues liquides que l'on sort des bassins de décantation qui renferment 90 p. 100 d'eau et qui se dessèchent à sa surface. Après trois années, le même terrain peut de nouveau être utilisé pour l'enfouissement. Il faut un are pour enfouir 15 tonnes de boue. Le terrain de Birmingham est formé de graviers et filtre bien. Il sera habituellement nécessaire de drainer le sol. Il est à peine besoin de dire que les terrains utilisés doivent être éloignés des points où l'on recueille la nappe d'eau souterraine pour l'alimentation. Ainsi G. Pouchet a signalé un cas où l'enfouissement des résidus d'une sucrerie avait altéré la pureté de l'eau de tous les puits d'une localité.

Fabrication d'agglomérés. — Avec des filtres-presses qui expriment l'eau des boues et réduisent leur teneur en eau à 50 ou 55 p. 100 on peut les transformer en agglomérés qui en facilitent le transport et le placement. On arrive ainsi à s'en débarrasser tant bien que mal, en général à titre gratuit : en aucun cas les recettes n'arriveraient à couvrir les frais de la fabrication.

Transformation en ciment. — A Burnley, on sèche les boues qui sont très riches en calcaire et on les calcine dans un four à briques qui les transforme en un ciment de qualité inférieure. Ce procédé est cher et compliqué.

L'*immersion dans la mer* peut être employée, à condition de conduire les boues au large pour que le flot ne les ramène pas sur la côte.

A Ealing (faubourg de Londres), à Southampton, on mélange les boues résiduaires aux gadoues : celles-ci absorbent une partie de l'eau des premières et le mélange forme une masse qui se laisse facilement travailler. Les paysans peuvent enlever de ce mélange, gratuitement, la quantité qu'ils désirent. Le reste est brûlé dans des appareils Fryer (voir p. 69). La flamme de la masse en combustion chauffe un générateur dont la vapeur alimente les machines servant à l'épuration des eaux d'égout et une autre machine qui transforme en ciment les cendres mêlées à de la chaux.

Ce dernier procédé et celui de l'enfouissement semblent être les deux plus pratiques et les plus recommandables. Mais ils ne s'appliquent qu'à des quantités restreintes. Pour des volumes un peu considérables, il ne faudrait pas y compter, à plus forte raison pour les résidus colossaux de certaines usines, comme par exemple ceux de Grimonpont qui représentent 5,000 à 6,000 mètres cubes par jour. « Imagine-t-on, dit M. le professeur Arnould, l'étendue de terre sur laquelle on étalerait cette masse formidable, les bassins où on la mettrait à égouter et à s'évaporer, sous le ciel peu desséchant de Roubaix? Il faudrait, rien que pour vingt-quatre heures, 18 bassins en sus de ceux qui existent en vue de la décantation. Et combien de fois 18 bassins, et quel surcroît de travail? Puis que faire de ces boues, même demi-solides et réduites de volume, fût-ce à 1,000, à 500 mètres cubes par jour? »

En général, toutes les installations d'épuration par décantation, avec ou sans réactifs chimiques, rencontrent une difficulté presque insurmontable dans le placement des boues résiduaires, car on ne sait comment se débarrasser de ces boues; les agriculteurs, à tort ou à raison, les acceptent mollement, même à titre gratuit, et il faut prévoir, pour toutes ces exploitations, des frais supplémentaires peut-être considérables, occasionnés par l'enlèvement des résidus.

Nous ne décrirons pas les nombreux procédés autres d'épuration qui ont été préconisés : ce luxe apparent cache une pauvreté réelle, comme il arrive souvent en pareil cas. D'abord tous les procédés d'épuration basés sur l'emploi de la force centrifuge, d'appareils filtrants, de presses, de chauffage, de cuisson, d'évaporation pour obtenir un résidu sec, ne valent pas la peine d'être examinés. Mais, même avec les procédés moins imparfaits que nous avons décrits, les résultats sont loin d'être suffisants, ils ont tous le tort :

1° De coûter cher;

2° De constituer une industrie insalubre;

3° D'accumuler des monceaux de boues dont le placement est difficile, pour ne pas dire plus;

4° De ne pas toujours épurer suffisamment les eaux pour qu'on puisse les jeter sans inconvénient dans les cours d'eau.

Aussi tous ces procédés ne soutiennent pas la comparaison avec le seul rationnel, celui dont il nous reste à parler, à savoir l'épuration par le sol. Si nous les avons décrits, c'est que dans bon nombre de cas, pour une raison ou une autre, on est obligé d'y avoir recours, l'épuration par le sol n'étant pas réalisable; mais pour peu qu'elle le soit, c'est à elle qu'on devra toujours donner la préférence tant au point de vue de l'hygiène que de l'économie. Pour ne parler que du côté économique, on a calculé à Berlin que l'épuration chimique coûterait cinq fois plus que l'épuration agricole. Birmingham dépensait jadis 300,000 francs par an pour épurer ses eaux par des procédés chimiques, et on n'arrivait à en épurer que le tiers environ, le reste allait aux cours d'eau. Aujourd'hui on épure la totalité des eaux par le sol et le revenu annuel est de 27,000 francs.

ARTICLE TROISIÈME

ÉPURATION PAR LE SOL

Au point de vue hygiénique étroit, immédiat, l'épuration est la grande affaire, l'utilisation ne vient qu'en seconde ligne; autrement dit, l'irrigation est une opération industrielle dont la récolte en fruits, légumes, etc., n'est qu'un sous-produit. C'est donc une affaire d'hygiène et non d'agronomie. Aussi tous les raisonnements des agronomes hostiles à l'emploi agricole des égouts sont-ils non avenus. Nous visons surtout leur principal argument qui est celui-ci : l'irrigation amène sur les terrains plus de matières fertilisantes qu'il n'est nécessaire et beaucoup de ces matières sont non utilisées et se perdent. Cela est regrettable sans doute et c'est affaire à l'agriculture à chercher à tirer parti des engrais non employés. Il est reconnu que chaque hectare qui reçoit annuellement 10,000 mètres cubes d'eaux d'égout soit 550 kilogrammes d'azote, peut être considéré comme recevant une bonne fumure. Il est désirable qu'on ait à sa disposition autant d'hectares qu'il y a de fois 10,000 mètres cubes d'eaux à consommer; mais cela est désirable au point de vue de l'agriculture et non de l'hygiène qui ne voit dans les champs d'épuration que de vastes ateliers de désinfection et non une exploitation agricole. Cette tendresse des agronomes pour l'engrais perdu a le tort de venir un peu tard : pourquoi le regrette-t-on aujourd'hui qu'il est répandu sur les champs, sans utilité cela est vrai, mais sans préjudice pour la santé publique, et comment se fait-il qu'on ne regrettait pas jadis et qu'on ne regrette même pas encore aujourd'hui cette quantité colossale d'engrais qui par les fissures des fosses fixes s'infiltre dans le sous-sol des villes où il est également perdu, mais cette fois au grand préjudice de la santé publique ?

Cela dit, pour réduire à leur juste valeur les arguments peut-être sincères, mais sans valeur des adversaires de l'emploi agricole des eaux d'égout, nous ajouterons que tout le monde doit désirer et que tous les hygiénistes poursuivent l'utilisation agricole *intégrale* des eaux d'égout. L'hygiène, lorsqu'elle est pratiquée sincèrement, sauve chaque année la vie à des milliers d'êtres humains, et elle ne soustrait pas à la conséquence, nous allions dire à la responsabilité, qui en résulte pour elle de faire vivre ces êtres. Et pour ce faire elle a dans l'utilisation agricole des résidus des villes un moyen puissant : elle y voit d'abord une augmentation de production sur les champs d'épuration eux-mêmes et ensuite elle montre aux populations le rendement qu'on peut tirer d'un sol donné avec une culture méthodique et une bonne fumure.

. *Théorie de l'épuration par le sol.* — L'épuration par le sol comprend deux processus simultanés, un processus de *filtration* qui a son siège dans la partie la plus superfi-

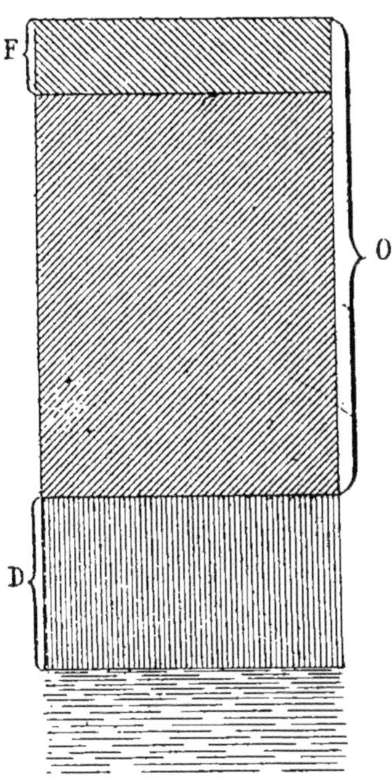

Fig. 122. — Schéma de l'épuration des égouts par le sol.
F, zone de filtration; O, zone d'oxydation; D, zone de drainage.

cielle du sol, dans les 20 premiers centimètres environ, et un phénomène d'*oxydation* ou de *nitrification* qui se fait avec le concours des germes saprophytes probablement très divers contenus dans le sol, et qui s'accomplit dans une épaisseur de terre de 2 mètres environ, à compter depuis la surface. Tout terrain d'épuration se divise donc en zones horizontales : la zone de filtration F (fig. 122), la zone d'oxydation O au-dessous de laquelle est la zone de drainage D qui s'étend jusqu'à la nappe souterraine.

Dans la *zone de filtration*, la technique de l'épuration par le sol est basée sur les lois ordinaires de la filtration. Les considérations qui seront exposées dans un autre chapitre à propos de la filtration par les bassins de sable trouvent leur place ici voir.

Lorsqu'on déverse sur un terrain une eau d'égout, cette eau dépose dans la tranche la plus superficielle celle qui est à fleur de terre, toutes les matières qu'elle tient en suspension : la partie liquide seule filtre vers la profondeur. Ce dépôt superficiel forme un feutrage très délicat à travers lequel les eaux subséquentes se filtrent d'une façon de plus en plus parfaite à mesure que le feutrage devient plus épais et plus serré, mais en même temps la rapidité de la filtration diminue et il arrivera un moment où le feutrage sera tellement serré que l'eau ne passera plus. A ce moment il est nécessaire de régénérer le filtre, ce qui se fait toujours par analogie avec ce qui se passe dans les bassins de sable, en abrasant le dépôt qui s'est formé à la surface du filtre : au-dessous on trouve du terrain neuf et l'opération recommence avec ses diverses phases, comme la première fois.

La couche de terre pénétrée par le limon est plus épaisse sans doute ici que dans les bassins de sable (20 centimètres au lieu de 1 centimètre) parce que le sol est souvent ameubli à sa surface et présente de larges lacunes par lesquelles l'eau s'engouffre jusqu'à 1 ou 2 décimètres de profondeur : c'est à cette profondeur qu'est située, à proprement parler, la surface filtrante continue. Depuis vingt ans qu'on irrigue à Dantzig, le sol n'a pris la couleur de l'eau d'égout que jusqu'à 30 centimètres de profondeur ; au-dessous, le sable a conservé intacte sa blancheur primitive.

Dans les filtres à bassin de sable, on règle, ainsi que nous le verrons plus loin, la vitesse d'écoulement en augmentant ou en diminuant d'un côté la hauteur de l'eau qui presse sur le filtre ; d'un autre côté, le diamètre de l'orifice de l'écoulement de l'eau filtrée. Dans l'épuration par le sol, la colonne d'eau qui presse sur le filtre est toujours assez faible, de sorte que l'écoulement est réglé par la résistance que l'eau rencontre dans les pores du terrain. Lorsque ces pores sont fins, comme dans les terrains compacts, la filtration s'opérera lentement et on peut dire sûrement : lorsqu'au contraire, ces pores sont larges comme dans les terrains sableux, l'eau rencontrera très peu de résistance à son écoulement par le bas et la vitesse du passage à travers le filtre pourra excéder celle qui est requise pour une bonne filtration. Dans ces conditions, il faudra, surtout au début, déverser l'eau par petites quantités, de façon à ce que, retenue dans les couches superficielles par capillarité, elle ait le temps d'y déposer les éléments qu'elle tient en suspension. Ce sera le degré de pureté de l'eau filtrée sortant des drains qui donnera la mesure de la quantité d'eau qu'un terrain très poreux peut épurer dans un temps donné et il faudra bien se garder de dépasser cette mesure. D'ailleurs, après plusieurs années de fonctionnement, l'adjonction successive des sédiments minéraux rend ces terrains moins poreux, d'un maniement moins délicat.

Les terrains très poreux par lesquels on est exposé à filtrer trop rapidement sont rares : d'une façon générale l'eau rencontre dans les pores une résistance à l'écoulement plus que suffisante pour qu'on soit sûr d'une filtration efficace. Nous savons, en effet, que dans les bassins de sable il faut filtrer avec une vitesse maxima de 12 centimètres à l'heure. Or, supposons qu'on fasse consommer à un terrain 50 litres par mètre carré et par jour, ce qui est un maximum qui est rarement atteint, et supposons que ces 50 litres soient déversés en une seule fois et mettent une heure à s'infiltrer dans la profondeur, cela ne fera jamais qu'une vitesse de 5 centimètres à l'heure ; même absorbée en une demi-heure, l'eau ne cheminerait jamais qu'à raison de 10 centimètres à l'heure. Et qu'on n'aille pas alléguer que dans la culture par raies et par billons les 50 litres d'eau représentent une moyenne et sont déversés en réalité non sur un mètre carré, mais sur une surface peut-être six fois moindre : l'eau, en gagnant la profondeur, s'infiltre aussi bien horizontalement que verticalement, de sorte qu'en réalité toute la tranche horizontale du filtre est mise à contribution. Non seulement on est sûr dans la plupart des terrains d'avoir une filtration suffisamment lente pour être efficace, mais il y a à craindre que la lenteur soit telle que le filtre n'est plus pratiquement utilisable. Frankland a établi que le meilleur terrain de filtration était constitué par une marne molle renfermant de l'hydrate de fer et d'alumine ; puis vient le sable demi-fin ; l'humus et le sol argileux sont d'excellents filtres, mais opèrent lentement. Lorsque l'argile prédomine par trop, la terre se fendille et l'épuration s'en ressent.

On a à craindre, pour les terrains compacts, de leur donner plus d'eau qu'ils ne peuvent en consommer, mais pour une raison autre que celle qui vient d'être exposée et sur laquelle il convient à présent d'attirer l'attention.

Le sol retient non seulement les substances en suspension dans l'eau, mais par un pouvoir encore inexpliqué, que faute de mieux on attribue à une sorte d'attraction, il fixe les substances dissoutes dans l'eau telles que la potasse, la silice, l'ammoniaque, l'acide phosphorique et la matière organique. Ces substances s'infiltrent plus ou moins profondément et on est porté à croire qu'après un certain temps le sol doit être imprégné, sursaturé. Or, l'expérience démontre qu'il n'en est rien. Que devient alors la matière organique ainsi emmagasinée dans les couches superficielles du sol? Ici intervient le rôle des germes de toute nature que renferme le sol et qui sont des agents de destruction de la matière organique aux dépens de laquelle ils vivent en la réduisant en des éléments plus simples, inoffensifs pour l'homme, utilisables pour les plantes : il y a là comme un feu souterrain qui consume la matière organique, apportée au sol par les eaux vannes, au fur et à mesure de l'apport ; et les agents essentiels de cette combustion sont les germes du sol. Celui-ci n'est donc pas un filtre inerte, mais un filtre *vivant*, et la préoccupation constante de la technique doit être, non seulement de respecter, mais de favoriser cette vitalité.

Le sol présente par ses pores une surface immense sur laquelle peuvent végéter les micro-organismes. Cette surface peut être évaluée à 6.360 mètres carrés pour un mètre cube d'un terrain à grain moyen, et à 9,027 mètres carrés pour le même volume d'un terrain à grain fin. C'est sur cette large surface que sont répandus les germes oxydants, autrement dit nitrificateurs, par l'intermédiaire desquels la matière organique des eaux, non directement utilisable par les plantes, est transformée en éléments plus simples qui peuvent être absorbés par les racines.

L'intervention de ces germes est d'autant plus utile que la matière organique arrive plus fraîche sur les terrains ; car l'azote ammoniacal, par exemple, existant dans les matières qui ont stagné quelque temps et qui ont été soumises à la putréfaction, est directement assimilable par les plantes, tandis que l'azote organique doit au préalable être décomposé. Cette décomposition sera l'œuvre des germes nitrificateurs.

La tranche horizontale de terrain qui renferme les germes doit avoir une épaisseur aussi grande que possible, de manière à ce que les substances organiques qui ont échappé à l'action des germes des couches superficielles soient atteintes par ceux des couches plus profondes. Or, nous savons que les couches superficielles du sol sont riches en bactéries, mais qu'à une certaine profondeur il y a une limite à partir de laquelle le nombre des germes diminue brusquement, et qu'il continue à diminuer jusqu'à absence totale. L'épaisseur de la couche bactérifère varie suivant les terrains, mais dans des limites assez étroites. Sur un terrain vierge des environs de Postdam, elle mesure de $0^m,75$ à $2^m,25$; sur le sol de Berlin, elle mesure entre 1 mètre et $2^m,50$ (Frænkel). Les deux exemples suivants donneront un aperçu de la répartition des bactéries dans deux sols différents :

1° TERRAIN VIERGE DU PFINGSBERG (PRÈS POTSDAM)

Profondeur, surface.	Nombre de germes au centimètre cube.
$0^m,50$	450,000
$1^m,00$	300,000
$1^m,50$	150,000
$2^m,00$	80,000
$2^m,00$	200,000
$2^m,50$	700
$3^m,00$	100

2° TERRAIN DE BERLIN (JARDIN)

$0^m,00$	45,000
$0^m,25$	35,000
$0^m,50$	45,000
$0^m,75$	28,000
$1^m,00$	200
$1^m,25$	800
$1^m,50$	0

La diminution brusque à une certaine profondeur est un fait constant, extrêmement frappant. Par exemple, il n'est pas rare, après une zone renfermant 120,000 germes, d'en rencontrer, à 50 centimètres plus bas, une autre qui n'en renferme que 2,000.

En l'absence de recherches entreprises sur d'autres terrains, nous devons nous en tenir provisoirement aux résultats de Frænkel et nous devons considérer que dans tout terrain d'épuration il est désirable d'avoir une couche bactérifère de 2 mètres d'épaisseur pour opérer la réduction des substances organiques. Fait extrêmement remarquable, Frankland, en se basant sur l'analyse chimique des eaux épurées, et bien avant les recherches de Frænkel, était arrivé à conclure que tout terrain d'épuration devrait avoir une couche aérée, perméable, de 2 mètres d'épaisseur. Nous savons aujourd'hui pourquoi cette couche doit être ménagée : c'est la zone d'oxydation, de combustion, la filtration proprement dite se faisant à fleur du sol, dans les premiers centimètres, peut-être dans les premiers millimètres.

L'activité des germes nitrificateurs est en relation étroite avec la présence d'oxygène : lorsque ce gaz fait défaut, le travail de nitrification est suspendu ; plus il pénètre en grande quantité dans le sol et plus ce travail avance rapidement. L'oxydation du carbone est moins directement proportionnelle à la quantité d'oxygène présente : elle atteint à peu près son maximum dès que ce gaz existe parmi les gaz du sol dans la proportion de 8 p. 100 ; au delà elle augmente d'une manière insignifiante.

L'activité des germes nitrificateurs dépend aussi de la température ; à + 5° elle est faible ; à + 37° elle est au maximum ; à + 55° elle s'arrête. L'oxydation carbonée par contre a son maximum à + 60°.

L'humidité favorise le processus d'oxydation, en tant

toutefois qu'elle n'est pas un obstacle à l'arrivée de l'air en bouchant les pores du terrain, autrement elle entrave le processus et l'arrête.

La lumière solaire est défavorable aux germes nitrificateurs.

Lorsque les eaux vannes ont une réaction acide ou fortement alcaline, la nitrification cesse. Elle est favorisée par la présence de certains principes minéraux tels que le sulfate de potasse, la soude, la chaux.

Lorsque la matière organique est très abondante, l'oxydation se fait mal et peut même cesser complètement : lorsque cette matière est très divisée ; l'oxydation marche bien ; lorsqu'elle est au contraire compacte, l'oxydation marche mal. D'une façon générale un contact intime entre la matière organique et l'oxygène est nécessaire, autrement il s'établit à la place de la nitrification un processus de réduction dû aux organismes de la putréfaction. Les produits de cette réduction sont des corps de composition complexe, des hydrogènes carbonés, de la leucine, de la tyrosine, de l'indol, du scatol, de l'ammoniaque, des nitrates et des acides gras volatils. En somme, c'est une réduction incomplète, nullement favorable à la végétation. Pour nous servir d'une comparaison, il y a entre la nitrification et la putréfaction la même différence qu'entre une lampe qui brûle bien et une lampe qui fume, et les raisons sont les mêmes : quand une lampe fume, c'est qu'il arrive trop d'huile ou pas assez d'oxygène : les produits de cette combustion incomplète sont des gaz âcres défavorables à nos organes. De même, ainsi que nous l'avons dit, la combustion souterraine marche mal lorsqu'il y a trop de substance organique et pas assez d'air. Tous les efforts de la technique doivent donc concourir à faire arriver graduellement la matière organique et à favoriser dans une large mesure le contact intime de l'air avec cette matière.

Quant aux germes qui produisent l'oxydation, il est probable qu'ils appartiennent non pas à une espèce unique, mais à des espèces très différentes qui font des nitrates et de l'acide carbonique de même que des espèces d'animaux très différentes fabriquent de l'acide carbonique, de l'urée, de l'acide urique et des urates.

La zone de combustion peut être diminuée par en bas de deux manières : par la présence à une faible profondeur soit d'une couche imperméable soit de la nappe d'eau souterraine : les bactéries existent, il est vrai, dans la couche imperméable et dans la couche aquifère jusqu'à la profondeur de 2 mètres, mais l'eau ne pénétrant pas la première, l'air étant exclu de la seconde, ces couches n'en sont pas moins perdues pour l'oxydation des eaux vannes.

Le premier cas se présente dans certains terrains, par exemple dans la plaine de la Crau où une couche d'humus de $0^m,50$ d'épaisseur repose sur une couche compacte absolument imperméable de poudingues agglomérés. Le second cas se rencontre dans la banlieue de Berlin où sous un sol sableux et aride on trouve à une très faible profondeur, à moins de 1 mètre en beaucoup d'endroits, à $1^m,50$ en moyenne, la nappe d'eau souterraine arrêtée par une couche imperméable sous-jacente.

Il faut tenir compte de ces deux obstacles, mais en se disant qu'ils ne sont pas au-dessus des ressources de la technique. Et d'abord l'exemple de Berlin démontre qu'on peut très bien épurer avec une zone de combustion de 1 mètre seulement d'épaisseur, à la condition de réduire le volume des eaux épurées de façon à diminuer la rapidité de leur passage à travers le sol et d'augmenter la durée du contact avec les germes nitrificateurs. Ainsi à Berlin on a multiplié beaucoup les surfaces d'épuration et on a limité à 10 ou 12,000 mètres cubes les eaux déversées sur chaque hectare dans les fonds où la couche épuratrice a un faible épaisseur. Rien n'empêcherait dans des terrains comme ceux de la Crau, où l'on dispose d'une couche d'humus dont le pouvoir nitrificateur est remarquable, de disposer le terrain par planches inclinées arrosées et irriguées par une rigole courant le long de l'arête supérieure : on aurait ainsi à peu de frais des prairies excellentes dont le pouvoir épurateur serait parfaitement suffisant, à la condition d'avoir 1 mètre d'épaisseur de terrain humique à la partie élevée des planches et $0^{m},80$ à leur partie basse et de limiter le déversement à des proportions que l'expérience seule pourrait déterminer.

Lorsque la nappe souterraine est à moins de 2 mètres au-dessous de la surface, il faut la faire baisser par un drainage approprié.

Drainage. — « Ce drainage doit comprendre essentiellement un certain nombre de tuyaux évacuateurs imperméables avec des branches collectrices perméables.

« Les premiers comme les derniers doivent être placés en dessous du niveau supérieur que les eaux souterraines ne doivent pas dépasser.

« L'écartement des drains perméables varie avec la nature du sol épurateur et surtout avec sa profondeur : il est facile de comprendre en effet que moins le sol épurateur a de hauteur, plus il importe de favoriser l'écoulement des eaux en multipliant le nombre des drains. Il n'est donc guère possible de fixer à priori l'écartement et l'importance des drains perméables; l'expérience seule, pour chaque cas particulier, permet de donner des notions précises à cet égard.

« D'après les Anglais, les terrains les plus légers

doivent être garnis de quelques drains situés profondément, pour empêcher les eaux d'égout de séjourner dans le sous-sol. Toute terre de qualité intermédiaire doit être complètement drainée; quant aux argiles, elles doivent être garnies de drains qui ne soient pas à plus de 4m,50 l'un de l'autre. On doit avoir soin de les disposer de manière que les eaux ne puissent y arriver verticalement. Pour cela on doit mettre sur les tuyaux de drainage 30 centimètres de la terre la plus compacte, mouillée et bien foulée, de manière que les eaux après avoir bien filtré à travers le sous-sol, pénètrent horizontalement dans les drains au lieu de se précipiter directement de la surface dans les tuyaux à travers l'argile fendillée. » (Pignant. *Principes d'assainissement*, p. 301.)

En moyenne les drains ont 7 centimètres 1/2 de diamètre intérieur; ils sont placés par lignes distantes de 12 à 25 mètres : les points initiaux sont à 1m,3 de profondeur et leur pente est de 1 : 1000. Ils débouchent dans des fossés à ciel ouvert qui les conduisent au cours d'eau le plus proche. C'est ainsi qu'à Berlin le drainage est effectué à l'aide de tuyaux ordinaires placés à une profondeur de 1 à 1m,50, qui déversent les eaux parfaitement claires et pures dans des fossés de ceinture.

A Gennevilliers où le sous-sol est très perméable, on a disposé cinq drains imperméables de 45 centimètres de diamètre, écartés en moyenne à 800 à 1,000 mètres et se dirigeant en rayonnant vers la Seine. Ce drainage avait été rendu nécessaire parce que les irrigations avaient fait enfler de 3 mètres la nappe souterraine : il a suffi pour faire baisser le plan moyen de cette nappe au-dessous du niveau qu'il occupait avant les irrigations.

A Reims, où le terrain est très perméable, le drainage est fait par des fossés à ciel ouvert ayant de

16.

$2^{m},50$ à 3 mètres de profondeur et distant les uns des autres de 150 à 200 mètres.

Les eaux provenant du drainage des terrains d'épuration contiennent un nombre variable de germes, cela dépend avant tout de la profondeur à laquelle sont placés les drains. S'ils sont placés en plein dans la couche bactérifère, il n'est pas étonnant que l'eau entraîne constamment un certain nombre de germes dont est peuplée cette couche: aussi Koch a-t-il trouvé 87,000 germes dans 1^{cm3} de l'eau des fossés d'évacuation des terrains irrigués de Berlin ; mais la présence de ces germes importe peu pour plusieurs raisons: la première est que l'eau n'est pas faite pour être livrée à la consommation et qu'on ne doit pas exiger d'elle les qualités qu'on demande à l'eau de boisson ; la seconde est que dans la couche bactérifère où sont placés les drains les germes pathogènes sont peu nombreux, vraisemblablement absents; les germes de l'eau des drains sont probablement des germes nitrificateurs et tout ce que l'on peut regretter, c'est qu'ils soient perdus pour le travail ultérieur d'oxydation. Lorsque au contraire les drains sont à plus de 2 mètres de profondeur, comme à Gennevilliers, au-dessous par conséquent de la couche riche en bactéries, le nombre des germes entraînés est extrêmement faible, et il est possible qu'ils proviennent non de la nappe souterraine qui peut fort bien être stérile déjà à cette profondeur, mais de la paroi interne des drains où se fait une végétation comparable à celle qui a lieu sur la paroi interne des puits tubés.

Rôle de la végétation.— La végétation est dans la technique de l'irrigation un adjuvant de premier ordre dont il faut préciser le rôle[1]. Et d'abord la végétation ne

[1] Voir à ce sujet ce qui a été dit à l'occasion des cimetières (p. 93).

détruit pas les germes pathogènes : ceux-ci sont détruits avant tout par la concurrence des saprophytes, par la dessiccation, par l'action de la lumière et par l'oxygène. Ces divers agents font des champs d'épuration de vastes ateliers de désinfection ; mais encore une fois la végétation n'a aucune part directe à cette destruction. Seulement les racines favorisent la pénétration du sol par l'air et, phénomène encore plus important, les plantes aident à la filtration en pompant une grande quantité d'eau dans la terre et en l'évaporant par leurs feuilles : aussi plus une plante évapore et mieux cela vaut ; de là la tendance à cultiver surtout les plantes maraîchères ; il est hors de doute que dans les pays chauds on planterait avantageusement les terrains d'irrigation avec des eucalyptus dont la puissance d'évaporation est bien connue. Une autre conséquence de ce qui vient d'être dit, c'est que plus un terrain sera compact, plus il aura besoin d'être planté pour devenir un bon terrain d'épuration, les radicelles serviront à l'aérer et l'évaporation, en diminuant constamment l'eau du sol, diminuera d'autant la résistance qu'il opposera à la pénétration des eaux vannes.

Cette évaporation par les plantes est un véritable drainage vertical dont la puissance est très considérable. Elle déverse dans l'atmosphère, à de certains jours, jusqu'aux 4/5 de l'eau répandue à la surface du sol. Dans des expériences très précises exécutées à Gennevilliers sur des bassins bien étanches revêtus d'un enduit imperméable, remplis de terre sur une hauteur de 2 mètres et munis de drains sur leurs fonds, Marié-Davy a constaté que sur 24,000 mètres cubes déversés à leur surface dans l'espace de six mois, 1,600 mètres cubes seulement, soit 1/15, s'écoulaient par les drains, les autres 14/15 s'évaporaient par la surface du sol ou les feuilles des plantes.

La culture agit encore favorablement sur le sol par

les labours périodiques auxquels elle donne lieu, qu
ameublissent le sol, favorisent la pénétration de l'air e
par là la vitalité des germes nitrificateurs.

En certains endroits on soumet les eaux d'égout à un *clarification préalable* avant de les déverser sur le terrains ; cette clarification se fait soit par simple décantation. soit par addition de lait de chaux ou de tout autr réactif à base de chaux. A Birmingham les eaux son d'origine industrielle surtout et acides par suite de l présence d'acide chlorhydrique : on les neutralise par l chaux et on les laisse déposer dans des bassins duran six heures.

Dans les villes où les eaux sont peu chargées cette opération est superflue, surtout si les sables et les graviers ont été arrêtés en route, soit par les gullys, soit par un curage régulier des égouts. Mais là où les eaux sont fortement chargées une décantation peut être nécessaire parce qu'autrement les fonds des raies sont feutrés bien avant que les récoltes ne soient mûres, ce qui gêne considérablement pour la continuation de l'irrigation. Cela est également vrai des prairies qu'on arrose par déversement et où il est indiqué d'éviter le feutrage rapide. Le mieux est d'annexer à chaque bouche d'arrosage une chambre de dépôt qu'on cure au fur et à mesure des besoins. La fange retirée de ces chambres a une valeur fertilisante égale à celle du fumier de ferme.

Nature du terrain. — Le principal obstacle que rencontrent les municipalités pour la création de champs d'épuration est d'ordre financier ; au pourtour des villes le terrain est trop cher, il est couvert de maisons de plaisance et souvent l'expropriation serait ruineuse pour les finances de la ville. Quant à un terrain approprié, on le trouve à peu près partout. « Il est beaucoup plus facile qu'on ne le pense généralement de trouver un terrain propice pour y verser les eaux d'égout. La constitution géologique du sol est rarement un obstacle, et à l'exception des terres exposées à être submergées, il n'y a pour ainsi dire pas de terrain qui ne puisse s'accommoder à cette destination. On connaît des irrigations qui réussissent à merveille sur des sables siliceux à peu près purs, comme à Edimbourg, et d'autres qui réussissent non moins bien sur l'argile forte, comme à South-Norwood. Or, entre ces deux extrêmes, sont compris à peu près tous les degrés d'état mécanique du sol qu'on est appelé à rencontrer. A certains égards même, selon la remarque des commissaires de 1866, une argile compacte peut convenir mieux encore que des sols légers ; car, par sa nature, elle est plus apte à produire une forte végétation, et, d'après ses propriétés chimiques bien connues, elle a plus d'efficacité pour purifier l'eau d'égout. » (De Freycinet, *Assainissement des villes*, p. 209.)

Le terrain le plus favorable pour l'épuration est un sol argileux friable ayant 0m,80 d'épaisseur environ et reposant sur une couche perméable formée par exemple de graviers.

Il est possible d'ailleurs d'adapter certains terrains pour les irrigations : ainsi on donne aux terrains de sable plus de compacité en y incorporant une certaine proportion d'argile, et aux terrains argileux plus de légèreté en les amendant par de la chaux, des cendres ou du sable. Parfois il suffit de défoncer une couche imperméable peu épaisse pour rencontrer au-dessous une couche perméable propre aux irrigations.

Le sable coûte moins à adapter que le sol argileux, mais celui-ci une fois adapté rapporte plus que les terrains sableux. Ceux-ci, s'ils ne sont pas rendus compacts artificiellement, le deviennent à la longue par l'apport des alluvions des eaux d'égout ; mais la transformation est assez longue. Ainsi, à Dantzig, après vingt ans d'irrigation, on n'est encore arrivé à irriguer que l moitié des surfaces prévues dans le projet primitif, parc que le sable boit avidement les eaux.

Dans des endroits où le plan d'eau est trop élevé, i est souvent possible de le faire baisser par un drainag approprié ou, si l'on est au fond d'une vallée, en faisan baisser le niveau général du cours d'eau (suppressior des barrages, régularisation du lit de la rivière, etc.)

Les conditions varient suivant chaque cas particulie et on ne peut donner ici que des principes généraux Mais il y aura peu de cas où, si l'on est décidé à procé der aux irrigations, on ne trouvera pas des terrains appropriés. Le tout sera de s'adresser à des ingénieurs compétents, *familiarisés avec ces sortes d'installations*, capables de mener à bien des entreprises dans lesquelles de moins exercés échoueraient.

Quantité de terrain nécessaire. — Pour déterminer expérimentalement la quantité d'eau qu'un sol peut épurer, on se sert du procédé de Frankland. Dans un tube vertical de 2 mètres de haut sur $0^{m},30$ de diamètre, dont l'extrémité inférieure repose sur du gravier contenu dans un bassin, on dispose dans l'ordre naturel les diverses couches dont est formé le terrain à éprouver.

On commence par verser journellement à la surface de la terre un volume donné d'eau d'égout, et cela pendant plusieurs semaines : on augmente progressivement la dose, jusqu'à ce que l'eau sorte par le bas du filtre insuffisamment épurée.

Dans la pratique, il vaut mieux rester en deçà du chiffre fourni par cette expérience de laboratoire, parce que le terrain naturel sera toujours plus compact que le terrain extrait et disposé dans un tube.

Le tableau suivant indique les quantités d'eau épurées à l'hectare sur divers champs d'épuration.

VILLES	TERRE	MÈTRES CUBES épurés annuellement à l'hectare	
Berlin (Malchow.)	Forte.	8,827	
Doncster	Sable	10,889	
Berlin (Falkenberg.)	Forte	12,327	
Leamington	Presque tout gravier	13,946	
Berlin (Osdorff.)	Sable	15,727	
Berlin (Grosbeeren.)	Sable	10,355	
Reims (partie basse.)	Terrain calc^re	19,000	
Id. (partie haute.)	Id.	30,000	
Dantzig.	Dunes	40,150	
Paris (Gennevilliers.)	Sab. et gravier	48,940	
Croydon (Beddington.)	Gravier. . . .	98,578	
Paris (Gennevilliers.)	Sab. et gravier	100,000	(Expérience.)
Medfield (Massachussets.)	Gravier. . . .	108,543	(Sans culture.)

Les doses qui donnent les meilleurs résultats sont celles comprises entre 12,000 et 45,000 mètres cubes à l'hectare : c'est dans ces limites qu'on obtient l'épuration et l'utilisation les plus complètes.

On admet d'une façon générale qu'il faut 1 hectare de terrain irrigué pour 400 à 500 habitants (Flügge) : en Angleterre, on compte 1 hectare pour 250 à 300 habitants. Mais cette estimation ne saurait avoir un caractère rigoureux, parce que la densité de la population varie dans des limites extrêmement étendues suivant les villes.

Quand l'épuration par le sol est bien conduite, elle débarrasse les eaux d'égout de la totalité des matières en suspension et des germes : elle leur fait perdre de 60 à 80 p. 100 des substances organiques dissoutes et de 20 à 60 p. 100 des substances inorganiques. L'ammoniaque et l'acide phosphorique sont retenus en entier, l'acide sulfurique n'est retenu que peu, le chlore presque aucunement.

Il n'y a pas à craindre que les terrains perdent leu puissance d'épuration : c'est plutôt le contraire qu arrive. Ainsi, à Dantzig, la nitrification de l'azote devien de plus en plus parfaite à mesure que les champs d'irri gation fonctionnent ; car le sol qui s'est enrichi en humu épure mieux que le sable primitif de la dune. Quant a colmatage des pores du terrain par les matières sus pendues dans les eaux, il n'est pas à redouter non plus attendu que les labours brisent sans cesse la croûte qu se forme à la surface du filtre, lequel se trouve ainsi régé néré à des intervalles périodiques, absolument comme le filtres à bassin de sable. Nous verrons à propos d Reims que, grâce à des machines agricoles puissantes les raies peuvent être aisément et fréquemment débar rassées des dépôts fangeux, s'il en est besoin.

Il est démontré que les irrigations peuvent se pour suivre hiver comme été. Les eaux d'égout, grâce à leu calorique, coulent sous une mince couche de glace qu les protège contre le refroidissement et s'infiltrent dan le sol sous-jacent qui reste perméable, alors que par tout ailleurs la terre est gelée à une profondeur de plu sieurs décimètres. Cette température à peu près cons tante des terrains est extrêmement favorable en c qu'elle permet aux mêmes espèces de microbes sapro phytes de s'implanter fortement et de poursuivre leu œuvre de nitrification pendant toute l'année, y compri les mois les plus froids de l'hiver. L'épuration se con tinue par conséquent durant cette dernière saison, tan dis que l'utilisation agricole interrompue pendant l période des gelées ne recommence qu'avec la végéta tion du printemps.

Il n'est pas nécessaire que les terrains d'irrigatio soient éloignés des centres habités, notamment lors qu'ils sont exploités méthodiquement. Les cas de mai sons d'aliénés, d'orphelinats, de prisons et autre établissements similaires qui utilisent à leur porte les eaux de leurs égouts et qui consomment chez eux les récoltes obtenues par cette utilisation sont extrêmement nombreux en Angleterre. Bien que les irrigations ne se fassent pas toujours suivant toutes les règles de la technique, aucun inconvénient n'a encore été signalé. En France, nous avons des exemples, malheureusement encore trop rares, de cette circulation continue appliquée à de petits établissements. Mais le mouvement est commencé et se poursuivra rapidement, dès que les bienfaits du système auront été appréciés à leur vraie valeur. Nous voudrions voir en particulier ces champs d'épuration annexés aux casernes et établissements militaires isolés ; ils réaliseraient un double bienfait, d'abord en débarrassant instantanément les casernes de leurs matières de vidanges et de leurs eaux ménagères, puis en permettant d'améliorer beaucoup le régime alimentaire de la troupe sans accroissement de dépenses.

Tout à côté de la maison de répression de Nanterre (près Paris), et contigu même au mur d'enceinte, se trouve un champ d'épuration de 3 hectares qui reçoit les eaux pluviales et ménagères, et les matières de vidange de tout l'établissement (3,000 à 4,000 habitants), sans que jamais dans l'intérieur du pénitencier l'odorat ou la salubrité n'aient eu à souffrir de ce voisinage. Nous avons vu le même fait à la prison de Plötzensee aux portes de Berlin où on irrigue à côté même de la prison un terrain de plusieurs hectares avec les eaux chargées de toutes les déjections. D'ailleurs, à Berlin même, certains champs d'épuration sont en ligne directe à 2 kilomètres du périmètre de la ville et on a élevé des asiles de convalescents au milieu de ces champs. Toutes les statistiques de la mortalité et de la morbidité sur les populations habitant les champs d'épuration sont concordantes pour démontrer que la salubrité n'a cessé d'y être parfaite et que jamais on n'y a observé la moindre maladie épidémique ou sporadique pouvant être attribuée à la transmission de germes pathogènes par le fait de l'irrigation.

Technique de l'irrigation. — La technique de l'irrigation à l'eau d'égout a subi depuis une vingtaine d'années d'importantes modifications et constitue aujourd'hui une branche à part dans la technique générale des irrigations. Actuellement elle semble vouloir entrer dans une nouvelle phase que nous appellerons volontiers industrielle. Des machines puissantes mues par la vapeur ou l'électricité permettront sans doute bientôt des labours puissants à peu de frais : lorsqu'on pourra ameublir le terrain à volonté, tous les sols, à l'exception du roc pourront être utilisés pour les irrigations.

Les eaux d'égout peuvent être conduites sur les terrains d'épuration par gravitation ou par refoulement, mais toujours dans une conduite fermée. Lorsque le débouché du collecteur est à un niveau plus bas que les terrains sur lesquels doivent être distribuées les eaux d'égout, celles-ci sont élevées par des machines puissantes et refoulées jusque sur les champs d'irrigation : à Gennevilliers on se sert de pompes centrifuges de grand diamètre ($1^{m},60$ à 2 mètres). Autant que possible il faut s'arranger pour faire arriver les eaux par gravitation parce que les frais d'élévation sont toujours considérables et absorbent le plus clair des bénéfices. Bien des exploitations se sont trouvées en déficit pour cette unique raison. Aussi, ne faut-il pas, le cas échéant, reculer, devant des dépenses de première installation destinées à adapter des terrains situés en contre-bas plutôt que de créer une station de refoulement pour conduire des aux sur des hauteurs voisines. Il faut une grande élasticité dans la marche des pompes de façon à ce qu'elles puissent épuiser la totalité des eaux au fur et à mesure de leur arrivée ; autrement il est nécessaire d'avoir des bassins plus ou moins grands dans lesquels les eaux s'accumulent pendant les heures de crue pour être évacuées aux heures de baisse. Or, dans ces bassins les eaux déposent une fange qui fermente ; il se forme à leur surface un *chapeau* de matières noirâtres et les bassins ont besoin d'être curés. L'évacuation immédiate

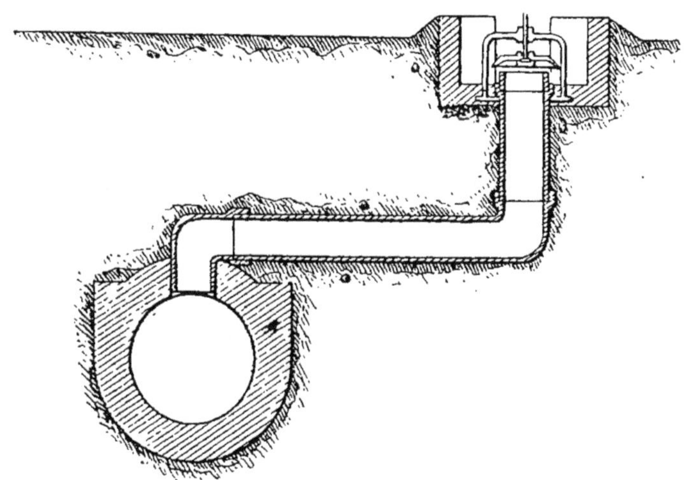

Fig. 122. — Bouche de distribution des eaux d'égout.

ne présente pas ces inconvénients et est toujours le but à poursuivre.

Sur le domaine à irriguer la conduite principale alimente un réseau de conduites secondaires. Les unes et les autres sont soit en fonte, soit en béton de ciment. Autant que possible les conduites ne doivent pas êtres à ciel ouvert. A des intervalles déterminés sont disposées les bouches de distribution.

Une bouche de distribution se compose (fig. 122) d'une tubulure en fonte ou en grès qui est fixée sur la canalisation. Un collier fixé sur cette tubulure permet d'y adapter une arcade en fer traversée à son sommet par une vis en cuivre qui fait monter ou descendre une valve en fonte garnie intérieurement d'une rondelle en

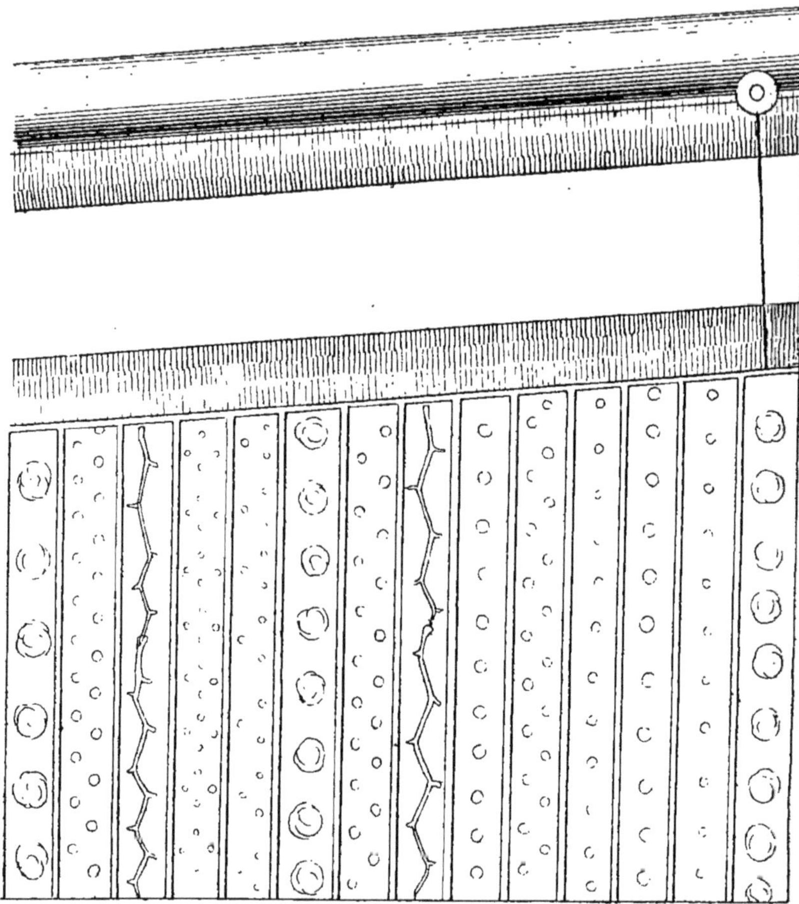

Fig. 123. — Répartition des eaux d'égout sur les terrains.

caoutchouc laquelle forme joint hermétique en s'appuyant sur le collet de la tubulure. Tout l'appareil est placé au centre d'une petite cuvette en maçonnerie dont le fond est incliné de manière à se vider entièrement par les ouvertures d'écoulement.

De distance en distance en distance sont fixées sur les conduites maîtresses des colonnes creuses de 8 à 10 mètres de haut pour régulariser la pression et éviter les excès de pression qui peuvent survenir quand, par exemple, un tuyau voisin est obstrué ou fermé pour cause de réparations. Ces colonnes-ventouses, en cas d'excès de pression, fonctionnent comme trop-pleins et en tout temps elles laissent échapper les gaz. Chacune porte un flotteur muni d'un drapeau qui permet aux cantonniers de reconnaître de loin la pression disponible et qui les guide pour les manœuvres des bouches de distribution. Ce sont, on le voit, de véritables manomètres.

Des bouches de distribution l'eau se rend dans des rigoles principales de distribution qui sont à ciel ouvert et qui alimentent à leur tour des rigoles secondaires qui bordent les parcelles à irriguer et d'où l'eau passe sur les terrains. Des vanettes en bois placées sur le trajet du réseau de distribution permettent de régler à volonté l'irrigation de telle parcelle à l'exclusion de telle autre (fig. 123). Un seul cantonnier suffit pour faire la distribution des eaux sur 20 à 30 hectares.

Les rigoles de distribution sont à ciel ouvert et doivent être curées souvent : les dépôts sont incorporés aux terrains de culture. Il ne faut pas que ces rigoles soient en terre, parce qu'elles seraient rapidement obstruées par une végétation luxuriante d'herbes parasites et que les frais de curage en seraient considérablement accrus. Lorsque les eaux charrient en abondance des sulfures ou des sulfates, il se développe fréquemment sur les parois et le fond des rigoles des masses compactes, grisâtres qui sont des végétations de Beggiotoa alba (Sewer-fongus des Anglais).

L'irrigation se fait par trois méthodes principales :

1° par filtration latérale ; 2° par déversement ; 3° par submersion.

Dans la filtration latérale le terrain est aménagé par bandes allongées qui sont perpendiculaires aux rigoles de distribution et qui sont séparées par des sillons : c'est la culture par *raies* et *billons* : c'est le procédé

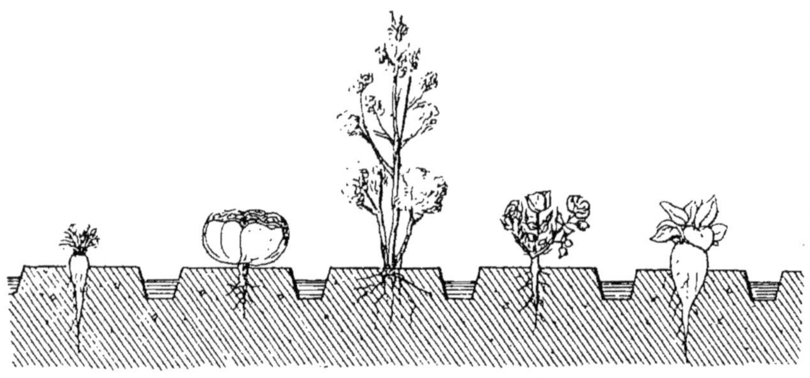

Fig. 124. — Disposition du terrain par rais et par billons.

par excellence, celui qui convient surtout à la culture maraîchère (fig. 124).

Dans l'irrigation par déversement le terrain est disposé par surfaces doucement inclinées, adossées deux à deux et dominées par une rigole d'alimentation qui court le long de leur arête commune (fig. 125). Ce procédé est appliqué aux prairies naturelles ou artificielles.

Dans le procédé par submersion le terrain est divisé en bassins entourés de digues peu élevées.

Ce sont les circonstances locales qui décident du genre de culture et de l'aménagement qui convient. Souvent on combine plusieurs systèmes d'aménagement pour obtenir un ensemble d'un fonctionnement bien harmonique. L'aménagement des terrains est une opération toujours longue et délicate.

Dans la disposition par billons et par raies qui est la plus généralement adoptée pour la culture courante, on dispose de longs rectangles séparés par des rigoles dans lesquelles sont reçues les eaux à épurer (fig. 123 et 124). l'aménagement est fait de façon à éviter la submersion

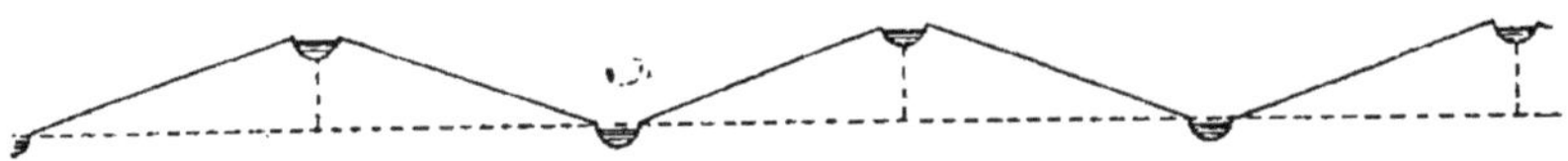

Fig. 125. — Disposition du terrain par plans inclinés adossés.

et à permettre à l'eau d'égout de circuler sans toucher les plantes. La largeur des billons et des raies, la profondeur de celles-ci varient suivant les cas. Voici quelques dimensions :

	Raies		Billons	
	Largeur.	Profondeur.	Largeur.	Distance d'axe en axe.
Gennevilliers		0,25		
Berlin	0,30 à 0,50	0,50 à 1m	0,30 à 0,50	0,90 à 1,20
Reims		0,20	0,90 à 1,20	

La largeur des billons ne doit jamais dépasser 1m,80 à 2 mètres au grand maximum.

La longueur des raies doit être telle que l'absorption soit complète à la fin du parcours. A Gennevilliers, elle est de 40 à 50 mètres.

En général, les billons sont réunis par séries de six en grandes planches de 6 à 9 mètres de large avec bourrelet tout autour. La dernière planche, plus élevée de 0m,08 à 0m,12, peut arrêter les eaux et permettre l'inondation des couches précédentes.

Ce qui décide de la largeur des billons, c'est la quantité d'eau à épurer : lorsqu'un terrain a une puissance d'absorption moindre, il faut multiplier les points par lesquels l'eau est en contact avec le sol. D'autre part,

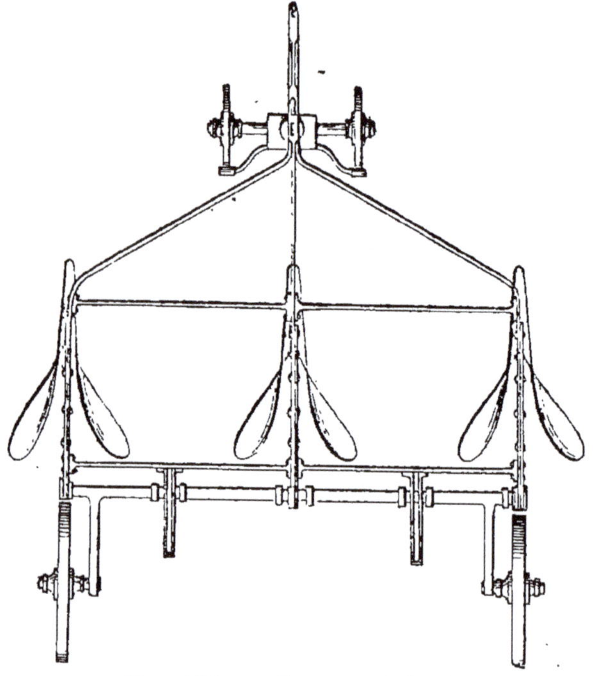

Fig. 126. — Butteur (plan).

lorsque le sol est très poreux, il ne faut pas trop écarter

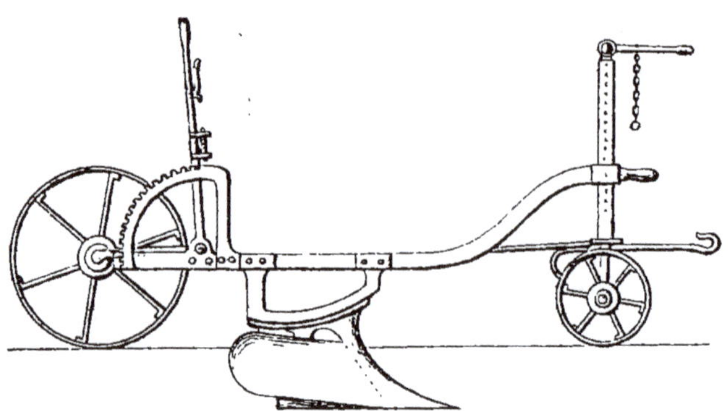

Fig. 127. — Butteur (vue de face).

les raies, parce que l'eau disparaissant verticalement

dans la profondeur d'un pareil terrain, les racines des plantes des billons riverains pourraient rester à sec.

Pour faire économiquement la préparation du terrain, la Compagnie des Eaux vannes a adopté à Reims deux instruments agricoles spéciaux dont l'invention est due à un de ses ingénieurs, M. Bonna, dont la compétence en

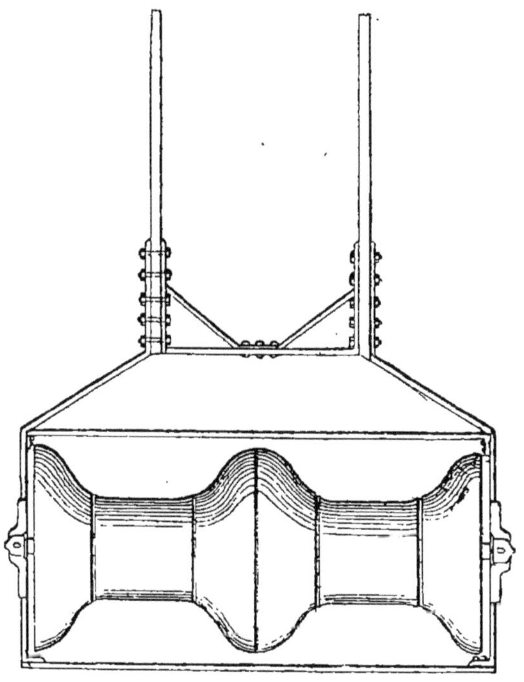

Fig. 128. — Rouleau (plan).

matière d'irrigation avec les eaux vannes est très connue. Ces instruments à traction de chevaux ou de bœufs sont le *butteur* (fig. 126 et 127) et le *rouleau* (fig. 128 et 129).

Le butteur est, ainsi que l'indique la figure, une charrue à trois socs à double déversement; il sert au creusement des rigoles.

Le rouleau est de forme ovoïde et a un poids considérable; il régularise la rigole et en tasse le fond, de sorte que l'eau a le chemin libre, surtout latéralement dans le flanc des billons, pour alimenter les racines des plantes.

Lorsque après irrigation, les rigoles sont encombrées de matières déposées par les eaux. il suffit d'y faire re-

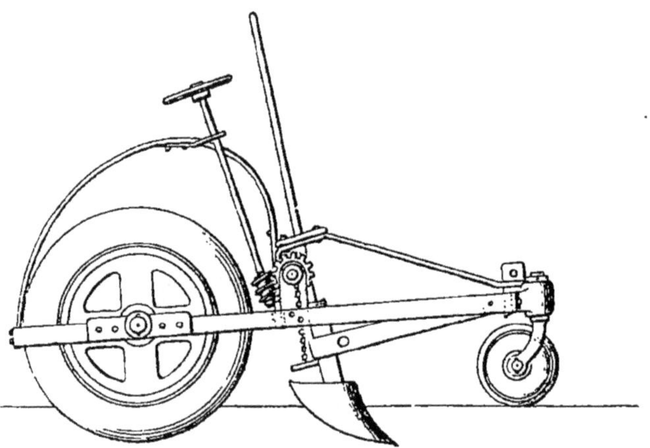

Fig. 129. — Rouleau (vue de face).

passer les mêmes instruments. Les butteurs déversent sur les planches les résidus du colmatage qui forment un excellent engrais et le rouleau régularise et tasse la raie comme précédemment.

Lorsque après une récolte on retrace les raies et les billons, on s'arrange pour que les raies nouvelles correspondent aux axes des espaces occupés antérieurement par les billons.

Les billons servent aux plantations. La disposition par raies et billons a pour but principal de soustraire les plantes cultivées au contact direct des eaux vannes. Les racines seules baignent dans cette eau qui a déjà subi sa première phase de filtration, celle pendant laquelle s'effectue le gros œuvre de l'épuration.

On dirige l'eau dans les raies en levant les vannettes en bois qui les séparent des rigoles d'alimentation. L'eau remplit la raie d'une extrémité à l'autre, et quand elle a atteint le niveau voulu, on arrête l'arrivée et on laisse la filtration s'opérer et s'achever. Par une rotation méthodique, chaque raie est inondée à son tour, et, chose tout aussi importante, aérée à son tour. A Gennevilliers, le tour d'irrigation de chaque parcelle revient tous les trois jours.

Lorsque la filtration est achevée, il s'est déposé au fond de la raie une couche de limon noirâtre dont l'épaisseur augmente à chaque nouvelle irrigation, ce qui a pour effet, comme dans les filtres à bassins de sable, de rendre la filtration plus parfaite, mais aussi de la rendre plus lente. Lorsque le colmatage est assez avancé, on fait comme dans les filtres bassins de sable, *on régénère le filtre*, et cela très simplement en enlevant à la pelle la couche superficielle qui tapisse le lit de chaque raie et en la rejetant sur les billons adjacents. On peut aussi amener sur le bord du chemin le produit de ce curage et le vendre comme engrais. Au-dessous de la couche fangeuse, la terre a sa couleur et sa porosité naturelles, et l'opération peut recommencer sur de nouveaux frais.

En Angleterre, la plus grande partie des terrains irrigués est en prairies. De même à Berlin on donne de plus en plus la préférence à la mise en prairies, parce que le rendement est meilleur. Pour cela, on aménage des pentes doucement inclinées, bien unies, qu'on irrigue en surface par une rigole qui domine le bord le plus élevé et par-dessus laquelle l'eau se déverse en nappe. On peut adosser deux pentes et les arroser par une rigole centrale. Les canaux ont $0^{m},30$ de largeur et de profondeur; chaque planche irriguée a une longueur de

40 à 50 mètres. On ne fait plus arriver l'eau dès que l'herbe a atteint une certaine hauteur; aussi est-elle exempte de toute odeur et de tout mauvais goût; les animaux en sont friands et les éleveurs la paient un bon prix. On fait sur ces prairies artificielles de quatre à cinq et jusqu'à sept coupes par saison.

Les eaux arrivent par un canal principal, d'où par des vannettes qu'on lève à volonté elles sont reçues dans des *rigoles d'alimentation* (fig. 125) où elles se déversent à droite et à gauche sur des pentes doucement inclinées. Une partie de l'eau filtre en surface à travers les herbes et leurs racines, et le reste s'infiltre dans le sol. La portion de ces eaux qui n'est pas prise par l'évaporation et qui ne filtre pas dans la profondeur, est reçue dans les *rigoles d'écoulement* situées en contre-bas des rigoles d'alimentation : la distance qui sépare les deux systèmes de rigoles est de 10 à 20 mètres, suivant que le terrain est plus ou moins perméable; c'est sur cette étendue que les eaux déposent les matières qu'elles tiennent en suspension. Lorsqu'un premier passage est jugé insuffisant, les eaux provenant des rigoles d'écoulement sont dirigées vers les rigoles d'alimentation d'une seconde prairie aménagée en contre-bas de la première et où s'achève l'épuration. Celle-ci est alors très suffisante : elle porte surtout sur les matières en suspension; ainsi, dans l'usine de M. Méeus, à Wyneghem-les-Anvers, les matières tenues en suspension dans les eaux vannes pèsent de $0^{gr},277$ à $2^{gr},625$ par litres, tandis que les eaux épurées n'en renferment que $0^{gr},002$ à $0^{gr},042$. La quantité de matières dissoutes dans les eaux vannes varie entre $0^{gr},250$ et $2^{gr},100$ par litre, elle est dans les eaux épurées de $0^{gr},210$ à $0^{gr},340$. On épure journellement 2,000 mètres cubes environ d'eaux vannes sur 30 hectares de prairies artificielles; les récoltes de foin sont doubles de ce qu'elles sont communément dans la région.

Une expérience de quinze années a consacré l'efficacité du procédé.

Les épandages répétés colmatant graduellement la surface des prairies, celles-ci perdent peu à peu leur puissance de filtration. Pour la leur rendre, il n'y a qu'à briser la croûte superficielle formée par le dépôt. On se sert pour cet usage de scarificateurs à lames tranchantes qui écorchent la surface. Si l'on a soin de choisir un temps sec pour faire cette opération, toute la croûte se trouve brisée et pulvérisée, et le terrain est prêt pour des filtrations nouvelles.

Il est bon d'ajouter que, pour les nécessités de la rotation, on affecte souvent les prairies artificielles à des cultures maraîchères ou autres, tandis qu'inversement on transforme les billons en prairies artificielles.

Filtration sans utilisation agricole. — Sur les terrains avec utilisation agricole, la présence des cultures exige la rotation et parfois une interruption assez longue des irrigations : il en résulte que l'on doit disposer d'une surface assez vaste pour qu'il y en ait chaque jour une portion toute prête à recevoir l'afflux des eaux d'égout. Or certaines villes ne peuvent trouver ni à proximité ni dans leur banlieue une superficie nécessaire pour une aussi vaste exploitation : ou, si le terrain existe, leur budget ne leur permet pas de l'acquérir. Dans ces conditions, pour ne pas renoncer aux bénéfices de l'épuration par le sol, elles renoncent à ceux de l'utilisation et se contentent de l'épuration simple qui nécessite des surfaces moins considérables que l'irrigation agricole. On calcule que 1 mètre cube de terre peut épurer 42 litres d'eau par jour : si on suppose par conséquent une couche filtrante de 2 mètres d'épaissseur, on trouvera que 20 hectares peuvent suffire pour épurer la totalité des eaux d'une ville de 100,000 habitants. On filtre pendant 18 heures et on laisse reposer pendant 6 heures. La filtration par le sol n'est pas irrationnelle ; elle est basée sur les mêmes principes que l'irrigation avec utilisation. Mais il arrive un moment où la couche filtrante est tellement feutrée que l'eau ne passe plus ; il faut alors retourner la couche superficielle. Comme l'aération est toujours incomplète, il se développe facilement au sein de ces terres filtrantes de la fermentation putride. En somme, c'est une opération de nécessité, mais qui est loin de constituer l'idéal de l'hygiène.

Filtration avec utilisation intermittente. — Dans tout domaine d'irrigation à l'eau dégout, il est prudent de réserver une portion de terrain spécialement poreuse qui sera transformée en bassins de filtration dont le fond sera drainé à la profondeur de 2 mètres. Ces bassins seront indépendants et assez vastes pour recevoir la totalité des eaux aux moments où cela sera nécessaire pour une raison quelconque (fortes pluies, dégel, etc.).

La filtration temporaire se fait dans des bassins qui sont simplement des espaces non cultivés, à surface bien plane, entourés d'une digue. Ces bassins ont une superficie variable : à Berlin, elle est de 2 à 9 hectares, les digues ont une hauteur de $0^m,70$ à 1 mètre et une largeur de 4 à 6 mètres. L'eau est maintenue dans les bassins à une hauteur de $0^m,30$ à $0^m,50$. La filtration se poursuit jusqu'à ce que le dépôt fangeux ait atteint une épaisseur de $0^m,20$ à $0^m,30$: à ce moment on arrête l'arrivée de l'eau, et lorsque le dépôt est suffisamment sec, on le retourne par un labour général et on l'ensemence de seigle, d'avoine, de lin, de navets, de colza. Le fond des bassins doit être convenablement drainé pour activer la filtration. Ces bassins sont de véritables trop-pleins dans lesquels on amène les eaux au moment des fortes pluies et en général aux époques où elles ne sont pas consommées en totalité sur les terrains, notamment en hiver lorsque, par suite de la gelée, certaines surfaces sont soustraites à l'irrigation.

Irrigation en surface. — Il est des terrains tellement meubles que la disposition par raies et billons est presque impossible, parce que les petits talus se ravineraient rapidement dans le fond des raies qu'ils combleraient; de plus, ces terrains étant très perméables, l'eau se perdrait verticalement dans la profondeur sans atteindre latéralement les racines des plantes. Dans ces cas, on adopte un procédé intermédiaire entre le déversement et la submersion, et on fait l'irrigation en surface ainsi que cela se pratique sur le champ d'épuration de la prison de Plœtzensee près de Berlin, où l'on a disposé le terrain en carrés de 26 mètres de long sur 16 mètres de large : chacun de ces carrés est subdivisé en bandes larges de 1^{m},24 séparées par une allée étroite pour le sarclage, le binage et la cueillette. La surface de ces carrés doit être d'une horizontalité parfaite pour que l'eau s'y répande exactement partout. Quand les eaux sont peu chargées, on peut faire pousser sur ces champs des fraises, des épinards, des salades, des concombres; avec des eaux plus chargées, on donnera la préférence aux framboises, aux petits pois, aux asperges, aux plantes à racines et aux fleurs qui viennent très bien.

La culture des fraises se fait de la façon suivante : les fraisiers sont sur trois rangs distants l'un de l'autre de 0^{m},48 ; entre les rangs, on cultive de la salade : celle-ci a, outre son rendement propre, l'avantage d'attirer à elle les chenilles : aussitôt atteinte, elle jaunit, ce qui avertit de la présence des insectes. Après la salade, on met du céleri à la place. Après trois ans de fraises, on laboure et on cultive des choux pendant trois autres années; avant d'y replanter des fraises, on laboure à 0^{m},75

de profondeur : on n'irrigue que jusqu'au moment où
fraise est nouée.

Nous avons vu également à Plœtzensee cultiver d
roses à l'eau d'égout dans neuf serres : l'irrigation s
fait comme à ciel ouvert, les fleurs sont fort belle
Toutes ces cultures sont très rémunératrices.

Genre de cultures. — Les eaux d'égout convienne
d'une façon toute spéciale pour la culture intensive, l
quelle exige avant tout beaucoup d'engrais et beaucou
plus d'eau que n'en fournissent les pluies habituelle
Cette culture demande en outre de profonds labours qu
dans l'espèce, sont avantageux, parce qu'ils multiplie
les surfaces d'oxydation, hâtent la nitrification des m
tières albuminoïdes et favorisent énormément le dév
loppement des racines. Il n'y a jamais à craindre av
la culture à l'eau d'égout, comme avec la culture inte
sive ordinaire, de labourer trop profondément et de r
mener à la surface des parties profondes stériles, car l
eaux apportent incessamment à la surface du sol u
provision d'engrais plus que suffisante. D'ailleurs, pl
on incorporera intimement à la couche profonde le te
reau de la surface, plus la quantité de nitrates disp
nibles augmentera, parce que l'oxydation est activé
grâce à la division de la matière organique et à l'aér
tion du sol. L'expérience démontre en effet que les de
substances fertilisantes par excellence, la potasse et l
phosphates, au lieu de diminuer dans les terrains, vo
au contraire en augmentant légèrement avec les irrig
tions.

La forme d'engrais liquide sous laquelle les eaux d'
gout arrivent sur les terrains est plus favorable que cel
de l'engrais solide, du fumier de ferme par exempl
parce que la diffusion des matières fertilisantes se fa
sur une plus vaste surface et plus également.

Certaines cultures nécessitent des amendements spéciaux; nous verrons que les betteraves demandent l'addition de phosphates et de superphosphates.

Dans les terrains tourbeux qui ont toujours une réaction acide, il est indiqué de faire des amendements à la chaux pour saturer les acides.

La chaux donne d'excellents résultats pour la culture des choux : elle convient très bien pour les terrains très fortement irrigués; elle empêche la pullulation des herbes parasites. Sur les prairies artificielles, elle évite le feutrage ou plutôt elle rend ce feutrage plus léger, ce qui perme aux jeunes pousses de le traverser, tandis qu'elles seraient emprisonnées et étouffées sous un feutrage plus dense.

Les cultures les plus variées peuvent être faites sur les champs d'épuration et il est bon d'adopter le système de l'alternance. Dans le choix qu'on en fera, on aura surtout en vue la facilité et la permanence des irrigations: cela s'obtient surtout par une combinaison rationnelle de cultures diverses. Ainsi les prairies demandent surtout à être irriguées au printemps et en été ; les champs ordinaires, en automne et en hiver. Les plantations maraîchères peuvent être irriguées en toute saison, mais on ne doit pas les étendre outre mesure sous peine de ne pas trouver à vendre les produits.

Le *ray-grass d'Italie* jouit d'une véritable faveur sur les terrains d'irrigation de tous les pays. Il doit cette vogue méritée à la facilité avec laquelle il pousse et aux forts volumes d'eau qu'il absorbe. On peut dire qu'il accepte autant d'eau qu'on veut lui en donner, et dans tous les cas s'il est irrigué à l'excès, il n'en souffre en aucune façon. Il pousse tellement dru que ses tiges occupent la plus grande surface du terrain et qu'il étouffe les mauvaises herbes qui sont une des plaies des champs d'épuration. Il croît rapidement et on peut faire annuellement de 5 à 7 coupes de bonnes récoltes : il peut être vendu dès les premiers jours du printemps et le rendement se poursuit tard dans l'automne, ordinairement jusqu'au milieu de novembre. Il devient très haut et ses brins atteignent jusqu'à 35 centimètres de longueur. Aussi chaque hectare produit-il annuellement de 56 à 125 tonnes de ray-grass. Mais malgré ces avantages, il faut avoir soin de n'en faire pousser que ce qu'on peut en faire consommer sur place : car l'herbe fraîche ne supporte pas de longs transports ni au point de vue commercial, ni au point de vue de sa conservation. Elle demande beaucoup de temps pour être séchée et transformée en foin, parce qu'elle renferme une forte proportion d'eau, et pendant qu'elle sèche, les terrains sont perdus pour les irrigations : de plus le foin n'est pas excellent et le rendement est bien moins fort qu'avec l'herbe ordinaire. Le ray-grass est de plus très sensible à la gelée et pour cette raison on lui préfère dans les climats froids des herbes ordinaires plus résistantes : dans ces cas particuliers, les prairies naturelles conviendront mieux aux irrigations d'hiver.

Le ray-grass doit donc être fourragé vert : il est excellent pour engraisser les bœufs et pour nourrir les vaches laitières ; aussi on combine ordinairement l'élève des bestiaux et l'industrie laitière avec les prairies artificielles. Ces prairies sont retournées tous les deux ou trois ans, tandis que pour les autres cultures on adopte les rotations annuelles.

Après le ray-grass, ce sont les *choux* qui supportent le mieux l'irrigation continue ; puis viennent les plantes à racines, navets, carottes, raves. On cultive aussi les turneps pour nourrir les chevaux.

Pour les *pommes de terre*, les *betteraves*, les *légumes secs* et les *céréales*, le terrain doit être fumé plutôt par de longues irrigations précédant la culture que par des déversements pendant la période de culture même. excepté bien entendu pendant les périodes de grande sécheresse. Avec ces cultures à irrigation intermittente il sera souvent indispensable d'avoir des bassins de filtration pour les périodes intermédiaires.

Jusque dans ces dernières années on doutait fortement qu'on pût utiliser les eaux d'égout pour la culture de *betterave* : actuellement le problème est résolu et la l'exemple de Reims est là pour démontrer que cette culture peut se faire avec un plein succès. Mais il faut pour cela certaines précautions. Et d'abord il est nécessaire de faire un bon choix dans les graines. Autrefois on ne connaissait que des betteraves donnant un jus marquant 4 degrés environ : aujourd'hui on possède des betteraves riches dont le jus marque 7 et jusqu'à 9 degrés et contient de 15 à 20 p. 100 de sucre : or, ces espèces donnent un très bon rendement sur les champs d'épuration. On allègue que, cultivées ainsi, ces betteraves donnent un jus trop riche en sel et se prêtent mal à l'industrie sucrière : dans ces cas il n'y aurait qu'à faire ce qui se pratique actuellement à Reims, c'est-à-dire utiliser la récolte pour la distillerie. Mais il y a mieux que cela encore : en amendant les terrains avec des phosphates et des superphosphates, on arrive à une utilisation des azotates contenus dans les eaux vannes et on abaisse la proportion des sels à un degré compatible avec l'extraction du sucre. Nous croyons savoir qu'à Reims même on projette de faire à brève échéance de la betterave sucrière.

On cultive encore avec succès les oignons, le céleri, la chicorée, le sarrasin, les céréales, le blé, le seigle, l'orge, l'avoine, les légumineuses, pois, haricots, lupins. Les plantes fourragères telles que la luzerne, le trèfle viennent très bien mais n'absorbent pas de très fortes quantités d'eau : pour cette raison elles conviennent plus particulièrement pour les endroits où le terrai est en pente et où l'irrigation à fortes doses se heurterai à des difficultés techniques. Voici comment on procède On sème de la luzerne par exemple sur les billons et o laisse pousser dans les raies les herbes sauvages celles-ci modèrent l'écoulement des eaux et on arriv ainsi à une irrigation très satisfaisante. On utilise d cette manière les mauvaises herbes qui poussent dr sur tous les champs d'irrigation et coûtent très cher enlever.

Nous avons déjà parlé des fleurs. Citons parmi le plantes médicinales la rhubarbe et le pyrèthre comm donnant un excellent rendement.

De tous côtés on multiplie les arbres fruitiers qu prospèrent très bien, et donnent des fruits exquis. O cultive aussi d'autres essences d'arbres, ainsi que les pé pinières. Une exception doit être faite pour les conifères.

Les peupliers suisses acquièrent en peu de temps des dimensions considérables : les arbustes à feuilles persistantes, fusains, troënes poussent vigoureusement : la culture de l'osier est celle qui donne les meilleurs résultats. A Gennevilliers les pommiers, poiriers, pruniers, abricotiers, cerisiers, pêchers donnent d'excellentes récoltes.

Il est recommandé de cesser les irrigations des arbres et des arbustes vers la fin de l'été, sous peine de voir la végétation se continuer trop avant dans la saison et et les dernières pousses rester trop tendres et ne pouvoir supporter l'hiver.

La qualité des produits est excellente et partout où le préjugé populaire ne les met pas en défaveur, ce sont eux qui occupent la première place sur le marché et se vendent aux cours les plus élevés. Le blé des champs d'épuration est très recherché à cause de sa richesse en gluten.

Les légumes ne contiennent aucun germe dans leur intérieur et peuvent par conséquent être consommés crus. Il n'est pas impossible que par-ci par-là un germe pathogène soit rapporté à leur surface en ville. Mais cela est sans importance, attendu qu'il est toujours possible par un lavage soigneux de débarrasser les racines, salades, etc., des impuretés qui y adhèrent et que d'ailleurs rien n'oblige à faire pousser sur les champs des légumes qui doivent se manger crus. La cuisson donne une sécurité parfaite et de ce chef aucun soupçon ne peut peser sur les produits des champs d'irrigation.

Résultats financiers. — Une ferme où on cultive à l'eau d'égout coûte plus cher d'installation et d'exploitation qu'une ferme ordinaire : mais aussi elle est d'un rapport plus considérable et plus sûr : les récoltes ne sont plus à la merci de la sécheresse et la dépense d'engrais devient superflue. Aussi peut-on dire que toute ferme exploitée à l'eau d'égout non seulement fait ses frais, mais rapporte un intérêt supérieur à celui des terrains moyens ordinaires, à la condition bien entendu que l'exploitation soit soignée et faite conformément à la technique spéciale à ce genre de culture. La ferme Leamington en Angleterre rapporte par an 4 1/2 p. 100 du capital engagé. Les résultats sont encore meilleurs si l'on considère des landes stériles, des dunes, des terres arides d'un rapport dérisoire ou même absolument improductives que l'irrigation à l'eau d'égout a transformées en champs de plein rapport.

D'une façon générale on peut dire que les récoltes sont accrues dans de fortes proportions et que le rendement des champs d'irrigation est équivalent à celui des cultures maraîchères les mieux soignées, recevant le meilleur arrosement et la meilleure fumure : on peut avec l'irrigation transformer la terre la plus aride en une excellente terre.

Voici un aperçu du rendement des cultures de Gennevilliers :

Artichauts, de 36 à 50 et même 80,000 têtes par hectare
Choux fleurs de 20 à 30,000 têtes pesant de 35 à 40,000 kilogrammes.
Ail, 37,000 kilogrammes.
Carottes, 60, 80 et jusqu'à 132,000 kilogrammes.
Céleri et céleri-rave, au delà de 100,000 kilogrammes.
Choux, jusqu'à 140,000 kilogrammes.
Oignons, 60 à 80,000 kilogrammes.
Poireaux, 60,000 kilogrammes.
Pommes de terre, 30, 35 et 40,000 kilogrammes.
Potirons, 120 à 140,000 kilogrammes.
Salsifis, jusqu'à 25,000 kilogrammes.

Le rendement en argent est à Gennevilliers de 3,000 à 4,000 francs par hectare.

En Angleterre on évalue de 3,300 à 4,500 francs à l'hectare le revenu brut d'une irrigation à l'eau d'égout bien conduite.

A Berlin où le terrain est sableux, les produits sont moins considérables. Voici d'après M. Vallin le produit à l'hectare des champs d'épuration de Malchow, au nord de Berlin :

	fr. c.
Blé d'hiver	352,50
Blé d'été	336,25
Seigle d'hiver	296,25
Seigle d'été	165, »
Avoine	288,75
Colza d'hiver	385, »
Colza d'été	197,50
Navette d'hiver	448,75
Navette d'été	188,75

	fr. c.
Fèves	192,50
Maïs	148,75
Betteraves	593,75
Raves	706,25
Carottes	712,50
Choux-raves	460, »
Choux	768,75
Pommes de terre.	430, »
Herbe	307,50

L'expérience a appris qu'il est plus avantageux pour une ville de céder à bail la location des terrains irrigués que de les exploiter en gestion directe : on impose aux fermiers les conditions indispensables pour la bonne marche de l'épuration et d'une manière générale ces conditions sont bien acceptées et bien observées. Il n'est d'ailleurs pas difficile dans la pratique de s'arranger pour faire concorder les besoins de la culture avec ceux de l'épuration.

En outre des champs appartenant en propre à la municipalité, celle-ci peut céder des eaux, contre une redevance déterminée, aux fermiers riverains de la conduite d'amenée des eaux vannes, et à ceux qui possèdent des terrains contigus aux champs d'épuration. On arrive ainsi à se débarrasser de quantités d'eaux de plus en plus considérables, car les cultivateurs ne tardent pas à apprécier la valeur fertilisante de ces eaux. Les eaux doivent être cédées aux diverses parties prenantes à un taux uniforme tant sur le parcours du drain principal d'amené qu'à proximité des terrains d'irrigation municipaux.

La technique est la même, que l'épuration s'applique aux eaux d'égouts des villes ou aux eaux résiduaires de certaines industries telles que sucreries, distilleries, féculeries, peignage des laines, etc.

Il s'agit seulement de bien approprier les cultures au genre des eaux vannes. Les eaux les moins chargées conviennent mieux pour prairies; celles qui le sont davantage sont préférables pour les céréales, les légumes et le tabac, etc.

DEUXIÈME PARTIE

PROPRETÉ CORPORELLE ET DÉSINFECTION

CHAPITRE PREMIER

PROPRETÉ CORPORELLE

ARTICLE PREMIER

BAINS PAR ASPERSION

La technique de la balnéation au point de vue de l'hygiène consiste à fournir à chaque personne, à un prix très bas, en toute saison et à portée de la main, un moyen de se laver parfaitement tout le corps à grande eau à l'aide de savon et de s'essuyer ensuite. Or, les bains froids de rivière sont limités à une saison en général courte et à une catégorie de personnes; les bains de piscine coûtent beaucoup trop cher d'installation et dépensent trop d'eau; les bains entiers de baignoire coûtent en moyenne de 50 à 60 centimes et dépensent de 200 à 300 litres d'eau par bain. Les bains par aspersion sont les seuls qui satisfassent à toutes les conditions d'hygiène et d'économie. Ils sont toniques, non excitants, peuvent être administrés en toute saison, demandent très peu de temps, exposent moins que tous les autres au refroidissement et ne nécessitent pas la présence d'un baigneur; ils lavent parfaitement toutes les parties du corps, les impuretés sont entraînées constamment par le courant d'eau descendant, et la peau est toujours en contact avec de l'eau neuve. On peut à volonté faire suivre une aspersion tiède d'une aspersion froide, pratique éminemment favorable à la santé.

Les bains par aspersion sont la véritable solution de la balnéation hygiénique : eux seuls par leur bon marché, leur rapidité conviennent aux trois groupes de la population qui ont surtout besoin de bains et qui précisément en sont privés : les soldats, les ouvriers d'usine, les ouvriers des campagnes (Arnould).

Les bains par aspersion peuvent être donnés sans inconvénient à 18° en hiver et à la température ordinaire en été. Mais pour attirer la clientèle dans les bains publics, il vaut mieux mettre à sa disposition une douche chaude à 28° ou 30°, veiller à ce que cette température ne descende jamais au-dessous de 25° et laisser chacun libre d'user à volonté de la douche froide.

Le bain par aspersion se donne d'une façon très expéditive : la personne commence par se mouiller tout le corps en laissant couler la douche pendant une ou deux secondes, puis elle se savonne, et elle achève l'ablution en faisant fonctionner de nouveau la douche, de manière à enlever la mousse de savon. Elle se lave les pieds dans un tub et en trois à cinq minutes tout peut être terminé, de sorte que de 12 à 20 personnes peuvent se succéder par heure sous la même douche.

Dans les établissements où une surveillance et une discipline sont possibles (casernes, écoles, prisons, etc.), la quantité d'eau nécessaire est de 8 à 10 litres ; en cas de besoin, on pourrait y arriver avec 5 litres par personne. Dans les établissements publics, il faut compter sur 20 à 30 litres; de toutes façons, la quantité doit être mesurée à chaque baigneur pour éviter le gaspillage. Le savon qui convient le mieux est le savon de Marseille; le savon noir forme une pâte qui se détache et se dissout difficilement, ce qui aurait l'inconvénient de prolonger l'opération.

L'ajutage le plus souvent employé est la pomme d'arrosoir; celle-ci ne doit pas être conique suivant la forme habituelle, parce qu'elle éparpillerait trop la gerbe et qu'il y aurait une certaine quantité d'eau perdue. Il vaut mieux lui donner une forme à peu près cylindrique, de façon à ce que la gerbe soit bien ramassée. Du reste, l'écoulement par un simple tuyau suffirait.

La direction de la douche ne doit être ni horizontale, ni verticale. Horizontale, elle arrive directement dans les yeux et aveugle l'homme; verticale, elle tombe directement sur la tête, ce qui est désagréable à beaucoup de personnes. Il vaut mieux faire arriver le jet obliquement de haut en bas. Il ne faut pas qu'il ait une grande force, qu'il soit percutant, attendu qu'il n'a aucun but thérapeutique, mais un simple rôle de propreté. Le nettoyage doit s'opérer par la friction aidée du savon et non par la force du jet.

Au-dessous de la douche est disposé un tub dans lequel est reçue l'eau qui resservira pour le lavage des pieds.

La salle d'aspersion doit être chauffée à 14° ou 20° et être pourvue d'un conduit d'évacuation pour les buées.

En mélangeant un volume d'eau à 100° à deux volumes d'eau froide, on obtient de l'eau à 30° environ. Un kilogramme de vapeur à 100° porte de 10° à 30° 27 litres d'eau.

Le nombre de douches nécessaires à chaque individu serait de une par semaine en moyenne; une par mois constitue un minimum.

Les bains par aspersion se sont généralisés en France dans l'armée et dans les prisons où ils fonctionnent parfaitement sans grande dépense et pour le plus grand bien de l'hygiène. Il est à désirer que ce bienfait ne reste pas limité à la population militaire et pénitentiaire. M. le Dr Merry-Delabost (de Rouen) poursuit depuis quinze ans une croisade ayant pour but de généraliser la pratique des bains par aspersion dans notre pays. De même en Allemagne, M. le Dr Lassar mène une campagne très active pour mettre partout à la disposition de la population des établissements de bains par aspersion qui, sans être luxueux, soient coquets et invitent le passant à entrer. Il a donné le modèle d'un établissement de ce genre pouvant être installé à peu de frais partout, à la ville et à la campagne, assez peu encombrant pour pouvoir être installé à l'angle des places publiques, aux carrefours, près des gares de chemins de fer, dans les casernes, les écoles, les fabriques, les mines, les asiles, les prisons, bref aux endroits les plus fréquentés. Ces installations sont si peu dispendieuses qu'elles permettent de donner un bain par aspersion, dans des cabines fermées, avec un morceau de savon et l'usage d'une serviette moyennant la somme de 12 centimes et demi. Il existe déjà plusieurs établissements de ce genre en Allemagne, et Vienne, en Autriche, possède depuis plusieurs années un établissement de bains-douches populaires ; deux autres établissements analogues sont en construction : ils renfermeront chacun 31 douches pour hommes, 15 pour femmes. Chacun d'eux coûtera environ 70,000 francs.

Le système le plus simple, applicable partout, consiste à avoir une chaudière en fonte avec un robinet de vidange à la partie inférieure ; la chaudière est chauffée par un foyer qui fait corps avec elle. Lorsque l'eau est portée à l'ébullition, on la fait écouler dans un bac rempli aux deux tiers d'eau froide : on obtient ainsi un mélange d'eau tiède au degré voulu. On remplit de nouveau la chaudière au moyen d'un robinet d'alimentation disposé au-dessus d'elle. A l'aide d'une petite pompe aspirante et foulante, on refoule l'eau tiède soit dans un réservoir placé à 2 mètres au-dessus du sol d'où elle redescend dans un tuyau horizontal muni de pommes d'arrosoir, soit dans un tube en caoutchouc terminé par une lance qui porte un ajutage en forme de pomme d'arrosoir ou de queue de carpe. Le mieux est d'employer une pompe rotative qui se manœuvre facilement au moyen d'un petit volant; pour une cinquantaine de francs on se procure une pompe rotative suffisante pour cet usage.

La manœuvre de cette pompe est d'autant moins fatigante qu'il faut bien se garder de donner au jet une grande force; il ne faut pas qu'il soit tendu, au contraire. A défaut de pompe rotative, une pompe ordinaire de jardin suffira.

Le baigneur qui administre la douche se place sur une plate-forme, de manière à ce que le jet ait une direction inclinée et n'arrive pas horizontalement sur la figure des hommes.

Au lieu de pompe, il vaut mieux, si l'on dispose de deux pièces superposées, installer à l'étage supérieur la chaudière avec le bac de mélange et conduire l'eau dans un tuyau horizontal placé à $2^{m},25$ au maximum au-dessus du sol de l'étage inférieur et muni de pommes d'arrosoir.

L'eau tombant ainsi en douche est plus agréable à recevoir que celle lancée en jet, d'autant plus que celui-ci n'est pas toujours très bien réglé et peut, à un moment, être très fort.

La figure 130 représente le système employé à la caserne Schomberg à Paris, et décrit par M. le professeur Laveran (*Arch. de Méd. et pharm. milit.*, t. IX, p. 444). « Un tuyau de cuivre de 3 centimètres de diamètre et d'une longueur de 15 mètres est roulé en spirales de 50 centimètres de diamètre avec un écartement de 8 centimètres entre chaque tour de spire et placé dans un fourneau C en briques, à tirage très puissant : les parois du tuyau de cuivre ont 3 millimètres d'épaisseur. L'extrémité afférente du tuyau F est en rapport avec une conduite d'eau de la Dhuys dont la pression, assez va-

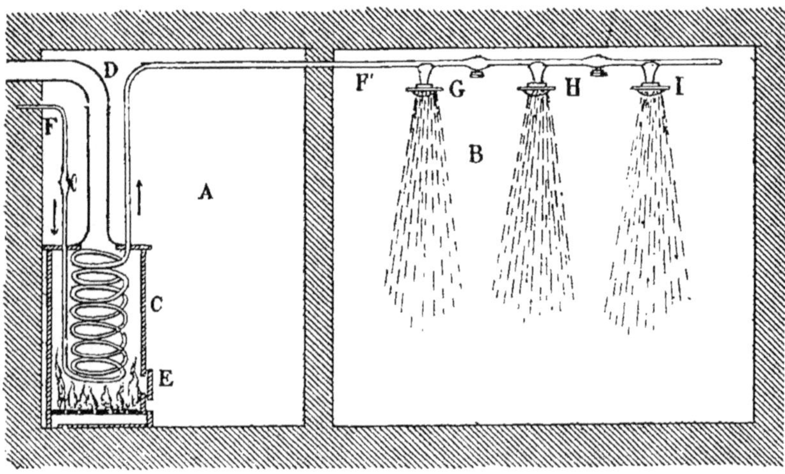

Fig. 130. – Appareil pour bains par aspersion, de la caserne Schombery à Paris.

riable, est en moyenne de 1 atmosphère. L'extrémité efférente F est reliée à un système de douches placé dans une pièce voisine et composé de trois douches en pluies G, H, I, et d'une douche en jet qui n'a pas été indiquée sur la figure ci-jointe. Des robinets à portée de main commandent ces diverses douches.

« Lorsque le fourneau est bien échauffé, il suffit d'ouvrir les robinets en ayant soin de laisser couler d'abord l'eau qui s'est échauffée pendant la période de chauffe dans le serpentin ; l'eau froide en traversant le serpentin s'élève à une température qui est très suffisante pour les douches. Il faut même veiller avec soin pour que cette température ne dépasse pas 30°, ce qui est un maximum qui ne doit pas être dépassé. »

Ce système fonctionne bien à la caserne Schomberg, mais il nécessite la présence d'une canalisation amenant de l'eau sous pression et consomme une assez forte proportion de combustible. De plus, il n'est pas toujours facile de régler la température de l'eau : si celle-ci s'échauffe rapidement, on est obligé de pousser l'écoulement au delà du nécessaire ; si le chauffage est lent on risque de ne pas avoir assez d'eau.

On peut employer le chauffage de l'eau par la vapeur. M. le médecin-inspecteur Vallin propose le système suivant : « Une cuve en bois, doublée en zinc, de 2 mètres cubes environ, serait fixée à 3m,50 au-dessus du sol; une pompe, placée dans la cour, élèverait sans peine l'eau froide dans ce réservoir muni d'un trop-plein. Du fond de la cuve partiraient deux tubes verticaux en fonte ou en cuivre de 1 mètre de long, de 5 à 6 centimètres de diamètre intérieur, munis de trois pommes d'arrosoirs ayant 15 centimètres de diamètre et percées de 80 à 100 trous de 2/3 de millimètre. On aurait ainsi deux jeux parallèles de trois douches dont la surface jaillissante serait à 2m,25 au-dessus du sol.

« Un fourneau en fonte, en forme de poêle, surmonté d'un générateur de vapeur et placé dans la salle, servirait à élever à 15° ou 18° la température du local; en même temps, la vapeur fournie par le générateur serait conduite, à l'aide d'un simple serpentin, au fond de la cuve et en se dégageant presque sans pression, elle élèverait sans peine la température de l'eau à 25° ou 28°. »

On pourrait se servir avec avantage, pour amener la vapeur dans la cuve, du couvercle de Recke qui sera décrit avec les appareils à désinfection à courant de vapeur (p. 371).

L'eau de condensation fournie par les machines à vapeur est peu appétissante, parce qu'elle entraîne les graisses qui ont servi à graisser le piston: aussi ne doit-on l'utiliser pour les aspersions que dans les cas de dénûment absolu. Il vaut mieux emprunter au générateur de la vapeur directe qui servira à échauffer l'eau d'un réservoir disposé au-dessus de la salle d'aspersion. Ou bien on fera circuler la vapeur provenant des machines dans un système de serpentins réchauffeurs analogues

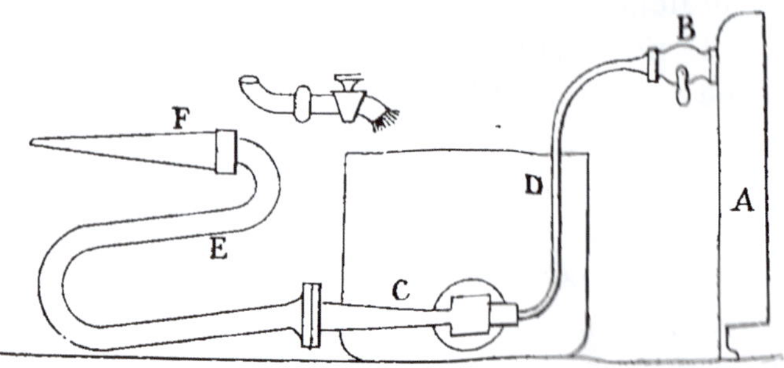

Fig. 131. — Appareil Herbet pour bains par aspersion.

A, chaudière à vapeur. — B, robinet de prise de vapeur. — C, éjecteur boulonné sur la bâche. — D, bâche à eau. — E, tuyau en caoutchouc. — F, lance graduée.

par exemple à ceux qui servent pour la distillation de l'eau de mer.

Nous empruntons encore à M. le professeur Laveran (*loc. cit.*) la description de l'appareil de M. Herbet qui fonctionne avec succès dans l'armée.

« Cet appareil se compose d'une chaudière à vapeur qui peut être d'un système quelconque, reliée à un éjecteur, lequel est fixé sur une bâche d'eau froide et prolongé par un tube en caoutchouc qui se termine par une lance. Les figures 131, 132 et 133 permettent d'étudier les détails de l'éjecteur et de la lance.

uand la chaudière est en pression et que la bâche

est remplie d'eau froide, il suffit d'ouvrir le robinet de vapeur pour que l'appareil fonctionne ; la vapeur en passant dans l'éjecteur, aspire l'eau froide et se con-

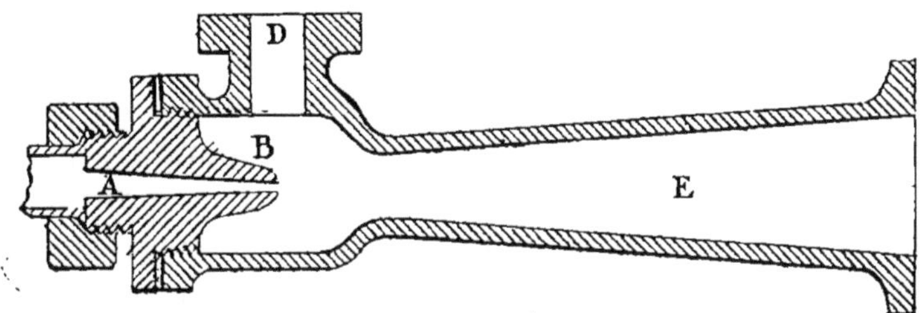

Fig. 132. — Projecteur de l'appareil Herbet pour bains par aspersion.

A, cône d'arrivée de la vapeur vissé au corps B, du projecteur. — D, arrivée de l'eau. — E, cône de projection de l'eau sur lequel s'adapte un tuyau de caoutchouc.

dense en la réchauffant ; le mélange tiède s'échappe au dehors par la lance, chassé par la vapeur de la chaudière. Un robinet d'eau froide placé au-dessus de la

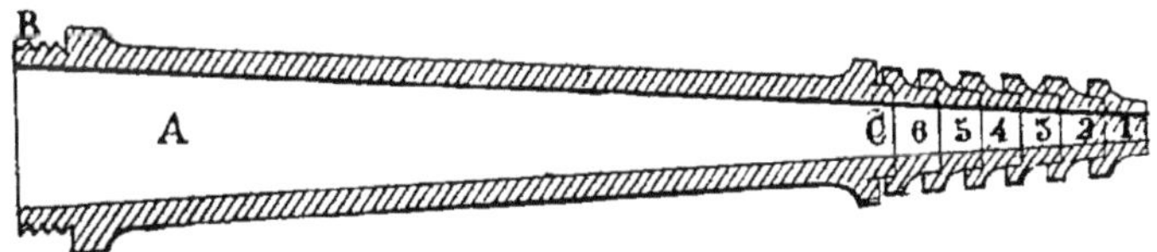

Fig. 133. — Lance graduée de l'appareil à bains Herbet.

A, corps de la lance avec son filetage B, du raccord avec le tuyau en caoutchouc avec filetage C, sur lequel se vissent successivement 6 ajustages coniques numérotés de 1 à 6.

bâche est ouvert de façon à remplacer sans cesse l'eau qui s'échappe par l'éjecteur.

« Une disposition très ingénieuse de la lance permet de régler facilement la température de l'eau servant aux douches, de l'abaisser ou de l'élever à volonté. L'extrémité effilée de la lance conique par laquelle s'échappe l'eau est formée de viroles qui se vissent les unes su les autres ; le diamètre de chaque virole est, par suit différent du diamètre des viroles voisines.

« Supposons la lance complète avec toutes ses virol l'eau s'échappe par exemple à 36° ; si on dévisse la pr mière virole l'eau tombe à 34° et ainsi de suite. L'au mentation de la pression dans la chaudière n'a pas pou effet d'augmenter sensiblement la température de l'eau car alors la vapeur aspire une plus grande quantit d'eau froide et la température du mélange reste à pe près la même. Au contraire, si on fait varier l'orifice d sortie, on augmente ou on diminue beaucoup la rési tance que le liquide doit vaincre pour s'échapper. Le frottements sont rendus considérables par une petite d minution du diamètre de cet orifice, la quantité d'ea froide qui afflue dans l'éjecteur diminue, la quantité d vapeur restant à peu près la même ; par suite la tempé rature du mélange augmente.

« On peut se servir de sept orifices qui corresponden aux élévations de température suivantes de l'eau aspi rée :

Le n° 1	augmente la température de l'eau de	22°
2	. . . .	18°
3	. . . .	16°
4	. . . .	14°
5	. . . .	13°
6	. . . .	12°
7	. . . .	7°

« Avec cet appareil on peut laver quatre-vingt-seize hommes à l'heure : on consomme 12 kilogrammes de charbon et 1,200 litres d'eau. Le prix de l'appareil est de 2,000 francs Lorsque l'on a à administrer des bains à des effectifs nombreux, cette première mise est largement contre-balancée par le bas prix de chaque bain qui revient à un quart ou à un demi-centime par douche. »

M. le Dr Barrois, médecin-major, utilise, pour chauffer l'eau, des thermo-siphons analogues à ceux qui servent pour le chauffage des serres. L'eau arrive sous pression dans la chaudière qui est close, s'y échauffe et monte par un tube ascendant dans un réservoir en tôle de 3 à 400 litres dont le fond est 2 mètres environ au-dessus du sol. Comme l'eau du réservoir est plus froide que celle de la chaudière elle descend par un second tube et il s'établit ainsi une circulation continue. De la partie inférieure du réservoir partent en rayonnant des tuyaux alimentant des pommes d'arrosoir : un tirage permet de faire fonctionner la douche. La chaudière porte un robinet par lequel on peut vider tout le système. Le foyer est à combustion lente et se charge par une trémie.

En trois quarts d'heure l'eau du réservoir est à la température convenable (30° à 35°). A mesure que l'eau chaude est consommée, le baigneur ouvre le robinet d'arrivée pour qu'elle soit constamment remplacée par une égale quantité d'eau froide. Un flotteur à contrepoids indique le niveau d'eau dans le réservoir qui porte aussi un tuyau de trop-plein. Si on a la précaution de ne pas charger le fourneau à l'excès et d'éviter le gaspillage de l'eau la dépense est minime, chaque bain revient à un demi-centime.

D'ailleurs d'une façon générale dans l'armée le prix du bain par aspersion revient entre un demi et un centime, le savon et le linge compris.

M. Barrois a également fait fabriquer un appareil transportable comme un poêle (fig. 134). Le réservoir repose sur quatre pieds dont deux sont des colonnes creuses pour la circulation de l'eau. La cheminée du foyer passe au centre du réservoir pour utiliser la chaleur des gaz de la combustion. Cet appareil coûte environ 400 francs.

En se servant des chauffe-bains, aujourd'hui d'u[n] usage courant, avec tuyau central pour l'évacuation de[s] produits de la combustion, on pourrait, soit en installan[t]

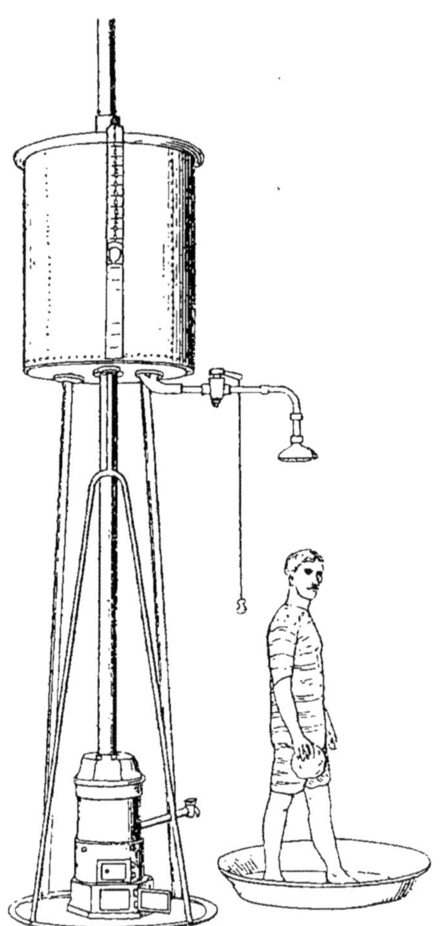

Fig. 134. — Appareil transportable pour bains par aspersion du Dr Barrois.

ce chauffe-bain à une certaine hauteur au-dessus du sol, soit en donnant au réservoir une hauteur un peu plus grande que d'habitude, arriver très bien à débite[r] à jet continu de l'eau à 25° ou 30° tombant d'une hauteur suffisante, de 2 mètres par exemple.

Le système suivant de bains par aspersion est employé dans plusieurs maisons de détention.

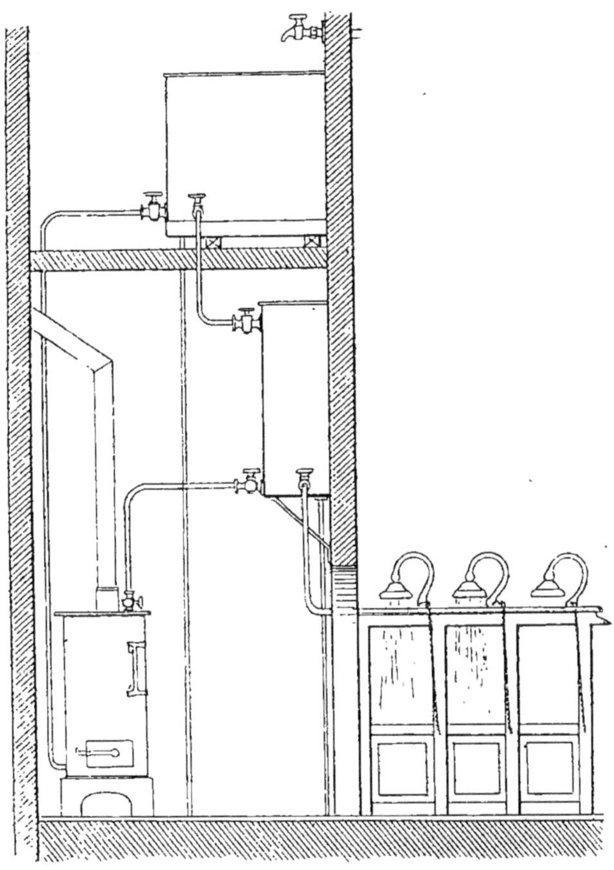

Fig. 135. — Appareil pour bains par aspersion de la maison centrale de Fontevrault.

Un réservoir d'eau froide (fig. 135) cubant 5 mètres est alimenté, soit directement, soit au moyen d'une pompe et alimente lui-même une chaudière de 800 litres de capacité par un tuyau qui, partant du fond du réservoir, aboutit au fond de la chaudière. Du sommet de celle-ci un autre tuyau conduit l'eau chauffée dans un second réservoir, dit mélangeur, cubant 2 mètres, placé au-dessous du réservoir d'eau froide et communiquant avec lui au moyen d'un tuyau.

Au moyen de robinets on règle la proportion d'eau chaude et d'eau froide de telle façon que le mélange ait la température voulue. Le mélangeur est rempli avant de commencer les aspersions et on ne l'alimente de nouveau que lorsqu'il est complètement vide, sauf la petite quantité d'eau chaude nécessaire pour compenser le refroidissement.

Le mélangeur est mis en communication avec la conduite d'alimentation des douches au moyen d'un robinet de distribution. De plus chaque douche a, à sa prise d'eau, un petit robinet qui, par la pression normale du mélangeur, débite 20 litres en huit minutes, lorsqu'on l'ouvre à l'aide d'une chaîne à tirage.

A chaque douche correspond une cabine isolée, close par une petite porte qui masque l'homme jusqu'à la hauteur de la ceinture.

A la maison Centrale de Fontevrault il y a dix cabines : les détenus arrivent par séries de dix, se placent sur un rang devant une barre de bois munie de dix porte-manteaux, se déshabillent et entrent dans les cabines ne conservant que le pantalon qu'ils ne retirent que dans la cabine. Le gardien passant devant toutes les cabines tire successivement toutes les chaînettes et l'eau coulant pendant cinq minutes tombe après avoir lavé le corps dans un baquet servant de bain de pieds. Puis les détenus s'essuient, remettent leur pantalon, vont se rhabiller devant la barre et cèdent leur place à une nouvelle escouade.

La durée du bain est mesurée à l'aide du contrepoids d'un flotteur qui est annexé au mélangeur. La chaîne de ce contrepoids traverse le mur de séparation de la salle des machines, et passe dans la salle d'aspersion. Le contrepoids glisse le long d'une échelle graduée en centimètres, ce qui permet de régler aussi rigoureusement que possible le temps nécessaire à chaque série d'ablutions.

Lorsque l'on a donné cent bains, ce qui demande cinquante-cinq minutes et 2 mètres cubes d'eau, le mélan-

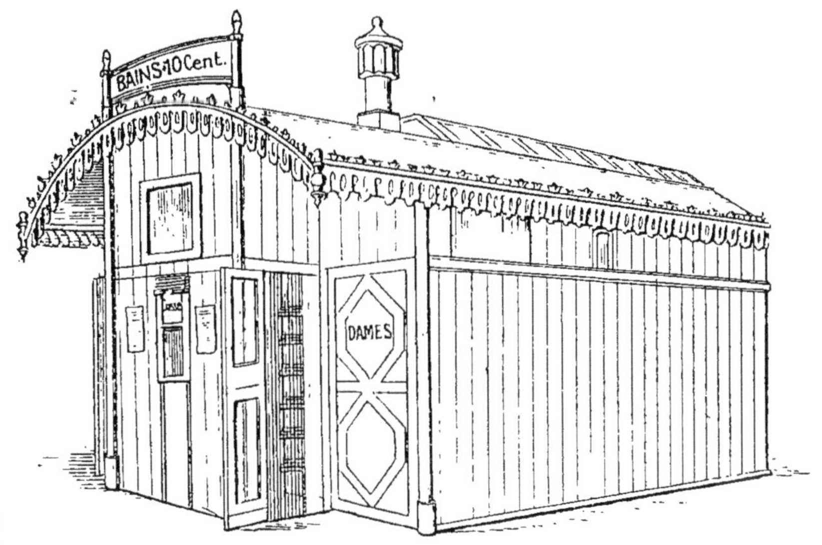

Fig. 136. — Pavillon Lassar pour bains par aspersion.

geur est vide : on le remplit à nouveau et l'opération recommence.

La dépense pour chaque aspersion varie entre 0 fr. 013 et 0 fr. 024 suivant le nombre des aspersions par séance et le prix du combustible employé (H. de Baecker. *Génie civil*, 1889).

Le pavillon Lassar pour bains publics par aspersion (fig. 136 et 136 *bis*) rappelle un peu par sa forme nos chalets de nécessité. Il est construit en tôle ondulée, a

5 mètres de large sur 11 mètres de long. Il est divisé longitudinalement en deux moitiés semblables réservées l'une aux hommes et l'autre aux femmes. A l'entrée se trouve la caisse où on prend les tickets. A l'une des extrémités est située la chaudière, à l'autre extrémité une petite buanderie pour laver les serviettes. Les cabines sont au nombre de cinq dans chaque moitié; on y a accès

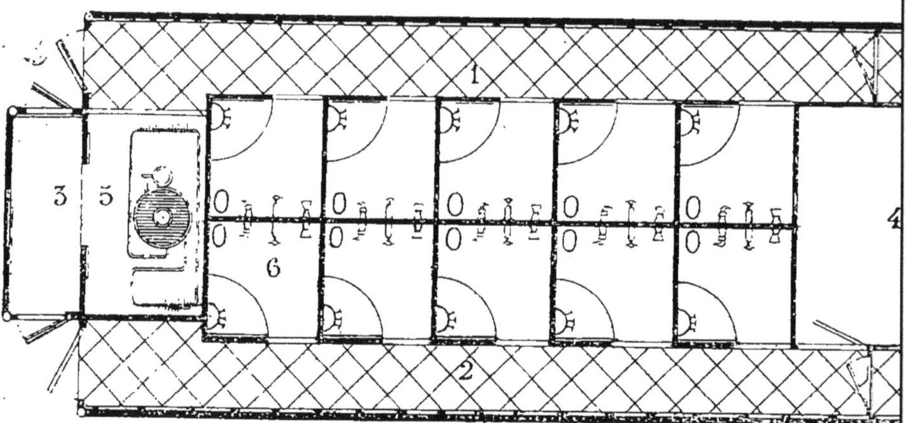

Fig. 136 *bis*. — Pavillon Lassar pour bains par aspersion (plan).

1, corridor des hommes. — 2, corridor des femmes. — 3, vestibule et caisse. — 4, buanderie. — 5, chambre de la chaudière. — 6, cabines. — 7, cabinets d'aisance.

par un corridor qui court le long de chacune des longues parois du pavillon. Chaque cabine a un petit vestiaire avec des patères pour accrocher les vêtements et est séparé par un rideau imperméable de l'espace réservé aux aspersions : dans celui-ci se trouve la douche tiède, la douche froide et un bain de pieds.

Un autre type pour installation publique de bains par aspersion est le pavillon octogone de Francfort-sur-le-Mein (fig. 137 et 138) dont les côtés ont 4 m,20 de longueur avec corridor périphérique : au centre sont disposés les appareils pour le chauffage de l'établissement et de l'eau : tout autour se groupent seize cabines en disposition rayonnée : une d'entre elles est réservée au baigneur, une autre sert à laver le linge quand il y a lieu : les quatorze autres cabines sont destinées au public, dix aux hommes, quatre aux femmes. Chaque

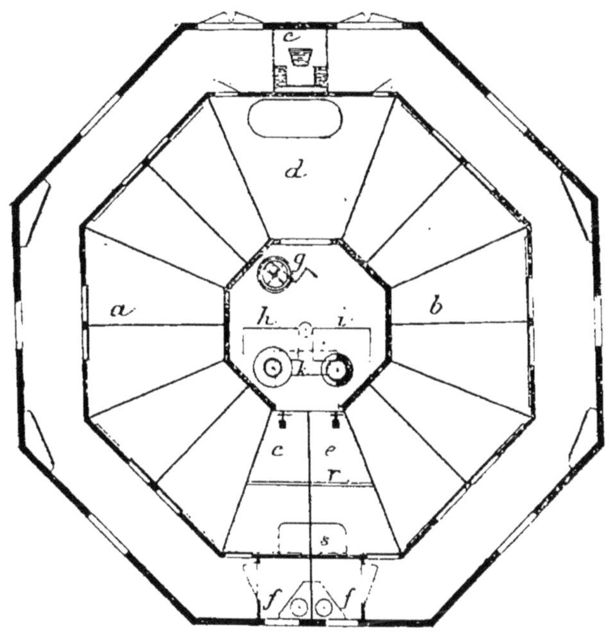

Fig. 137. — Pavillon octogone de Francfort-sur-le-Mein, pour bains par aspersion.

a, cabine pour hommes. — *b*, cabine pour femmes. — *c*, caisse. — *d*, buanderie. — *g*, essoreuse. — *h i*, chaudière. — *e e*, compartiment des douches. — *r*, rideau séparant ce compartiment de celui où la personne se déshabille. — *s*, banc. — *f f*, cabinets d'aisances.

cabine est fermée par une porte roulante et est divisée, par un rideau de toile imperméable, en deux compartiments : le compartiment extérieur le plus large forme vestiaire et est meublé d'une chaise, d'un miroir, de porte-manteaux fixés à la porte et d'un tapis en linoleum. Le compartiment central est la chambre de douche : il renferme un bassin avec robinet à eau froide et à eau chaude. Chaque occupant a à sa disposition 40 litres d'eau à 30° dont il peut user à son idée au moyen d'un tirage : l'eau froide est à discrétion. Le

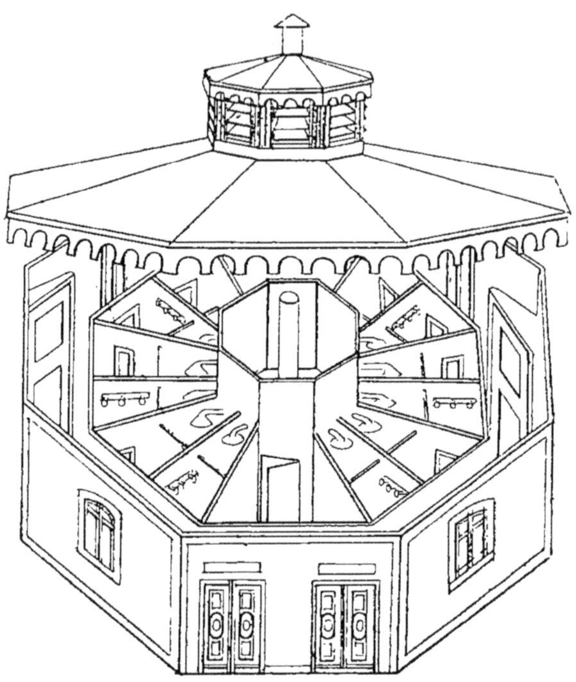

Fig. 138. — Pavillon octogone de bains par aspersion de Francfort-sur-le-Mein. (Le toit est représenté soulevé, pour laisser voir l'aménagement intérieur.)

parquet est formé d'un grillage en bois, à travers lequel l'eau s'écoule dans un caniveau.

Le bâtiment est en sidéro-ciment : le chauffage est assuré par un calorifère à air chaud. L'éclairage est au gaz. Des appareils de ventilation enlèvent les buées. L'administration est municipale.

Il existe derrière la petite buanderie une cave à

charbon et un séchoir qui a 6 mètres de haut et au-dessus duquel est établi le réservoir à eau chaude.

Le prix de la douche y compris une serviette et un petit morceau de savon est de 12 centimes et demi. Les frais de premier établissement se sont montés à 25,000 francs ; les recettes annuelles sont de 7,000 francs (il y a entre deux cents et trois cents baigneurs par jour) et les dépenses sont de 4,000 francs environ, soit un bénéfice net de 3,000 francs, 12 p. 100 du capital engagé.

Bains par aspersion pour écoles, du système dit de Gœttingen. — L'installation est faite dans le rez-de-chaussée ou le sous-sol et se compose de deux pièces, le vestiaire et la salle de douches. Quinze enfants peuvent être douchés à la fois : à cet effet, le vestiaire a une double rangée de bancs adossés, à quinze places chaque : pendant qu'une série se douche, la série précédente s'habille et la suivante se déshabille. La salle de douches renferme cinq douches : au-dessous de chacune est disposé un *tub* en zinc de $1^{m},20$ de diamètre et de $0^{m},25$ de haut. La douche peut fournir un mélange d'eau chaude et d'eau froide dans la proportion voulue (27° à 30°) et se manœuvre au moyen d'une pédale. Trois enfants prennent place dans chaque *tub* : ils sont d'abord aspergés à l'eau chaude puis ils se savonnent mutuellement en se frottant énergiquement : puis ils se lotionnent avec l'eau accumulée dans le *tub* et se lavent les pieds : ils sont enfin aspergés d'une douche chaude à laquelle succède une douche froide, après quoi ils s'essuient et se rhabillent. Les garçons sont douchés tout nus ; les fillettes reçoivent de l'administration de l'école un bonnet imperméable et un tablier de toile cirée mesurant 40 centimètres sur 40. Chaque série a besoin de quinze à vingt minutes : en une heure quatre-vingt-dix enfants peuvent passer à la douche. Celle-ci est donnée pendant les heures de classe, elle est facultative, mais les enfants aiment à en faire usage : les enfants trop petits sont seuls exceptés.

Les enfants sont conduits et surveillés par le baigneur qui est en général un domestique de l'établissement : ils sont conduits à la douche et ramenés par séries : le maître continue à faire la classe aux élèves restants et, en combinant bien le temps et les exercices, l'enseignement n'est nullement interrompu durant cette heure qui constitue en sus une leçon de propreté laquelle n'est pas déplacée dans ces établissements d'instruction et d'éducation. Cette pratique a rencontré une certaine opposition en Allemagne, mais en dépit des cabales elle s'est imposée et est en voie de se généraliser.

Dans les cuisines populaires italiennes, par exemple à Turin, où la cuisine est faite à la vapeur, on a eu l'heureuse idée d'annexer à chaque cuisine une salle de bains par aspersion avec douze cabines : l'eau est chauffée par le même générateur qui sert à la cuisson des aliments : l'eau est à 32° ; chaque aspersion coûte 15 centimes, linge compris.

Il existe des appareils à gaz permettant de porter instantanément à la température voulue l'eau nécessaire aux bains, aux douches, à la toilette. Le plus simple et le plus pratique est formé par un tuyau en fer à ailettes à travers lequel circule l'eau et qui est chauffé par une rampe à gaz. Avec une consommation de gaz très faible on obtient séance tenante un jet d'eau à 30° suffisant pour doucher un adulte. Un appareil de ce genre devrait se trouver notamment dans les asiles de nuit, dans les salles d'admission des malades dans les hôpitaux, dans les prisons. On aurait ainsi une douche toujours prête pour les entrants et à un prix minime, tandis que le fourneau alimentant les bains de baignoire et les bains par aspersion ne fonctionne qu'à des heures déterminées. En dehors de ces besoins intermittents pour lesquels le gaz convient très bien et est très économique, il n'est pas à conseiller pour le chauffage permanent des bains par aspersion ou autres, car il reviendrait alors relativement cher.

ARTICLE DEUXIÈME

BLANCHISSAGE DU LINGE[1]

Le linge sale doit être au fur et à mesure de sa production placé dans des caisses étanches en métal, recouvertes d'un couvercle, faciles à nettoyer et à désinfecter. On peut se servir de caisses en tôle galvanisée ou mieux en tôle émaillée. Les coffres en bois sont peu propres à cet usage, à moins que le bois n'ait été rendu imperméable et les joints bien hermétiques. Dans certains hôpitaux on adopte une disposition semblable à celle qui a été indiquée (p. 50) pour le déversement des ordures ménagères ; c'est-à-dire que le linge est jeté par un tuyau vertical en poterie vernissée, de 26 centimètres de diamètre, dans la caisse qui est placée en sous-sol dans une niche fermée. Cette pratique peut être admise pour le linge ordinaire ; mais pour celui qui est souillé de germes pathogènes elle ne saurait être acceptée, parce

[1] Nous adressons nos remerciements à notre collègue et ami, M. le professeur agrégé Burluraux, qui a réuni de nombreux documents sur les buanderies militaires et qui les a gracieusement mis à notre disposition pour la rédaction de cet article.

qu'elle occasionne la dissémination d'un certain nombre de germes au moment de la manipulation un peu brutale qui vient d'être indiquée.

Le linge ne doit pas séjourner longtemps dans les appareils récepteurs : le contenu de ceux-ci ne doit jamais être extrait au voisinage des lieux habités. L'indication est de transporter les caisses avec leur contenu jusqu'à la buanderie ; dans les hôpitaux et en général dans toutes les habitations qui disposent d'une buanderie, cette manière de faire est la seule acceptable. De toutes façons il faut renoncer à l'habitude de faire le recensement du linge sur les paliers, au voisinage des salles de malades.

Le blanchissage consiste à débarrasser le linge des matières organiques solubles et insolubles et des germes dont il est imprégné, des matières inertes et des matières colorantes non fixes. Il ne doit attaquer, ni chimiquement ni mécaniquement, la fibre du linge. La technique du blanchissage qui était restée stationnaire durant de longs siècles, a fait dans ces derniers temps de grands progrès au bénéfice de l'hygiène et de l'économie. Elle comprend plusieurs opérations qui sont : le triage, l'essangeage, le coulage, le lavage, le rinçage et le séchage.

Triage. — C'est l'opération la plus importante au point de vue de l'hygiène. Elle a pour but de vérifier le compte, de séparer les diverses catégories de linge dont les unes, le linge fin par exemple, n'exigent pas les mêmes manipulations que les autres telles que le linge de cuisine. L'idéal serait de faire le triage, le linge étant humecté avec de l'eau simple ; de cette façon aucun germe ne s'en échapperait et ne deviendrait un danger pour les ouvriers qui au contraire, lorsqu'ils manipulent le linge sec, sont plongés dans une atmosphère surchargée de poussières et de germes de toute nature. Or, dans la pratique, le linge humide est d'un maniement très difficile et il ne faut pas compter que l'industrie consente à prendre une précaution qui se chiffrerait par une assez grande perte. Il est possible de réduire considérablement les dangers du triage à sec.

Et d'abord tout le linge souillé notoirement de germes pathogènes, surtout celui des tuberculeux, des typhiques, des dysentériques et des cholériques, ne doit être mêlé au linge ordinaire qu'après avoir été plongé, au moment même où le malade vient de le quitter, dans une solution désinfectante. Pour cette catégorie la désinfection préalable s'impose; on pourra ultérieurement faire le triage humide ou après séchage préalable, cela n'a plus d'importance.

Le triage à sec du linge ordinaire exige, comme toutes les professions à poussières insalubres des précautions spéciales. Il ne doit jamais être effectué que sous une hotte qui aspire les poussières sur place avant qu'elles n'aient le temps de se mélanger à l'atmosphère du local. Nous décrirons plus tard (p. 453) les divers procédés d'aspiration qui peuvent être employés. Les poussières extraites doivent être dirigées dans un foyer où elles sont brûlées.

Essangeage. — La deuxième opération, l'essangeage (action d'enlever le sang), a pour but de débarrasser le linge de tous les éléments solubles dans l'eau et d'ouvrir ses fibres pour bien le préparer à recevoir l'action de la lessive. Elle doit se faire dans de l'eau froide (à 20°) ou à peine tiède; si on plongeait directement le linge dans de l'eau à 60° seulement, les substances albuminoïdes sang, urines, pus, formeraient un coagulum qui ne se dissoudrait plus que dans des solutions alcalines caustiques. L'essangeage peut se faire dans de simples cuviers et alors la durée de l'opération est de quatre à cinq heures, mais dans des tonneaux laveurs elle peut être réduite à dix minutes. L'eau de l'essangeage peut être versée à l'égout, jamais dans les cours d'eau, sinon après désinfection préalable au moyen du lait de chaux.

Coulage. — Le coulage a pour but de saponifier par des lessives chaudes les matières grasses, de décolorer les taches urineuses, sanguines, fécales, de détruire les œufs déposés par les insectes ainsi que les microbes pathogènes. C'est une véritable désinfection et c'est l'opération capitale tant au point de vue hygiénique qu'économique, car c'est d'elle que dépendent la blancheur et la conservation du linge. Pour atteindre ces divers buts il faut que la température atteigne 100° pendant un certain temps dans toute la masse; mais il faut d'autre part que cette température ne soit atteinte que progressivement, sinon les matières albumineuses n'ayant pas le temps d'être attaquées et dissoutes par la lessive se coaguleraient et deviendraient insolubles.

Dans une certaine catégorie d'appareils à coulage on se borne à faire passer de la vapeur d'eau à 100° sur du linge préalablement imprégné de lessive et disposé de telle façon que la vapeur puisse facilement le traverser. Cette sorte de coulage à vapeur a au début séduit tout le monde par sa simplicité, mais on a bien vite reconnu que le contact brusque de la vapeur sur le linge crispe le tissu et hâte l'usure. On a donc renoncé aux appareils de ce genre.

Les appareils aujourd'hui employés couramment ne sont qu'un perfectionnement du coulage ordinaire tel qu'il se pratique encore dans les ménages. On sait qu'après avoir essangé le linge la ménagère le place dans un cuvier en le tassant; elle couvre le tout d'une toile grossière appelée charrier, sur laquelle elle répand une lessive de cendres ou de carbonate de soude cuite préalable ment dans une chaudière. On compte 25 kilogrammes de cendres par 100 kilogrammes de linge ; la solution de carbonate de soude est d'autant plus concentrée que le linge à blanchir est plus sale ; on emploie 5 kilogrammes de cristaux de soude pour 100 kilogrammes de linge fin ; 6 kilogrammes pour la même quantité de linge de corps et 7 kilogrammes pour le linge le plus souillé (torchons, tabliers, etc.). Il est essentiel de faire la solution complètement avant de la verser sur le linge, autrement les cristaux alcalins détérioreraient les parties avec lesquelles ils arriveraient en contact.

La lessive, après avoir traversé toute la masse du linge, s'écoule par un robinet inférieur, est remise à

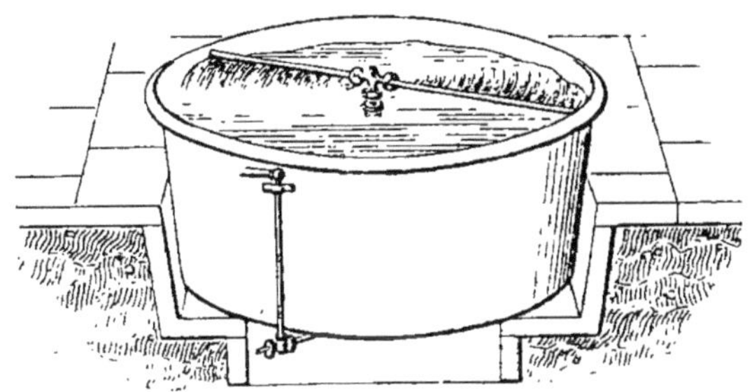

Fig. 139. — Appareil à lessiver par injection de vapeur (système Decoudun).

chauffer et ressert de nouveau. L'opération dure ainsi de trois à quatre heures et le coulage est accompli. Elle est imparfaite en ce qu'elle occasionne beaucoup de main-d'œuvre, beaucoup de déperdition de chaleur et des buées abondantes. De nombreux appareils ont été inventés pour remédier à ces inconvénients. Celui qui nous semble avoir le mieux résolu le problème est l'appareil Decoudun (Paris, 7, rue Friant) qui fonctionne automatiquement et qui est applicable dans toutes les usines qui disposent de la vapeur. Il se compose essentiellement (fig. 139 et 140) d'un injecteur spécial, placé de manière à recevoir constamment le liquide du double fond de la cuve, et à le refouler dans une colonne ascensionnelle, terminée à la partie supérieure par un champignon d'arrosage ou mieux un tourniquet à branches. On raccorde l'appareil injecteur à un tuyau amenant la vapeur du générateur. Cette vapeur refoule la lessive dans l'appareil d'arrosage et de plus, en se condensant, elle chauffe la lessive. La première jetée se fait environ à 20° C. Cette même lessive, après avoir traversé le linge, est élevée à nouveau et ainsi de suite, de sorte que, comme elle s'échauffe à chaque jetée, elle acquiert graduellement des températures de plus en plus élevées pour arriver finalement à l'ébullition (fig. 139). Dans les buanderies qui ne disposent pas de vapeur, on peut se servir simplement de l'appareil suivant fondé sur le même principe. Une chaudière en tôle hermétiquement fermée est installée sur un fourneau en métal et munie d'un robinet de vidange; un tuyau de cuivre établit la communication entre la chaudière et la cuve. Le fonctionnement est le suivant. La lessive contenue dans la chaudière s'élève par le tuyau de cuivre, se répand en pluie sur le linge par un champignon, traverse toute la masse du linge, revient à la cuve par un tuyau inférieur, pour recommencer indéfiniment le même circuit. M. le Dr Burlureaux estime qu'un de ces appareils du prix de 300 fr. suffirait pour la buanderie d'un bataillon, et que pour des buanderies de garnison une chaudière semblable à celle ci-dessus, disposée au-dessus d'un foyer en maçonnerie, pourrait desservir un ou plusieurs cuviers: toute l'installation ne reviendrait pas à plus de 500 fr. avec des cuviers en bois pouvant contenir 300 kilogrammes de linge sec.

Les cuviers peuvent être en bois, en cuivre ou en

fonte. On a prétendu que ces derniers tachaient le linge : il n'en est rien lorsqu'ils fonctionnent quotidiennement.

Dans l'opération du lessivage, les germes pathogènes sont détruits parce que l'eau est maintenue pendant

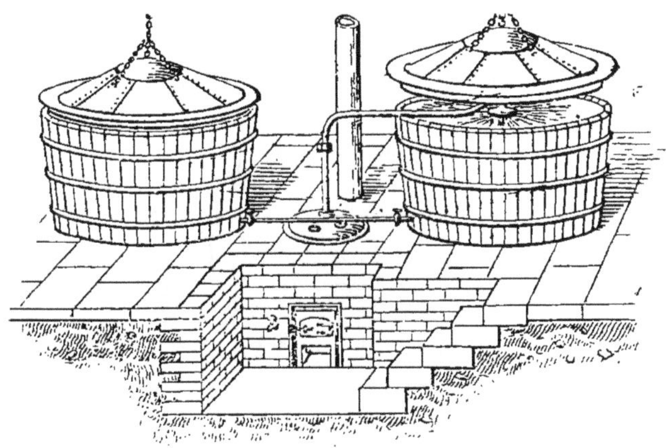

Fig. 140. — Appareil à lessiver par ébullition (système Decoudun).

plusieurs heures à une température élevée ; pendant la dernière heure, elle est voisine de 100° C. et on termine par une température de 100° C. qui, pour plus de sécurité, devra être maintenue pendant une demi-heure, chaque fois qu'on aura du linge notoirement souillé de germes pathogènes.

Les lainages tels que chemises, ceintures, gilets, bas, chaussettes, etc., en laine ou en flanelle, ne peuvent être lessivés à l'eau chaude parce que l'étoffe se rétrécirait. On est obligé de se contenter de les savonner à l'eau froide ou tiède qui rarement est à plus de 45° C. *Il ne faut donc jamais compter sur le blanchissage pour obtenir la désinfection de ces objets*, et chaque fois qu'ils seront suspects, il sera prudent de les immerger, avant le blanchissage, dans une solution forte de sublimé.

Lavage. — Le lavage à la main a été remplacé à peu près partout par le lavage mécanique dans des tonneaux laveurs mobiles autour d'un axe horizontal. A mesure que la rotation s'opère, le linge est amené au sommet d'où il retombe sur la paroi opposée, en se frottant contre lui-même, au milieu du remous du liquide savonneux. En trois ou huit minutes, selon la nature du linge, celui-ci est lavé régulièrement dans toutes ses parties

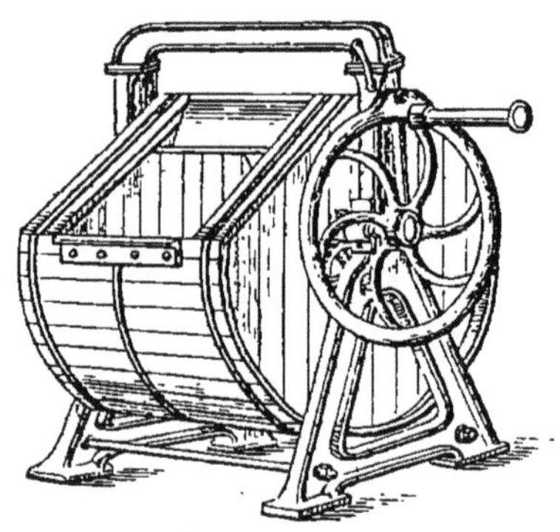

Fig. 141. — Tonneau laveur (système Decoudun).

sans détérioration aucune. Mais le tonneau doit faire au moins 18 tours à la minute, sans cela le linge ne fait que rouler sur lui-même et n'est pas projeté contre les parois avec assez de force pour que le lavage soit complet, car celui-ci consiste essentiellement en une action mécanique.

Pour éviter la perte de temps qu'occasionnent l'ouverture et la fermeture des portes dont sont munis habituellement ces tonneaux laveurs, M. l'ingénieur Chasles (Paris, 7, rue Friant) a inventé des tonneaux très ingénieux à ouverture libre (fig. 141), bouchée incomplètement par une demi-cloison ainsi que l'indique la figure 142. Le linge étant introduit dans la boîte ainsi que le liquide laveur, si on fait tourner le tambour dans un certain sens, le contenu se met en mouvement sans que même une seule goutte de liquide soit projetée à l'extérieur, malgré l'absence de porte. Au contraire, le tout sort par une révolution en sens inverse.

Le lavage mécanique réalise une grande économie de main-d'œuvre : avec un tonneau mû par une manivelle, un ouvrier lave trois fois plus de linge en un temps donné qu'à la main. De plus, le lavage se fait régulièrement

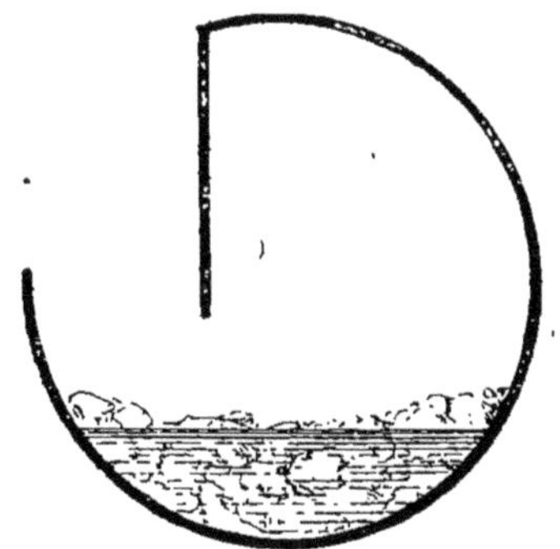

Fig. 142. — Coupe schématique d'un tonneau laveur Decoudun montrant la disposition de l'ouverture et de la cloison.

dans toutes ses parties sans le secours de brosses ni de battoirs, d'où usure bien moins grande.

Au point de vue de l'hygiène, les tonneaux laveurs constituent un grand progrès, en ce qu'ils réduisent considérablement la manipulation directe du linge par les ouvriers ; cet avantage est particulièrement précieux pour tous les vêtements qui sont lavés sans avoir été soumis préalablement à une température de 100° C.

La maison Decoudun construit des machines à laver à double enveloppe qui se composent (fig. 143) d'une vasque fixe en tôle à axe horizontal portée par un bâti en fonte, et à l'intérieur de laquelle se meut un autre tambour concentrique tournant autour de l'axe commun. Ce tambour intérieur, en cuivre ou en tôle galvanisée, est divisé en compartiments rayonnés par des cloisons. Le linge est mis dans ces compartiments. On met dans la vasque une certaine quantité d'eau savonneuse et d'eau de lessive assez concentrée que l'on entretient chaude par un foyer ou un jet de vapeur. Le tambour intérieur

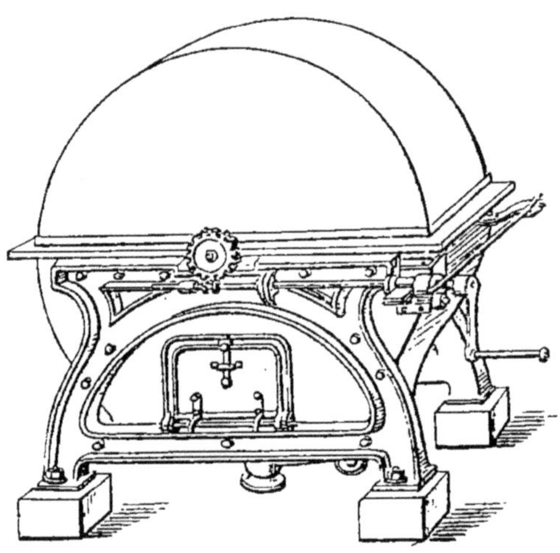

Fig. 143. — Machine à laver (système Decoudun) pour le blanchissage rapide.

est mis en mouvement au moyen d'une manivelle ou d'une courroie sans fin, et à chaque rotation chacun de ses compartiments puise dans le liquide la quantité qui lui est nécessaire et qui se déverse lorsque le compartiment redescend.

Dans ce système le linge est plus intimement en contact avec la lessive et l'opération est rapidement terminée ; en une heure un appareil peut laver 40 kilogrammes de linge sec.

Nous mentionnons ces derniers appareils, non pour les recommander pour l'usage courant, mais parce qu'ils permettent un lavage expéditif et qu'ils peuvent être des renforts précieux en temps de presse ou d'épidémie. De plus, ils sont indispensables pour les cas où il faut faire le blanchissage séance tenante, par exemple dans les asiles de nuit, dans les bains publics par aspersion. dans les établissements publics de désinfection où des groupes de personnes sont lavées et désinfectées par des lotions savonneuses et des bains par aspersion, tandis que leurs effets de laine passent à l'étuve; pendant le temps nécessaire à ces opérations, le linge peut être lavé et prêt à être mis.

Le *rinçage* a pour but d'enlever toutes les parties solubles et savonneuses et de remplacer l'eau de lessive par de l'eau pure; il se fait soit dans des bassins, soit dans des tonneaux rotatifs semblables aux tonneaux laveurs. A ce moment, on complète le lavage en faisant disparaître les taches. Celles dues à des matières organiques sont enlevées par de l'eau de Javel à base de soude, exempte de chlorure de chaux. Les taches de fer sont enlevées au moyen de l'acide oxalique : on neutralise l'excès d'acide par un bain alcalin. Les taches de nitrate d'argent s'enlèvent à l'aide des cyanures; mais ce procédé présente de grands dangers.

Le *séchage* comprend deux temps : l'essorage et le séchage proprement dit.

L'essorage peut se faire à la main par torsion ou pression, mais ces manœuvres sont fatigantes, détériorent le linge et y laissent de grandes quantités d'eau. On se sert presque exclusivement d'essoreuses. Ces appareils, basés sur le principe de la force centrifuge, se composent (fig. 144) d'un panier rotatif perforé, en tôle, calé sur un arbre vertical et renfermé dans une enveloppe un peu plus grande en tôle ou en fonte qui recueille l'eau projetée. Ils sont mus à bras ou à l'aide de machines. L'opération dure quinze minutes, sur lesquelles dix sont employées pour le chargement et le déchargement. Au sortir de l'essoreuse, le linge a perdu les deux tiers de l'eau qui l'imbibait : le reste doit être éliminé par le séchage à air chaud. L'eau coûte dix fois moins à enlever avec l'essoreuse qu'avec l'air chaud. Aussi lorsqu'on peut achever le séchage à air libre, on réalise une grande économie. Le terrain choisi doit alors être exposé aux vents régnants et être sablé pour réverbérer la cha-

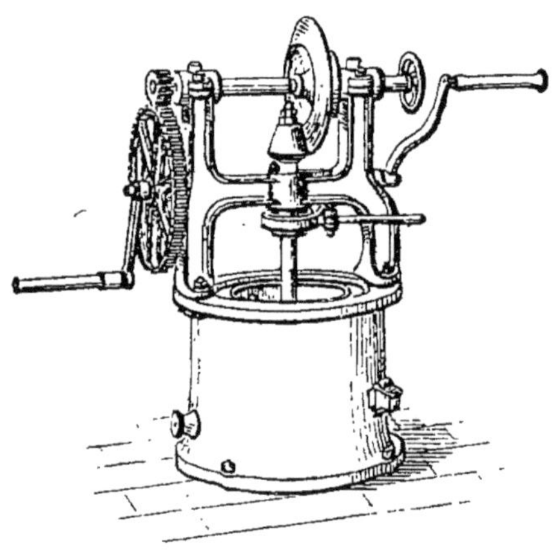

Fig. 144. — Essoreuse centrifuge.

leur. On étend le linge sur des fils de fer galvanisé ou sur des lattes en bois; lorsqu'on se sert de fils de fer, il faut en disposer deux parallèles espacés de quelques centimètres, de manière à ce que les deux bouts flottants ne se touchent et ne se collent pas et laissent passer le courant d'air. Pour 1,000 kilogrammes de linge à sécher par jour, il faut une surface de 1,000 mètres carrés. On peut aussi avoir recours à des séchoirs couverts protégés par des persiennes contre la pluie.

Mais si l'on ne disposait que de ces deux modes de séchage on serait à la merci de la température extérieure et des vicissitudes des saisons ; aussi toute buanderie un peu importante doit-elle posséder un séchoir à air chaud. Le principe de cette dernière installation est le suivant :

faire passer sur du linge humide de l'air aussi sec que possible, avec une vitesse aussi grande que possible sans brûler le linge. Du linge humide introduit dans une chambre chaude dégage de la vapeur d'eau qui étant plus lourde que l'air chaud a de la tendance à s'accumuler à la partie inférieure : de là le précepte de placer toujours l'orifice d'évacuation de la buée à la partie inférieure du séchoir. Pour activer le tirage on fait passer par le centre de la cheminée d'évacuation le tuyau de fumée de la machine, ou on dispose dans cette cheminée une source de chaleur ou bien une roue à hélice actionnée par l'arbre de couche ou par une machine dynamo.

Pour chauffer l'air destiné au séchage on emploie un calorifère à air chaud ou un système de tuyaux à ailettes chauffés par la vapeur. L'air qui à 10° ne peut dissoudre que 10 grammes d'eau, en dissout 16 grammes à 20°, 46 grammes à 40°, 63 grammes à 50°, 105 grammes à 60°, 141 grammes à 70°, 200 grammes à 80°, 300 grammes à 100°. Théoriquement il serait donc indiqué de chauffer l'air le plus possible; mais l'expérience a démontré qu'au-dessus de 90° le linge jaunit, devient rude au toucher et se détériore facilement : la meilleure température est celle de 60° à 70°.

Dans les séchoirs du système Chasles (fig. 145), qui sont les plus pefectionnés, chaque étuve est à deux compartiments dont chacun est desservi par un châssis en fer à roulettes ayant une série de tringles en bois ou en fer disposées parallèlement aux portes de l'étuve. Ces portes glissent l'une sur l'autre de façon qu'on n'ouvre jamais que la moitié de la largeur de l'étuve. Supposons que la moitié droite de l'étuve soit remplie de linge sec : pour le retirer on ouvre la porte de droite, on tire le chariot à roulettes, on referme la porte pour éviter la déperdition de chaleur, on fait le déchargement et le rechargement des tringles et on repousse le chariot chargé dans l'étuve. Puis on opère de la même façon pour le compartiment de gauche. Le travail est

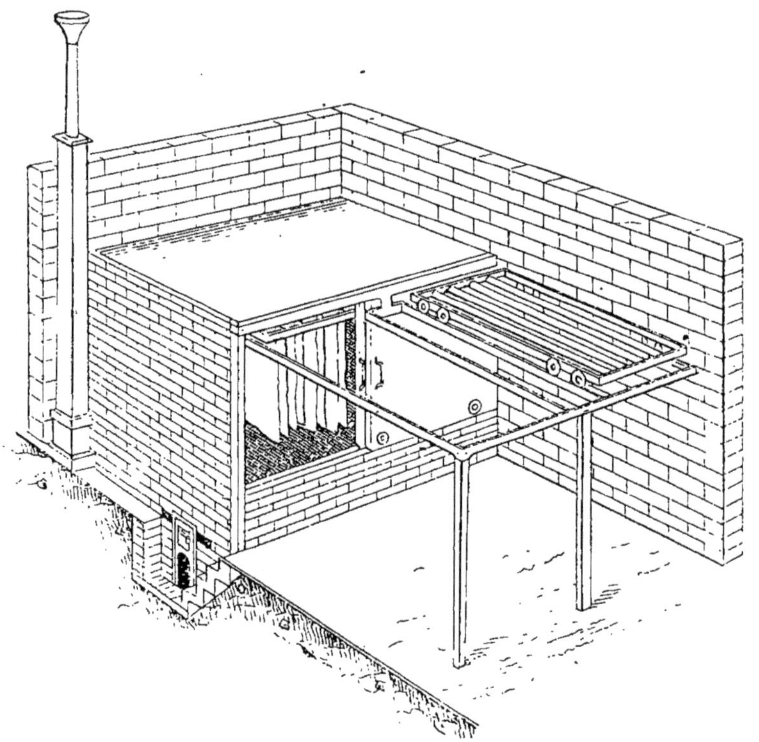

Fig. 145. — Séchoir à air chaud (système Chasle).

donc continu : un seul homme suffit pour assurer le service. Le linge demande pour se sécher vingt minutes de séjour dans l'étuve. La surveillance doit être constante, car le feu peut se communiquer à un chargement. Le meilleur mode d'extinction consiste à dégager de la vapeur dans l'étuve à l'aide d'un tuyau disposé à demeure.

Le séchage à air chaud est dispendieux : pour entraîner 4 kilogrammes d'eau les meilleurs calorifères consomment 1 kilogramme de houille.

Le linge ne doit jamais jaunir ; c'est une indication qu'il renferme encore de la soude et de la potasse et qu'il a été mal rincé.

La plaie de la plupart des installations de blanchissage sont les buées. Nous verrons en traitant de la ventilation quels sont les moyens à mettre en œuvre pour s'en débarrasser.

Le linge à pansement coûte cher à blanchir : aussi pour des raisons d'économie autant que d'hygiène, il est indiqué de se servir de substances n'ayant qu'une faible valeur et ne pouvant servir qu'une seule fois, telles que la tourbe, des bandes de tarlatane, etc. Après avoir servi, ces objets sont, non pas livrés au blanchissage, mais détruits par le feu.

Dans les établissements publics (lycées, hôpitaux, casernes) on a à blanchir, en moyenne, 6 kilogrammes de linge sec par personne et par semaine. Dans les installations de buanderies il faut tenir compte d'abord de ce facteur, mais surtout des périodes qui devront séparer deux blanchissages successifs. Dans l'intérêt de l'hygiène et de l'économie il faut prévoir ces périodes aussi courtes que possible de manière à ne pas laisser s'accumuler le linge sale : le mieux sera de faire deux, ou au moins une, opérations chaque semaine. Il va de soi que plus ces opérations seront fréquentes, plus il sera possible de réduire le nombre et les dimensions des appareils et partant les frais d'installation. Il faut, dans les hôpitaux, baser l'importance de celle-ci sur le maximum des malades prévus, mais comme ce maximum sera rarement atteint on se contentera de calculer le nombre et la grandeur des appareils de façon à ce que dans les moments de presse ils puissent suffire avec un fonctionnement ininterrompu.

CHAPITRE DEUXIÈME

DÉSINFECTION

ARTICLE PREMIER

CONSIDÉRATIONS GÉNÉRALES

La désinfection a pour but de détruire les germes pathogènes et d'empêcher par là la transmission des maladies infectieuses.

La première règle dans la technique de la désinfection consiste à limiter autant que possible le champ de l'infection. De même qu'il est plus aisé de ne pas salir que d'avoir à nettoyer ensuite, de même il est plus aisé de ne pas infecter que d'avoir à désinfecter.

On y arrive surtout par l'isolement bien compris.

Les malades atteints d'une maladie infectieuse doivent être placés dans une chambre à part pour chaque catégorie de malades, dans laquelle on n'aura laissé que le mobilier indispensable. La chambre doit avoir juste le cubage et le matériel nécessaires au nombre des malades : ce serait commettre une grande faute que de placer trois varioleux dans une grande salle destinée à vingt malades et renfermant le mobilier et la literie de ces malades, attendu qu'on étendrait outre mesure l'infection et qu'on compliquerait énormément et sans bénéfice aucun la désinfection. L'isolement rationnel est à la désinfection ce que la propreté est au nettoyage.

Les opérations de désinfection sont laborieuses et coûteuses et ne doivent être entreprises qu'à bon escient. Mais une fois qu'elles ont été décidées, il faut y procéder énergiquement et à fond et ne rien négliger pour qu'aucun germe n'échappe à la destruction.

La désinfection est d'autant plus efficace qu'elle s'adresse à un objet bien déterminé ; une pièce de vêtement ou une couverture souillée par des crachats de phtisiques ou par les déjections d'un typhique ou d'un cholérique sont faciles à désinfecter ; ces déjections sont encore plus sûrement atteintes lorsqu'elles sont reçues dans un bassin au moment de leur émission. Elles sont déjà bien plus difficiles à atteindre lorsqu'elles ont été projetées sur le parquet, formant des éclaboussures et des infiltrations dans l'entrevous. Si on les a laissé se dessécher sur le parquet et si les coups de balai ont ensuite fait tourbillonner la poussière virulente dans l'atmosphère, le problème devient extrêmement compliqué et laborieux en même temps que les chances de réussite décroissent considérablement.

Autrefois on pensait avoir dans les désinfectants gazeux un moyen de détruire en bloc tous les germes pathogènes des salles les plus spacieuses : aujourd'hui on sait que ce mode de désinfection est illusoire et la tendance actuelle est de circonscrire de plus en plus le champ sur lequel doit agir la désinfection, et il est possible qu'on en arrive à borner la désinfection véritable aux seuls objets qui ont étés souillés directement par le malade ou ses déjections, laissant le reste au nettoyage En d'autres termes il faut ainsi que l'enseigne M. Vallin *neutraliser l'agent virulent à sa source.*

Mais à mesure qu'on limite l'étendue du champ soumis à la désinfection, on devient plus difficile sur l'efficacité de l'opération et on exige qu'aucun germe n'échappe à l'action des agents désinfectants.

Toujours pour localiser l'infection, on doit prendre des précautions extrêmes pour le transport des objets infectés. Il faut les manier très doucement, ne pas les agiter pour ne pas disséminer les germes dans l'atmos-

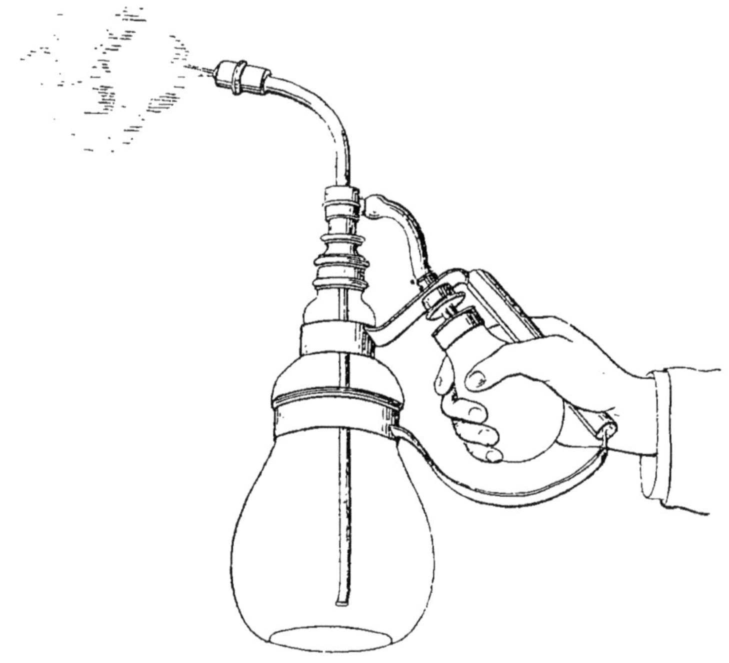

Fig. 146. — Projecteur Loriot.

phère. Le mieux sera toujours de fixer la matière virulente en humectant les objets avec des liquides antiseptiques dont il sera question plus loin et qu'on pulvérisera à l'aide d'un pulvérisateur à main; le projecteur Loriot (50, faubourg Saint-Denis, Paris), qui se manœuvre à l'aide d'une seule main servirait très bien pour cette opération (fig. 146). Puis tous les objets infectés seront enveloppés d'une toile humectée elle-même avec une solution, désinfectante ou non : l'essentiel est que la toile soit mouillée. On sait, en effet, que les germes secs se détachent aisément des tissus, surfaces, etc., qui leur servent de support; ils y restent attachés au contraire d'une manière absolue quand ces tissus sont mouillés.

Les personnes chargées de la manutention des objets infectés doivent elles-mêmes être revêtues d'enveloppes isolantes qui offrent peu de prise aux germes et qui soient faciles à désinfecter : la laine ne convient nullement parce qu'elle est spongieuse : la toile et la toile cirée sont ce qu'il y a de mieux. Le costume pour désinfecteurs se composera donc pour :

Hommes. — Casquette de toile cirée ou calotte de toile. Blouse et pantalon de toile; la blouse sera bien ajustée au cou et aux poignets.

Femmes. — Capeline de toile qui couvre bien les cheveux. Longue blouse de toile se boutonnant très bas et bien ajustée au cou et aux poignets.

Les *véhicules des germes morbides* sont les parties solides ou liquides émanant du corps des malades. Ce sont :

Dans le choléra : les matières vomies et les selles ;

Dans la fièvre typhoïde et la dysenterie : les selles ;

Dans la tuberculose pulmonaire : les crachats ;

Dans la diphtérie : les crachats, les mucus nasal, les sécrétions des plaies ;

Dans la rougeole : les sécrétions des muqueuses et la desquamation cutanée ;

Dans la variole : les produits de la desquamation cutanée ;

Dans la scarlatine : la desquamation cutanée et l'urine.

La matière infectieuse s'échappant du corps souille surtout ce qui est en contact immédiat avec le malade :

d'abord sa surface cutanée ; puis les objets et ustensiles dont il se sert (verres à boire, cuillers, fourchettes, assiettes, etc.) ; ses vêtements, les objets de literie, le mobilier, le plancher, les murs. Tels sont, avec les sécrétions, les objets sur lesquels la désinfection devra s'exercer suivant les cas. Dans les appartements les zones basses sont toujours les plus souillées : les liquides infectieux sont surtout projetés sur le parquet et les parties basses des murs ; d'autre part, les germes pulvérulents qui flottent dans l'air avec la poussière sont pesants et ont de la tendance à s'accumuler dans les parties basses : le plancher est toujours plus souillé que les murs, ceux-ci le sont bien plus sur leur partie inférieure jusqu'à hauteur d'homme que sur les parties plus élevées ; les plafonds le sont très peu.

La *résistance* des divers germes infectieux est très variable : des expériences de laboratoire ont appris que les bacilles de la diphtérie peuvent à l'état de cultures pures conserver leur virulence durant six semaines. et que desséchés ils la conservent pendant quatorze jours ; que des bacilles cholériques *humides* à l'état de culture pure conservent leur virulence un an, que dans les conditions ordinaires, en concurrence avec les saprophytes, leur vitalité ne dépasse pas quatorze jours et qu'à l'état sec ils meurent en quelques heures ; que les bacilles de la morve vivent quatre semaines à l'état de culture pure et jusqu'à quatorze jours à l'état sec ; que les streptocoques de l'érysipèle se conservent six semaines dans des cultures pures et au delà de trois mois à l'état sec ; que les bacilles typhiques en cultures pures vivent au delà de trois mois, presque autant lorsqu'ils sont mêlés à des saprophytes, et au delà de cinq mois à l'état sec ; les bacilles de la tuberculose vivent pendant six semaines dans un milieu humide et sept mois à l'état sec ; les germes des maladies exanthématiques résistent plusieurs mois à la dessiccation, ceux de la variole plus d'une année (Flügge). Mais il faut bien reconnaître que dans le cours ordinaire des choses nous n'avons aucune notion certaine de la longévité non des bacilles, mais de leurs spores : dans la pratique et jusqu'à plus ample informé, il faut la considérer comme indéfinie. Il faut surtout retenir que les germes les plus résistants sont ceux de la diphtérie, de la variole, de la scarlatine, de la tuberculose et de la pneumonie ; pour les trois premiers notamment la virulence se conserve des mois et des années et appelle une désinfection énergique et radicale.

ARTICLE DEUXIÈME

DES AGENTS DE DÉSINFECTION

Les agents proposés pour la désinfection sont extrêmement nombreux ; chaque année on en voit paraître de nouveaux. Cette exubérance de moyens loin d'être favorable à la pratique et aux progrès de la désinfection leur est plutôt défavorable, parce qu'elle est faite pour désorienter le plus grand nombre, c'est-à-dire toutes les personnes qui n'ont pas fait de la technique de la désinfection une étude spéciale. Il y a tout avantage, au contraire, à réduire à un petit nombre les agents de désinfection à employer dans la pratique courante, à la condition de choisir ceux qui se recommandent par leur plus grande efficacité, universellement reconnue, par la facilité de leur emploi et par la modicité de leur prix : en opérant cette sélection rationnelle et sévère on réduit toute la technique de la désinfection à une série peu nombreuse d'opérations avec lesquelles se familiarisent rapidement ceux qui sont chargés de les exécuter.

Les désinfectants gazeux tels que l'acide sulfureux. le chlore, le brome, les vapeurs de sublimé sont d'un emploi difficile et ne méritent aucune espèce de confiance ; ils doivent être définitivement rejetés.

Les moyens à mettre en œuvre pour obtenir une désinfection efficace sont :

1° L''incinération ;

2° L'ébullition dans l'eau pendant une demi-heure ;

3° Le courant de vapeur d'eau à 100° pendant quinze minutes au moins ;

4° La vapeur humide sous pression entre 112° et 115° pendant quinze minutes ;

5° La solution aqueuse d'acide phénique à 5 p. 100 (solution forte) ou à 2 p. 100 (solution faible) :

6° La solution aqueuse de bichlorure de mercure à 1 p. 1,000 (solution forte) ou à 1 p. 2,000 (solution faible) ;

7° Le lait de chaux à 20 p. 100 ;

8° Les émulsions de crésyl à 1 et jusqu'à 5 et 10 p. 100 ;

9° Les dilutions des acides sulfurique et chlorhydrique du commerce depuis 1 p. 3 jusqu'à 1 p. 20 ;

10° Les solutions de sulfate de cuivre à 5 p. 100 et à 20 p. 100.

Telle est la liste des agents reconnus les plus efficaces ; s'il est bon de les connaître tous pour ne jamais être pris au dépourvu, il sera bon également de ne pas les employer tous habituellement, mais de faire un choix et de se servir toujours des mêmes. Avec l'incinération, la vapeur d'eau et le sublimé, on peut se tirer d'affaire dans presque tous les cas.

On parle volontiers de désinfection *spécifique*, ce qui supposerait la connaissance d'un agent spécial à opposer à chaque germe pathogène. Mais ce ne serait jamais là qu'une pratique de laboratoire, attendu que nous ne savons jamais dans la pratique si les germes de la maladie pour laquelle on désinfecte ne sont pas associés à d'autres plus résistants. Il vaut donc mieux choisir les désinfectants reconnus infaillibles dans tous les cas ou au moins dans l'immense majorité des cas et s'en servir couramment. Nous ne nous dissimulons pas que nous emploierons souvent de la vapeur d'eau à 110° pour tuer des germes qui auraient été rendus inoffensifs à 50°; mais si l'on ne pêchait pas ici par excès, on n'aurait plus aucune sécurité.

L'*incinération* est le moyen le plus radical; en général il ne s'applique qu'aux objets de peu de valeur, tels que paille, chiffons, vieux vêtements, etc. Toutefois dans les circonstances graves, lorsqu'on a espoir d'étouffer à sa naissance une affection redoutable, il ne faut pas hésiter à sacrifier des objets de valeur. Au Tonkin, M. le directeur du Service de Santé, Dujardin-Beaumetz, a éteint ainsi fréquemment des foyers de choléra à leur naissance en livrant aux flammes toute la literie et les effets d'habillement des malades. Lorsque les objets à incinérer sont de petite dimension on les brûle dans les foyers existant dans l'habitation : lorsqu'ils sont très volumineux on les brûle au dehors en se conformant aux règlements de police. On voit par là que ce moyen qui s'applique très bien à la campagne ne convient qu'exceptionnellement aux villes où il faudrait en général porter les objets très loin pour les brûler.

Le *flambage* qui est une incinération superficielle est

un excellent moyen de désinfection à employer chaque fois que l'on n'aura pas à craindre d'endommager les surfaces ; les objets métalliques, les parois des écuries, le sol se prêtent très bien au flambage.

La façon la plus simple consiste à allumer un feu de paille ou de copeaux sur les surfaces mêmes qui sont à désinfecter ou quand les objets sont mobiles de les tenir un instant au-dessus de la flamme de ces feux.

Pour les parois et les objets fixes on pourra se servir d'une chalumeau à gaz fixé au bout d'un tube en caoutchouc et alimenté par un récipient à gaz mobile. Ou bien on utilisera un des appareils à flamber dont se sert l'industrie, par exemple la lampe à souder dont se servent les ouvriers pour flamber et ramollir les vieilles peintures avant de les gratter.

L'*ébullition dans l'eau* détruit en cinq à dix minutes tous les germes pathogènes connus sauf les spores charbonneuses. Lorsque les substances à désinfecter renferment de la graisse ou du mucus, on ajoute à l'eau 25 grammes de carbonate de soude par litre.

La *vapeur* employée sans pression ou sous pression est un désinfectant d'une efficacité sûre aux conditions ci-après :

1° Elle doit avoir une température d'au moins 100° centigrades ;

2° Elle ne doit pas être mélangée d'air ;

3° Elle doit être saturée : si après avoir développé de la vapeur à 100°, par exemple, on la surchauffe en la faisant passer au contact d'une surface de chauffe, on obtient une gaz sec, avide d'eau qui, au lieu d'avoir les propriétés désinfectantes de la vapeur *humide* ou saturée, se comporte à l'égard des spores comme de l'air sec, c'est-à-dire ne désinfecte qu'à partir de 150°, température qu'il est impossible d'atteindre sans compromettre la solidité des objets.

La température de la vapeur humide doit être comprise entre 100° et 115° : si on dépassait ce maximum ce serait sans utilité aucune et on risquerait d'endommager les objets.

Les étuves à désinfection sont *à courant de vapeur* ou *à vapeur sous pression*. Ces dernières sont de beaucoup les plus parfaites : mais les premières peuvent rendre de très grands services et sont moins coûteuses. Aussi nous allons décrire les types qui nous semblent les meilleurs et les plus dignes d'être connus.

Les étuves à désinfection à courant de vapeur sont employées presque exclusivement dans beaucoup de pays étrangers, notamment en Russie, en Danemark, en Autriche, en Allemagne. Elles constituent une application en grand de l'appareil usité couramment dans les laboratoires de bactériologie de ces pays, pour stériliser les milieux de culture et les instruments, qui est la marmite à vapeur de R. Koch.

Cette marmite est formée d'une chaudière cylindrique en tôle, de $0^m,75$ de haut sur $0^m,30$ de diamètre, qu'on place sur la flamme d'un bec de gaz : elle est entourée d'un morceau de feutre pour éviter la déperdition de la chaleur, et est coiffée d'un couvercle qui est lui-même surmonté d'un tuyau fermé à son extrémité supérieure par un opercule, percé de deux trous, dont l'un reçoit la tige d'un thermomètre et dont l'autre livre passage à la vapeur. La marmite est partagée en deux compartiments par un double fond en tôle percée à jour, sur lequel on dispose les objets soumis à la désinfection : le compartiment supérieur est le plus grand, c'est la chambre de vapeur ; le compartiment inférieur est le générateur de vapeur et est rempli d'eau jusqu'à un niveau voisin du double fond.

Après avoir porté cette eau à l'ébullition, on note le moment où la vapeur qui s'échappe par le tuyau marque 100° centigrades au thermomètre, et à partir de ce moment, on compte de un quart à une demi-heure : au bout de ce temps la stérilisation est obtenue.

Cet appareil tue sûrement les germes les plus résistants ; la meilleure preuve en est qu'il est d'un usage journalier dans les laboratoires de bactériologie les plus autorisés ; d'autre part, des essais répétés ont prouvé son efficacité comme instrument de stérilisation. Ainsi, Esmarch a tué en sept minutes des spores de bactéridies charbonneuses dans un appareil à courant de vapeur. Ce résultat peut sembler en contradiction avec ce que nous savons sur la résistance des spores charbonneuses qui ne sont tuées qu'à 106°. Mais Esmarch a démontré également que la destruction de ces germes n'était obtenue qu'à la condition que le courant de vapeur soit assez rapide. En d'autre termes, il faut faire, au point de vue de l'énergie désinfectante, une distinction entre la vapeur *dormante* et la vapeur *circulante*.

Avec la vapeur circulante, il se produit un phénomène physique tout à fait spécial. Si on opère à la pression de 0m,760, la température de la vapeur ne pourra jamais dépasser 100°, puisque cette vapeur s'échappe librement dans l'atmosphère et que sa pression sera toujours égale à celle de cette atmosphère. Or, si l'on place des thermomètres à maxima dans l'intérieur des objets placés dans ce courant de vapeur, on constate que la température y monte jusqu'à 104°, 104°,7, 105° et même au delà. Il y a là un écart qui est réel et dont Budde (*Zeitschrift für Hygiene*, t. VII, p. 291), vient tout récemment de fournir une explication très admissible. Suivant lui, l'excès de température observée proviendrait de la condensation d'une certaine quantité de vapeur d'eau dans le sein des objets. L'eau pour passer à l'état de vapeur absorbe 537 calories qu'abandonne à son tour la vapeur au moment où elle repasse à l'état liquide. Ce serait donc à la chaleur latente de la vapeur que serait due l'augmentation de la chaleur au sein des objets. Pourquoi la vapeur dormante ne produit-elle pas cette augmentation ? Est-ce parce que la vapeur circulante pénètre plus rapidement au centre des objets ? Est-ce parce qu'elle est nécessaire pour maintenir ceux-ci dans une atmosphère ambiante toujours égale à 100°, tandis qu'avec la vapeur dormante, on n'est pas sûr de cette même constance de température ?

Quoi qu'il en soit, il est certain que la température peut monter jusqu'à 105° dans l'épaisseur des objets plongés dans un courant de vapeur à la pression de 0m,760, et que cette température est suffisante pour tuer les spores les plus résistantes. L'efficacité des étuves à désinfection à courant de vapeur est, par conséquent, basée sur un fait démontré aussi bien par la physique que par la bactériologie. Ce fait a une portée considérable, il importe de ne pas l'ignorer. Nous ne devons pas rester privés plus longtemps, en France, d'un système d'étuves qui offre des avantages réels dont les deux principaux sont : qu'on peut se procurer les appareils de ce genre à beaucoup meilleur marché que les étuves sous pression, et qu'elles se manœuvrent avec une sécurité absolue, sans crainte d'explosion.

Nous allons passer en revue les principaux types d'étuves à courant de vapeur qui sont aujourd'hui usités à l'étranger.

D'une manière générale, toute étuve à courant de vapeur, fixe, locomobile ou improvisée fonctionne bien aux conditions suivantes :

1° Que le raccord entre le générateur de vapeur e l'étuve soit bien hermétique;

2° Que la production de vapeur soit assez abondante

3° Que la paroi de l'étuve soit garantie contre le re froidissement par une couche isolante ;

4° Enfin que l'action de la vapeur soit suffisammen prolongée.

En ce qui concerne ce dernier point on considèr aujourd'hui qu'en général quinze minutes sont suff

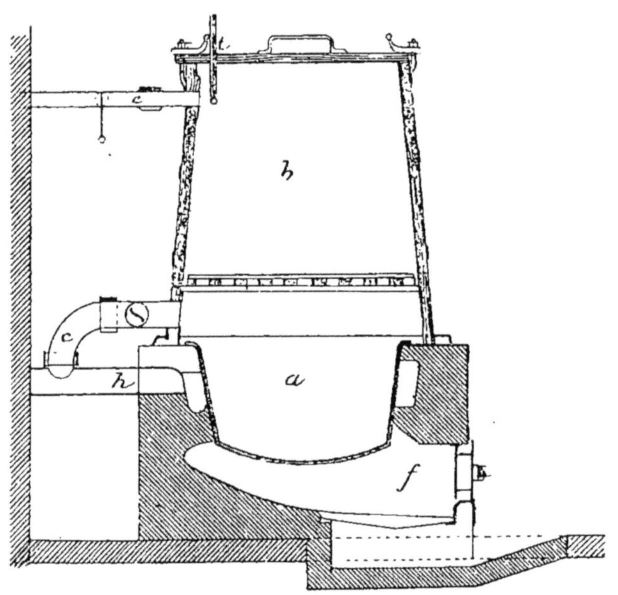

Fig. 147. — Etuve à désinfection à courant de vapeur.

santes à partir de l'instant où la température a atteint 100° au centre des objets : quitte à prolonger le temps de l'opération dans les cas où on le jugerait spécialement nécessaire. Il faut donc bien connaître l'étuve dont on se sert et le temps maximum qui est nécessaire pour porter à 100° la température des objets dans toute leur masse.

On peut improviser partout et à peu de frais une étuve à désinfection à circulation de vapeur. Le moyen le plus simple et le moins dispendieux est le suivant :

Au-dessus d'une chaudière ou d'une marmite du diamètre de 80 centimètres, par exemple, on place debout un tonneau d'un diamètre très légèrement supérieur et ayant à peu près $1^{m}.50$ de hauteur. La paroi inférieure

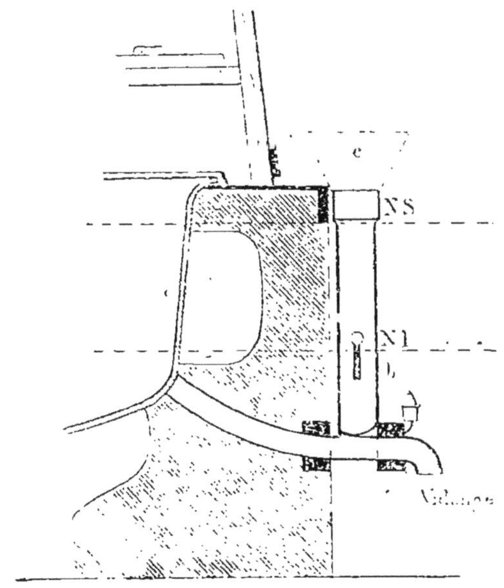

Fig. 148. — La même étuve que dans la figure 147 détails de la chaudière.

a été percée de nombreux trous au vilebrequin pour livrer passage à la vapeur : on peut remplacer ce fond par un filet formé de cordes entrelacées. La paroi supérieure est remplacée par un couvercle mobile fermant aussi exactement que possible : le mieux est de confectionner ce couvercle avec deux disques en bois cloués l'un sur l'autre, et dont l'inférieur s'engage exactement dans l'ouverture du tonneau dont le supérieur débordant légèrement le précédent repose par son bord sur l'extrémité des douves. A son centre ce couvercle est percé au vilebrequin d'un orifice qui est fermé par un bouchon à travers lequel passent : 1° la tige du thermomètre destiné à marquer la température de la vapeur à sa sortie du tonneau ; 2° un tube assez large, ouvert à ses deux bouts, qui doit livrer passage à la vapeur. Ce tube est assez haut pour que la vapeur en s'échappant n'empêche pas de lire les indications du thermomètre : ce qu'il y a de mieux c'est de le faire déboucher à l'extérieur du local. Un système de crochets et de cordes disposés à la partie inférieure du couvercle et sur la paroi interne du tonneau sert à disposer les objets à désinfecter. Pour éviter que la vapeur ne s'échappe entre le bord supérieur de la chaudière et le bord inférieur du tonneau on bouche l'interstice avec de la glaise, du feutre mouillé ou des chiffons mouillés.

La dépense de première mise se monte à 20 francs au maximum et encore avec cette somme on peut garnir le tonneau de deux poignées destinées à faciliter les manipulations. La dépense de charbon peut être évaluée à 75 centimes par désinfection.

Au lieu de cet appareil primitif dont on pourra se contenter en cas d'urgence, on peut en faire construire à volonté d'autres plus perfectionnés : ils sont très répandus dans les petits hôpitaux d'Allemagne. Nous allons, à titre de spécimen, décrire l'appareil qui a été installé au mois de janvier 1887 à l'hôpital militaire de Giessen (*Militærærztliche Zeitschrift*, Année 1887, n° 6).

Ainsi que le montrent les coupes ci-jointes, l'appareil se compose (fig. 147) d'un foyer *f*, d'une chaudière *a*, d'une chambre de désinfection *b*, et de conduites d'évacuation pour la fumée *h*, et la vapeur *cc*. Le foyer est en maçonnerie, la chambre de désinfection est un tonneau en chêne de la hauteur de 1m,20 sur 1 mètre environ de diamètre à sa base et 90 centimètres à sa partie supérieure.

La chaudière porte un niveau d'eau NI (fig. 148) qui est surmonté d'un entonnoir pour l'alimentation.

Le foyer est surmonté d'une plaque de fonte creusée d'une rainure circulaire qu'on remplit d'eau et dans laquelle on engage le bord inférieur du tonneau.

Les douves du tonneau ont été imprégnées avec de l'huile de lin à chaud. Elles sont assemblées par des

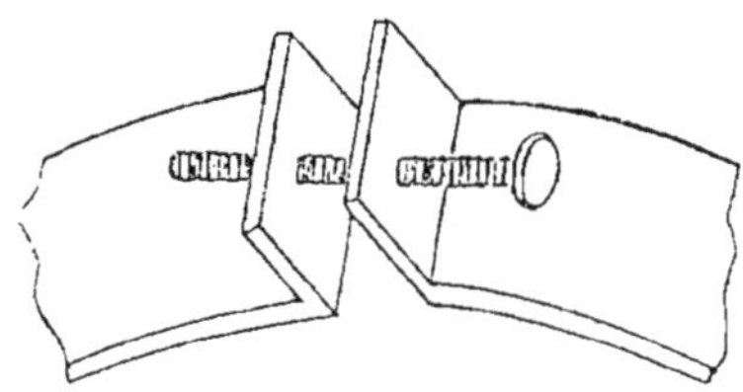

Fig. 149. — Même étuve. Vis de serrage.

cercles en fer qu'on peut resserrer ou relâcher au moyen d'une vis de serrage (fig. 149).

Les objets à désinfecter peuvent être, soit suspendus à des crochets, soit placés sur un grillage en bois qui forme le fond du tonneau.

Le couvercle est à fermeture hermétique (fig. 150) avec interposition d'un anneau de caoutchouc. Le tonneau est muni de deux tuyaux d'échappement pour la vapeur, placés l'un au voisinage du bord supérieur, l'autre au voisinage du bord inférieur : chacun d'eux porte une valve de fermeture (fig. 151) : l'inférieur s'ouvre directement dans le conduit de fumée du foyer.

Lorsque les objets sont disposés dans le tonneau on porte l'eau à l'ébullition. La vapeur, montant par la grille en bois, passe à travers les objets à désinfecter et sort par le tuyau d'échappement supérieur, le tuyau

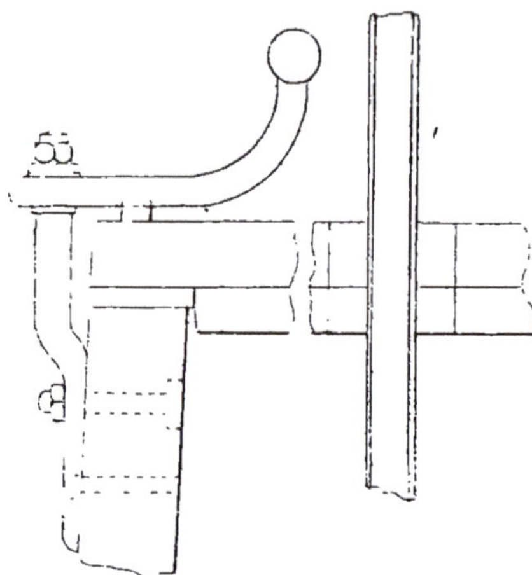

Fig. 150. — Même étuve, fermeture du couvercle.

inférieur étant maintenu fermé. Il faut environ une heure et demie pour que la vapeur marque 100° au thermomètre à sa sortie de l'étuve. A partir de ce mo-

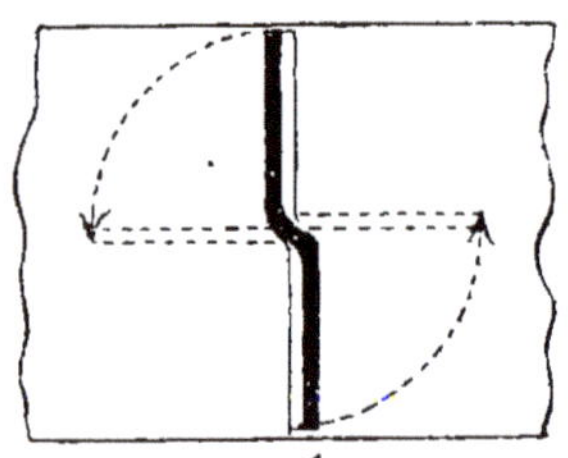

Fig. 151. — Même étuve. Valve de fermeture des tuyaux d'échappement de la vapeur.

ment, il faut compter une heure pour que la désinfection soit complète. Au bout de ce temps on ouvre la valve du tube d'échappement, et en cinq minutes l'opération est terminée.

Les dépenses d'installation ont été les suivantes :

350 briques pour le foyer.	fr.	16, 25
Travaux de maçonnerie.		19, 90
Tonneau de bois de chêne.		96, 35
Travaux de serrurerie.		312, 90
Huile pour imprégner le tonneau. . . .		3, 75
Total.	fr.	449, 15

La chaudière en cuivre existait dans les approvisionnements et ne figure pas dans la dépense.

Il faut 18 kilogrammes de houille pour une opération de désinfection.

Les objets sèchent rapidement.

Presque toutes les étuves de ce genre sont d'un prix qui varie entre 400 et 600 francs.

Sur les indications de Flügge, on a construit pour la ville de Gœttingen un appareil qui possède tous les perfectionnements qui viennent d'être énumérés. Il se compose (fig. 152) d'une chaudière A de 80 litres chauffée en dessous par un appareil à gaz *f*. Sur cette chaudière se place un cylindre B en tôle dont le bord inférieur est reçu dans une rigole circulaire du bord supérieur de la chaudière formant occlusion hydraulique ; il porte sur son bord supérieur une rainure semblable dans laquelle s'engage, également à occlusion hydraulique. un chapeau conique C qui porte un tuyau pour l'échappement de la vapeur. Le cylindre et le chapeau sont en tôle galvanisée de 3 millimètres d'épaisseur ; ils sont doublés d'une toile en fil de fer qui maintient une couche de matière isolante. Les objets à désinfecter sont mis dans un panier en fil de fer galvanisé que l'on suspend dans le cylindre après avoir enlevé le couvercle. L'eau de condensation coule le long des parois du cylindre et retourne à la chaudière par un tuyau de trop-plein.

Le cylindre cube $0^{m^3},704$; l'appareil coûte 450 francs. Chaque opération dure de une heure à une heure et demie. L'appareil a donné des résultats satisfaisants.

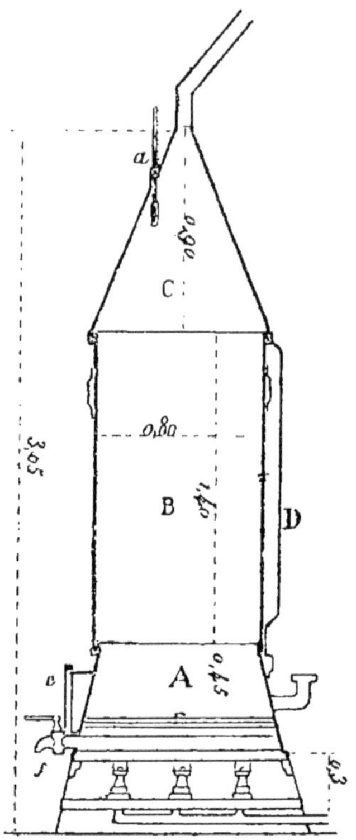

Fig. 152. — Étuve à désinfection de Flügge à Gœttingen.

A. chaudière en cuivre. — B, cylindre en tôle surmonté d'un chapeau conique C. — D, enveloppe isolante. — *a*, thermomètre au-dessus duquel est le tuyau de départ de la vapeur. — *e*, indicateur de niveau. — *f*, appareil à gaz.

Là où l'on dispose d'un générateur de vapeur, il est facile d'improviser une étuve à courant de vapeur. On fait arriver la vapeur par un tuyau de 15 millimètres de diamètre dans un tonneau à double fond : le fond inférieur est plein ; à 4 centimètres au-dessus de lui est disposé le fond supérieur, criblé de trous pour laisser passer la vapeur. Le couvercle ne doit pas joindre hermétiquement ; les objets à désinfecter étant disposés dans le tonneau, on charge le couvercle avec de grosses pierres. On fait ensuite passer le courant de vapeur : ce dernier doit avoir dans le générateur une tension d'au moins une demi-atmosphère. Un robinet placé sur le trajet du tuyau permet de régler à volonté l'arrivée de la vapeur. Au bout de cinq à dix minutes, la vapeur sort par la partie supérieure du tonneau à la température de 100° C. et à partir de ce moment il faut une heure pour que l'opération soit achevée.

L'étuve à courant de vapeur sans pression de M. l'ingénieur Henry (19, rue Poteau, à Paris) mérite d'être signalée à cause de son bon marché et de la simplicité de son fonctionnement. Elle ressemble à une lessiveuse qu'on monte sur un fourneau : elle est formée de deux cuves concentriques en tôle galvanisée ; dans l'espace annulaire compris entre les deux cuves, on met de l'eau ; la cuve intérieure reçoit les objets à désinfecter. Un couvercle à occlusion hydraulique assure le joint. Lorsque l'eau est portée à l'ébullition, la vapeur pénètre dans la chambre de désinfection par le haut, la traverse de haut en bas et s'échappe par le tuyau central percé de trous à sa base.

Le constructeur livre trois modèles de ces étuves : dans le petit modèle, on peut introduire 40 kilogrammes de linge ou un matelas d'enfant ; dans le moyen modèle, 60 kilogrammes de linge ou un matelas ordinaire ; dans le grand modèle, 120 kilogrammes de linge ou un grand matelas double. Le prix de la petite étuve avec fourneau, tuyau à clef et coude est de 225 fr., celui de la moyenne de 300 fr. et celui de la grande de 400 fr.

Il ne nous semble pas impossible de construire des appareils analogues qui pourraient être utilisés alternativement comme lessiveuses et comme appareils à désinfection. Ils rendraient les plus grands services dans les petites localités, dans les casernes, etc.

On pourrait, comme le propose M. Henry et comme l'a fait M. Dobroslavine, augmenter encore la température de la vapeur en la dégageant d'une solution saline, par exemple d'une solution de sel marin à 41,2 p. 100 qui bout à 108° C. 4. Budde a observé qu'alors on atteignait plus rapidement 100° C. au centre des objets. Mais les avantages des solutions salines ne sont pas suffisants pour les faire préférer à l'eau simple.

Toutes les étuves à courant de vapeur qui viennent d'être décrites, ne sont pas commodément disposées pour le chargement ni pour le déchargement; de plus, il est à peu près impossible de garantir les objets contre la chute d'eau de condensation. Il est bon de les connaître, parce qu'on se trouve parfois dans telle situation où l'on a besoin d'improviser une étuve avec le matériel qu'on a sous la main.

On a paré aux inconvénients signalés ci-dessus en construisant des étuves munies de dispositions permettant d'échauffer les objets avant de les soumettre à l'action de la vapeur; on empêche ainsi qu'ils ne soient mouillés par l'eau de condensation. Dans certains de ces appareils, et ce sont les plus simples et les moins chers, le générateur fait corps avec la chambre de désinfection : dans les autres, la vapeur est fournie par un générateur distinct. Dans la première catégorie, sont comprises les étuves Thursfield, van Overbeck de Meyer; dans la seconde, les étuves Henneberg, Schimmel et les nouvelles étuves de Recke.

L'étuve de Thursfield est montée, ainsi que le montre la figure 153, sur un train à deux roues. Un foyer *a* (fig. 154) revêtu de briques réfractaires est situé à la partie inférieure, au-dessous de la chaudière *b* dans laquelle est plongée la chambre de désinfection *f* qui a la forme d'un cylindre (long. 1 mètre ; diamètre 70 centimètres). La porte est unique, à fermeture hermétique.

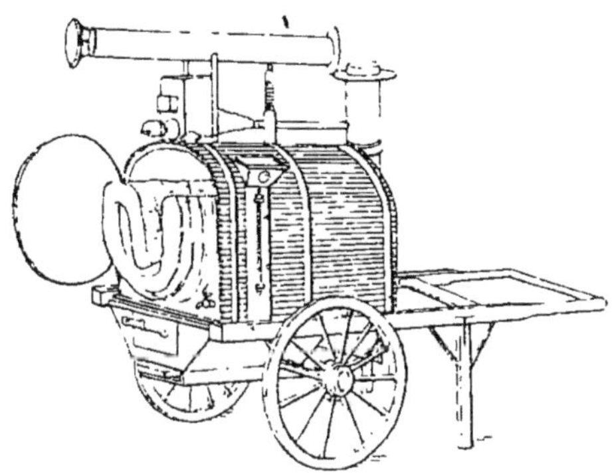

Fig. 153. — Etuve Thursfield.

La vapeur développée dans le générateur *b* (fig. 154) entre par le haut dans les tuyaux *dd*, et passe dans l'étuve par les pertuis qui sont en *e* ; elle traverse la

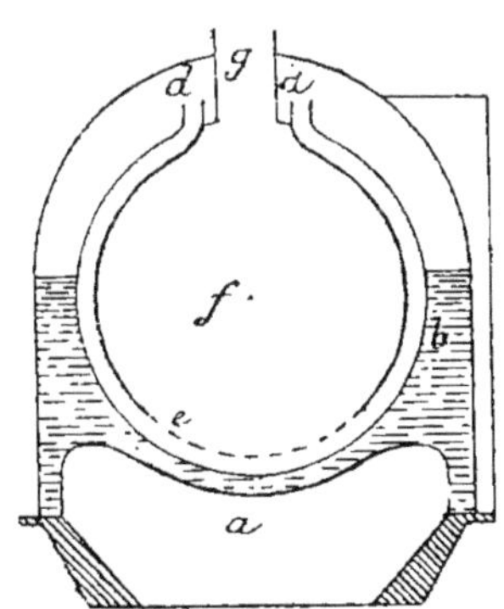

Fig. 154. — Etuve Thursfield (coupe transversale).

chambre de désinfection de bas en haut et s'échappe par un conduit *g* qui la dirige dans la cheminée et sur la trajet duquel est fixé le bouchon qui livre passe aux fils d'un pyromètre électrique. Un entonnoir pour l'alimentation de la chaudière et un niveau d'eau complètent l'appareil. Toute espèce de combustible peut être utilisée.

Dans cette étuve, ainsi que dans les étuves analogues dont il va être question, il ne faut pas trop remplir la chaudière annulaire, parce que l'eau en bouillant serait projetée dans la chambre de désinfection et mouillerait les objets. Il faut aussi que le volume d'eau soit suffisant pour une opération ou qu'on puisse au cours de l'opération remplir à nouveau la chaudière avec de l'eau chauffée préalablement. On a essayé de capter pour cet usage l'eau de condensation, mais la quantité qui a pu être recueillie a été si faible qu'on a reconnu que cela n'en valait pas la peine.

M. le professeur van Overbeck de Meyer (Utrecht) construit des étuves qui ressemblent beaucoup au type qui vient d'être décrit, avec cette différence essentielle que la vapeur, au lieu de parcourir l'étuve de bas en haut la traverse de haut en bas, ce qui est plus rationnel. En effet la densité de la vapeur d'eau est bien plus faible que celle de l'air :

1^{m3} d'air à 0° et à la pression de	760^{mm} pèse	$1^{k},293$
1^{m3} — 100°	760^{mm}	$0^{k},946$
1^{m3} de vapeur à 100°	760^{mm}	$0^{k},758$

Lors donc qu'on fait arriver de la vapeur d'eau par le haut dans une étuve chargée, cette vapeur déplace très facilement l'air froid qui, étant donné son poids spécifique plus élevé, abandonne les vacuoles des tissus et s'écoule tout naturellement par le bas.

Cette disposition est réalisée dans les étuves de M. van Overbeek.

Il existe des modèles de grandeurs et de formes différentes de ces étuves ; les unes sont cylindriques et locomobiles ; les autres, de section quadrangulaire, sont fixes. Leur cubage varie entre 1 mètre cube et 4 mètres cubes environ. Le petit modèle cubant 1^{m3},40 coûte 700 francs, le grand modèle qui cube de 3^{m3},120 à 4 mètres cubes coûte 1200 francs.

Ce qu'il y a de plus remarquable dans les étuves Thursfield et van Overbeek, c'est la forme circulaire de la chaudière qui enveloppe complètement la chambre de désinfection laquelle se trouve ainsi chauffée par l'eau et la vapeur du générateur, ce qui fait que jamais l'eau de condensation ne peut se produire dans cette chambre en quantité suffisante pour mouiller les objets.

Comme type de petites étuves à générateur de vapeur distinct, nous décrirons le dernier modèle de Henneberg qui date de 1889 et les étuves de Budde-Reck qui sont d'invention encore plus récente.

Le capitaine Reck (de Copenhague) a construit deux excellents modèles d'étuve à désinfection à courant de vapeur dont l'un a la forme parallélipipédique et l'autre la forme cylindrique. Nous ne faisons que mentionner ces deux étuves ainsi que les étuves Schæffer et Walcker parce qu'elles ressemblent aux types qui viennent d'être décrits. Mais nous devons nous arrêter spécialement à deux autres modèles d'étuve que Reeck vient de construire à la demande et d'après les indications de V. Budde en vue des petits hôpitaux et des petits établissements pour lesquels les étuves existantes sont d'un prix trop élevé (*Zeitschrift f. Hygiene*, 1889, p. 269). De ces deux étuves, l'une est ovalaire et horizontale, l'autre est cylindrique et oscillante.

Et d'abord Reck a trouvé une combinaison permettant de se passer d'un générateur spécial de vapeur.

A défaut d'un générateur servant à d'autres usages,

on peut utiliser une chaudière ordinaire de bains, de buanderie, etc., qu'on ferme hermétiquement au moyen

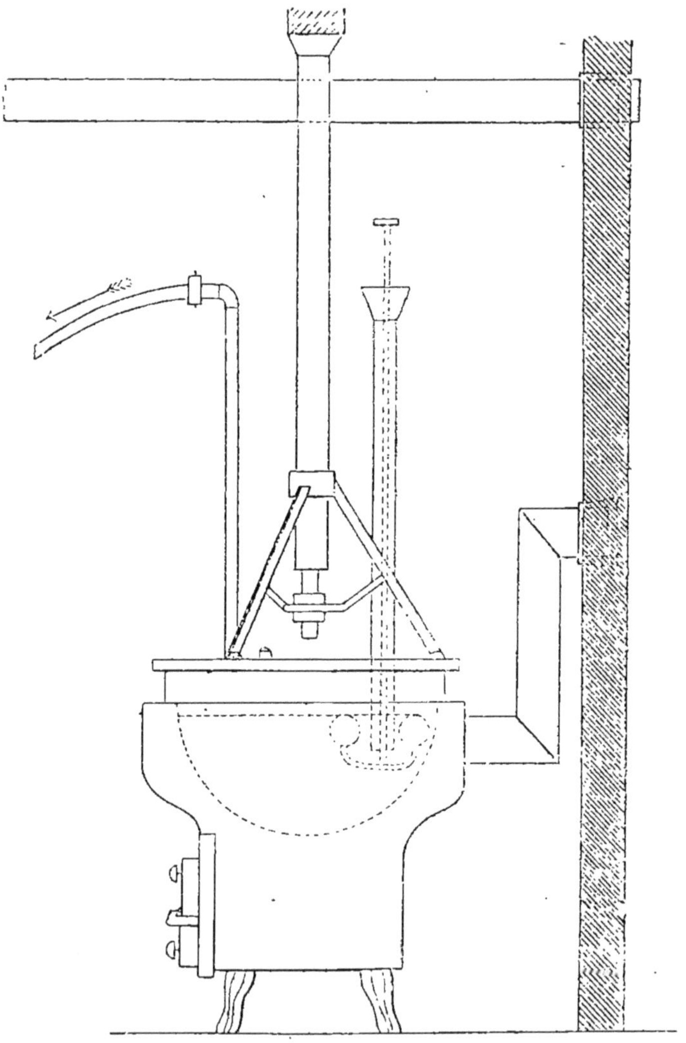

Fig. 155. — Couvercle de Reck pour étuves à courant de vapeur.

d'un couvercle spécial (fig. 155) et d'un rond en caoutchouc; au lieu d'assujettir le couvercle par des boulons ce qui est long, on se sert d'un pivot placé au plafond et terminé par une vis au moyen de laquelle on peut faire descendre trois bras qui viennent presser sur le

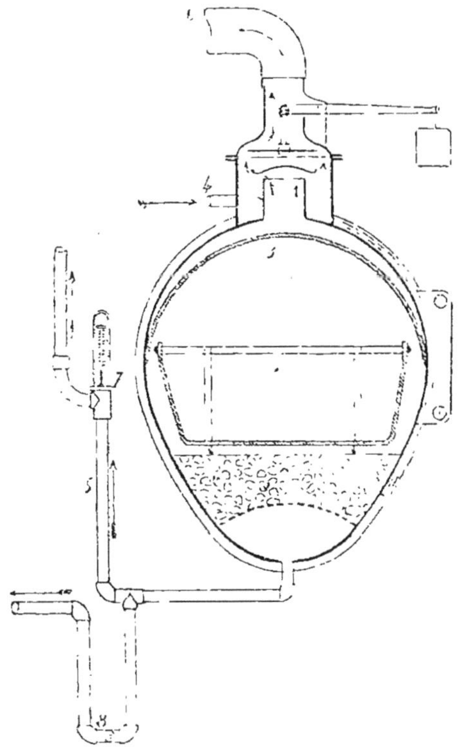

Fig. 156. — Etuve horizontale de Recke.

1, couche de petits cailloux. — 2, chariot. — 3. écran de feutre. — 4. arrivée de la vapeur. — 5, sortie de la vapeur. — *e*, échappement de l'air. — 7, thermomètre. — 8, écoulement siphonné de l'eau de condensation.

couvercle. Ce dernier porte une soupape de sûreté, un entonnoir d'alimentation, un indique-niveau et enfin un tube qui permet de raccorder la chaudière avec l'étuve.

L'étuve horizontale a une section ovoïde (fig. 156 et 157) pour qu'on puisse loger facilement un grand matelas plié en deux dans la zone supérieure qui est la plus spacieuse : l'espace inférieur correspondant au petit bout de l'ovoïde est rempli par une couche de petits cailloux [1] dont on verra plus loin l'usage. Aux deux extrémités se trouvent les portes d'entrée et de sortie des objets : ceux-ci sont placés dans un chariot [2] qui glisse sur des rails et sont garantis contre la chute de l'eau de condensation par un écran de feutre [3]. La vapeur pénètre

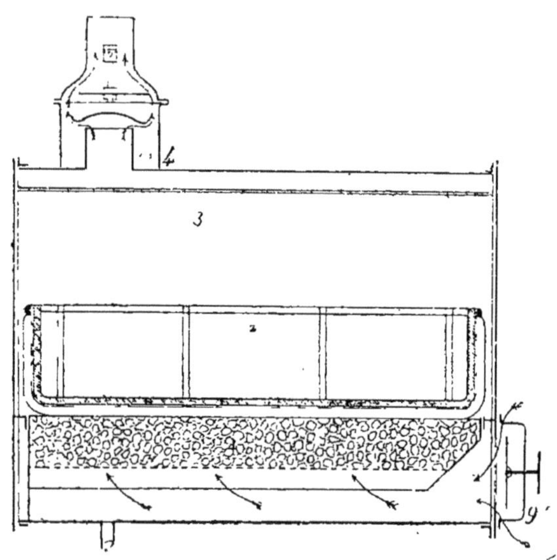

Fig. 157. — Etuve horizontale de Reck.

1, couche de petits cailloux. — 2, chariot. — 3, écran de feutre. — 4, arrivée de la vapeur. — 5, sortie de la vapeur. — e, échappement de l'air. — 7, thermomètre. — 8, écoulement siphonné de l'eau de condensation.

par le haut [4], chasse devant elle l'air contenu dans l'appareil et s'échappe par le bas à travers un tuyau [5] qui est muni d'un écoulement siphonné [8] pour l'eau de condensation. En une heure la désinfection est terminée. Au bout de ce temps on arrête l'arrivée de la vapeur, on ouvre une soupape qui se trouve au-dessous de la porte de sortie des objets désinfectés. L'air extérieur pénètre dans l'étuve par la valve [9] qu'on ouvre, s'échauffe en traversant la couche de cailloux, sèche les objets et s'échappe dans la cheminée par une conduite spéciale *e* dont on ouvre la valve au moyen d'un contrepoids. Le séchage dure de vingt à trente minutes et on peut aussitôt après recommencer une nouvelle étuvée.

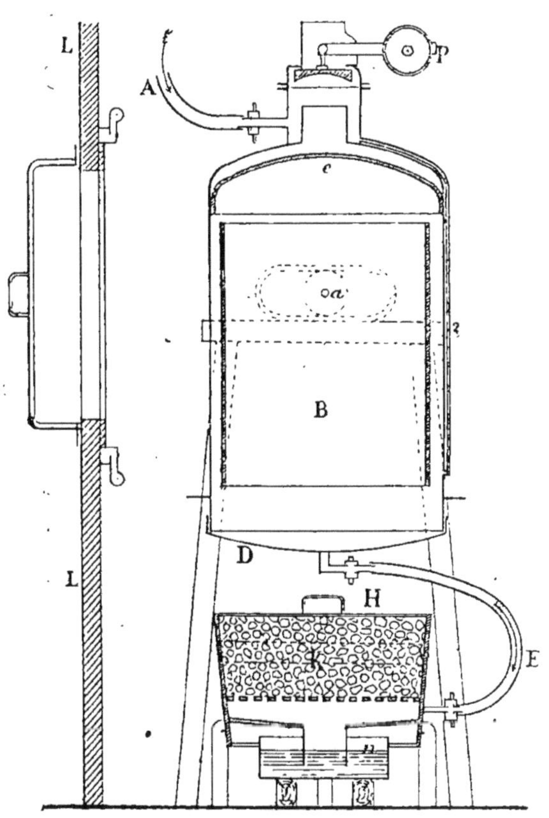

Fig. 158. — Etuve oscillante de Reck (position durant l'opération).

Le couvercle coûte 180 francs et le corps de l'étuve 500 francs, soit au total 680 francs.

L'*étuve oscillante* de Reeck (fig. 158 et 159) se compose d'un cylindre en tôle B mobile autour d'un axe horizontal lequel porte à ses deux extrémités deux galets *a* qui permettent de faire avancer ou reculer l'étuve le long de deux rails fixés sur un support. L'extrém supérieure du cylindre porte le tuyau d'arrivée de vapeur A : un tuyau latéral sert à l'écoulement l'eau de condensation. Dans l'intérieur du cylindre

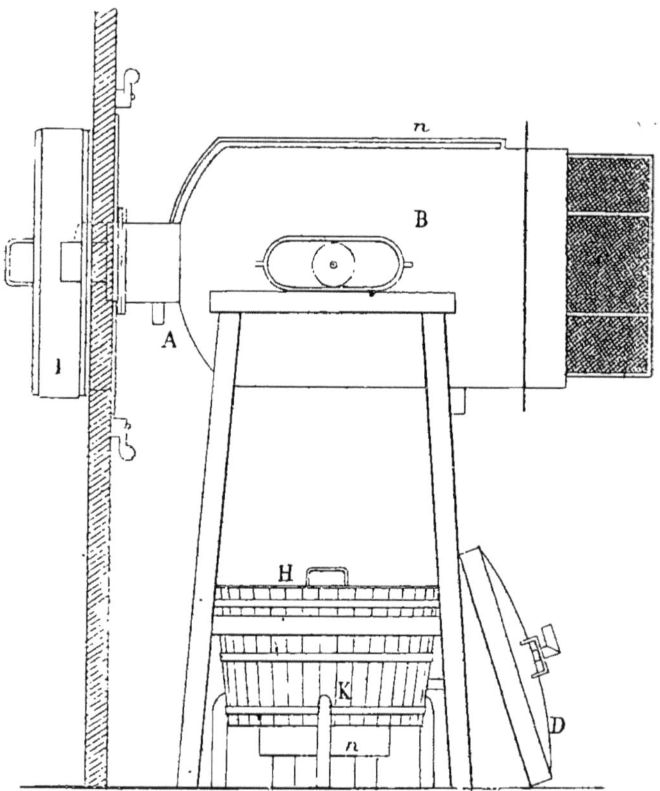

Fig. 159. — Etuve oscillante de Reck (position à la fin de l'opération).

objets sont garantis contre la chute de l'eau de conde sation par un écran de fil de fer galvanisé doublé feutre *e* qui dirige cette eau le long des parois du c lindre. Les objets sont placés dans un panier égal ment fait en toile métallique doublée de feutre.

L'extrémité inférieure du cylindre est fermée par

couvercle mobile D et porte le tuyau d'échappement de la vapeur E qui aboutit d'autre part dans le double-fond d'un récipient K qui porte un couvercle H et qui est rempli de cailloux reposant sur un fond percé de trous : le fond inférieur est formé par une tubulure qui plonge dans un vase *n* rempli d'eau destinée à faire occlusion hydraulique.

L'étuve étant placée horizontalement, son extrémité inférieure est amenée dans une ouverture circulaire qui est normalement fermée par un couvercle I et qui donne dans le compartiment des objets infectés : on garnit l'étuve, on la ramène dans la position verticale, on ferme la communication au moyen du couvercle *I*, on place le couvercle D et le tuyau de raccord E et on fait arriver la vapeur qui circule à travers l'étuve et vient se condenser dans le récipient K en chauffant la couche de cailloux.

Pour opérer le séchage, on enlève les couvercles D et H, on établit la communication entre l'étuve et le récipient K par un ajutage tronconique et on retire le vase formant occlusion hydraulique. L'air extérieur pénètre par l'orifice inférieur, s'échauffe au contact de la couche de cailloux, passe à travers les objets qu'il sèche et sort par la valve supérieure qui est ouverte à ce moment à l'aide du contrepoids P.

Cela fait, on retire l'ajutage, on ramène le cylindre dans la position horizontale (indiquée par la figure 159), le fond tourné cette fois du côté du compartiment des objets épurés, celui-là même où est installé l'appareil, et on retire les objets.

Une étuve cubant 140 décimètres d'espace utile coûte 330 francs ; celle qui cube 260 décimètres coûte 416 francs. A cela il faut encore ajouter une centaine de francs d'accessoires, sans compter le couvercle du générateur de vapeur (180 francs).

Le temps que met la température à atteindre 100° C. au centre des objets est relativement court : dans les expériences de V. Budde, il a varié, à peu d'exceptions près, entre 10 et 13 minutes. Même avec les objets les plus compacts et les plus mauvais conducteurs pour la chaleur — par exemple avec un paquet formé d'un oreiller fortement bourré de plumes, plié en deux et roulé dans une couverture pliée en deux — la température centrale de 100° C. était atteinte dans des limites variant entre 21 et 30 minutes; cela est peu, surtout si l'on considère que dans la pratique, à part les balles de chiffons, on a rarement affaire à des ballots aussi serrés et aussi volumineux.

L'étuve de Henneberg se compose (fig. 160) d'un générateur de vapeur *a* à foyer central *b*, d'une chambre *c* où s'échauffe l'air destiné à sécher les objets, et de la chambre de désinfection *dd* qui est fermée au moyen d'un couvercle en tôle légère.

Les gaz produits par la combustion passent en *f* en léchant la chambre *c* et s'échappent par la conduite de fumée *g*. La vapeur produite dans le générateur passe par un tuyau horizontal dans la chambre de désinfection : par le jeu d'un robinet *i*, on peut la diriger directement vers l'extérieur par le tuyau *k*. Celle qui a pénétré dans la chambre de désinfection la parcourt de haut en bas et s'échappe dans le même tuyau *k*.

Le séchage des objets se fait par l'air qui pénètre en *o*, s'échauffe dans la chambre *c* et par le conduit *m* se dirige vers la partie supérieure de l'étuve ; sur le trajet de ce conduit, se trouve une valve de fermeture manœuvrée par une clef qui lui est commune avec une autre valve, celle-là incomplète, placée dans le tuyau d'échappement de la vapeur *k*; de cette façon, les deux valves sont toujours ouvertes ou fermées en même temps; mais même lorsque celle du tuyau *k* est fermée, elle laisse un jour assez grand pour permettre à la vapeur qui provient de la chambre de désinfection de passer et de s'échapper au dehors.

Après avoir chargé l'étuve et porté l'eau à l'ébullition, on dirige la vapeur vers la chambre *d* par le robinet *i* et on ferme la valve *n* en tournant l'aiguille

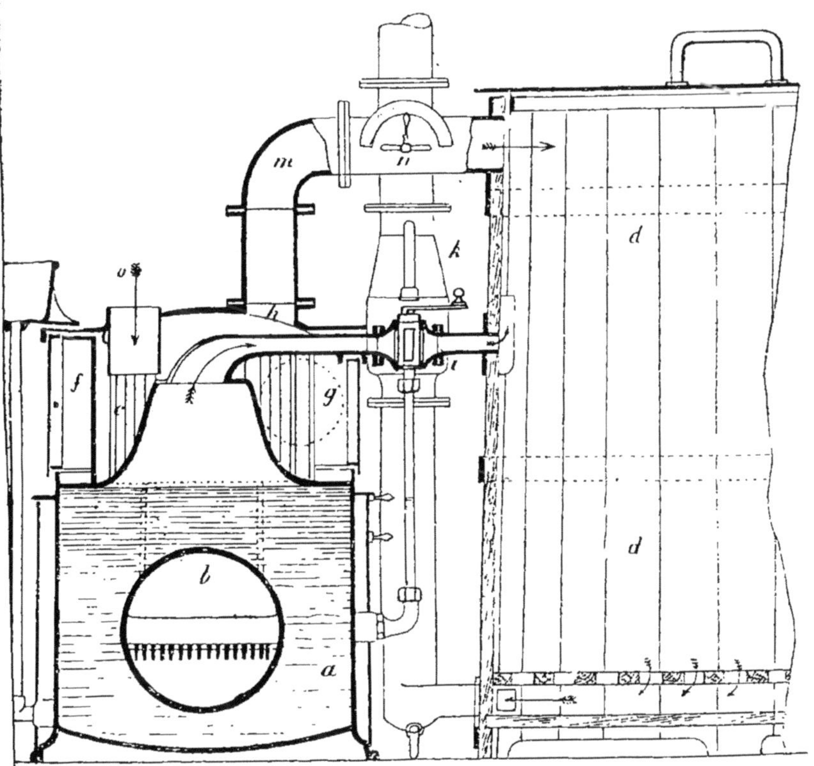

Fig. 160. — Etuve Henneberg.

vers la gauche sur l'index « désinfection ». La désinfection terminée, on ferme le robinet d'arrivée de la vapeur et on opère le séchage comme il a été dit.

Le montage et la manutention de cet appareil sont des plus simples. On peut le monter sur roues.

La maison Rietschel et Henneberg construit deux

modèles de grandeurs différentes. La chambre de dési fection a une capacité de un demi-mètre cube dans petit modèle et de un mètre cube dans le grand. prix est de 720 francs pour le premier, de 1,080 fran pour le second ; les types locomobiles coûtent 240 300 francs en sus.

Dans les établissements où ces étuves sont à demeu on peut, au moyen d'un système de poulies et d'u

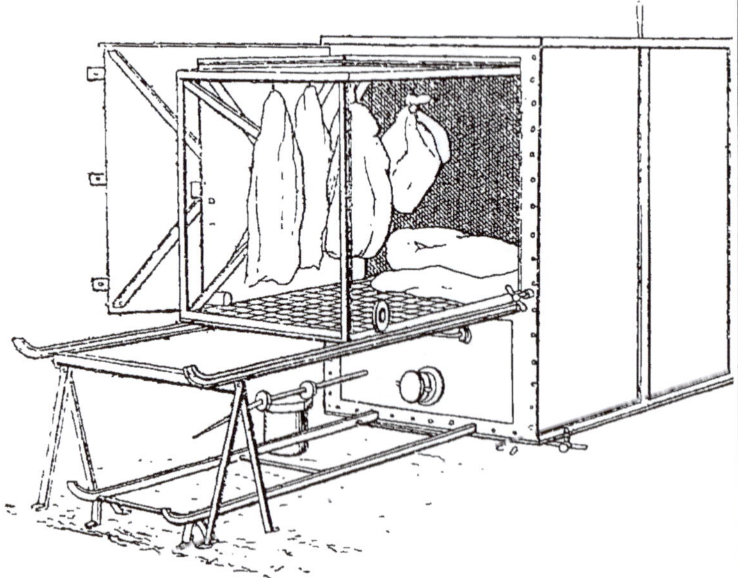

Fig. 161. — Etuve rectangulaire Schimmel.

chaîne actionnée par une manivelle, retirer et plac dans la chambre de désinfection la cage en fer galvani dans laquelle sont placés les objets à désinfecter.

Dans les établissements importants en Allemagne, emploie les étuves Schimmel, les grandes étuves Henn berg, Budenberg.

L'étuve de O. Schimmel et Cie (Schemnitz, Saxe) e le type le plus répandu en Allemagne dans les gran établissements; c'est celle dont on se sert dans l'établissement municipal de désinfection de Berlin. Elle se compose d'une chambre rectangulaire (fig. 161) ou elliptique (fig. 162) en tôle, à double paroi dont l'intervalle est comblé par un corps mauvais conducteur de la chaleur (cendre de bois, sciure de bois, charbon pulvérulent, laine de scories, etc.). Les portes pour l'introduction et l'extraction des objets sont également à double

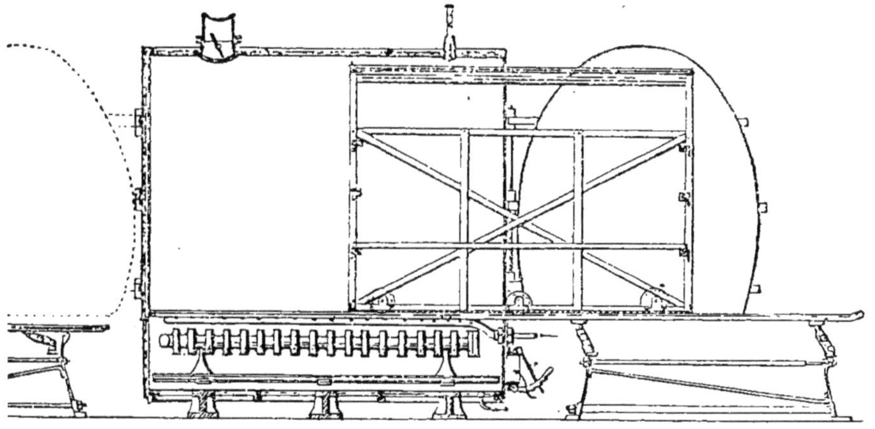

Fig. 162. — Etuve elliptique Schimmel.

paroi. La partie inférieure de la chambre est occupée par des tuyaux à ailettes qui sont chauffés par la vapeur et par un tuyau percé de petits trous pour l'admission de la vapeur dans l'intérieur de l'étuve. Un chariot à galets, roulant sur rails, reçoit les objets à désinfecter. A la paroi supérieure des chariots sont fixés des crochets auxquels on peut suspendre des sacs en toile renfermant également de ces objets. Au bas de la paroi antérieure de l'étuve est pratiqué un orifice pour l'admission de l'air, que l'on peut fermer hermétiquement au moyen d'une valve. Au sommet de la paroi postérieure, c'est-à-dire en un point diagonalement opposé, se trouve le tuyau d'échappement de la vapeur muni d'une valve qu'on manœuvre de l'extérieur par une clef. Le fond porte un tuyau d'écoulement pour l'eau de condensation. Une soupape de sûreté s'ouvre dès que la pression a atteint un dixième d'atmosphère dans l'étuve.

On commence par chauffer l'étuve, puis on introduit le chariot chargé et on attend que la température ait atteint 60° C., ce qui demande environ une demi-heure. Pendant ce temps de l'opération, on laisse ouvertes la valve d'admission de l'air et celle d'échappement de la vapeur. Puis on ferme complètement la première de ces deux valves et presque complètement la seconde, on fait circuler la vapeur pendant trente minutes à travers l'étuve. Au bout de ce temps on arrête l'arrivée de la vapeur dans l'intérieur de l'étuve, on continue à chauffer au moyen des tuyaux à ailettes et, en ouvrant la valve d'admission de l'air, on fait traverser l'étuve par un courant d'air qui opère le séchage des objets dans un délai de douze à quinze minutes. Les temps ainsi comptés doivent être allongés pour les objets un peu épais, tels que matelas, édredons, traversins, gros paquets de couvertures, etc. Il faut compter alors une heure pour échauffer les objets, une heure pour le passage de la vapeur et une heure pour le séchage, soit un total de trois heures.

Les étuves Schimmel sont de trois dimensions différentes et cubent 0m,80, 2 mètres ou 4m,80. Autant que possible, la vapeur est empruntée à un générateur servant à d'autres usages ; elle doit, pendant toute la durée de l'opération, avoir une tension de 3 à 4 atmosphères, qui est indispensable, non pour la désinfection elle-même, mais pour porter les batteries de chauffe à la température nécessaire.

C'est pour ces étuves surtout qu'on a dit qu'on obtenait une certaine pression correspondant à

104 ou 105° : cela ne saurait être à moins de fermer complètement la valve de départ, ce qui ne se fait jamais, car on aurait à craindre une explosion ; or, en ouvrant la valve tant soit peu, on rend la pression dans l'étuve sensiblement égale à la pression extérieure, attendu qu'il suffit d'un orifice à section extrêmement réduite pour écouler de grandes quantités de vapeur. Les augmentations de température observées doivent être attribuées à la condensation de la vapeur, ainsi qu'il a été dit.

L'étuve à vapeur humide sous pression du système

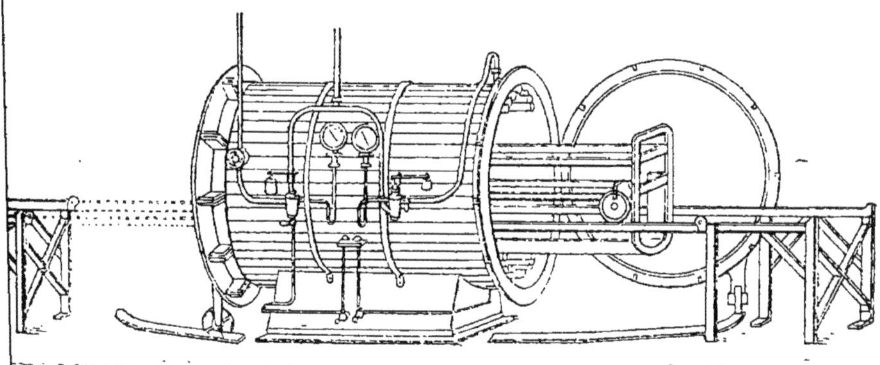

Fig. 163. — Etuve fixe Geneste et Herscher à vapeur humide sous pression.

Geneste et Herscher se compose (fig. 163 et 164) d'un générateur de vapeur et d'une chambre de désinfection. Celle-ci est un grand cylindre métallique horizontal, entouré d'une enveloppe isolante et pourvu d'une porte d'entrée et d'une porte de sortie ; ces portes sont montées sur simple pivot et se meuvent sur un galet avec une grande facilité ; elles se ferment au moyen de boulons à bascule d'une manœuvre rapide et le joint est fait à rainure circulaire avec garniture souple et hermétique. Les objets à désinfecter se placent sur un chariot mobile à galets : en avant et en arrière de l'étuve une voie ferrée permet d'amener le chariot pour le chargement ou le déchargement. Ce chariot est agencé de façon à ce que les matelas puissent être placés verticalement, séparés par des traverses-guides ; de simples claies en osier posées sur les traverses-guides forment des compartiments étagés pour recevoir le linge et les vêtements. Le générateur de vapeur est relié à l'étuve

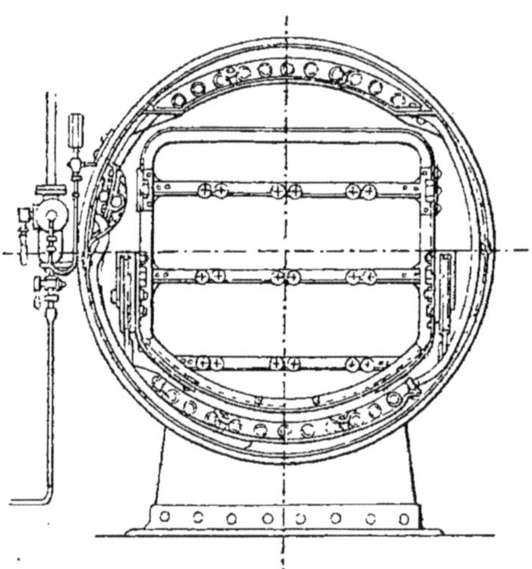

Fig. 164. — Coupe transversale de l'étuve Geneste et Herscher.

par deux tuyaux à robinet; le premier permet d'amener la vapeur dans l'intérieur de l'étuve, le second permet de la conduire dans deux batteries chauffantes complémentaires dont le rôle est important et qui sont formées chacune d'une rangée de tubes en fer de petit diamètre. La batterie supérieure est en quelque sorte accolée au plafond; elle est doublée d'un écran qui garantit les objets à épurer contre les gouttes d'eau de condensation qui pourraient tomber du haut. La batterie inférieure garnit le vide laissé en contre-bas du chariot. Un tuyau de dégagement muni d'un robinet, fait communiquer le bas de l'étuve avec l'extérieur. Chacune des deux amenées de vapeur est munie d'un manomètre ; celui qui est destiné à donner la pression dans l'intérieur de l'étuve est gradué par dixièmes de kilogrammes ; une flèche rouge placée à 7/10 de kilogramme indique que cette pression ne doit jamais être dépassée ; une soupape de sûreté est réglée de façon à ne pas permettre une pression supérieure : l'autre manomètre, celui qui communique avec les batteries de chauffe, marque, comme pression maximum à atteindre, 2 kilogrammes et demi.

Le fonctionnement de l'appareil est le suivant : on chauffe d'abord les batteries à 133° pour chauffer l'intérieur de l'étuve, et on les maintient à cette température pendant tout le reste de l'opération, autrement dit le manomètre qui est relié à elles doit marquer en permanence 2 kilogrammes et demi. Une fois l'intérieur de l'étuve chauffé, on introduit le chariot chargé et l'on ferme. On dégage de la vapeur dans l'intérieur de l'étuve et on ouvre le robinet du tuyau de dégagement ; l'air, étant plus froid et plus dense que la vapeur, se réunit à la partie inférieure d'où il est évacué par le tuyau de dégagement : le jet sort d'abord incolore et avec force ; lorsqu'il forme brouillard, on est averti que l'air est évacué en grande partie : à ce moment, on referme le robinet et l'admission de la vapeur continue jusqu'à une pression correspondant à 106° ou 108°. A ce moment, on rouvre tout d'un coup le tuyau de dégagement pour opérer une décompression brusque, destinée à faire éclater les vésicules d'air qui sont restées emprisonnées dans les mailles des tissus : la vapeur prend leur place et est dès lors en contact intime avec les moindres filaments. Cela fait, on ramène la pression à une hauteur équivalente à 115° et on la maintient à ce niveau durant dix minutes. Puis, on laisse échapper la vapeur, et on entre-bâille les portes de sortie pour laisser pénétrer l'air intérieur qui lèche et sèche les objets. Ce dernier temps de l'opération dure vingt minutes. Après ce séchage, les objets sortent de l'étuve moites, fumants, mais non mouillés, et n'ayant subi qu'une augmentation de poids insignifiante, par exemple 500 grammes pour un matelas.

En se conformant à ces indications, et en ne raccourcissant aucun temps de l'opération, on est sûr que la température monte à 115° au centre des objets les plus épais et que la désinfection est absolue. Et d'abord il est de la plus haute importance d'évacuer la totalité de l'air de l'étuve, car un mélange d'air et de vapeur ne désinfecte pas; aussi faut-il attendre avant de mettre sous pression que le jet sorte bien franchement nébuleux.

En second lieu, il faut avoir soin de faire au moins une décompression, et il vaut mieux, pour plus de sécurité, en faire deux et même trois. Les expériences de Budde ont démontré, en effet, qu'avec de la vapeur dormante, même sous pression, on atteint avec une certaine lenteur une température de 100° au centre des objets, tandis qu'avec la vapeur circulante à pression égale cette température est obtenue en cinq fois moins de temps. Il est donc indiqué de faire les décompressions aussitôt que possible et de les multiplier : il en résulte une perte de vapeur, mais cette perte est largement compensée par la rapidité et la sécurité de l'opération.

Avec ces simples précautions l'étuve à vapeur humide sous pression de M. Geneste est l'instrument de désinfection de beaucoup le plus parfait qui existe actuellement.

Le tableau suivant indique les températures correspondantes aux diverses pressions entre 1 et 4 atmosphères et demie.

Tension de la vapeur d'eau en millimètres de mercure et en atmosphères entre 100° *à* 150°.

TEMPÉRATURES	TENSION	VALEUR EN ATMOSPHÈRES
100°	760	1
100°1	762,7	1,003
100°2	765,5	1,007
100°4	772	1,016
100°6	776,5	1,02
101°	787	1,04
102°	816	1,07
103°	845	1,11
104°	876	1,14
105°	907,7	1,20
107°	972	1,28
110°	1 077	1,40
115°	1 273	1,66
120°	1 491	1,96
125°	1 744	2,3
130°	2 030	2,67
135°	2 354	3,10
140°	2 717	3,57
145°	3 125	4,1
150°	3 581	4,7

Outre le grand modèle pour hôpitaux, lazarets et stations publiques de désinfection, la maison Geneste et Herscher construit, pour les petits établissements hospitaliers, un modèle plus petit mesurant $1^m,10$ de diamètre et $2^m,10$ de longueur et cubant 2 mètres. Elle construit pour les navires un type spécial du même cubage, avec des dispositions qui en permettent l'aménagement facile et réduisent l'encombrement au minimum à bord. Le chariot, destiné à recevoir les objets à épurer, est soutenu à l'intérieur de l'étuve par deux rails en fer ; à l'extérieur il roule sur une voie ferrée dont les rails articulés se rabattent après que l'on a ouvert la porte sur les extrémités des rails intérieurs de l'étuve. La vapeur est empruntée à l'un des générateurs du bord ; elle arrive dans une boîte de séparation en fonte et se répartit dans deux tuyauteries aboutissant l'une aux batteries de chauffe, l'autre à l'intérieur même de l'étuve.

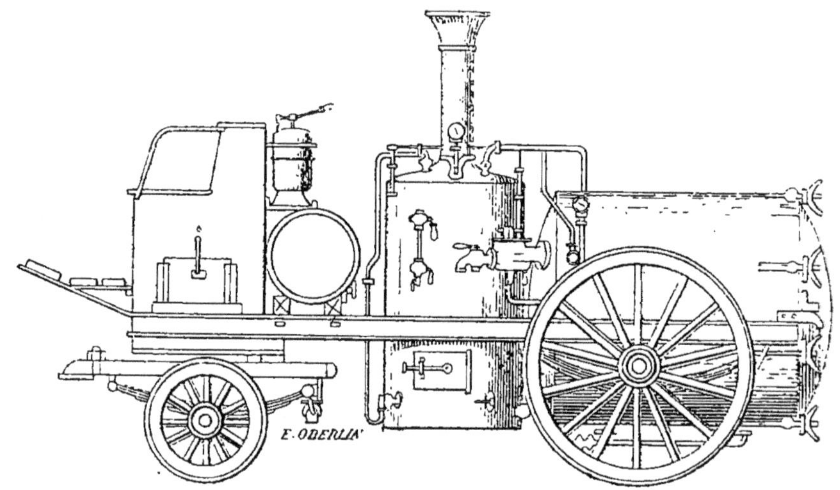

Fig. 165. — Etuve locomobile Geneste et Herscher.

Ces étuves se placent en général sur le pont, sous la passerelle, à proximité d'une conduite de vapeur ; elles sont destinées à assurer la désinfection pendant la traversée et à faire accorder, plus facilement et plus rapidement que par le passé, la libre pratique.

La même maison construit une *étuve locomobile* (fig. 165) dont la chambre de désinfection cube $1^{m3},80$ et est fixée avec sa chaudière sur un même train de voiture : tout l'ensemble pèse 2,300 kilogr., et est traîné par un cheval ou par deux si les chemins sont difficiles ou montueux. Un réservoir d'eau et une caisse à charbon sont annexés à l'étuve à laquelle habituellement on

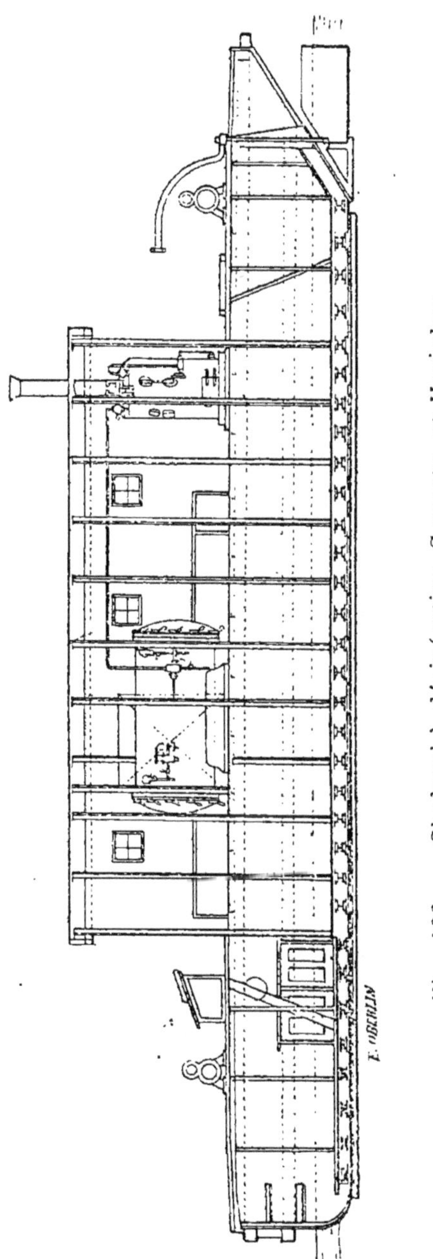

Fig. 166. — Chaland à désinfection Geneste et Herscher.

associe encore un appareil pulvérisateur. Une disposition spéciale consistant en une voie suspendue terminée par un crochet qui retient le chariot, facilite le placement des objets dans l'étuve. Il faut vingt minutes pour mettre la chaudière sous pression.

Ces étuves, qui fonctionnent à proximité des foyers d'infection, ont déjà rendu et sont appelées à rendre d'immenses services.

Le chaland à désinfection (fig. 166 et 167) est une étuve locomobile allant sur l'eau ; il est destiné à être amené

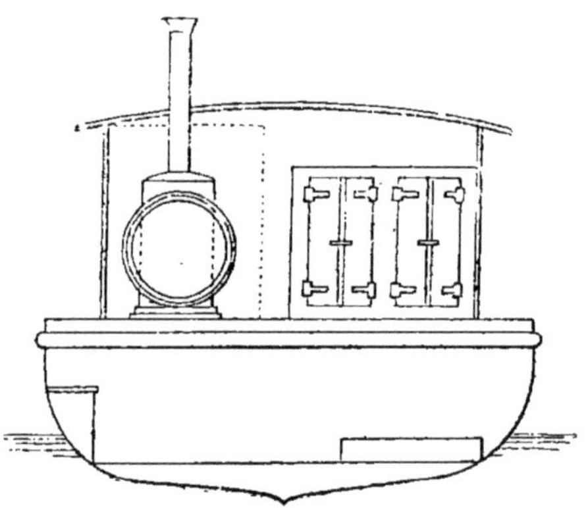

Fig. 167. — Chaland à désinfection Geneste et Herscher (coupe transversale).

bord à bord avec le navire à désinfecter. Les dimensions du chaland varient entre 20 et 30 mètres de long sur 7 à 8 de large. La coque, qui est en fer, comprend un compartiment pour les désinfecteurs, un magasin, une caisse à eau et la soute à charbon. Le chaland est surmonté d'un roof recevant les appareils à désinfection : ce roof est éclairé par six fenêtres et est muni de deux portes à coulisses pour l'accès et la sortie des objets à désinfecter : une cloison divise le roof en deux compartiments destinés l'un aux objets infectés, l'autre aux objets épurés. L'étuve à désinfection encastrée dans la cloison a une ouverture dans chacun de ces compartiments. La chaudière est à l'arrière du roof. Un ou deux appareils pulvérisateurs (voir p. 422) complètent l'outillage de désinfection.

Ces chalands ne fonctionnent bien que dans le port et encore lorsque la mer n'est pas trop houleuse. Leur emploi est partout assez restreint et la désinfection se fait bien mieux avec une étuve locomobile ordinaire amenée directement sur le pont.

Le grand modèle de l'étuve Geneste et Herscher cube 3 mètres et coûte 4,600 fr. sans la chaudière et 5,980 fr. avec la chaudière et tous les accessoires. Le petit modèle, qui cube 2 mètres, coûte 3,300 fr. et 1,100 fr. de plus avec une chaudière. L'étuve locomobile tout agencée coûte 6,700 fr.

Les dépenses journalières du fonctionnement sont pour le grand modèle :

Salaire d'un chauffeur	5 fr. »
100 kilog. de charbon.	2 50
	7 fr. 50

Pour ce prix on peut désinfecter 60 matelas par journée de dix heures, ce qui revient à 0 fr. 125 par matelas.

On peut dans le même espace de temps désinfecter 2,000 kilogr. de vêtements, linge, couvertures, etc. ; ce qui revient à un peu plus de 1/2 centime par kilogramme.

Avec l'étuve locomobile les frais sont les mêmes. On peut désinfecter en dix heures de 20 à 30 matelas ou 1,000 kilogr. de linge, vêtements, couvertures, etc. ; ce qui revient à 0 fr. 30 par matelas et à 0 fr. 01 par kilogr. de linge.

Avec les étuves à vapeur humide sous pression, la

dépense de combustible est trois fois moindre qu'avec celles à courant de vapeur, sans compter que la désinfection est d'une efficacité bien plus absolue avec les premières. Cette diminution dans les frais courants compense largement la différence dans les prix d'achat, et en particulier pour les grands établissements où les opérations de désinfection sont fréquentes, il faut sans hésitation se prononcer en faveur des étuves à vapeur humide sous pression.

On devra toujours s'arranger, autant que possible, pour faire plusieurs étuvées de suite, attendu que la première revient toujours plus cher à cause de la vapeur consommée pour le chauffage de l'appareil et que le prix moyen de chaque opération est d'autant plus élevé qu'on en fait moins dans la même séance.

Toute étuve à désinfection, quel que soit son système, doit être contrôlée avant d'être mise en service : de même qu'on ne peut pas savoir à l'avance, en construisant une salle de théâtre, si l'acoustique sera bonne, ou en construisant un bateau, s'il sera aussi bon marcheur que tel navire qui lui sert de modèle ; de même on ne peut savoir à l'avance si le fonctionnement d'une étuve donnée sera irréprochable ou insuffisant. Cela est surtout vrai pour les étuves à courant de vapeur dont certains spécimens, construits d'après des types reconnus excellents, ont été trouvés tellement défectueux que des insectes tels que poux, puces, punaises, n'étaient pas tués par le passage à l'étuve.

Pour contrôler une étuve on peut, à la rigueur, employer l'épreuve bactériologique, mais le procédé serait trop long s'il fallait y recourir dans chaque cas, et il n'est pas pratique. Il est admis aujourd'hui que les mensurations thermométriques, au sein des objets les plus épais, constituent la méthode la plus expéditive et en même temps celle qui expose le moins à des chances d'erreur. On sait en effet que l'action de la vapeur à 100° prolongée durant cinq à dix minutes tue les spores résistantes, y compris celles du charbon. Comme la température n'est pas repartie également dans l'étuve, l'important n'est pas de savoir à quel degré maximum la température monte durant une opération, mais à quel moment précis elle a atteint 100° au centre même des objets les plus épais. Les observations manométriques ne sont par conséquent pas suffisantes parce qu'elles ne fournissent aucune indication à ce sujet : il en est de même des thermomètres à maxima qui indiquent bien jusqu'à quel degré la température est montée dans les points où on les a placés, mais ce maximum a pu être atteint au moment précis où l'opération prenait fin, auquel cas rien ne nous garantit que la désinfection a été obtenue réellement. L'instrument dont on doit se servir est le pyromètre électrique. Cet appareil se construit d'une manière très simple (fig. 168) ; aux deux bouts d'une petite plaque d'ardoise sont fixées, au moyen de deux vis, deux lames inégales de laiton qui sont en communication par deux fils conducteurs avec les deux pôles d'une sonnerie électrique B : la lame la plus longue recouvre légèrement la plus courte par son extrémité et est normalement en contact avec elle : on peut rompre le contact en plaçant sous l'extrémité libre de la longue lame un petit cylindre d'alliage fusible qui se fixe dans une rainure de l'ardoise. Cet alliage composé de 8 parties de bismuth, 5 parties de plomb et 3 parties d'étain fond à 100° ; il se prépare ainsi qu'il suit : on commence par fondre le bismuth dans un creuset de porcelaine, puis on y ajoute le plomb et l'étain, on agite vivement, on enlève la couche d'oxyde superficielle et on coule l'alliage dans un moule en bois dont les canaux ont $2^{min},5$ de diamètre. Chaque crayon pèse 1 gramm et coûte 2 1/2 centimes.

Au moment précis où la température atteint 100° l'alliage se fond, le contact se rétablit entre les deu lames de laiton et la sonnerie est actionnée.

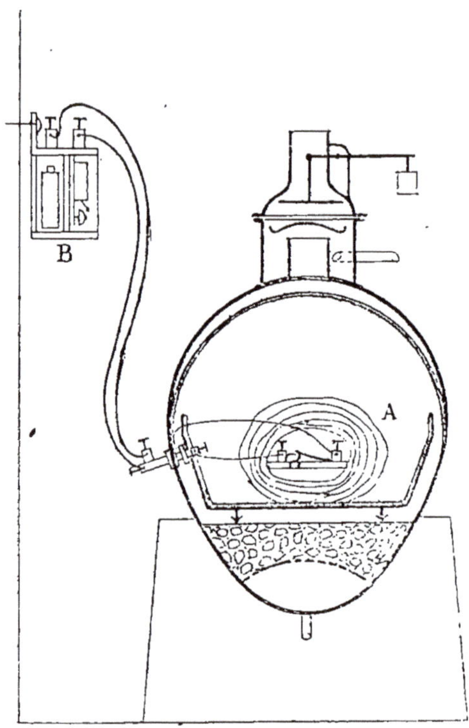

Fig. 168. — Pyromètre électrique (Reck et Budde).
A, rouleau de couvertures au centre desquelles est placé le pyromètre. — B, pile et sonnerie électrique.

Les conducteurs électriques traversent la partie de l'étuve au moyen d'un bouchon de métal qui est vissé solidement dans cette paroi (fig. 168).

La pyromètre coûte de 40 à 50 fr. avec la sonnerie.

H. Merke à décrit (Vierteljahrschr. f. œff. Gesundheits pflege, année 1887) un autre pyromètre électrique qui se compose d'une pince en bois dont les mors *a* restent normalement en contact sous l'action d'un ressort (fig. 169). Les longues branches de la pince portent chacune un anneau plat *b* : en ouvrant la pince, les an-

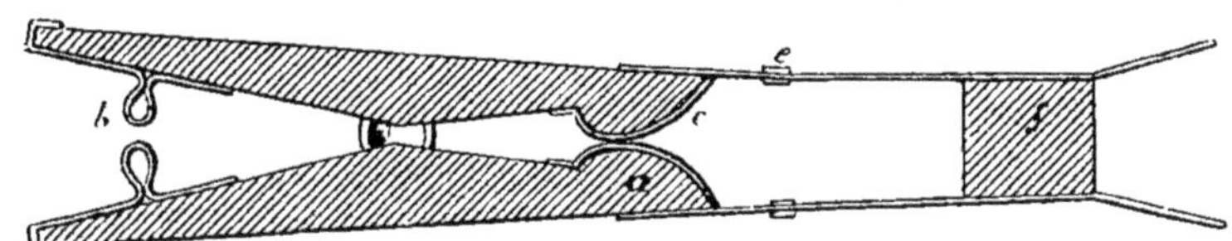

Fig. 169. — Pyromètre électrique de Merke (non armé).

neaux arrivent en regard l'un de l'autre et on peut maintenir la pince ouverte en engageant dans ces lumières un crayon d'alliage fusible semblable à celui qui a été décrit ci-dessus. Les mors portent une garniture de cuivre *c* qui se relie en *e* avec les deux fils d'une sonnerie électrique.

Lorsque la pince est armée (fig. 170), on la place dans un étui troué pour éviter qu'un morceau d'étoffe ne

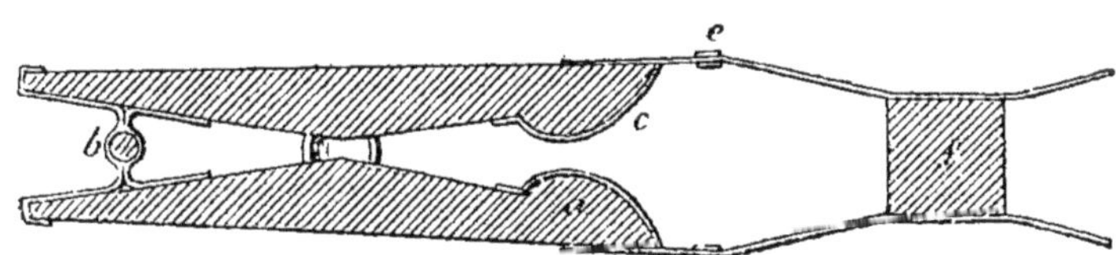

Fig. 170. — Pyromètre électrique de Merke (armé).

vienne s'interposer entre les mors de la pince et n'empêche le courant de s'établir. Un petit bloc de bois *f* maintient les deux fils écartés, de sorte qu'ils ne peuvent ni se toucher ni se brouiller.

Le choix d'un système d'étuve dépend de plusieurs circonstances dont les deux dominantes sont : la quantité des objets à désinfecter et les ressources financières.

Chaque fois que ces dernières le permettent et qu'on a à assurer un service important de désinfection, aucun doute ne saurait subsister ; ce sont les étuves à vapeur humide sous pression qu'il faudra choisir.

Au contraire, pour de petites localités, de petits établissements, et pour des besoins limités, les étuves à courant de vapeur ont des avantages indéniables qui, tôt ou tard, les feront adopter en France comme elles le sont déjà à l'étranger.

Il se manifeste actuellement dans le Danemark une tendance qui pourra peut-être bien un jour devenir

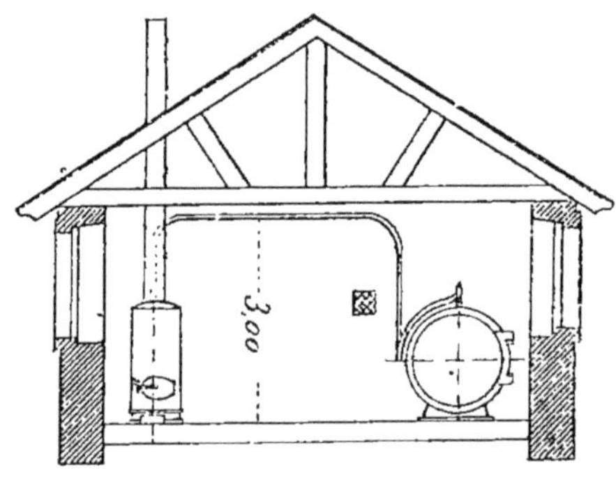

Fig. 171.

la règle générale, et qui consiste, au lieu de grandes étuves et de grandes installations centrales de désinfection, à faire de petites installations desservies par de petits appareils, mais multipliées et disséminées un peu partout. D'après cette tendance, chaque hôpital, chaque prison, chaque dépôt de mendicité, chaque quartier aurait son local de désinfection comme il a sa buanderie ou son lavoir. Les petits modèles ont encore un avantage, c'est qu'on n'a pas besoin d'attendre plusieurs jours pour qu'on ait réuni un chargement complet et la désinfection a lieu immédiatement.

Installation des étuves fixes à désinfection. — Quel

que soit le système d'étuve employé, il est nécessaire que l'étuve soit placée de telle façon que les objets désinfectés ne puissent être remis en contact avec ceux à désinfecter. Les figures 171 et 172 montrent la disposition généralement adoptée. Le local est complètement séparé en deux chambres inégales par un mur de refend perpendiculaire au grand axe de l'étuve, laquelle est encastrée dans ce mur par son extrémité voisine de la

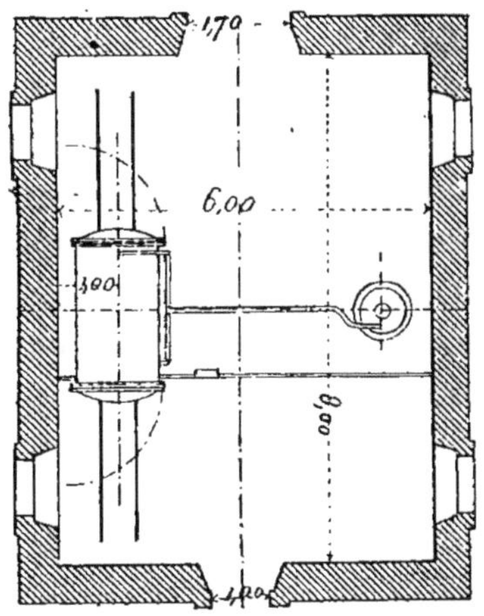

Fig. 172. — Coupe, élévation et plan d'un pavillon pour étuve fixe à désinfection (d'après MM. Geneste et Herscher).

porte d'entrée des objets : une vitre dormante permet de communiquer par signes d'une chambre à l'autre. La plus petite chambre sert aux objets à désinfecter : la plus grande est destinée aux objets épurés et loge la chaudière, quand celle-ci n'est pas installée dans un local avoisinant.

Désinfectants chimiques. Les *solutions phéniquées* se préparent :

a). Celle à 5 p. 100 en faisant dissoudre de l'acide

phénique cristallisé ou liquide, mais renfermant encore des cristaux, dans 18 fois son poids d'eau chaude, en ayant soin d'agiter pour favoriser la dissolution.

b). Celle à 2 p. 100, en faisant dissoudre de l'acide phénique cristallisé dans 36 parties d'eau.

Les solutions de *bichlorure de mercure* se préparent en faisant dissoudre 1 ou 2 grammes de sel par litre d'eau ordinaire chaude ou mieux bouillante. On hâte la dissolution en ajoutant au liquide du sel marin en quantité égale ou supérieure à celle du sublimé. Cette solution doit être fraîchement préparée, car elle ne se conserve que vingt-quatre heures environ.

On augmente considérablement le pouvoir désinfectant des solutions d'acide phénique ou de sublimé en y ajoutant de 0,5 à 1 p. 100 d'acide chlorhydrique ou d'acide tartrique ; ce dernier acide coûte plus cher, mais il devra être préféré au premier chaque fois que l'on aura à traiter des objets susceptibles d'être détériorés par l'acide chlorhydrique ; les tissus sont tous dans ce cas.

Le mélange de la solution phéniquée et de la solution de sublimé donne un désinfectant extrêmement énergique.

On peut préparer des solutions savonneuses d'acide phénique en faisant dissoudre 3 parties de savon ordinaire, de savon de résine ou de savon vert dans 100 parties d'eau à 60° et en y ajoutant de 3 à 6 p. 100 d'acide phénique non cristallisé. On obtient ainsi un liquide clair qui, par le refroidissement, devient opalin et forme une émulsion persistante.

Pour les usages communs (désinfection du sol, de matières animales en décomposition, etc.), on mélange, à parties égales, l'acide phénique impur du commerce et l'acide sulfurique du commerce : on obtient ainsi une masse épaisse, sirupeuse, homogène, brun noirâtre qui se dissout facilement et complètement dans l'eau. Ce mélange a une grande puissance antiseptique : il s'emploie en solution à 2 et jusqu'à 5 p. 100. Comme l'acide phénique impur coûte 0 fr. 20 dans le commerce et que l'acide sulfurique est, de son côté, à très bon marché, on a dans l'acide sulfophénique un désinfectant peu cher et efficace.

Les solutions phéniquées quelles qu'elles soient et celles de crésyl ou de sublimé sont bien plus actives lorsqu'elles sont employées à la température de 40° à 45° qu'à la température ordinaire. Il est donc indiqué de les employer chaudes autant que possible.

Les solutions antiseptiques ne doivent jamais être enfermées dans des bouteilles à vin ou à liqueurs, ni dans des bidons ou des récipients servant habituellement aux boissons, mais dans des flacons de verre blanc portant sur une étiquette bien apparente le mot « POISON » en gros caractères.

L'acide phénique est un agent antiseptique moins sûr que le sublimé ; il est aussi plus dangereux à manier en raison de sa causticité, et au point de vue de la toxicité ses solutions sont plus actives que celles du sublimé ; en effet, la dose thérapeutique maxima de la solution de bichlorure à 1 p. 1000 est de 30 centimètres cubes, tandis que celle de la solution phéniquée à 5 p. 100 est de un demi-centimètre cube. L'expérience a appris d'ailleurs que les empoisonnements involontaires par l'acide phénique sont plus nombreux que ceux par le sublimé. Enfin l'acide phénique a contre lui son odeur pénétrante. Il doit par conséquent être réservé aux seuls cas où le sublimé n'est pas applicable, c'est-à-dire pour la désinfection des liquides frais riches en albumine, et encore dans ces cas les solutions de sublimé peuvent-elles être employées à la condition d'être additionnées de fortes doses de sel marin.

Le sublimé ne détériore ni les étoffes ni les peintures ; c'est un sel à peu près neutre, il est d'une efficacité qu'aucun autre agent chimique n'égale ; l'expérience des dernières années a prouvé que, même employé sur une vaste échelle, il ne donne lieu à aucun des accidents qu'on aurait pu redouter ; il ne mérite par conséquent en aucune façon la méfiance dont il a parfois été l'objet. Sans doute, il présente ses dangers, mais les allumettes chimiques, les rasoirs et beaucoup d'objets usuels ont aussi les leurs, sans qu'il ait paru opportun et raisonnable de renoncer au bénéfice de leur emploi.

D'ailleurs, pour éviter toute méprise, les solutions de bichlorure doivent toujours être colorées par l'addition d'une solution alcoolique à 1 p. 1000 de bleu d'aniline, à la dose de 40 gouttes par litre de liquide désinfectant.

Le *cresyl* est un liquide sirupeux, brun foncé, à odeur forte rappelant celle de la créosote, à réaction alcaline. On l'obtient en traitant les huiles créosotées de la houille, provenant de distillations successives, par une lessive caustiquée de soude et par une résine, après élimination de l'acide phénique. C'est un composé très complexe formé de créosote, d'huiles lourdes et d'huile d'anthracène : il contient 50 p. 100 d'acide crésylique et 20 p. 100 de naphtaline. C'est une sorte de savon résineux qui n'est pas soluble dans l'eau, mais qui s'y émulsionne spontanément et instantanément et l'émulsion laissée au repos reste très homogène pendant très longtemps, plusieurs semaines ; l'émulsion à 2 et 3 p. 100 a l'aspect du lait ; celles plus concentrées ressemblent à du café au lait plus ou moins foncé.

Le crésyl jouit de propriétés désinfectantes réelles : une émulsion à 3 p. 100 détruit presque instantanément la bactéridie charbonneuse (sans spores) et les microbes du choléra des poules, de la morve, du pus et de la tuberculose ; à 4 p. 100 il détruit les spores charbonneuses (Nocard). Pour avoir une sécurité absolue, il faut l'employer à 5 p. 100.

Le crésyl n'a pas la toxicité de l'acide phénique ; sans être absolument inoffensif, il ne produit des accidents qu'à des doses massives (il en faut 10 grammes chez un chien pesant 4 kilogrammes). Il a encore sur l'acide phénique l'avantage de ne laisser après lui qu'une odeur qui disparait rapidement et d'être le meilleur désodorisant connu à ce jour. Il est surtout précieux par la propriété qu'il possède d'être miscible à l'eau en toutes proportions, d'où une grande facilité d'emploi ; l'acide phénique du commerce, au contraire, surnage sur l'eau et ne s'y mélange pas.

Le crésyl ne détériore nullement les objets, tels que le linge, la literie, etc.

Le prix du crésyl est actuellement de 1 fr. 10 le kilogramme.

Le crésyl trouvera surtout son emploi dans les cas où il faudra désodoriser en même temps que désinfecter. Dans les autres cas il ne peut lutter avec le sublimé, ne fût-ce que par la considération d'économie. En effet, le mètre cube de solution désinfectante au sublimé à 1 p. 1000 revient à 7 francs, tandis que la même quantité d'une émulsion au crésyl à 5 p. 100 coûte 55 francs, et d'une émulsion à 3 p. 100, 33 francs.

Il existe dans le commerce deux crésyls, celui de Jeyes et celui d'Artmann. Les deux n'ont pas la même composition. En France, le crésyl Jeyes est le seul connu ; c'est celui que nous avons visé dans notre description ci-dessus.

Pour préparer le *lait de chaux*, on prend de la chaux de bonne qualité, on la fait se déliter en l'arrosant petit à petit avec la moitié de son poids d'eau. Il faut avoir bien soin de procéder doucement, car en voulant aller trop vite on « noie » la chaux qui ne se délite plus. Quand la délitescence est effectuée, on met la poudre ainsi obtenue dans un récipient soigneusement bouché qu'on conserve dans un endroit sec et exempt d'acide carbonique : les caves ne conviennent pas à cet effet. On prépare le lait de chaux au fur et à mesure des besoins. Comme 1 kilogramme de chaux qui a absorbé 500 grammes d'eau pour se déliter a acquis un volume de $2^{l},200$, il suffit de délayer cette dernière quantité d'hydrate de chaux dans le double de son volume d'eau, soit $4^{l},400$ pour avoir un lait de chaux qui soit environ à 20 p. 100.

Le lait de chaux doit être fraîchement préparé; on peut le conserver pendant quelques jours à la condition de le tenir renfermé dans un vase soigneusement bouché. La chaux carbonatée ne jouit pas des mêmes propriétés désinfectantes que la chaux simplement hydratée.

La chaux vive ne convient pas pour la désinfection, car mélangée aux liquides (matières fécales, etc.), elle se délite mal : elle agit moins bien et surtout bien plus lentement que le lait de chaux. La chaux éteinte pulvérulente ne convient pas non plus parce qu'elle se pelotonne lorsqu'on l'ajoute à des liquides infects et que le mélange ne se fait jamais intimement. Seulement elle a l'avantage de se conserver bien mieux que la chaux et c'est pour cela qu'on lui donne la préférence pour la préparation du lait de chaux.

Le lait de chaux s'ajoute aux liquides à désinfecter en raison de 2 p. 100 en volume. Lorsqu'on n'est pas bien sûr de la qualité de la chaux employée, on incorpore le lait de chaux aux matières à désinfecter jusqu'à ce que le mélange bleuisse nettement le papier de tournesol.

Le lait de chaux jouit d'une action antiseptique puis

sante à l'égard du bacille typhique, du bacille cholérique et de l'organisme que l'on présume être l'agent pathogène de la dysenterie. Dans la proportion indiquée ci-dessus la stérilisation a lieu en moins d'une demi-heure.

Les acides sulfurique et chlorhydrique ont l'avantage d'être d'un prix peu élevé; malheureusement, même dilués, ils ont une action corrosive qui limite beaucoup leur emploi.

Les prix des désinfectants chimiques sont les suivants :

Acide phénique cristallisé, le kilogramme		4 fr. » »
Acide phénique impur		0 fr. 75
Crésyl	—	1 fr. 10
Bichlorure de mercure	—	7 fr. »
Acide tartrique	—	5 fr. 00
Acide chlorhydrique	—	0 fr. 10
Acide sulfurique	—	0 fr. 30
Chaux vive	—	0 fr. 05
Sulfate de cuivre	—	0 fr. 90

A ne considérer que les deux agents principaux, ceux dont l'emploi est le plus courant, l'acide phénique et le sublimé, tout l'avantage est en faveur de ce dernier; en effet, le litre d'une solution de bichlorure à 1 p. 1000 revient à 0 fr. 007, tandis que le même volume d'une solution phéniquée à 5 p. 100 revient à plus de 0 fr. 20, c'est-à-dire 29 fois plus cher. De plus, le sublimé est beaucoup moins encombrant pour les approvisionnements et a une durée de conservation à peu près indéfinie, tandis que l'acide phénique subit à la longue des altérations qu'on n'est pas encore parvenu à éviter.

ARTICLE TROISIÈME

EXÉCUTION DE LA DÉSINFECTION

VÊTEMENTS, OBJETS DE LITERIE. — *Les objets en toile* ou *coton*, tels que chemises, bonnets, caleçons, mouchoirs, serviettes, tabliers, draps de lit, alèzes, taies d'oreillers, etc., sont plongés dans un récipient renfermant une solution forte d'acide phénique ou de sublimé. Ils sont portés après douze heures d'immersion au minimum à la buanderie et lessivés d'après les procédés habituels. Lorsqu'il est impossible de faire la lessive de suite, ils sont maintenus pendant quarante-huit heures dans le liquide désinfectant. A défaut de lessive, la désinfection s'obtient encore par l'immersion dans l'eau bouillante durant une demi-heure. Les émulsions de crésyl à 1 p. 100 conviennent très bien pour l'immersion du linge des malades contagieux avant son transport à la buanderie : il a été reconnu que le séjour du linge dans cette émulsion alcaline favorisait le lessivage et le blanchissage.

Les vêtements de laine et les couvertures de laine sont désinfectés soit par la vapeur, soit par immersion dans l'eau bouillante, soit par l'immersion dans une solution désinfectante.

La vapeur n'altère pas les tissus : l'aspect et la coloration du coton, de la soie, du lin ne changent pas : la laine blanche seule jaunit un peu. La résistance des tissus n'est pas amoindrie par le passage à l'étuve à la condition de laisser, au sortir de l'étuve, la laine reprendre son degré hygrométrique normal et son élasticité par le retour du suint à l'état solide. Des expériences répétées faites au dynamomètre avec des bandes de tissus avant et après le passage à l'étuve ont démontré la conservation de leur solidité. Il arrive même que pour les objets en toile la résistance est accrue, parce que la vapeur raffermit la fibre.

Levison (de Copenhague) a expérimenté les étoffes les plus diverses au point de vue de leur résistance à l'action de la vapeur soit en courant, soit sous pression. Il coupait dans le même morceau d'étoffe trois bandes de 25 millimètres de largeur, et les essayait au dynamomètre la première telle que, la seconde et la troisième après dix passages successifs à l'étuve Geneste et Herscher ou à l'étuve à courant de vapeur (système Reeck). Le tableau suivant indique les charges de rupture :

NATURE DE L'ÉTOFFE	SANS ÉTUVAGE	APRÈS ÉTUVAGES	
		Geneste et Herscher	Reeck
Toile de lin (draps de lit)	20k4	17,25	19,2
Id.	14,25	12,3	11,2
Buchskin (drap de laine pour habillement d'hommes)	13,4	12,25	12,05
Kirsey (drap de laine pour habillement d'hommes)	7,8	5,9	5,55
Flanelle (demi-coton)	6,55	6,1	5,1
Schwanenberg (id.)	10,00	10,5	10,1
Id. (tout laine)	4,8	3,65	3,8
Stout (coton)	14,7	12,65	13,05
Dowlas (coton)	9,05	9,55	7,9
Toile peinte (coton)	6,8	7,15	7,35
Toile de tablier (coton)	8,3	9,45	9,05
Grosse toile à matelas	16,25	16,95	17,0

On voit que le lin est de tous les tissus celui qui est le plus sensible à l'étuvage : la laine l'est à peine; quant au coton, il gagne en solidité par le passage à l'étuve. L'auteur insiste tout particulièrement sur ce fait que toutes les étoffes essayées avaient, sans exception aucune, conservé après dix opérations de désinfection toutes les qualités requises pour faire un excellent usage. De même à Lyon, MM. Arloin et Vinay ont constaté que des draps d'alèze ayant passé huit fois à l'étuve à 112° et ayant été lessivés ensuite, avaient légèrement jauni, mais qu'ils avaient conservé la même solidité que des alèzes semblables lessivées huit fois sans étuvage. La perte de poids que subissent les objets par le fait de leur passage à l'étuve est minime : après six passages des tissus de laine, de coton, de chanvre n'avaient pas perdu 2 p. 100 de leur poids.

Les taches de sang, de graisse et de vin se fixent sur les tissus par le passage à l'étuve; cela tient à ce qu'il se forme avec ces substances des précipités insolubles. Il ne faut donc pas mettre directement à l'étuve les objets ainsi tachés; il faut préalablement les immerger pendant douze à vingt-quatre heures dans une solution faible de sublimé additionnée de sel marin; pour les objets ne pouvant être ainsi immergés, on mouille les taches avec ladite solution ou avec de la lessive de soude.

Le désinfecteur doit veiller à ce que les objets ne soient pas tachés par la chute de l'eau de condensation ou par le contact avec des parties en fer à nu. Les chariots sont galvanisés précisément pour éviter les taches de rouille.

Lorsque les objets sont mouillés par l'eau de condensation ou autrement, la chaleur les pénètre beaucoup plus lentement : la désinfection est moins sûrement obtenue et le séchage au sortir de l'étuve est lent.

A leur sortie de l'étuve, les objets doivent être simplement moites et se sécher presque instantanément. Comme ils renferment toujours dans leurs mailles une certaine quantité de vapeur qui pourrait se condenser par le refroidissement, il est bon de secouer les couvertures et les vêtements, de battre et d'aérer les matelas, et de n'emmagasiner les objets qu'après avoir constaté qu'ils sont parfaitement secs.

Là où on ne dispose pas d'étuve on peut désinfecter les objets de laine et les vêtements en général en les tenant immergés pendant une demi-heure dans l'eau bouillante. Cette immersion prolongée ne nuit pas à la solidité des draps, ni à leur couleur lorsqu'ils sont bon teint. Nous avons fait, avec M. Meyer, officier d'administration principal au magasin de l'habillement et du campement de Paris, des essais sur des draps servant à confectionner les vêtements pour la troupe. Des bandes de drap bleu foncé pour tuniques et de drap garance pour pantalons étaient coupées dans le même morceau, sur une largeur de 5 centimètres et sur une longueur de 30 centimètres. Une bande témoin de chaque étoffe étant réservée pour donner la mesure de la solidité avant l'ébullition, les autres étaient immergées dans l'eau bouillante. De cinq en cinq minutes on retirait un échantillon de chaque drap, que l'on étiquetait et que l'on mettait à sécher. Après un séchage à fond qui durait en général plus de deux jours, on comparait les diverses bandes à l'échantillon témoin. Nous avons pu nous assurer que les draps essayés (dont la qualité est excellente) étaient, après une ébullition poussée jusqu'à quatre-vingts et cent dix minutes, restés aussi souples qu'auparavant, qu'ils n'avaient nullement perdu de leur élasticité et qu'ils n'avaient subi aucun retrait : ce dernier point n'a rien qui doive étonner, attendu que le drap de troupe est décati avec soin avant d'être livré à la confection.

Les bandes ont été essayées au dynamomètre sur une longueur de 15 centimètres : le tableau suivant indique les charges supportées au moment de la rupture : l'allongement auquel la bande se prêtait jusqu'à ce moment représente l'élasticité :

TABLEAU I

Drap bleu foncé pour tuniques (coupé dans le sens de la trame). Bandes de $0^m,15$ *de long sur* $0^m,05$ *de large.*

Durée de l'ébullition.	Charge de rupture (en kilogrammes).	Élasticité (en centimètres).
0 minute	42,6	5,5
5 —	39,5	5,5
10 —	42,5	6
15 —	39,5	5,5
20 —	42,4	5,5
25 —	35,5	5
30 —	42,0	6
35 —	40,5	6
40 —	42,4	6
45 —	40,8	5,5
50 —	41,5	5,7
55 —	39,1	5,7
60 —	37,4	5,5
65 —	40,4	6,5
70 —	38,5	5,4
75 —	38,6	5,5
80 —	39,0	5,5

TABLEAU II

Drap garance pour pantalons (coupé dans le sens de la chaîne). Bandes de mêmes dimensions que dans le tableau I.

Durée de l'ébullition.	Charge de rupture (en kilogrammes).	Élasticité (en centimètres).
0 minute	33,4	7,5
5 —	33,2	7
10 —	26,1	6,4

Durée de l'ébullition.	Charge de rupture (en kilogrammes).	Élasticité (en centimètres).
15 minutes	34,0	6,4
20 —	30,5	7
25 —	34,1	7
30 —	26,1	5,8
35 —	35,25	6
40 —	33,8	6
45 —	31,7	6,5
50 —	34,7	6,6
55 —	31,5	7
60 —	32,7	6
65 —	23,2	6
70 —	31,1	6
75 —	34,2	6
80 —	24,6	6
85 —	24,5	6,1
90 —	23,5	7,2
95 —	31,3	6,2
100 —	24,0	6,5
105 —	24,5	6,5
110 —	29,6	5,5

On voit par les deux tableaux qui précèdent que jusqu'à cinquante minutes d'ébullition les draps n'ont été modifiés ni dans leur solidité ni dans leur élasticité. On peut par conséquent, sans détériorer les draps, les soumettre à l'ébullition dans l'eau simple durant une demiheure.

Il y a une réserve à faire pour les objets de laine point ou insuffisamment décatis et susceptibles de se rétrécir au point d'être mis hors d'usage, tels que ceintures et gilets de flanelle, chemises de laine, etc. Ces objets ne supportent ni l'ébullition ni même l'immersion dans l'eau chaude et la désinfection doit en être opérée d'autre façon.

On peut désinfecter tous les vêtements sans distinction, les draps de lit, les couvertures en les maintenant plongés durant quarante-huit heures dans une solution forte d'acide phénique ou de sublimé, ou dans une émulsion de savon phéniquée ou de crésyl; puis ils sont lavés à grande eau et séchés. Rappelons qu'on augmente et qu'on hâte l'action des liquides désinfectants indiqués en les chauffant à 40° ou 50°.

Le sublimé peut altérer certaines couleurs délicates ou mauvaises et dans ce cas c'est plutôt l'eau qui altère la couleur que le sublimé lui-même qui de toutes façons n'a aucune action sur les couleurs solides : ainsi il résulte de nombreuses expériences exécutées de concert avec M. Meyer que la couleur du drap garance ne se trouve pas modifiée après une immersion de cinquante minutes dans une solution à 1 p. 100 ou à 1 p. 1,000. Des étoffes riches telles que velours, pluche, reps, abreuvées abondamment de sublimé à 1 et même 2 p. 1,000 conservent leur couleur. Il est bien entendu que dans ces cas les solutions ne doivent pas être additionnées d'acide, même d'acide tartrique.

Les objets rembourrés tels que coussins, traversins, matelas, oreillers, édredons, etc., ne peuvent pas être immergés dans les solutions désinfectantes parce que le séchage serait trop long. Lorsqu'on n'a pas d'étuve à sa disposition, on les asperge avec une de ces solutions jusqu'à ce que l'enveloppe soit imprégnée à fond. Un projecteur Loriot (fig. 146) convient très bien pour faire cette humectation. Puis l'enveloppe est défaite et soumise à la lessive ou à l'ébullition dans l'eau, le crin de cheval est bouilli, la laine et la plume sont immergées durant quarante-huit heures dans un liquide désinfectant, puis lavées à grande eau et séchées. Le crin végétal est brûlé ainsi que le varech.

Les pièces qui ont servi aux *pansements* sont brûlées lorsqu'elles ont peu de valeur ou que leur pouvoir infectant est particulièrement redoutable. Dans les cas contraires, on les traite par une lessive bouillante, comme il sera dit à propos du blanchissage.

Les *objets en cuir*, peau, toile cirée, moleskine, les fourrures, etc., ne doivent jamais être traités ni par la vapeur ni par l'eau chaude, car ils seraient détériorés au point de ne plus pouvoir resservir. On les désinfecte très simplement en les lavant et les essuyant avec un linge imbibé d'une solution désinfectante. Les chiffons qui ont servi à ce lavage sont brûlés.

Les *objets sans valeur* tels que la paille, le foin, les chiffons, les papiers, les pièces de pansement; les matelas, les objets de literie trop vieux, trop usés ou trop infects, sont brûlés.

L'incinération se fait dans un foyer ordinaire si le volume des objets le permet : sinon on les porte à l'extérieur avec toutes les précautions indiquées et on les brûle en se conformant aux règlements de police. Dans les villes qui possèdent un appareil crématoire pour ordures ménagères, les objets en question sont incinérés dans ces appareils.

Chiffons. — La désinfection des chiffons en balles est longue et dispendieuse et ne doit se faire que dans des cas bien déterminés.

Les balles de chiffons sont tassées à la presse hydraulique et maintenues comprimées par des fers feuillards : elles constituent des masses volumineuses extrêmement compactes au sein desquelles aucun agent de désinfection ne pénètre, ainsi que l'ont démontré de nombreuses expériences, entre autres celles de M. Parsons et de M. A.-J. Martin. Ce dernier expérimentateur a soumis une balle de chiffons pesant 290 kilogrammes et dont les dimensions étaient $1^{m},15 \times 0,75 \times 0,65$, à l'action de la vapeur sous une pression de 0 kg. 7 dans une étuve Geneste et Herscher pendant deux heures vingt minutes ; trois dépressions ont été faites au cours de l'opération. Des thermomètres à maxima avaient été placés dans l'étuve et dans la balle à 10 — 20 — 30 centimètres du bord et au centre.

Voici les résultats obtenus :

Température	maxima	dans l'étuve.	121°
—	—	à 10 c. du bord.	120°
—	—	à 20 c. —	36°
—	—	à 30 c. —	29°
—	—	au centre de la balle.	62°

M. Martin eut alors l'idée de faire décercler les balles et écarter les chiffons à l'aide de morceaux de bois de façon à former des tranches de 10 centimètres d'épaisseur qui furent soumises dans l'étuve à une pression de 0 kg. 9 pendant vingt minutes. La température monta partout à 114°, le séchage s'effectua parfaitement et les chiffons ne furent nullement détériorés. Dans la pratique, il suffira d'opérer avec une pression de 0 kg., 7 pendant vingt à vingt-cinq minutes et on ne négligera pas de faire au moins deux dépressions. En une journée deux ouvriers peuvent ouvrir, désinfecter et reconstituer 5 tonnes de chiffons.

La dépense revient à 2 fr. 90 environ la tonne, tandis qu'avec tous les autres procédés, elle nécessite plus du double d'argent et de temps.

Les chiffons lorsqu'ils sont en masses non compactes peuvent être désinfectés par l'étuve à courant de vapeur ainsi que cela se pratique dans certains grands ateliers de serrurerie et de construction mécanique où on emploie de grandes quantités de chiffons pour essuyer les machines. On les empile dans une chaudière munie d'un double fond percé de trous et portant un robinet de vidange à la partie inférieure pour l'écoulement de l'eau. Le couvercle est mastiqué, boulonné sur la chaudière et porte un robinet pour l'introduction de la vapeur. On lance un jet de vapeur à trois atmosphères dans la chaudière pleine de chiffons : la vapeur se condense et on voit bientôt sortir, lorsqu'on ouvre le robinet de vidange, un jet d'eau sale et colorée. On prolonge l'arrivée de la vapeur jusqu'à ce que l'eau s'écoule claire, c'est-à-dire environ une demi-heure, puis on laisse refroidir la masse qui a atteint 121°. On laisse égoutter et sécher.

Les déjections (crachats, mucus nasal, fausses membranes, matières vomies, urine) sont reçues dans un vase et mélangées instantanément avec une solution phéniquée forte, avec laquelle on les laissera en contact six heures au moins, puis elles sont vidées dans les latrines ; les vases sont lavés à l'eau bouillante additionnée de 25 p. 1000 de carbonate de soude.

On peut également désinfecter ces liquides, y compris les selles fraîches, en les additionnant avec trois fois leur volume d'une lessive bouillante de cendre de bois (1 partie de cendres pour 2 parties d'eau) ou avec leur volume d'une dilution d'acide sulfurique ou d'acide chlorhydrique dans deux parties d'eau.

Pour la désinfection des *selles fraîches* et *du contenu des fosses d'aisances*, le sublimé, même à forte dose, est sans action.

On se servira :

1° Ou bien d'une solution de sulfate de cuivre à 20 p. 100, à raison de 4 kilogr. de sulfate de cuivre solide pour 1000 kilogr. de matières, soit environ 20 grammes de solution par litre de matières ;

2° Ou bien de lait de chaux préparé comme il a été dit. Le lait de chaux convient très bien pour la désinfection des selles typhiques, cholériques, dysentériques, etc. ; c'est le moyen le plus pratique et nous devons y insister spécialement.

Selles fraîches. — On a toujours dans les salles de

malades, dans une bouteille de quelques litres, du lait de chaux fraîchement préparé (la préparation se fait instantanément en mélangeant 1 volume de chaux éteinte et 2 volumes d'eau). Aussitôt les selles reçues dans un vase ou un bassin, l'infirmier y ajoute 2 p. 100 environ de lait de chaux : comme les selles sont toujours liquides, il suffit d'incliner successivement le bassin en divers sens pour opérer le mélange. Il vaut toujours mieux forcer un peu la dose de désinfectant, ce qui n'a aucun inconvénient, étant donné son prix peu élevé. En un quart d'heure, la stérilisation est obtenue et les matières peuvent être déversées dans les latrines sans inconvénient.

Fosses d'aisances. — Le lait de chaux est versé dans les fosses d'aisances fixes ou mobiles, non en une fois, mais à doses fractionnées journalières, à raison de 4 centimètres cubes par homme (de 6 centimètres cubes lorsqu'il s'agit de fosses mobiles). Il est inutile d'agiter, attendu que le mélange se fait de lui-même dans la fosse.

Pour que la désinfection soit obtenue, il faut que le mélange ait une réaction alcaline suffisante. On s'en assure en préparant quatre échantillons de papier de tournesol bleuis par l'immersion : le n° 1 dans de l'eau (non du lait) de chaux saturée ; les nos 2, 3 et 4 dans cette même eau additionnée de 1, 2, 3 et 4 fois son volume d'eau distillée. La réaction du mélange doit donner au papier de tournesol rougi une teinte bleue égale au moins à celle du papier type n° 4.

Avant de faire la vidange d'une fosse, on ajoute une certaine quantité de lait de chaux. Et après la vidange on verse dans les fosses une couche de lait de chaux suffisante pour recouvrir le fond : de plus, on badigeonne les parois des fosses mobiles avec cette même préparation.

Non seulement la chaux ne provoque pas le dégagement de vapeurs ammoniacales intenses, comme on pourrait s'y attendre, mais elle est le meilleur moyen de désodoriser le contenu des fosses. A plus forte raison ne produit-elle pas d'ammoniaque lorsqu'elle est incorporée aux selles fraîches.

Elle a sur la chaux phéniquée et l'acide phénique l'avantage de mieux se mélanger aux matières et de ne pas diminuer la valeur de celles-ci comme engrais.

La stérilisation des *crachats tuberculeux* s'obtient très difficilement par l'addition d'un des liquides désinfectants dont nous disposons actuellement. On a pensé pouvoir jeter le contenu des crachoirs dans un foyer quelconque, mais outre qu'une quantité un peu grande de ces liquides éteindrait le feu, il resterait toujours adhérents aux crachoirs des pelotons de muco-pus dont il y aurait lieu d'assurer ensuite la désinfection. Le procédé le meilleur consiste à faire bouillir les crachoirs avec leur contenu dans de l'eau simple ou additionnée de carbonate de soude, et pour cela la maison Geneste et Herscher a construit un appareil qui, s'il n'est pas définitif, est déjà très pratique.

Cet appareil se compose d'une chaudière en fonte avec deux foyers placés latéralement et en dessous et chauffés au pétrole par mesure d'économie. Les gaz chauds produits par la combustion circulent à travers un tambour disposé au centre de la chaudière et destiné à augmenter la surface de chauffe. Sur le devant, la chaudière porte un robinet de vidange qui permet de diriger le liquide bouillant dans un seau placé au centre d'une chambre prismatique en métal, munie d'une porte pour l'introduction et l'extraction du seau : ce seau peut se chauffer à l'aide d'une troisième lampe à pétrole disposée au-dessous de lui : il est muni d'une poignée avec enveloppe isolante.

Il est nécessaire de disposer d'un double jeu de crachoirs en métal. Le désinfecteur passe dans les salles, donne à chaque malade un crachoir désinfecté à la place du crachoir plein qu'il place dans le seau.

La chaudière est remplie avec de l'eau dans laquelle on fait dissoudre 15 à 20 grammes de bicarbonate de soude par litre et qui est portée à l'ébullition. Le seau étant placé, avec son chargement de crachoirs, dans la chambre de métal, on le remplit avec la solution bouillante de soude. Comme cette solution subit un refroidissement de 20° et peut-être davantage au contact des parois du seau et des crachoirs, on la reporte à l'ébullition à l'aide de la lampe à pétrole placée au-dessous du seau. Au bout de dix minutes d'ébullition, la désinfection est certaine puisque la solution bout à 103° au moins; de plus les crachoirs sortent nets et débarrassés des matières muqueuses et grasses par la lessive de soude.

A l'hôpital Lariboisière, à Paris, on se sert, pour la stérilisation des crachats, d'une sorte d'autoclave où ils sont noyés dans de l'eau ordinaire qui est soumise à une pression de trois atmosphères, pendant vingt minutes. Les crachoirs eux-mêmes sont nettoyés par un jet de vapeur, puis rincés sous un filet d'eau, essuyés et passés à la brosse. Ce procédé est très rationnel, à la condition de faire passer les crachoirs eux-mêmes à l'autoclave avant toute autre manipulation ou autres.

Il ne faudrait pas employer les crachoirs à poudres sèches dans le but de jeter ensuite au feu les crachats avec la poudre : on arriverait inévitablement à disséminer dans l'air des poussières chargées de germes tuberculeux ou autres.

Lorsqu'on ne dispose d'aucun moyen de stérilisation, il vaut mieux faire cracher les malades dans un crachoir renfermant de l'eau phéniquée ou une émulsion de crésyl et dont le contenu sera soigneusement vidé dans les cabinets, après quoi le crachoir sera lavé à l'eau chaude.

Désinfection des locaux. — De toutes les branches de la technique de la désinfection, celle qui concerne les locaux est celle qui s'est développée le plus lentement et a soulevé le plus de controverses. Jusque dans ces dernières années on employait à peu près exclusivement les agents gazeux (acide sulfureux, chlore, brome, sulfate de nitrosyle). Mais des expériences de laboratoire ont démontré l'insuffisance de ces agents, ainsi qu'il a été dit. Aujourd'hui on ne doit plus se servir que de désinfectants liquides. Ceux-ci doivent remplir trois conditions fondamentales :

1° Ne pas détériorer les surfaces :

2° Etre d'une application facile et peu coûteuse :

3° Etre inoffensifs pour les désinfecteurs et les futurs occupants du local.

Ce n'est pas faire œuvre de désinfection que de remplacer un papier de tenture ancien par un papier neuf, ou d'appliquer une nouvelle couche d'un enduit quelconque sur la couche existante ; car au cours de ces opérations les germes se détachent des parois, flottent dans l'atmosphère et vont se déposer sur le plancher ou sur les meubles ou bien volent jusque dans un local attenant. Si l'on veut réellement désinfecter, il faut tuer les germes pathogènes qui adhèrent aux murs, au plafond, au plancher et même ceux qui flottent dans l'air. Pour atteindre ces derniers, une précaution bien simple suffit : on laisse le local fermé pendant deux ou trois heures ; au bout de ce temps tous les germes pathogènes se sont déposés sur les parois, les planchers et le mobilier où il sera facile de les capturer à la condition de pénétrer dans le local sans agiter l'air et de commencer par humecter toutes les surfaces.

Après des expériences très nombreuses, Guttmann et Merke ont reconnu que le liquide désinfectant de beaucoup le plus efficace pour les locaux était la solution de sublimé à 1 p. 1,000. Des spores charbonneuses sont tuées

Par le sublimé à	1 p. 1,000	en 9	minutes
—	1 p. 2,000	25	—
—	1 p. 3,000	100	—
—	1 p. 5,000	120	—

Il résulte de ces données qu'il faut employer la solution à 1 p. 1,000, car il serait à craindre avec les solutions moins concentrées que la dessiccation ne soit complète avant qu'elles n'aient eu le temps de produire leur effet antiseptique.

La solution de sublimé à 1 p. 1,000 n'endommage pas les surfaces, d'une façon générale au moins. Guttmann et Merke ont arrosé avec cette solution 204 échantillons de papiers de tenture : non seulement ces papiers n'ont pas été détériorés, mais ils semblaient plus neufs après qu'avant l'opération ; leurs couleurs étaient avivées. Seuls, les papiers de qualité tout à fait inférieure font exception parce que les couleurs se dissolvent ou se détrempent : le liquide diffuse la couleur et le dessin s'efface. Mais de l'eau simple produirait le même effet. Nous avons, de concert avec M. Meyer, officier d'administration principal de l'habillement et du campement, immergé des échantillons de drap garance dans des solutions de sublimé à 1 p. 1,000 et à 1 p. 100 pendant cinquante minutes ; après dessiccation, ces échantillons avaient absolument la même nuance que les échantillons témoins.

Le bichlorure de mercure, étant un sel presque neutre, n'a aucune action sur les murs blanchis à la chaux, avec ou sans colle, ni sur les surfaces recouvertes d'enduits à base métallique ou terreuse (ocre, bleu d'outre-mer, vert, rouge d'Angleterre, etc.) ; ajoutons qu'on ne devra se servir de la solution de sublimé additionnée d'acide tartrique ou d'acide chlorhydrique que dans les cas où on sera sûr que l'acide n'endommagera pas les surfaces ; il détériore bien autrement que le sublimé.

La solution de sublimé ne produit aucun effet nuisible sur les désinfecteurs. Ceux-ci, dans les expériences précitées de Guttmann et de Merke, n'étaient incommodés que lorsque des gouttelettes de la solution tombant du plafond, leur arrivaient dans la bouche ou dans les yeux ; ils ressentaient alors des picotements sur la conjonctive et les lèvres et un goût salé dans la bouche et n'ont jamais éprouvé aucun accident autre. Avec les pulvérisateurs usités aujourd'hui en France, ce léger inconvénient peut d'ailleurs être facilement évité.

Les deux expérimentateurs berlinois ont cherché à se rendre compte de ce que devient, après dessiccation, le sublimé projeté sur les murs ; dans ce but, ils se sont servis de papier à filtrer qui était fixé en une ou deux épaisseurs sur les murs qui recevaient le même jet de sublimé que les autres parties de la paroi. L'analyse chimique a démontré que le sublimé diminuait de jour en jour et qu'au seizième jour il n'en restait plus dans le papier : au vingt-septième jour toute trace, non seulement de sublimé, mais d'un sel mercuriel quelconque, avait totalement disparu. On peut donc admettre que le sublimé persiste pendant une quinzaine de jours dans le local ; mais la quantité en est très minime. Originellement elle peut être évaluée à 1 gramme par 20 mètres carrés : mais avec des balayages, des lavages à l'eau pure, on peut faire qu'au bout de très peu de jours il ne reste dans le local qu'une quantité tout à fait minime. Guttmann et Merke ont proposé de faire, après que l'aspersion par le sublimé a produit son effet, une seconde aspersion avec une solution de carbonate de soude à 1 p. 100 qui transforme le bichlorure de mercure en un oxychlorure de mercure insoluble qu'on enlève par des lavages ou des nettoyages. Mais cette pratique n'a pas prévalu parce qu'elle est considérée comme superflue. De fait, jamais on n'a observé le moindre accident sur les personnes qui ont réoccupé les locaux après la désinfection. La désinfection des locaux au sublimé est entrée dans la pratique de presque tous les pays : partout elle a été reconnue inoffensive et partout elle a donné d'excellents résultats. Elle est employée depuis 1886 à l'hôpital-baraque Alexandre à Saint-Pétersbourg. Les baraques qui avaient été occupées par des malades atteints de fièvre typhoïde, de rougeole, de fièvre récurrente, de pneumomie croupale, d'érysipèle, de typhus exanthématique, de dysentérie ont été, à maintes reprises, désinfectées au sublimé et jamais il n'a été observé sur les nouveaux occupants une seule complication par le fait de la maladie qui avait motivé la désinfection. Lorsqu'une des maladies infectieuses ci-dessus dénommées faisait des cas intérieurs dans l'une des baraques, la désinfection au sublimé arrêtait net ces infections secondaires.

La désinfection par la solution phéniquée à 5 p. 100 est bien moins active que celle au sublimé et elle est 20 fois plus coûteuse. Toutefois dans certains cas spéciaux, lorsque par exemple il y aura à désinfecter des locaux occupés par des tuberculeux, la solution phéniquée aura le pas sur le bichlorure.

Les solutions doivent être employées chaudes : leur degré de température sera calculé de telle façon qu'elles soient à 40° au moins lorsqu'elles arrivent en contact avec les objets à désinfecter.

Pour désinfecter un local, on commence par le

laisser fermé pendant deux heures au moins, ainsi qu'il a été dit, pour permettre aux germes flottants dans l'air de se déposer. Puis on entre avec précaution dans la pièce et on mouille le plancher avec une solution désinfectante qui ne doit pas être projetée de haut pour ne pas soulever la poussière.

Puis on étend par terre un grand drap qui est légèrement imbibé de la solution désinfectante, dans lequel on réunit les vêtements, les objets de literie, les tapis, etc., bref tout ce qui doit être passé à l'étuve : on en fait un paquet qui est aussitôt porté à la désinfection. Ensuite on essuie tous les meubles avec des linges imbibés de la même solution. Enfin on humecte, avec cette même solution, le plafond, les murs, les boiseries, les portes, les fenêtres, etc. Lorsque les murs sont revêtus d'un enduit imperméable ou d'un papier de peu de valeur, on fait rapidement cette opération au moyen d'une petite pompe de jardin ou d'un pulvérisateur Geneste et Herscher. On peut tout aussi bien, pour cette opération, se servir de lavettes, de brosses à main, de pinceaux, d'éponges tenues à la main ou fixées au bout d'un manche en bois : il faut, dans ces cas, après avoir lavé et avant de retremper l'outil dans la solution désinfectante, le laver dans l'eau pure ; autrement la solution serait vite salie par les poussières et pourrait se décomposer : de plus, il faudra avoir deux vases pour la solution, un grand pour la réserve et un petit pour tremper les éponges : de cette façon, on sera toujours sûr d'avoir un liquide propre.

Lorsqu'au contraire le mur est revêtu de papier de tenture non verni ou de tout autre enduit ne permettant pas les lavages à grande eau, on se sert, pour projeter la solution désinfectante sur les parois, d'un pulvérisateur Geneste et Herscher dont il existe trois types que nous désignerons sous les rubriques A, B et C.

Description. — L'appareil du type A (fig. 173) comprend un récipient contenant la solution antiseptique, une petite pompe qui aspire le liquide contenu dans le récipient et le refoule dans un pulvérisateur relié à la pompe par un long tube en caoutchouc; cette pompe

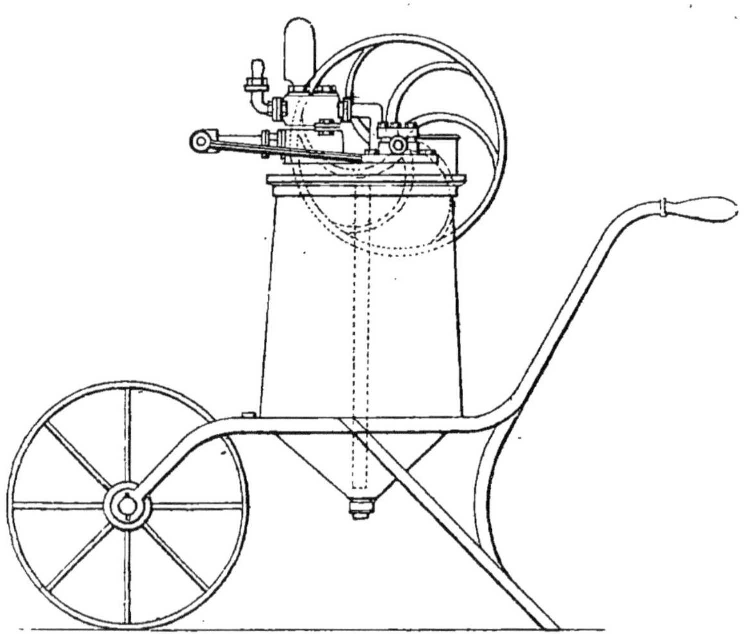

Fig. 173. — Pulvérisateur Geneste et Hercher, type A.

est mise en mouvement par l'intermédiaire d'un petit volant; le liquide sort du pulvérisateur sous forme de brouillard épais.

Le récipient est supporté par une brouette de construction légère qui permet de le transporter avec la plus grande facilité d'un point à un autre. L'intérieur du récipient est recouvert d'un enduit à base de caoutchouc. Toutes les parties de la pompe susceptibles d'être en contact avec le liquide antiseptique sont en ébonite.

Fonctionnement. — On remplit le récipient de la solution désinfectante par la bonde supérieure, puis on ouvre le robinet qui se trouve à la base du pulvérisateur, que l'on tient d'une main. On actionne de l'autre main la manivelle de la petite pompe, et on dirige le pulvérisateur sur le point à désinfecter.

On peut, avec cet appareil, asperger rapidement de grandes surfaces.

L'appareil du type B (fig. 174) se compose de deux

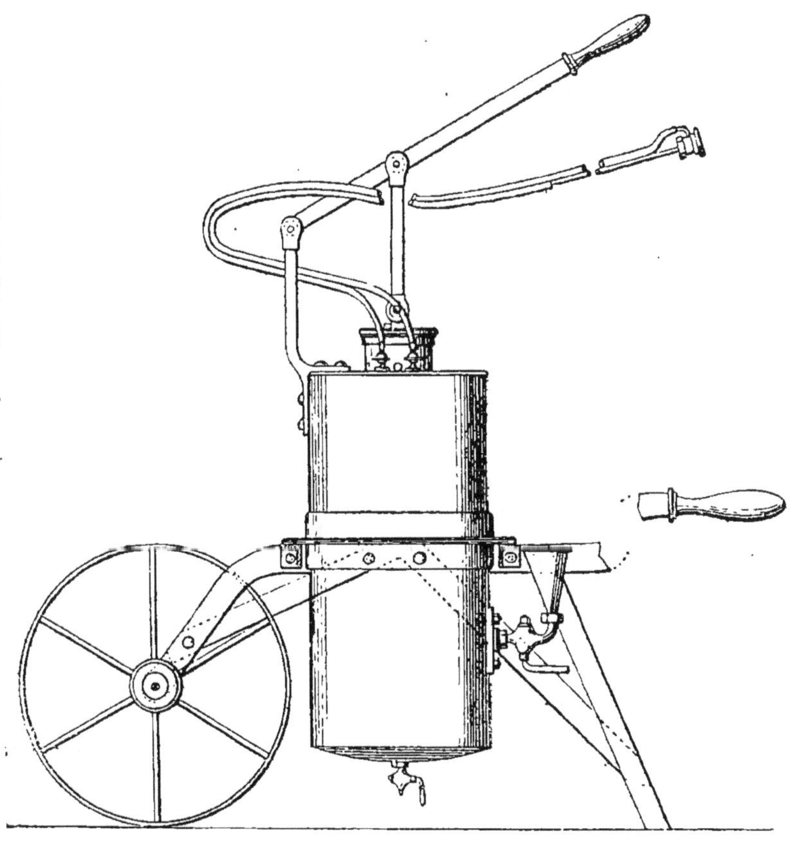

Fig. 174. — Pulvérisateur Geneste et Herscher, type B.

récipients superposés et communiquant entre eux par un tube de petit diamètre. Le récipient inférieur contient la solution désinfectante. Une petite pompe sert à comprimer de l'air dans le récipient supérieur : deux robinets dont l'un communique avec le réservoir d'air et l'autre avec le réservoir contenant le liquide, sont placés sur le haut de l'appareil. Sur ces robinets s'adaptent des tuyaux en caoutchouc qui communiquent avec l'appareil pulvérisateur. Le tuyau qui conduit le liquide se termine par une lance en laiton de $1^{m},30$ environ de longueur, qui donne de la rigidité au système et permet de diriger à volonté le jet contre les parties les plus élevées d'une chambre : la rencontre de l'air et du liquide a lieu dans une petite pomme terminale où s'effectue la pulvérisation. L'appareil est fixé sur un petit chariot à deux roues.

L'appareil du type C (fig. 175) ne diffère du précédent que par le remplacement du petit chariot par des pieds fixés sur une planchette. Son poids total n'est que de 8 kilogrammes. Des poignées fixées au récipient permettent de le monter facilement par les escaliers, ce qui est un avantage appréciable sur le type précédent.

Quel que soit le mode d'application qu'on emploie, il faut toujours mouiller bien exactement toutes les surfaces et avoir soin de bien faire pénétrer le liquide désinfectant dans les fentes et les joints. Lorsqu'on le jugera nécessaire, on pourra au bout de quinze minutes appliquer une seconde couche du liquide désinfectant.

D'essais que nous avons faits il résulte qu'avec une balayette un ouvrier peut en une heure badigeonner de 40 à 50 mètres carrés de surface ; avec une brosse à main 65 mètres carrés et avec la brosse ordinaire des plâtriers 75 mètres carrés. Avec le pulvérisateur Herscher on asperge de 75 à 200 mètres carrés de surface, suivant la nature du revêtement, la hauteur, etc.

Nous avons trouvé d'autre part qu'en se servant de la balayette ou de la brosse on pouvait avec un litre d'une solution désinfectante humecter jusqu'à 50 mètres carrés d'un mur peint à l'huile, 25 mètres carrés d'un parquet en chêne ciré et assez bien jointoyé. Les murs poreux absorbent bien davantage, jusqu'à un litre et

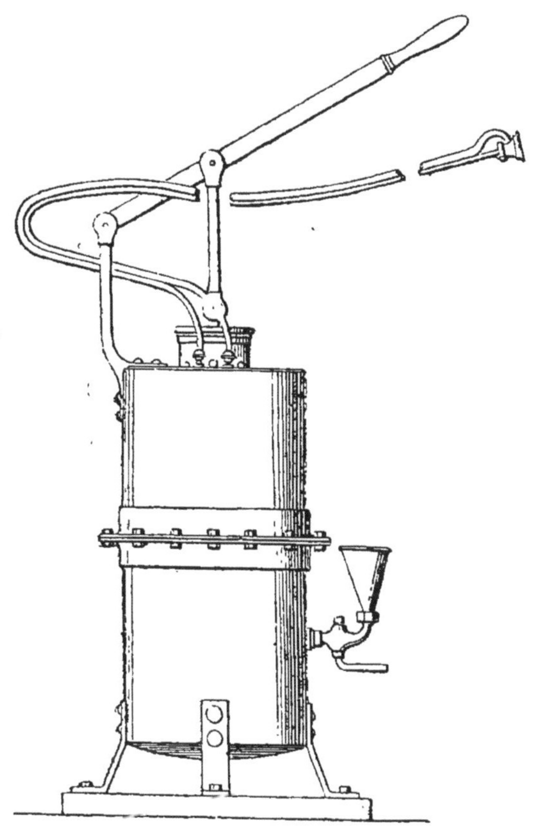

Fig. 175. — Pulvérisateur Geneste et Herscher, type C.

plus par 5 mètres carrés. Avec le pulvérisateur Herscher, il faut compter en moyenne, pour humecter les surfaces, un litre par 10 mètres carrés.

Dans les cas d'infection tenace et redoutable on gratte les murs à fond; on lève les planchers, on nettoie à fond les entrevous et on les désinfecte comme il vient d'être dit pour les parois : il faut alors se servir d'un mélange de la solution forte de sublimé et de la solution phéniquée forte.

En Allemagne, on désinfecte souvent la surface des murailles, surtout de celles recouvertes de papier, en les frottant avec de la mie de pain fraiche, élastique et non grumeleuse : les poussières et les germes restent collés à la mie et s'y incorporent : l'application, on le voit, est la même que dans le dessin. Les miettes qui ont servi sont balayées soigneusement et brûlées dans un foyer. Ce procédé est à proprement parler un nettoyage suivi d'incinération ; sa perfection aura donc sa mesure dans la propriété qu'aura la mie d'enlever tous les germes. Or, Esmarck a démontré qu'en opérant soigneusement on pouvait par ce procédé débarrasser les murs de la totalité ou de la presque totalité de leurs germes. Sur douze essais il est arrivé trois fois à stériliser complètement la paroi du premier coup et dans les autres essais le nombre des germes qui avaient échappé au nettoyage était insignifiant.

Le procédé est coûteux. En se servant de pain de seigle la dépense se monte à 3 francs environ pour une pièce cubant 60 mètres, ce qui est beaucoup sans doute si on compare la dépense à celle qu'occasionnerait la désinfection au sublimé qui serait à peine de 5 centimes. Mais si l'on ne peut songer à faire de ce procédé la règle dans la pratique courante, il est bon de le connaître parce qu'à l'occasion il pourrait trouver son emploi. Outre l'avantage d'enlever très bien les germes il a celui d'être inoffensif et de permettre de réoccuper presque immédiatement le local.

Meubles. — Certains meubles peuvent être désinfectés à l'étuve, tels sont les meubles en fer ; à l'hôpital des Enfants, M. Grancher a fait mettre en usage des lits en fer creux qui sont légers et solides à la fois, qui se démontent facilement pour être mis à l'étuve et qui se remontent de même après le passage à l'étuve.

Les meubles, les cadres, les glaces sont frottés avec des linges imbibés de la solution forte de sublimé. Les meubles capitonnés, ceux recouverts de cuir, de toile cirée, de moleskine sont aspergés avec le spray au sublimé, puis essuyés avec un linge. L'opportunité de l'intervention en ce qui concerne les meubles précieux qui pourraient être endommagés par la solution désinfectante devra être mesurée d'après la gravité du danger occasionné par l'infection.

Les objets en cuir, chaussures, valises, etc., sont toujours traités par le spray : ils ne doivent jamais être placés à l'étuve parce qu'ils en sortiraient raccornis et hors de service.

Les ustensiles de cuisine sont plongés dans l'eau bouillante.

La désinfection du réduit des cabinets d'aisance se fait absolument de la même façon que celle des autres locaux : de plus, on projette dans la cuvette une solution désinfectante forte de manière à la laver à fond ainsi que le tuyau de chute.

A la suite des *inondations*, il est nécessaire de désinfecter la fange qui s'est amassée sur le sol des caves et pièces habitées, les matériaux de remplissage des entrevous, etc. Cette désinfection s'obtient en incorporant à la fange de la chaux vive en poudre à raison de une partie de chaux pour vingt parties de fange.

La chaux s'emploiera de la même façon chaque fois qu'il conviendra de désinfecter des masses volumineuses de terre ou autres.

Les *écuries*, étables, marchés aux bestiaux, etc., où sont survenus des cas de maladies épizootiques, sont désinfectés d'après les mêmes règles que les locaux d'habitation. Seulement ici, comme on n'a pas à craindre, en général du moins, les détériorations des surfaces, on se servira de la solution de sublimé à 1 p. 1,000 (ou même 1,5 p. 1,000) additionnée de 5 p. 1,000 d'acide chlorhydrique ; on emploiera la solution à 60° environ, de façon à ce que, même refroidie par les surfaces, elle conserve, pendant quelque temps au moins, une température voisine de 40°. On peut aussi employer la solution sulfo-phéniquée à la dose de 5 p. 100.

Dans le cas où l'aire, au lieu d'être imperméable, serait formée par de l'argile, ou bien revêtue de bois, de ciment ou d'un pavé à joints perméables, il faudrait, après l'avoir arrosée de sublimé, creuser à une profondeur de 2 décimètres, mettre dans le fond un lit de 5 centimètres de chaux vive et faire le revêtement à neuf.

Après avoir désinfecté les parois avec la solution de sublimé ou autrement, on les gratte et on les blanchit avec du lait de chaux fraîchement préparé et plus épais que celui qui sert d'habitude pour le blanchinent des murs.

Le fourrage et la litière sont brûlés. Il en est de même de toutes les planches fissurées qui offrent un réceptacle facile aux germes. Là où des planches servent de revêtement aux parois, elles seront enlevées et brûlées et on désinfectera le mur avec la solution de sublimé.

Les objets en métal sont flambés ; on peut également flamber les parois.

Les harnais et les objets en cuir sont lavés avec la solution forte de sublimé.

Pour opérer la désinfection en même temps que le nettoyage de larges surfaces telles que porcheries, bergeries et boiseries des marchés aux bestiaux et abattoirs, la maison Geneste et Herscher construit un appareil locomobile (fig. 176) qui permet de projeter en abon-

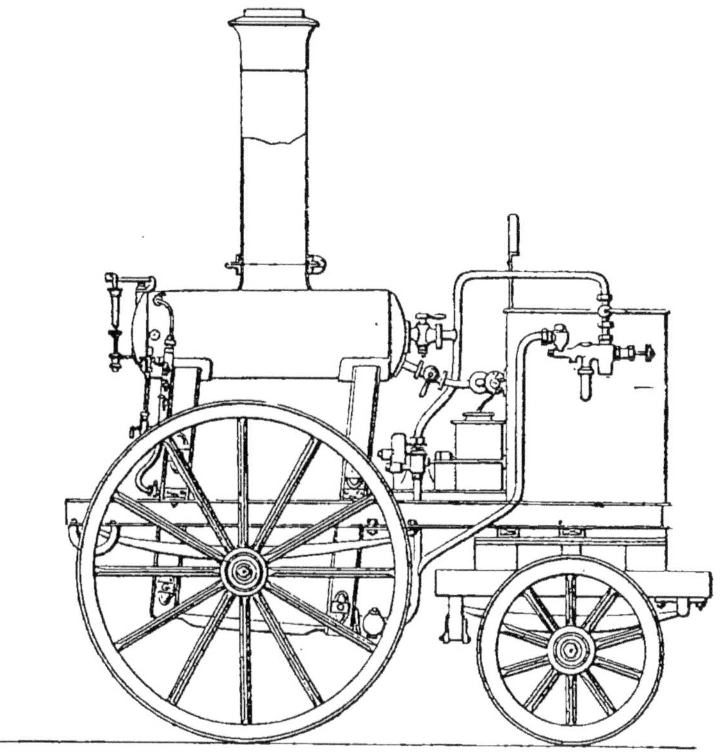

Fig. 176. — Appareil locomobile Geneste et Herscher pour l'aspersion et la désinfection des grandes surfaces.

dance et avec une grande force un jet composé de vapeur d'eau et d'une solution désinfectante.

Cette machine se compose d'une chaudière multitubulaire à vaporisation rapide, d'un réservoir de vapeur, d'un récipient destiné à contenir la solution désinfectante, d'un réservoir d'eau pour l'alimentation de la chaudière et de divers accessoires, le tout porté par un train de voiture mesurant $2^m,50$ de long et $1^m,65$ de haut ; l'appareil est léger, facilement transportable et destiné à être traîné par deux hommes.

L'eau et la vapeur sont dans la chaudière à une pression de 5 à 6 atmosphères; sous l'influence de cette pression l'eau est lancée par un tuyau dans un injecteur qui aspire la solution désinfectante, laquelle se mélange intimement à l'eau. Cet injecteur est composé d'un tube recourbé et d'un tube conique rectiligne qui pénètre dans l'intérieur du premier. Ce tube conique se raccorde avec un tuyau qui plonge dans le récipient contenant le liquide antiseptique; on règle l'aspiration au moyen d'un robinet. Le mélange de vapeur et de liquide antiseptique est conduit par un long tuyau de caoutchouc et projeté avec force contre les parois à désinfecter ; la force du jet est telle que le liquide pénètre dans les moindres fissures et que les matières organiques qui tapissent la surface des objets ou des parois sont enlevées très rapidement. On garnit la lance d'un ajutage approprié à la forme du sujet que l'on veut obtenir. Le liquide arrive sur les surfaces à une température de 110° environ ; il agit à la fois par sa température élevée. par l'effet antiseptique de la solution employée, et enfin par la force de projection. C'est autant un appareil de nettoyage que de désinfection.

Les *voitures*, les *wagons* sont désinfectés d'après les mêmes procédés que les locaux en général. On brûle la paille, les chiffons, etc., etc. On fait passer à l'étuve les objets d'habillement et de couchage.

On lave avec une solution désinfectante forte, au pinceau, à la brosse ou à l'éponge, les brancards, les surfaces en bois, en métal ou en cuir. On humecte de la même solution avec le spray les coussins, les sièges capitonnés et en général toutes les surfaces recouvertes en drap.

Pour désinfecter les vagons ayant servi au transport des animaux, on retire d'abord le fumier après l'avoir arrosé d'une émulsion de crésyl ou avec du lait de chaux, puis on fait un lavage mécanique en projetant avec force contre les parois un jet d'eau bouillante et de vapeur à l'aide du grand vaporisateur Geneste et Herscher et à l'aide d'une raclette, d'une brosse rude ou d'un balai on gratte à fond toutes les parois et le plancher. Pour détruire les germes non entraînés par le lavage, on pulvérise sur les parois et le plancher une solution de sublimé à 1,5 p. 1.000 avec addition de 5 p. 1,000 d'acide chlorhydrique. Il n'y a rien à craindre ultérieurement pour la santé des hommes ou des animaux par le fait du sublimé qui pourrait rester adhérent aux parois.

La désinfection d'un *navire* s'effectue par les mêmes procédés que pour les locaux en général : il n'y a de spécial que la désinfection de l'eau de la cale. On commence par dissoudre dans cette eau 1 kilogramme de sublimé environ par mètre cube d'eau, et à l'aide d'une pompe on fait circuler l'eau pour obtenir un mélange intime. Puis on ajoute du sublimé jusqu'à ce qu'un échantillon d'eau, puisé au hasard dans la masse et versé sur une lame de cuivre bien frottée, détermine, au bout de quelques minutes, la formation d'un dépôt grisâtre qui se laisse enlever aisément avec le bout du doigt. A dater de ce moment, on laisse le mélange au repos durant vingt-quatre heures, après lesquelles on vide complètement la cale au moyen de la pompe, puis on y repompe une quantité égale d'eau de mer. Les trois jours suivants, on épuise la cale une fois chaque jour pour la remplir de nouveau avec de l'eau de mer neuve de manière à enlever la totalité du sublimé.

La désinfection *des personnes* se fait de la façon suivante : s'il s'agit d'un malade, on le place sur un lit recouvert d'une alèze doublée d'une toile de caoutchouc : on lave avec une solution boriquée à 4 p. 100 et au besoin avec la solution faible de bichlorure de mercure toute la surface du corps en s'attachant à bien nettoyer tous les replis cutanés, aisselles, aines, ombilic, rainure préputiale, marge de l'anus, interstices des orteils ; la barbe et les cheveux doivent avoir été coupés ras et permettre le lavage du cuir chevelu et de la figure. On peut, dans les cas où la désinfection est moins impérieusement exigée, faire le lavage du corps à l'eau bouillie additionnée de savon ou de son volume d'alcool camphré.

Les eaux dentifrices habituellement employés n'ont aucune action désinfectante ; elles ne servent qu'à aromatiser l'eau dont on se sert pour le nettoyage de la bouche et rien de plus. Même employées pures, elles ne tueraient pas les germes ; or, la plupart s'emploient diluées à 1 p. 100 au moins.

Pour désinfecterréellement la bouche, il faut la rincer à plusieurs reprises avec une dizaine de grammes de liqueur de Van Swieten qu'on a soin de recracher aussi complètement que possible : on termine par un rinçage à fond à l'eau bouillie. Lorsqu'on a affaire à des personnes inintelligentes, à des malades qui n'ont pas leur connaissance ou à des enfants, il faut, en place du sublimé, employer une solution boriquée à 4 p. 100.

Les convalescents d'affections exanthématiques prennent des bains savonneux de trois quarts d'heure jusqu'à disparition complète de la desquamation. Avant d'être mis en contact avec des personnes saines on les lotionne après le bain savonneux avec la solution faible de bichlorure et au bout de trois à cinq minutes avec de l'eau chaude : aucun varioleux, aucun scarlatineux ne doit être admis à pratiquer librement au dehors s'il n'a préalablement pris au moins trois bains prolongés à la fin de la période de desquamation.

Désinfection chirurgicale. — Pour désinfecter une région du corps sur laquelle on se dispose à faire une opération sanglante on la lave et on la brosse à l'eau chaude et au savon, puis on la lave à l'éther, enfin on complète l'antisepsie par le lavage avec la solution forte d'acide phénique ou de sublimé.

Avant l'opération le chirurgien se brosse à fond les mains avec de l'eau chaude et du savon, puis il les lave à la solution de sublimé ou phéniquée forte : les racines des ongles sont l'objet d'un soin minutieux car elles forment des réceptacles bien appropriés pour les germes. Si après avoir pratiqué une autopsie, ou après avoir manié un liquide septique on a à faire un pansement ou une opération, une bonne méthode consiste à tremper d'abord les mains dans de la vaseline mélangée de bleu d'outre-mer dans la proportion de 1 à 8, puis on les brosse comme il vient d'être dit, on les trempe dans la solution de sublimé à 1 p. 500 et on ne considère le nettoyage comme complet que lorsqu'on n'aperçoit plus aucune trace de bleu sur les ongles ou dans les sillons des doigts.

Les sages-femmes et les accoucheurs ne doivent pas seulement se laver les mains : après avoir retroussé et bien fixé les manches ils doivent procéder l'antisepsie des avant-bras suivant la méthode indiquée pour les mains.

Ils nettoient les parties génitales des parturientes avec du savon puis avec une solution acide de sublimé. Après l'accouchement les parties génitales sont lavées avec de l'eau bouillie, essuyées avec du linge blanc puis irriguées avec la même solution.

Pour pouvoir faire cette désinfection en tous temps chaque accoucheur et chaque sage-femme doivent avoir en tout temps sur eux des paquets composés de

Bichlorure de mercure	0 gr. 25
Acide tartrique	1 gr. »

qu'on fait dissoudre au moment de s'en servir dans un litre d'eau chaude ou mieux bouillante par paquet. Cette même solution sert dans les cas ordinaires à faire les irrigations vaginales. Si l'on redoute quelque infection spécialement grave la dose de sublimé sera portée à 1 p. 1000 : mais dans la pratique courante il faut se servir de la solution à 1 p. 4000 qui est absolument inoffensive tandis que celle à 1 p. 1000 nécessite plus de circonspection pour son emploi.

Les injections vaginales sont données non pas avec un irrigateur, mais avec un entonnoir en verre muni d'un tube en caoutchouc terminé par un tube en verre : il ne doit pas y avoir de robinet à cause de l'encrassement possible et de la difficulté du nettoyage. On règle l'écoulement à volonté et on l'arrête en élevant plus ou moins l'entonnoir ou en pinçant plus ou moins le caoutchouc.

On désinfecte les *instruments de chirurgie* en métal en les plongeant pendant quelques minutes dans l'eau bouillante et en les maintenant ensuite dans une solu-phéniquée à 3 p. 100.

Les instruments non lisses tels que les pinces à mors cannelés ou creux tels que les canules à thoracentèse sont désinfectés séance tenante par immersion dans l'huile chauffée sur une lampe à alcool ou sur un bec de gaz, et dont la température est de 120° à 130°. A défaut d'autre moyen on désinfecte ces instruments en les flambant sur une lampe à alcool.

Les instruments en verre, en gomme, en caoutchouc durci, en celluloïde, les vases émaillés sont plongés dans la solution phéniquée forte après avoir été préalablement lavés à fond à l'eau chaude.

Les *objets de pansement* (gaze, étoupe, tourbe, etc.). sont désinfectés dans une solution antiseptique, exprimés et conservés dans une enveloppe hermétique telle qu'une boîte en métal, du papier parcheminé, etc., qui n'est ouverte qu'au moment où on doit se servir de l'objet. On peut aussi les placer directement dans une boîte en métal qui est placée à l'étuve.

Les *éponges* neuves sont battues avec un large maillet, assouplies dans une serviette, débarrassées des grains de sable et des éléments calcaires qu'elles renferment, puis elles sont plongées dans l'eau bouillie contenant 5 p. 100 d'acide chlorhydrique.

Puis elles sont placées pendant une demi-heure dans une solution de permanganate de potasse à 2 p. 1000 et au sortir de ce bain elles sont rincées plusieurs fois à grande eau.

Ensuite on les plonge dans une solution de bisulfite de soude à 10 p. 1000, à laquelle on ajoute, peu à peu, quelques gouttes d'acide chlorhydrique : on les brasse dans cette solution jusqu'à ce qu'elles soient bien décolorées et on les relave plusieurs fois à l'eau bouillie.

Cela fait on les conserve dans une solution phéniquée à 5 p. 100.

Les éponges qui ont servi et qui sont souillées de produits septiques très virulents doivent être brûlées. Celles dont le degré d'infection est moindre sont lavées soigneusement au savon noir puis rincées dans l'eau bouillie, enfin plongées dans une solution de sublimé au millième où elles resteront pendant 48 heures.

Objets de toilette. — On limite les chances de souillure et d'infection en tenant la main à ce que chaque individu soit pourvu des objets de toilette dont il a besoin : l'habitude contraire a pour effet de mettre tous les germes en commun. Dans les cas où les mêmes objets servent à plusieurs individus, il faut qu'ils soient, après avoir servi à chacun d'eux, nettoyés avec le plus grand soin.

Pour désinfecter les peignes et les brosses à cheveux,

on commence par les laver à l'eau de savon pour enlever la graisse. Comme ici on a affaire à des spores de champignons qui sont plus résistantes que celles des bacilles, il ne suffit pas d'employer la solution de sublimé à 1 p. 1,000; c'est dans une solution tiède de sublimé à 5 p. 1,000 qu'il faut tenir plongés les peignes et les brosses pendant deux heures pour être sûr que la stérilisation a été obtenue. On a proposé de désinfecter ces objets avec une poudre formée d'un mélange de son, d'amidon et de sublimé à 1 p. 1,000 : il est plus que douteux que le sublimé employé à cette dose et à l'état sec tue les spores.

Les ciseaux, les rasoirs sont désinfectés par une immersion de quelques minutes dans l'eau bouillante.

Les éponges, les brosses à dents ne doivent pas, après avoir servi, être enfermées dans des tiroirs ou des vases fermés : en particulier, la coutume de conserver les éponges dans des sacs de toile imperméable est détestable. En effet, ces objets ainsi enfermés restent humides jusqu'à la séance de toilette suivante. Comme malgré tous les lavages il y reste toujours une certaine quantité de matière organique, ils deviennent des milieux de culture très appropriés pour les germes, surtout lorsqu'ils sont placés dans un endroit chaud : rien n'est plus propre à augmenter l'infection.

Il faut, après chaque toilette, rincer ces objets à l'eau pure, exprimer à fond les éponges et secouer les brosses à dents pour en chasser l'eau autant que faire se peut : puis on les place à *l'air libre*; les éponges seront suspendues. De cette manière la dessiccation s'établira assez rapidement et les germes ne pourront pas se développer. Pour que les éponges sèchent rapidement, il est bon de les choisir petites; on les prendra d'autant plus petites qu'elles seront plus fines.

On désinfecte les éponges de toilette et les brosses à

dents en les lavant avec soin dans de l'eau à 45° et en les tenant ensuite plongées durant quarante-huit heures dans une solution forte de bichlorure.

Les *instruments de musique* en métal se laissent très bien désinfecter à l'eau bouillante après qu'on a démonté les clefs qui sont garnies de tampons en peau de gant ou en baudruche. Il faut chaque fois démonter l'embouchure, les pompes, les pistons, et plonger l'instrument ainsi démonté dans l'eau bouillante afin que celle-ci puisse pénétrer dans l'intérieur des pièces diverses. On achève le nettoyage en écouvillonnant, avec un linge fixé au bout d'une forte corde à boyaux, les diverses sections de l'instrument : on peut aussi introduire un fragment d'éponge par la pièce d'embouchure et en soufflant, lui faire traverser la totalité de l'instrument à plusieurs reprises jusqu'à ce qu'elle n'entraine plus d'impuretés.

Les instruments de musique en bois ne peuvent pas être plongés dans l'eau ni dans un liquide antiseptique. On est obligé de se contenter de les essuyer et de les écouvillonner avec un linge légèrement imbibé d'une solution forte de sublimé. Aussi est-il à désirer pour ces instruments que la pièce la plus dangereuse au point de vue de la contagion, le bec, soit faite en une substance imperméable telle qu'ébonite. caoutchouc durci, qui peut être plongée sans inconvénient pendant quelques minutes dans une solution de sublimé. Les anches, n'ayant qu'une valeur insignifiante, sont brûlées.

Pour rendre inoffensif le maniement des *cadavres* des personnes mortes de variole, de diphtérie, de choléra, de typhus, on les enveloppe dans un suaire imprégné de la solution phéniquée forte.

La désinfection absolue des cadaves n'est obtenue

que par l'incinération. Nous n'avons pas à discuter ici s'il convient d'adopter la crémation comme mode général de sépulture, mais tout le monde doit désirer, dans l'intérêt de la santé publique, qu'elle soit appliquée aux cadavres des personnes ayant succombé à des affections dont le germe, particulièrement tenace, semble défier l'action du sol et du temps : en tête de la liste de ces affections se placent la diphtérie et la variole.

ARTICLE QUATRIÈME

Etablissements publics de désinfection. — La technique de la désinfection a ses règles et son outillage et ne peut être exécutée par le premier venu ; il en est de même ici que pour le service des incendies qui a besoin d'un personnel spécial, bien dressé ; les deux services ont d'ailleurs de nombreux points d'analogies.

Le médecin ne peut donner que des indications, des instructions et n'a généralement pas le temps de faire procéder lui-même aux opérations de la désinfection ; il est donc de toute nécessité que ces opérations puissent être confiées à des désinfecteurs spéciaux possédant des notions élémentaires sur la nature et le siège habituel des agents infectieux, et familiarisés avec la technique de la désinfection.

Dans certaines villes de l'étranger on fait des cours sur la désinfection et les candidats qui les ont suivis sont, après examen, brevetés désinfecteurs. A Paris des cours semblables viennent d'être inaugurés à l'Institut Pasteur; la concession de brevets sera le corollaire obligé, d'autant plus que l'ouverture de la station publique de désinfection amènera une compétition aux emplois à pourvoir.

Toute ville doit posséder, soit annexé à l'hôpital, soit indépendant, un établissement public de désinfection dans lequel les objets contaminés seront désinfectés *gratuitement*, en attendant qu'ils le soient obligatoirement. A cet établissement sont attachées des équipes de désinfecteurs qui vont chercher en ville les objets devant et pouvant passer à l'étuve et désinfectent sur place tout le reste.

Pour donner une idée de la manière dont doit être installé un établissement public de désinfection nous ne pouvons mieux faire que de reproduire le plan (fig. 177)

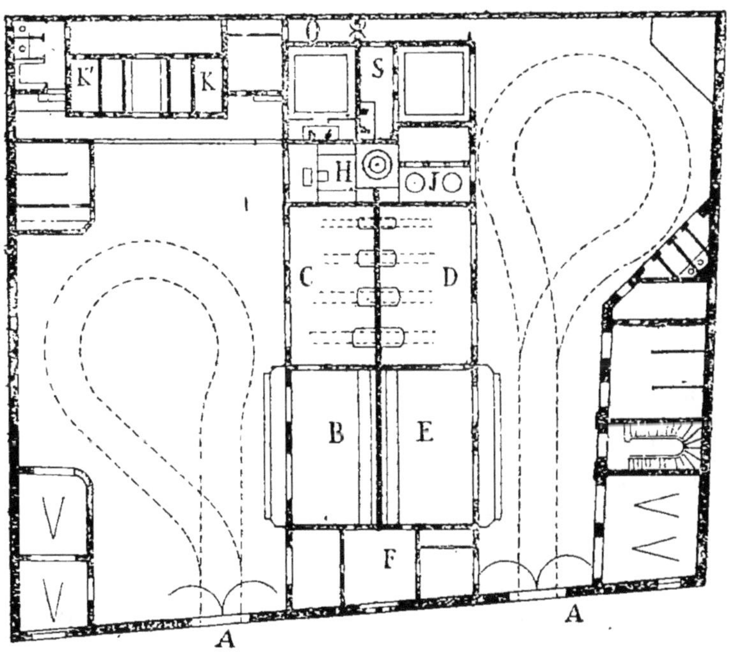

Fig. 177. — Plan d'un établissement public de désinfection.

de la station construite à Paris rue de Vanves sur la proposition du Dr Chautemps, d'après le projet de M. Bouvart.

La séparation est complète entre les objets à désinfecter et ceux qui sont désinfectés, l'établissement étant dans le sens de sa longueur divisé en deux quartiers distincts séparés par un mur continu.

Les voitures apportant les objets infectés entrent par la porte A côté gauche du plan, déposent leur chargement dans le local B. Les objets sont introduits dans une des trois étuves dont la porte d'entrée donne en C. Ils en sortent par la porte opposée, en D, dans le quartier des objets épurés et sont déposés dans le magasin E.

Le tout se fait sous les yeux du surveillant placé en F dans un bureau qui n'ouvre sur aucun des magasins et d'où l'on peut inspecter, par des glaces en verre dormantes, les deux côtés de la station.

Il y a un local spécial où la voiture et les chevaux sont désinfectés avant de passer dans le quartier des objets épurés : ce local doit être muni d'un pulvérisateur du système Geneste-Herscher.

En H se trouve un foyer destiné à incinérer tous les objets qui ne valent pas la peine d'être désinfectés.

En I sont installés la cheminée et les générateurs pour les étuves;

En K et K' deux petites salles de bains où les désinfecteurs se nettoient chaque fois avant de passer dans l'autre quartier.

Une buanderie est placée au voisinage de la cheminée I en vue du séchage.

Il y a un water-closet dans chaque quartier.

En O la porte de séparation des deux quartiers ne permettant la communication qu'au moment déterminé.

En L, dans le quartier épuré, une cuisine desservant deux réfectoires séparés, un pour chaque quartier.

Le bâtiment d'habitation est situé dans le quartier des objets épurés; il contient : au rez-de-chaussée, les écuries pour six chevaux et les remises pour six voitures ; au 1er étage le logement du gardien-chef et deux logements pour employés mariés ; au 2e étage deux logements pour ménages et trois logements pour célibataires.

Le personnel prévu est de 9 employés dont 1 gardien-chef; 2 désinfecteurs ; 1 chauffeur qui fera office de garde-magasin pour les objets épurés, et sera de plus chargé de retirer ces objets des étuves ; 1 garde-magasin pour recevoir les objets infectés, les disposer dans le magasin et les introduire dans les étuves ; 2 cochers, l'un pour conduire les désinfecteurs et ramener les objets contaminés, l'autre pour reporter les objets épurés ; 1 employé pour accompagner ce dernier cocher et livrer les objets épurés ; 1 femme de service.

Ce personnel ainsi que celui des chevaux et voitures peut être augmenté au fur et à mesure des besoins.

Les voitures ont une couleur différente suivant qu'elles sont destinées au transport des objets contaminés ou désinfectés. Elles se composent d'un grand coffre très spacieux doublé de zinc intérieurement pouvant être facilement désinfecté par des aspersions avec une solution de sublimé et un brossage énergique. Un siège couvert abrite le cocher.

Chaque voiture reçoit une feuille de route numérotée. Le départ est soigneusement indiqué sur la feuille par le directeur de l'établissement. Lorsqu'il y a plusieurs endroits à visiter l'itinéraire est fixé par le directeur.

Les désinfecteurs doivent porter avec eux une solution désinfectante forte, un pulvérisateur à main (le projecteur Loriot conviendrait très bien, voir page 350), et des sacs de toile numérotés par des marques au coton rouge pour empaqueter les objets. Ils notent le nombre et la nature de ces objets.

On fait connaître aux désinfecteurs le danger que la moindre négligence pourrait faire courir à eux-mêmes et à leurs familles ; on leur recommande la plus stricte propreté corporelle et les plus minutieuses précautions pour leurs vêtements et leurs aliments. Avant de se rendre au réfectoire ils se lavent les mains et le visage à l'eau chaude et au savon. Ils ne doivent jamais pénétrer dans les chambres de désinfection ou dans les magasins avec leurs vêtements du dehors et ils doivent aussitôt leur entrée dans l'établissement se débarrasser de ces vêtements dans des chambres spéciales complètement isolées avant de revêtir les vêtements de service fournis par le surveillant. Leur journée terminée ils prennent un bain complet, se lavent la barbe et les cheveux et revêtent leurs effets de ville : les vêtements de service sont désinfectés. Lorsqu'ils vont chercher des objets contaminés les désinfecteurs revêtent un manteau de caoutchouc humecté avec une solution de sublimé.

Outre ces désinfecteurs il faut qu'il y en ait un groupe d'autres dont la tâche consiste à procéder à la désinfection des locaux en ville : c'est la brigade de désinfection qui a son siège tout marqué à la station de désinfection. A Berlin voici comment cette brigade opère.

Lorsqu'elle est avisée qu'un local doit être désinfecté elle indique l'heure à laquelle elle arrivera sur les lieux et ordonne en attendant de tenir le local absolument clos. La brigade composée de trois désinfecteurs possède une charrette à bras sur laquelle se trouvent deux seaux, des brosses dont une à manche entourée d'une serpillère en grosse toile, deux bonbonnes avec une solution de sublimé, quelques pains frais, deux manteaux de caoutchouc et des pièces de grosse toile pour envelopper les objets à emporter à la station. Deux des désinfecteurs revêtent les manteaux de caoutchouc, trempent leurs mains dans la solution de sublimé, en humectent la face externe du manteau et, après avoir pénétré dans la pièce, mouillent avec la serpillère tout le paquet avec la solution faible (1 : 2000), de sublimé ou avec la solution phéniquée à 5 p. 100. Cela fait ils recouvrent le parquet d'une grosse toile, ils enveloppent dans une toile humectée d'une de ces mêmes solutions les objets qui sont destinés à être passés à l'étuve (literie, tapis, vêtements, etc): ils passent les ballots au troisième désinfecteur qui les porte dans la charrette et de là à la station de désinfection. Pendant ce temps les deux autres frottent les meubles polis avec des linges secs, les autres avec des linges mouillés avec la solution de sublimé. Si le plafond et les murs sont revêtus d'un enduit imperméable ou d'un enduit de peu de valeur on lave toute leur surface avec une solution d'acide phénique ou de sublimé à l'aide de grosses éponges. Dans les autres cas on frotte soigneusement toute cette même surface avec du pain frais. L'opération terminée les désinfecteurs lavent à la solution faible de sublimé leur caoutchouc, les mains, la figure, les bottes, etc., puis ils quittent la pièce. Au bout de deux heures le personnel de la maison aère et fait un lavage avec de l'eau et une solution de soude.

En général au moment où la désinfection de local est achevée le troisième désinfecteur revient de la station avec les objets épurés.

Tout établissement de désinfection doit avoir une salle de bains, par aspersion ou par immersion, peu importe ; le générateur de vapeur des étuves sert à chauffer l'eau des bains. Ceux-ci sont destinés d'abord aux désinfecteurs eux-mêmes, puis aux personnes qui, après évacuation d'un logement contaminé, ont besoin d'être désinfectées, tout aussi bien que leurs effets. De même que la salle de désinfection est à deux compartiments, l'un pour les objets épurés, l'autre pour les objets non épurés, de même la salle de bain doit avoir une porte fermée normalement par laquelle l'individu qui vient de se laver, de se savonner et de s'essuyer à fond passe nu dans une cabine voisine où il trouve soit ses propres effets désinfectés, lavés et séchés, soit des effets d'emprunt.

Enfin la station de désinfection sera complétée par un appareil à incinération dans lequel on brûlera tous les objets qui ne valent pas la peine ou qui ne sont pas susceptibles d'être désinfectés autrement. Il sera possible souvent de faire servir à cet usage le foyer du générateur.

Tant que la nécessité et les bienfaits de la désinfection ne seront pas appréciés à leur juste valeur par le public il faut que les opérations soient faites gratuitement par le soin des municipalités ; autrement il est à craindre que beaucoup de personnes ne soient détournées d'envoyer des objets contaminés à l'établissement public de désinfection par la considération de la dépense qui pourrait en résulter pour eux. Si à un moment donné le public semblait faire abus de la désinfection, ce qui est plutôt à désirer qu'à redouter, il n'y aurait qu'à exiger pour chaque cas un certificat médical établissant qu'il y a lieu à désinfection. Mais jusque-là il faut montrer au public le chemin de l'établissement et ne pas l'en détourner par n'importe quelle taxe ou contrainte.

TROISIÈME PARTIE

PROPRETÉ DE L'AIR

On maintient la propreté de l'air en le débarrassant des matières en suspension et des gaz qu'il renferme; c'est un véritable nettoyage et ce que nous avons dit pour le nettoyage trouve ici son application encore bien plus qu'ailleurs. C'est ici surtout qu'il est plus facile de ne pas salir que d'avoir à nettoyer ensuite. Or, la propreté de l'air est fonction de la propreté des surfaces et des objets qui l'entourent. Lorsque le plancher, les parois, les meubles, les étoffes d'une pièces sont chargés de poussières, l'air de la pièce sera lui-même saturé de cette même poussière quoi qu'on fasse; lorsque la pièce renferme des matières malodorantes, l'air sera lui-même empesté. La propreté scrupuleuse de la maison telle que nous avons appris à la connaître est donc la meilleure garantie de la pureté de l'air. Il reste les souillures inévitables dont la plupart sont inhérentes même à la vie, on y remédie par la *désodorisation* et la *ventilation*.

ARTICLE PREMIER

DÉSODORISATION

La désodorisation pour être efficace doit s'adresser non à l'air lui-même, mais aux objets qui sont la source des odeurs mauvaises.

Pour désodoriser les locaux infectés par des odeurs nauséabondes d'origine animale le meilleur moyen est d'y faire des aspersions ou des pulvérisations avec une émulsion de crésyl à 1 p. 100. On peut, lorsque la source des émanations infectes réside dans le parquet, répandre sur celui-ci de la sciure de bois imbibée d'une émulsion à 5 p. 100 de telle façon que la sciure reste légèrement humide.

Le chlorure de zinc titré à 45° Baumé, en solution à 3 p. 100 neutralise très bien l'ammoniaque.

L'antibactérien Raymond est un liquide renfermant[1] en dissolution du sulfate de zinc, de l'acide borique, de l'hyposulfite de soude, du sulfate d'alumine et du sulfate de soude : il est titré à 26° Baumé et s'emploie également en solution à 3 p. 100. Il a sur l'ammoniaque la même action que le chlorure de zinc, mais il est plus efficace que lui pour combattre le sulfhydrate d'ammoniaque. En raison même de la complexité de sa composition il a une action désodorisante très puissante. Aucun liquide ne vaut l'antibactérien Raymond à 6 et 7 p. 100 pour la désodorisation des matières les plus infectes, sang et urine putréfiés, etc. Son prix est peu élevé : 0 fr. 15 le litre.

La désodorisation des fosses d'aisances, qu'il ne faut pas confondre avec la désinfection, se fait soit au moyen de substances chimiques, soit au moyen d'agents physiques.

Les agents chimiques qu'on emploie le plus souvent

[1] Voici la composition exacte de ce produit :

Eau.	1.000
Sulfate de zinc.	365
Sulfate d'alumine.	26
Acide borique	0,4
Hyposulfite de soude.	21
Sulfate de soude (pour neutralisation partielle). .	44

sont le sulfate de fer, l'huile lourde de houille, auxquels est venu s'ajouter récemment le crésyl et plus récemment encore le lait de chaux. (Ce que nous avons dit des poudres absorbantes à propos des latrines à terre sèche nous dispense d'y revenir ici.)

Le sulfate de fer s'emploie en solution à 1/10 à raison de 250 centimètres cubes de cette solution par jour et par personne faisant usage des cabinets.

On emploie l'huile lourde de houille soit à dose massive à raison de 3 litres par mètre cube de matières, soit à doses fractionnées en versant chaque jour dans la fosse 3 centimètres cubes d'huile lourde par personne faisant usage des cabinets.

Le crésyl s'emploie en émulsion à 10 p. 100; on verse par le tuyau de chute au moins 10 litres d'émulsion par mètre cube de matières : il vaut mieux procéder par doses fractionnées et verser chaque jour dans le tuyau de chute au moins 10 centimètres cubes de l'émulsion à 1/10 par personne faisant usage des cabinets.

Le lait de chaux, qui est un excellent désinfectant est également un très bon désodorisant des matières fécales. On pouvait craindre qu'il ne provoquât le dégagement de vapeurs ammoniacales abondantes. Mais il a été reconnu qu'il empêche au contraire la formation de l'ammoniaque lorsqu'il est ajouté aux matières journellement, à doses fractionnées. Il faut 4 centimètres cubes de lait de chaux par homme et par jour.

Il peut être indiqué dans certains cas spéciaux de décomposer les gaz malodorants provenant des fosses d'aisances avant de les déverser dans l'atmosphère ; le cas se présente notamment lorsqu'on ne peut pas faire déboucher le tuyau d'évent au-dessus des habitations voisines.

M. Page, ingénieur civil à Nantes, a inventé un appareil dit « Brûleur de gaz délétères », qui se compos (fig. 178) d'une conduite de $0^m,20$ de diamètre pa

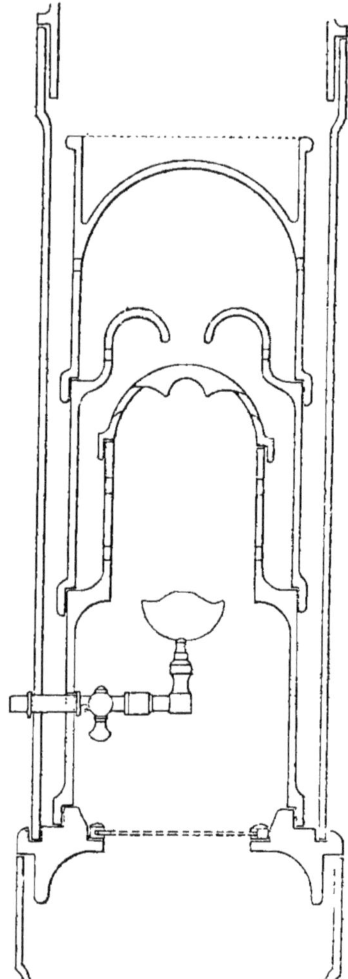

Fig. 178. — Brûleur Page.

tant de la fosse et débouchant à 1 mètre au-dessus de la toiture des latrines. Sur le trajet de cette conduite et dans son intérieur est disposé un brûleur à gaz coiffé de trois cloches en fonte superposées et munies de trous qui font communiquer chaque cloche avec celle qui est au-dessus. Au-dessous du bec de gaz est tendue une toile métallique qui occupe toute la section de la conduite et qui est destinée à empêcher les explosions, s'il s'en produisait, de se propager aux gaz de la fosse.

La chaleur du brûleur développe un courant ascendant dans la conduite ; la flamme est réglée de telle sorte que l'ascension soit assez lente pour obliger les gaz méphitiques à séjourner suffisamment longtemps dans les cloches pour que, sous l'action de la température de 200° environ qui y règne, la destruction de ces gaz soit complète. D'autre part, cette ascension doit être assez rapide pour entraîner la totalité des gaz de la fosse au fur et à mesure de leur production. La dépense de gaz est estimée, pour une fosse de 250 mètres cubes, à raison de 30 litres à l'heure, ce qui, en supposant le gaz au prix de 0 fr. 30 le mètre cube, représente une dépense 0 fr. 21 pour les vingt-quatre heures. Dans les établissements où l'éclairage au gaz n'est pas installé, on peut se servir de pétrole ou d'un combustible autre.

Le prix de l'appareil est de 300 francs, celui de l'installation de 100 francs, soit 400 francs pour le tout.

Des expériences qui ont été instituées avec cet appareil il résulte que la désodorisation des latrines est complète et que les gaz qui ont traversé le brûleur ont perdu leur odeur caractéristique et n'ont conservé qu'une légère odeur rappelant vaguement celle des matières ayant servi à l'épuration du gaz d'éclairage.

Il faut surveiller la toile métallique dont les mailles pourraient se colmater par les poussières et qu'il vaudrait peut-être mieux supprimer, l'expérience ayant appris que lorsqu'une fosse est ventilée régulièrement il n'y a aucun danger d'explosion.

Il va sans dire que si la désodorisation des cabinets

n'était pas complète, il suffirait d'augmenter un peu la flamme du brûleur pour activer l'aspiration des gaz de la fosse. Il faut, ici encore, luter hermétiquement la dalle de vidange qui recouvre la fosse, et réduire au minimum la section béante des orifices de chute au moyen soit de valves, soit de tampons de bois ; moins sera grand le volume d'air qui viendra se mélanger aux gaz infects et plus l'aspiration et la destruction de ces derniers seront complètes.

MM. Girard et Pabst ont proposé de placer, sur le trajet des gaz qui traversent les tuyaux d'évent, un appareil dont la partie essentielle est une colonne en grès remplis de morceaux de coke arrosés d'acide sulfonitreux. Ce système peut être employé pour absorber tous les gaz fétides ; il est d'une efficacité absolue.

On voit par ce qui précède que pour 1,000 personnes la désodorisation des matières coûtera 2 fr. 50 par jour avec le sulfate de fer, 0 fr. 50 avec l'huile lourde de houille ; 1 fr. 10 avec le crésyl, 0 fr. 21 avec le gaz et 0 fr. 04 avec le lait de chaux. Après la chaux c'est la ventilation par le gaz qui, pour les grands établissements du moins, donne les résultats les plus économiques et c'est toujours celle qui donne les résultats de beaucoup les plus parfaits.

ARTICLE DEUXIÈME

VENTILATION

Naguère encore on demandait la pureté de l'air à la ventilation presque exclusivement, aujourd'hui, par suite des données nouvelles que la bactéréologie a fournies à l'étiologie des maladies infectieuses, la technique de la purification de l'air est en voie de subir des modifications profondes.

Ce qui intéresse avant tout l'hygiéniste, c'est de savoir comment un moyen technique de purification de l'air se comporte à l'égard des *poussières* et des *germes* qu'elles recèlent, car là est le grand point ; les éléments gazeux mélangés habituellement à l'air de nos habitations sont simplement gênants, tandis que les germes transmettent les maladies. En un mot, l'air vicié n'agit pas ordinairement comme toxique, mais comme élément infectieux. Voyons donc jusqu'à quel point la ventilation est capable de le débarrasser de ses germes infectieux.

Les germes sont pesants, et lorsqu'ils flottent dans l'air ils ont une tendance permanente à retomber sur le sol. Aussitôt après qu'on a balayé une pièce, le nombre des bactéries flottant dans l'air est très considérable ; mais après trente minutes, si l'air est tranquille, presque toutes se sont déposées et on ne trouve plus dans l'air que des spores de mucédinées qui sont plus légères. Même un courant de $0^m,2$ à la seconde ne suffit ni à les tenir en suspension ni à les entraîner.

Or, avec la ventilation insensible, la seule possible pendant que les locaux sont occupés, la vitesse de l'air, à une faible distance de l'orifice d'évacuation où elle est de $0^m,50$ à 1 mètre, est de $1/100^e$ de mètre à peine et en général moindre. Et en effet Stern a trouvé par des expériences précises qu'en renouvelant l'air jusqu'à trois et quatre fois par heure dans une pièce cubant 85 mètres cubes, il y avait dans l'air à la fin de l'heure autant de germes que s'il n'y avait pas eu de ventilation du tout.

Pour obtenir une certaine diminution dans le nombre des germes, Stern a dû renouveler l'air du local jusqu'à six et sept fois par heure. Par contre, en ouvrant les orifices opposés et en faisant passer un courant d'air énergique, il a vu le nombre des germes tomber en deux minutes de 620 à 6. De même donc que l'eau n'entraîne les matières lourdes des égouts que si on procède par chasses, de même l'air ne débarrasse l'atmosphère des matières en suspension que si on procède par véritables chasses d'air.

Stern a démontré d'autre part que les plus forts courants d'air, par exemple ceux qui, portes et fenêtres largement ouvertes, renouvellent tout l'air du local en deux minutes et en moins de temps encore, sont impuissants à entraîner les germes *déposés* sur les meubles, les parois, les étoffes, etc. En d'autres termes, les chasses d'air toutes-puissantes sur la poussière *flottante* ne peuvent rien sur la poussière *dormante* qui est bien autrement abondante; or, c'est par cette dernière réserve que la poussière flottante s'alimente sans cesse et c'est à elle qu'il faut s'adresser si on veut empêcher l'air d'être souillé indéfiniment. On n'aura raison de la viciation de l'atmosphère qu'en l'attaquant dans sa source même par les procédés ordinaires de propreté et de nettoyage. Un torchon humide promené sur le parquet enlèvera plus de poussières et de germes que des milliers de mètres cubes d'air.

Tout ce qu'on peut demander aux chasses d'air, c'est une purification *momentanée* de l'atmosphère aux instants où celle-ci est le plus chargée de poussière flottante. Aux moments où il y a de grands mouvements dans un local, par exemple lorsque les enfants sortent d'une classe, il faut, avant de commencer le mouvement, ouvrir largement les portes et les fenêtres. Cette dernière précaution doit surtout être prise aux heures de balayage, parce qu'alors la poussière flottante acquiert son maximum d'abondance : comme elle constitue un danger pour les personnes chargées de l'opération, il faut l'évacuer en lui ouvrant les issues toutes larges. Le balayage des salles doit, comme le battage des tapis, se faire dans un courant d'air.

Là où l'on peut limiter les poussières, il est relativement facile de les enlever par une ventilation appropriée.

Dans les ateliers à poussières, tels que salles à carder, filatures de fibres textiles, corderies, ateliers d'effilochage, de triage de chiffons, ateliers d'aiguisage à la meule, ceux où on travaille le ciment, le marbre, le silex, la pierre, etc., ceux où on taille les limes, etc., il se produit pendant le travail de grandes quantités de poussières préjudiciables à la santé des ouvriers et que la technique doit avoir pour but de supprimer.

Mais la ventilation générale de l'atelier ne mènerait pas au but; elle aurait pour effet de disséminer les poussières sans les enlever assez rapidement ou assez complètement. Il faut que les poussières soient capturées sous la main même de l'ouvrier. S'il s'agit de poussières légères, on fait accomplir le travail sous des hottes, des cheminées d'appel à bon tirage. Lorsqu'au contraire il s'agit de poussières lourdes, telles que poussières métalliques, de silex, de marbre, etc., une aspiration plus énergique devient nécessaire. Prenons pour exemple un atelier où travaillent dix aiguiseurs d'aiguilles; leurs établis sont disposés le long d'une même paroi à l'une des extrémités de laquelle se meut un puissant ventilateur à hélice qui aspire l'air d'un tuyau de tôle. Celui-ci court le long de la paroi et à chaque table il envoie un conduit secondaire qui se termine par un tambour, une chemise de tôle ou de bois, une gaine quelconque dans laquelle est enfoncée la meule. Dès que l'ouvrier commence son travail, le ventilateur entre en action et entraine les poussières qui sont reçues dans une chambre de dépôt et peuvent même encore être affectées à un usage industriel. Pour favoriser le dépôt, il est bon de faire aboutir dans cette chambre le tuyau d'échappement de la vapeur; sous l'influence de l'humidité, la poussière se pelotonne et se dépose plus vite et plus complètement.

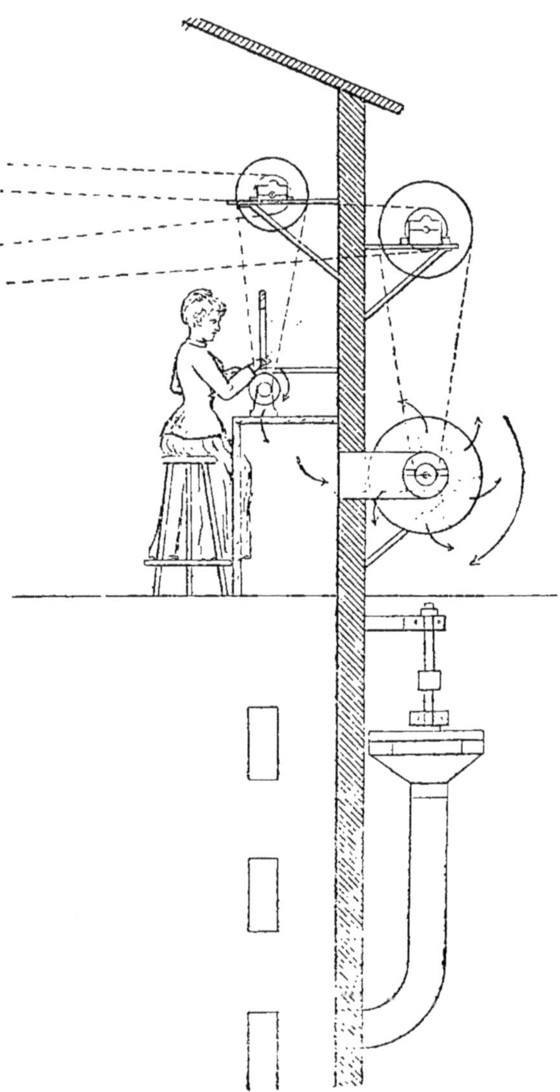

Fig. 179. — Aspiration de poussières industrielles sur le lieu de production (*Revue d'hygiène* 1883).

La figure ci-contre (fig. 179) empruntée à la *Revue*

d'Hygiène (année 1883) montre le dispositif employé.

Ajoutons que les opérations en vase clos qui varient avec chaque genre d'industrie (céruse, belladone, émaillage, verre mousseline, etc.) donnent une sécurité encore plus grande; que par contre l'emploi de masques ou respirateurs destinés à filtrer l'air est un moyen des plus précaires : ces appareils sont gênants, échauffent la tête et ne sont que difficilement acceptés par les ouvriers.

Si nous passons aux *produits gazeux* nous trouvons que le rôle de la ventilation peut encore être grandement soulagé et restreint dans la plupart des cas par une propreté scrupuleuse.

L'expérience apprend que dans les écoles où on baigne les enfants, dans les casernes où les hommes prennent chaque semaine un bain par aspersion, où les vêtements et les couvertures sont battus une ou deux fois par semaine, où les chaussures et la sellerie sont placées en dehors des chambres dans des réduits à part. il suffit d'une ventilation peu active pour avoir une atmosphère exempte d'odeurs, tandis que dans les conditions opposées, au moyen de la ventilation la plus coûteuse on n'arrive pas à avoir un air pur. Roth nous apprend que dans les casernes saxonnes l'air est devenu incomparablement meilleur depuis que les soldats passent régulièrement à la douche. L'observation faite dans les hôpitaux apprend également que toutes choses égales d'ailleurs, entre autres le cubage et la ventilation, l'air de deux chambres présente des différences très marquées suivant que les malades sont ou ne sont pas baignés.

Après ce qui vient d'être dit on comprend qu'il ne saurait être question de fixer un cube d'air neuf nécessaire pour chaque individu. Il est admis que l'air doit être renouvelé dans un intérieur lorsqu'il commence à avoir une odeur. Jusqu'ici on a dit que cette odeur se développait parallèlement à la teneur en CO^2 et qu'elle commençait à se manifester dès que la proportion de CO^2 contenue dans l'air était monté à 7 ou 10 p. 10,000 Il est bien plus exact de dire que l'odeur se développe en raison inverse de la propreté du local et des occupants : elle apparaîtra presque tout de suite dans une pièce mal tenue, occupée par des personnes mal tenues, surtout vêtues d'habits malpropres, tandis que dans un local soigneusement entretenu et habité par des gens propres, l'odeur ne se développera qu'au bout de quelques heures ou pas du tout. Lorsque l'odeur apparaît vite, ce n'est pas la ventilation qui doit être augmenté, mais le lavage du local et des habitants. De toutes façon ce n'est pas par dizaines, mais unités de mètres cubes qu'il faudra compter le cube d'air à introduire. MM. Geneste et Herscher ont fixé 10 mètres par habitants : c'est en tous cas dans des chiffres se rapprochant de celui-ci qu'il faudra se mouvoir.

Dans les théâtres et lieux de réunion, la ventilation est avant tout un moyen pour abaisser la température ; elle doit, avec l'aide d'autres moyens techniques faire baisser la température à 18° C. et l'état hygrométrique à 60 p. 100. Il est impossible ici d'établir une règle générale, d'autant plus que le cube d'air nécessaire dans la saison froide sera inférieur à celui qui sera nécessaire dans les autres saisons.

La ventilation est donc quelque chose d'essentiellement variable et c'est dans chaque cas particulier qu'on pourra déterminer les moyens à mettre en œuvre. C'est à l'odorat dans tous les cas, c'est au thermomètre et à l'hygromètre dans les lieux de réunion qu'il faudra demander si l'installation est suffisante ou non.

VENTILATION DES LOCAUX HABITÉS PAR UN PETIT NOMBRE DE PERSONNES

Ventilation naturelle. — Les fenêtres sont un puissant moyen de ventilation. On se fait difficilement une idée de la quantité d'air qui parcourt une salle dans un temps donné, lorsque les fenêtres sont largement ouvertes. « Cette quantité est hors de toute proportion avec ce qu'on obtient par les appareils de ventilation les plus puissants. Supposons en effet un courant d'air qui fasse seulement 10 mètres à la minute, il est à peine sensible et c'est tout au plus s'il incline légèrement la flamme d'une bougie. Si ce courant est produit par deux fenêtres opposées, largement ouvertes ayant $1^m,5$ de large et 4 mètres de haut, le cube d'air qu'il introduit par minute dans la salle est égal à $1^m,5 \times 3 \times 10 = 45$ mètres cubes. En une heure il est égal à $45 \times 60 = 2700$ mètres cubes. Et six fenêtres ouvertes nous donneront 16.200 mètres cubes à l'heure. C'est un véritable lavage à grand courant de toute l'atmosphère de la salle : il laisse bien loin derrière lui les résultats obtenus par les appareils ventilateurs. » (Sarazin, *Dictionnaire de méd. et chir. prat.*, t. XVII p. 728.) Nous avons tenu à citer ce passage parce qu'il fait bien comprendre combien il faut ouvrir peu de temps les fenêtres pour obtenir le cube d'air nécessaire. Dans les habitations privées, les écoles, les hôpitaux l'ouverture périodique des fenêtres à des heures déterminées est le procédé de ventilation le plus simple le moins coûteux et le plus efficace.

Lorsqu'il est nécessaire de recourir à des moyens de ventilation auxiliaires, on crée dans les murs ou dans les allégé des fenêtres, des prises d'air neuf et on ménage sur la face du local opposée aux bouches d'introduction d'air neuf des orifices d'où partent des *gaines verticales* qui débouchent dans un grenier qui est en communication avec l'extérieur par des orifices nombreux et de section suffisante. Il est bon que les parois de ces gaines soient aussi lisses que possible : on les fait habituellement en briques revêtues intérieurement de plâtre ; il est préférable de les faire en poterie de grès vernissée intérieurement, mais c'est un supplément de dépense. Elles doivent faire le moins de coudes possible et ne jamais présenter de contrepentes.

Au lieu de faire déboucher les gaines dans le grenier on peut les faire aboutir toutes à un collecteur unique de grande section qui se rend lui-même au pied d'une cheminée d'évacuation.

La vitesse de l'air dans ces gaines peut être estimée à $0^{m},75$ par seconde.

La place que doivent occuper les bouches de ces gaines, autrement dit les orifices d'extraction de l'air vicié, est différente suivant le mode de chauffage employé.

Là où on chauffe à l'air chaud (poêles, calorifères). il est clair qu'on ne peut placer les orifices d'extraction à la partie supérieure des pièces, parce que tout l'air chaud introduit gagnerait directement ces orifices et s'échapperait de la salle sans avoir contribué au chauffage : celui-ci serait dès lors compromis et deviendrait trop onéreux. Dans ces cas on est par conséquent forcé, par des raisons d'économie, de placer les orifices d'extraction au voisinage du parquet là où l'air est le moins chaud.

Mais il n'en est plus de même avec le chauffage rationnel tel que nous apprendrons à le connaître et qui consiste à chauffer les parois refroidissantes en plaçant à leur base des surfaces de chauffe : dans ce cas l'air qui a léché ces surfaces se refroidit à mesure qu'il monte au plafond et, arrivé à ce point de sa course, il a cédé toute sa chaleur et on peut l'évacuer sans inconvénient. De même l'air neuf qu'on introduit est porté au contact des surfaces chauffantes à une température peu élevée et lorsqu'il sera arrivé au plafond il n'y aura aucune perte à l'évacuer directement. La place normale des orifices d'évacuation sera donc ici à la partie supérieure des pièces et d'ailleurs on ne pourrait pas les placer au bas des murs, parce qu'on créerait ainsi des courants descensionnels froids au lieu de courants ascensionnels chauds ce qui irait à l'encontre du système.

L'expérience a démontré qu'avec ce mode rationnel l'évacuation par le haut n'entraîne aucun supplément de dépense de chauffage.

En général la différence de température existant entre la colonne d'air extérieure et la colonne d'air de la pièce et de la gaine d'évacuation, suffit pour assurer l'évacuation. Quand cette différence n'est pas suffisante on peut se servir de moyens auxiliaires : mais il est bon de savoir que ces moyens sont ou précaires ou coûteux et qu'il n'y faut pas trop compter.

Pour déterminer le tirage dans les gaines d'évacuation on se sert soit de la force du vent, soit de celle de l'eau, soit d'une source de chaleur.

Nous ne parlerons pas de la ventilation par le Giffard dans lequel l'air est entraîné par un jet de vapeur ou d'air comprimé; l'expérience a démontré que l'effet d'entraînement est faible et que le cube d'air extrait revient *excessivement cher*, à des prix qui sont *absolument en disproportion* avec l'effet obtenu.

On cherche à utiliser la force du *vent* : mais cette force est très inconstante.

Les mitres sont des appareils destinés à coiffer les tuyaux d'aération des habitations, des fosses, égouts, etc. Elles doivent en principe opérer une succion sur l'air de ces tuyaux et en activer le tirage : elles remplissent en général ce but très médiocrement, mais elles ont une utilité incontestable c'est de préserver les tuyaux d'un refoulement de l'air extérieur : en d'autres termes elles obligent le courant de marcher toujours dans le même sens dans les tuyaux, à moins de circonstances tout à fait spéciales.

L'usage des mitres est basé sur la propriété qu'ont les gaz, lorsqu'ils arrivent sur une surface, de s'étaler sur elle, de continuer leur marche en suivant la direction qui leur a été imprimée et d'entraîner par frottement les molécules voisines et de produire ainsi une pression négative, un vide qui appelle l'air d'un conduit contigu. Les dispositions les plus différentes ont été données à ces appareils; ceux-ci se divisent en deux grandes classes : les capes fixes et les capes mobiles. Dans ces dernières ne sont pas comprises les capes tournantes, dans lesquelles le vent fait mouvoir une hélice qui, elle, doit aspirer l'air du conduit : les expé-

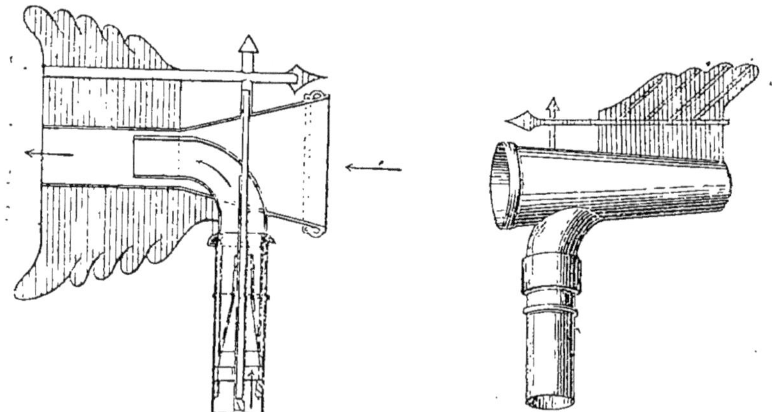

Fig. 180. — Ventilateur Banner. Fig. 181.

riences anémométriques ont prouvé que la force du vent est dépensée à faire tourner l'appareil et qu'un tuyau coiffé de ces capes débite 25 p. 100 moins d'air qu'un tuyau ouvert.

Les meilleures capes à vent mobiles sont celles de Banner (fig. 180 et 181) et surtout l'aspirateur-ventilateur de Levallois, de Rouen (fig. 182 et 183).

Ce dernier appareil se compose : 1° d'une mitre M, à la partie supérieure de laquelle est fixée, à l'aide de

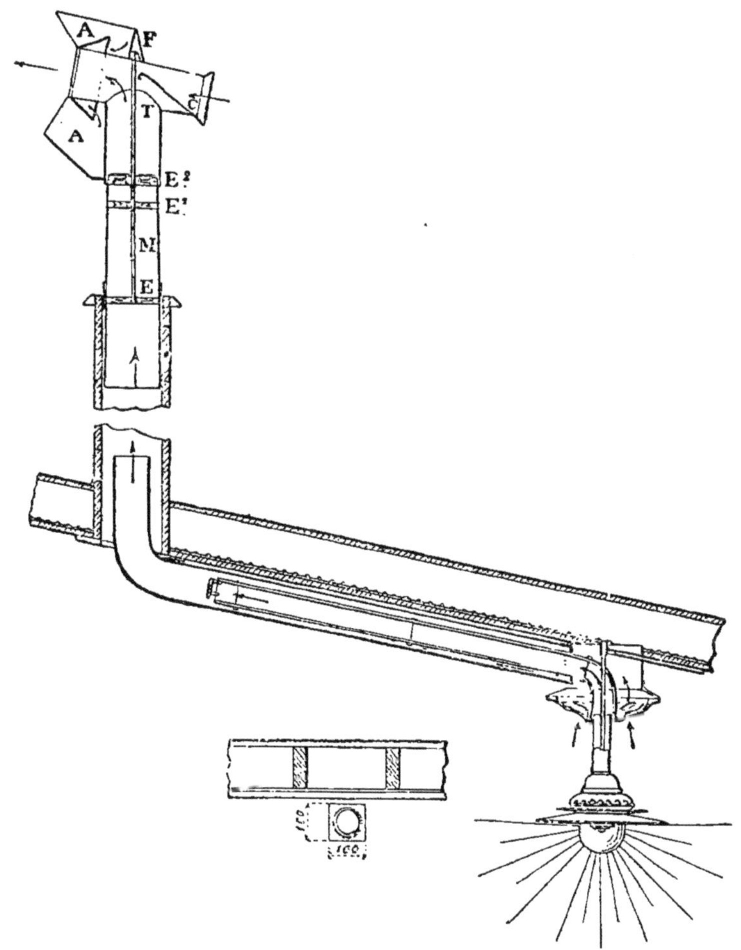

Fig. 182. — Aspirateur-ventilateur Levallois, coiffant une gaine d'évacuation des gaz chauds d'une lampe à récupération (Coindet).

deux entretoises E F, la tringle destinée à recevoir la

seconde partie de l'appareil; 2° d'un T dont la barre supérieure conique est inclinée suivant une pente déterminée. L'extrémité de cette barre est en forme de

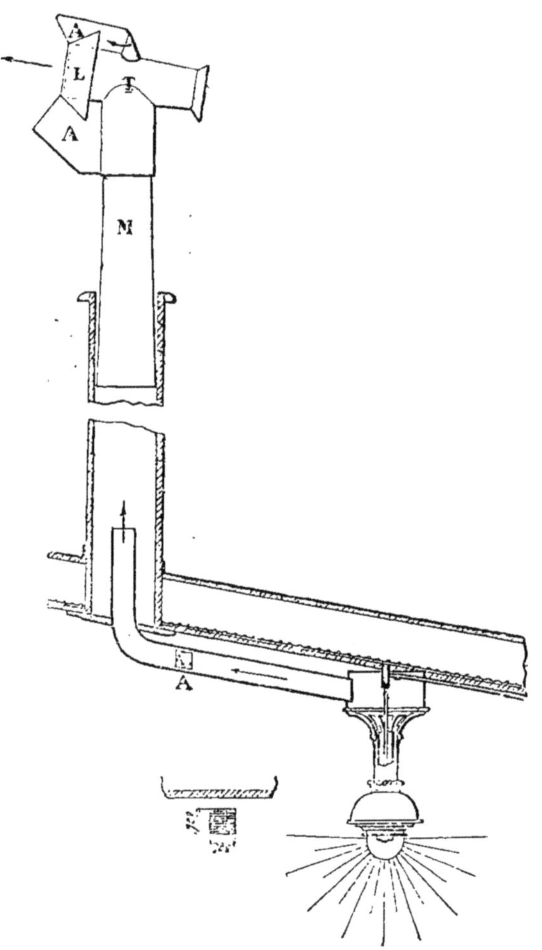

Fig. 183. — Evacuation des produits de la combustion par une simple gaine de tôle (d'après M. Coindet).

pavillon, l'autre extrémité est terminée par une partie conique L qui lui est superposée.

L'extrémité de la tige T de la mitre supporte la deuxième partie de l'appareil qui pivote librement sur elle; en E^2 une entretoise guide le mouvement giratoire et empêche les frottements contre la mitre : en F une crapaudine de verre assure un fonctionnement facile et sans grincement. Une clavette qui traverse l'arbre vertical s'oppose au soulèvement de la partie mobile par l'action du vent. De l'entrée du pavillon part une cloison oblique C qui s'arrête dans le voisinage de l'arbre vertical; elle a pour but d'empêcher le refoulement de l'air dans la cheminée. Lorsque, sous l'action du vent, l'appareil s'est orienté à la faveur des ailes AA, le moindre courant qui s'établit dans le tube incliné accélère le courant ascensionnel. Un second courant vient ajouter son action à celui qui s'est établi déjà dans le

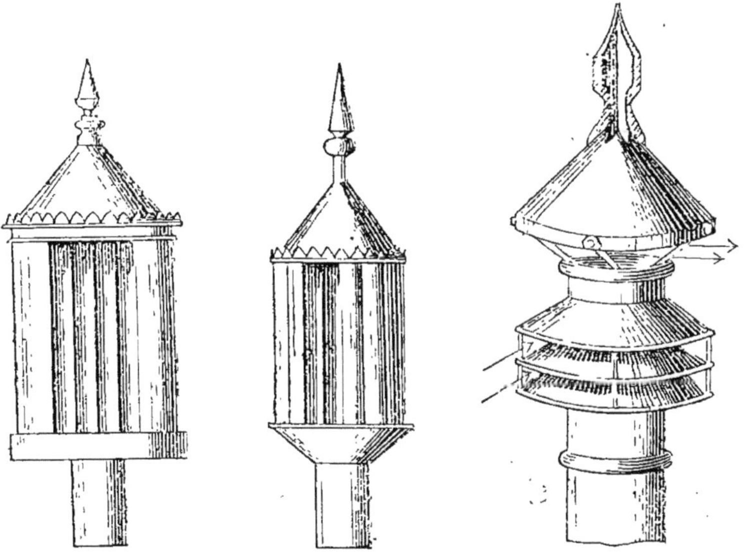

Fig. 184. Ventilateur Boyle. Fig. 185. Ventilateur Buchan. Fig. 186. Ventilateur Werver.

tube incliné au moyen du tronc de cône L qui entoure l'orifice de sortie.

M. Coindet, ingénieur du gaz à Rouen, à qui nous empruntons la présente description, a fait avec l'appareil Levallois des expériences anémométriques précises qui ont été des plus favorables.

Les figures ci-contre représentent un certain nombre de capes à vent fixes qui passent pour les meilleures.

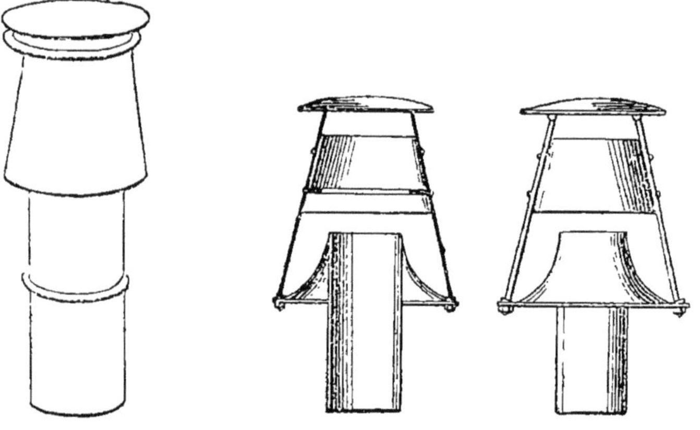

Fig. 187.
Ventilateur Wolpert.

Fig. 188.
Ventilateur Brunning.

Ce sont celles de Boyle (fig. 184), de Buchan (fig. 185), de Weaver (fig. 186), de Wolpert (fig. 187), de Brunning (fig. 188).

Dans les wagons de chemins de fer, il est difficile, étant donné le petit cube disponible, de renouveler souvent l'air sans déterminer des courants gênants.

On peut faire l'aération par l'ouverture des fenêtres ou de petites impostes garnies de jalousies en bois, placées au-dessus des fenêtres et qu'on peut masquer par une petite porte à glissière.

Pour insuffler ou extraire de l'air, on se sert de tuyaux coudés dont le pavillon est ouvert vers l'avant (insufflation) ou vers l'arrière (aspiration). On se sert aussi des capes de Wolpert qui agissent quel que soit le sens du vent. Les gaines d'extraction débouchent au plafond du wagon, ce qui est parfait en été, mais refroidit beaucoup en hiver. Pour parer à cet inconvénient, on fait déboucher les orifices d'aspiration au ras du plancher et on échauffe l'air neuf introduit au contact des surfaces de chauffe. Malheureusement les conduites doivent être à assez forte section et sont dès lors encombrantes. De toutes façons il est bon de garnir les orifices

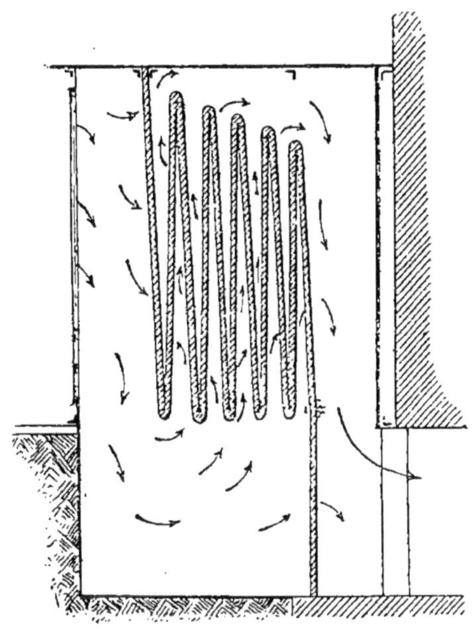

Fig. 189. — Filtre à air (système Moller).

d'introduction de filtres à air (ouate) pour retenir les poussières : celles-ci sont particulièrement abondantes si l'air est puisé à la partie inférieure. Le filtre Môller qui est formé d'un cadre composé sur lequel s'applique une lame de flanelle (fig. 189) peut être utilisé dans ces cas.

Le mieux est d'utiliser le mouvement dont est animé le véhicule pour l'insufflation ou l'extraction d'air vicié. M. A.-J. Martin a décrit dans la *Revue d'Hygiène* (avril 1883) deux dispositions très simples adoptées sur les chemins de fer américains. Dans la première de ces dispositions, les châssis qui ferment les orifices latéraux de la lanterne sont mobiles autour d'axes verticaux placés en leurs milieux; en donnant à ces châssis une position oblique (fig. 190), on fait dévier le courant d'air qui longe la voiture en marche, et il se produit à travers les ouvertures démasquées une aspiration qui est proportionnelle à la vitesse du wagon. Lorsque celui-ci marche en sens inverse, on donne au déflecteur la position inverse figurée par la ligne pointillée.

Dans la deuxième disposition (fig. 191), le déflecteur

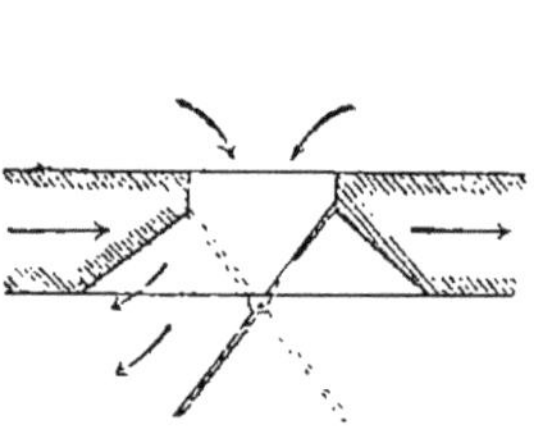

Fig. 190. — Déflecteur simple pour la ventilation des wagons (d'après A.-J. Martin).

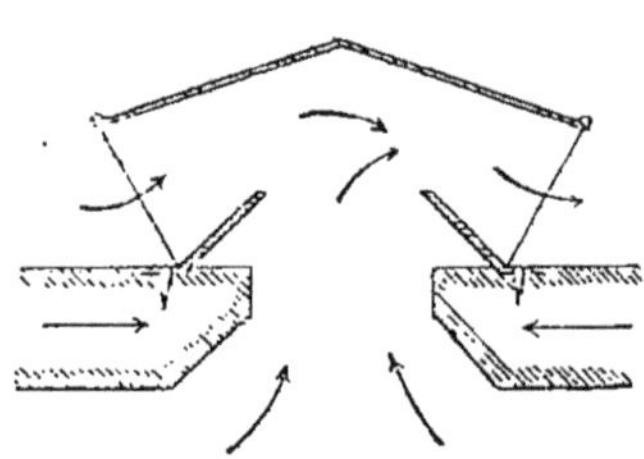

Fig. 191. — Déflecteur double pour la ventilation des wagons (d'après A.-J. Martin).

est double et fixe, de sorte qu'il agit dans les deux sens de la marche sans qu'il soit besoin de le changer de place.

Sur les navires on se sert de larges capes à vent qui font face au vent et qui sont placées au sommet d'un tuyau conduisant dans les cales l'air neuf qui déplace l'air vicié plus chaud.

Ventilateurs hydrauliques. — Il y en a deux espèces : les uns sont basés sur le principe de la trompe à eau, les autres sur celui de la turbine. Les premiers s'appellent encore ventilateurs en U à cause de leur forme.

Ils se composent (fig. 192) d'un grand tube recourbé en forme d'U dont les deux branches ne sont pas nécessairement égales et peuvent avoir des longueurs et des diamètres variables suivant les besoins et les bâtiments à desservir; il est recommandé de ne pas les faires trop longues pour ne pas augmenter inutilement le frotte-

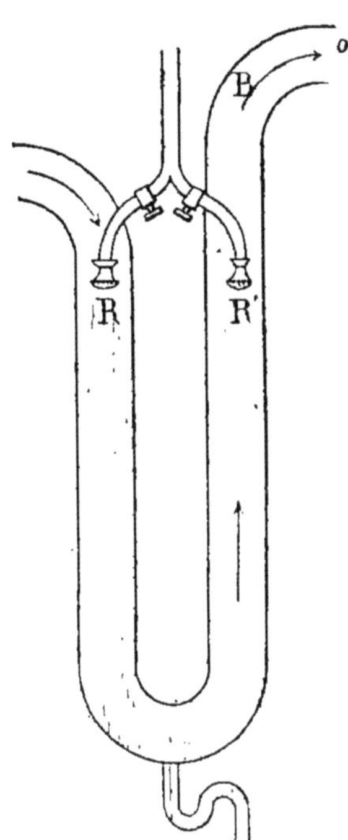

Fig. 192. — Ventilateur à eau en U.

ment. Dans l'une et l'autre branche, à une distance aussi grande que possible au-dessus du coude, est disposée une pomme d'arrosoir R et R' semblable à celle qui sert pour les douches en pluie et branchée sur la canalisation d'eau de la ville qui doit être au moins de 3 atmosphères. Les deux douches sont destinées à fonctionner séparément : lorsqu'on ouvre R ou ferme R' et inversement. La figure montre ouvert le robinet R. L'eau dans sa chute entraîne l'air avec elle, fait trompe ; elle s'amasse en vertu de son poids à la partie la plus déclinée du coude et s'écoule vers l'égout par un tuyau siphonné dont le calibre est calculé en prévision du débit le plus fort. Quant à l'air aspiré du dehors il continue sa marche en suivant la seule voie qui lui reste libre, c'est-à-dire qu'il qu'il remonte par la branche opposée et s'échappe par l'orifice B. Cet orifice qui est situé dans le local à ventiler est muni d'un opercule O qui est mobile autour d'une charnière horizontale et qu'on peut élever ou abaisser à volonté au moyen d'un cordon qui se réfléchit sur une poulie : cet opercule est destiné à rompre la colonne d'air et à la rendre insensible pour les arrivants en la dirigeant vers le plafond.

Lorsqu'au lieu d'introduire de l'air neuf on veut extraire de l'air vicié, on renverse le courant ce qui se fait simplement en fermant le robinet R, et en ouvrant R'.

Il arrive parfois que le choc des gouttelettes d'eau contre le métal produit un bruissement, peu intense il est vrai, mais qui à la longue peut devenir gênant : pour obvier à ce léger inconvénient, on peut doubler la paroi interne d'une chemise en toile contre laquelle l'eau vient frapper, ce qui rend la marche de l'appareil absolument silencieuse.

On peut pour des besoins spéciaux écarter à volonté les branches de l'U jusqu'à leur donner une direction

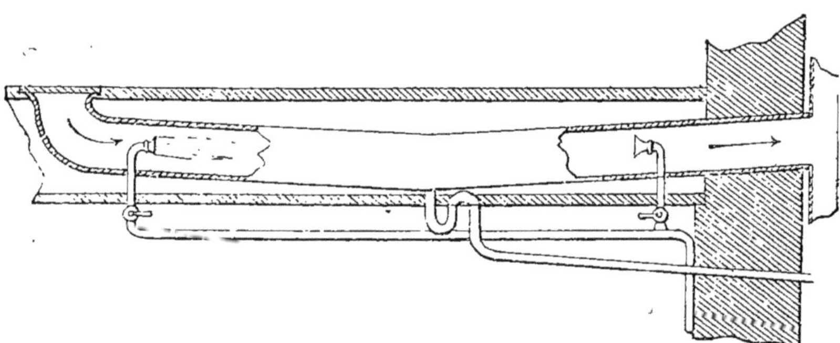

Fig. 193. — Ventilateur à eau en U à branches horizontales.

voisine de l'horizontale en ne conservant que la déclinité voulue pour l'écoulement de l'eau (fig. 193).

L'appareil peut être dissimulé derrière un pilier de zinc décoratif.

Des ventilateurs en U sont construits par la compagnie française de ventilation (80, rue du Faubourg-Poissonnière à Paris) et par les frères Banner, ingénieurs consultants à Londres.

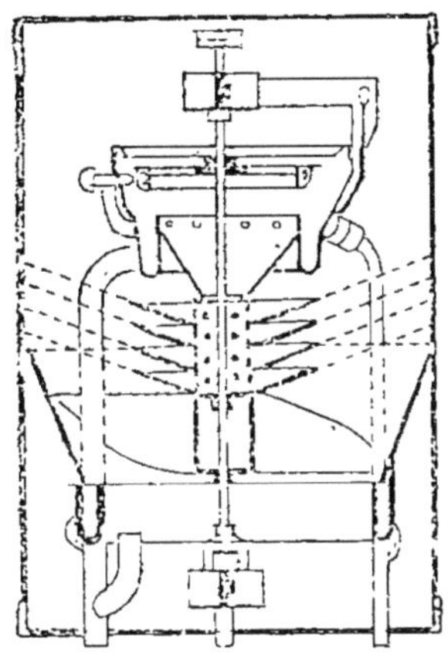

Fig. 194. — Aérophore (coupe).

La Compagnie française de ventilation (80, rue du Faubourg-Poissonnière à Paris) construit un ventilateur à eau dit *aérophore* (fig. 194), composé d'une roue horizontale mue par de l'eau s'échappant d'une canalisation sous une pression à 4 atmosphères. L'eau est amenée par un ou plusieurs jets qui frappent normalement les dents de la roue et lui communiquent un mouvement rapide de rotation ; sur l'axe du moteur est disposée une hélice qui déplace l'air dans un sens ou dans l'autre, suivant le sens dans lequel tourne la roue. L'appareil peut fonctionner à volonté pour extraire ou refouler de l'air.

Les figures 195 et 198 montrent les diverses manières d'installer ces ventilateurs.

Le Cosmos (fig. 199) repose sur le même principe que

l'appareil précédent dont il diffère en ce qu'il est de dimensions plus réduites, moins encombrant et plus facile

Fig. 195. — Aérophore (injection d'air).

à installer. Il y en a de deux modèles différents, destinés à être placés les uns verticalement les autres horizontalement dans les conduits de ventilation. Les deux modèles se construisent de toutes dimensions pour fournir un débit de 20 mètres cubes jusqu'à 10,000 mètres cubes d'air par heure. La consommation est environ de 1 litre d'eau sous une pression de 3 atmosphères pour 5 mètres cubes d'air déplacé.

Les ventilateurs à eau ont rencontré une grande faveur à l'étranger, mais il ne semble pas que cette faveur soit justifiée pleinement par les résultats obtenus. En tous cas l'eau qui a servi de moteur n'est pas perdue et peut resservir pour les usages domestiques (lavabos, bains, lavages, boisson des animaux, etc.). Elle ne coûte par

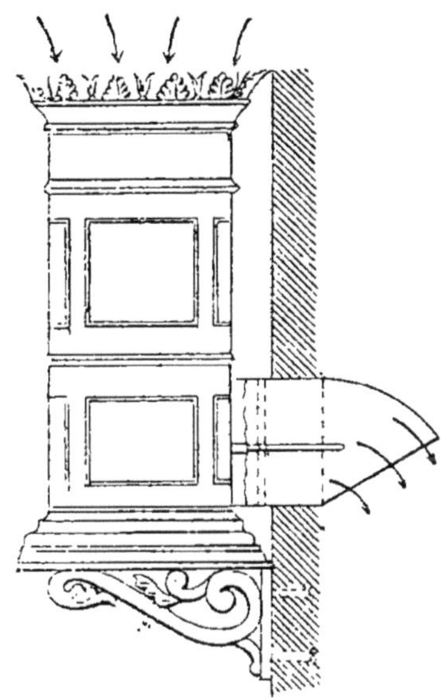

Fig. 196. — Aérophore (extraction d'air).

conséquent rien si l'on n'en consomme pas plus qu'il n'en faut pour ces divers usages. Les ventilateurs en U

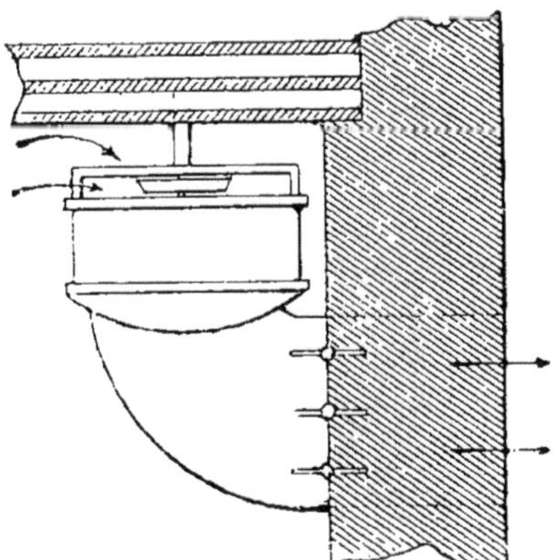

Fig. 197. — Aérophore disposé à la partie supérieure d'un appartement (extraction d'air).

ont le grand avantage de n'avoir aucun mécanisme et

d'être moins sujets à se déranger, mais leur rendemen

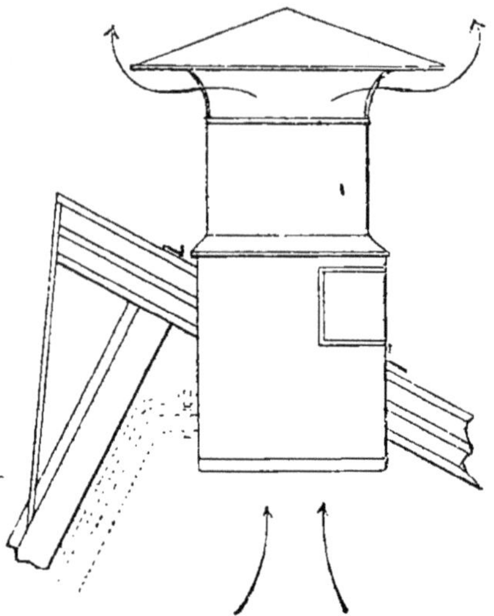

Fig. 198. — Aérophore disposé à la partie supérieure d'un atelier (extraction d'air).

est moindre que celui des ventilateurs à turbine.

La suppression des robinets de jauge et l'emploi de

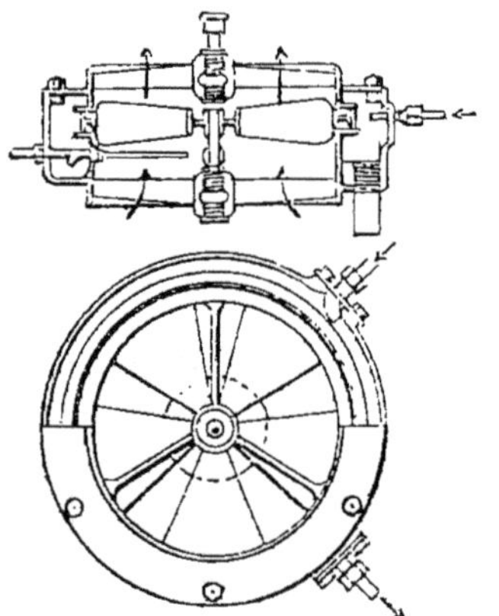

Fig. 199. — Ventilateur hydraulique (Cosmos).

compteurs permettent aujourd'hui d'utiliser la pression intégrale de la canalisation qui, pour suffire à actionner les ventilateurs hydrauliques, doit être de 3 à 4 atmosphères. Le principal avantage de ces ventilateurs est d'être indépendants du chauffage et de pouvoir être utilisés en toute saison.

Mais il ne faut pas trop compter sur les rendements fantastiques que promettent les prospectus des constructeurs, car on s'exposerait à de singuliers mécomptes.

Pour actionner la marche de l'air dans les tuyaux d'évacuation au moyen de la chaleur, on peut se servir des sources de chaleur les plus variées. On peut placer le tuyau au contact d'une cheminée habituellement chauffée ou dans l'intérieur même de cette cheminée, ou placer dans son intérieur un foyer de chaleur, soit un bec de gaz, soit une lampe à pétrole, soit une spirale de Perkins, soit un tuyau à ailettes chauffé par la vapeur.

La rosette de ventilation de Sarazin est une boîte en fer-blanc coudée qui se place à la partie inférieure du conduit d'évacuation; une rosette mobile permet de régler le tirage. Sous cette boîte, et placée dans le conduit même, est disposée une source de chaleur qui chauffe la boîte et détermine le tirage.

La figure et la coupe ci-contre (fig. 200) indiquent la

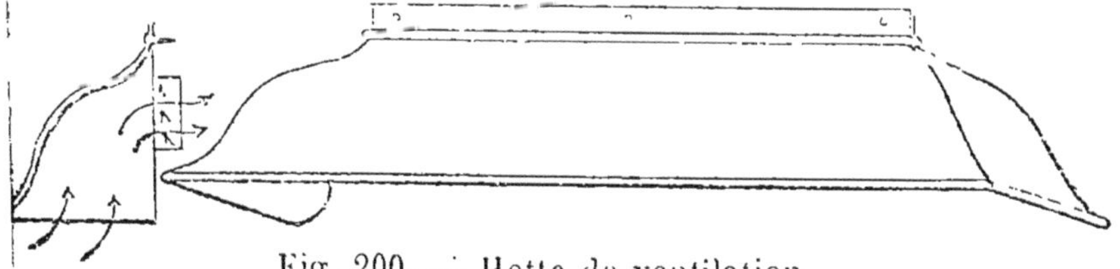

Fig. 200. — Hotte de ventilation.

disposition d'une hotte qu'on peut faire plus ou moins grande suivant les besoins ; petite, elle peut servir pour évacuer les produits de la combustion d'un bec de gaz :

plus large, elle peut servir à évacuer les buées des cuisines, les gaz incommodes de certaines industries, etc. L'orifice d'évacuation peut déboucher directement dans le tuyau de fumée ou dans une conduite séparée longeant la gaine de fumée ou dans une conduite indépendante : dans ce dernier cas on peut activer beaucoup le tirage en plaçant dans l'intérieur de la conduite un petit brûleur à gaz Bunsen.

Le *ventilateur Bellot*, inventé par le commandant Renard (fig. 201), consiste en une gaine horizontale en

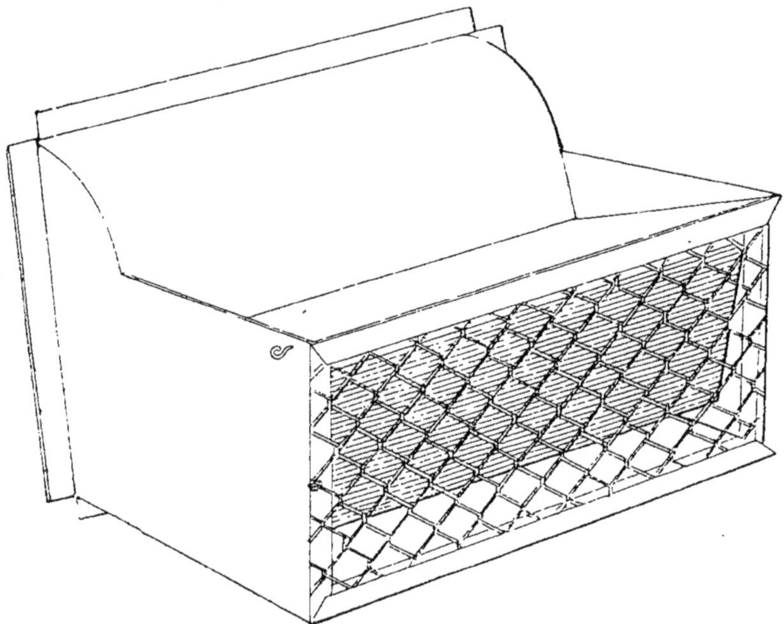

Fig. 201. — Ventilateur Belot et Rotterer.

zinc dont la forme et le profil intérieur sont représentés par la figure 202. Sa partie antérieure est munie d'un grillage à larges mailles facile à enlever pour le nettoyage et qui sert d'appui à un rideau formant soupape, suspendu par une coulisse supérieure à une tringle-charnière horizontale. Ce rideau est en soie à grain serré. La face antérieure du ventilateur est légèrement inclinée sur la verticale, de façon que le rideau s'y applique bien exactement à l'état de repos. A l'intérieur se trouve un fond

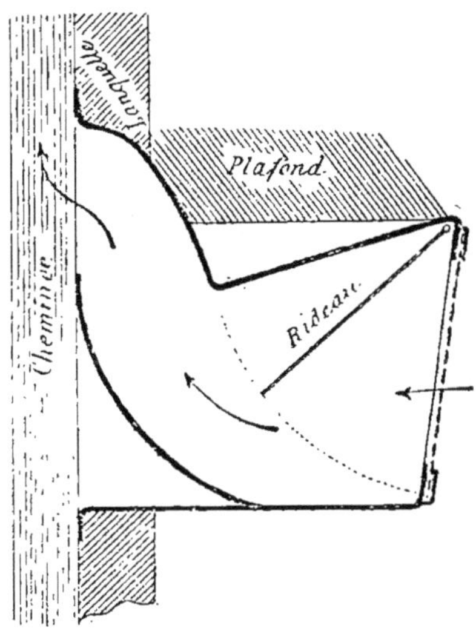

Fig. 202. — Ventilateur Bellot et Rötterer.

cylindrique qui imprime à l'air extrait une direction ascendante dans le sens de la cheminée.

Lorsqu'on se sert d'un poêle avec tuyau de fumée apparent, on peut le faire contribuer à l'extraction de l'air. On fait descendre la portion verticale du tuyau jusqu'à 1 ou 2 décimètres au-dessus du plancher où il s'ouvre librement. Au-dessous du point où ce tuyau se raccorde avec le poêle est disposée une clef. On laisse d'abord bien prendre le feu, puis on ouvre la clef et l'aspiration se produit. L'air froid ralentit un peu le tirage; il détermine aussi sur la paroi du tuyau la formation de suie brillante qu'il faut enlever assez souvent.

Comme exemple d'évacuation de l'air vicié par une conduite voisine du tuyau de fumée, nous indiquerons la disposition suivante que nous avons vu employer avec beaucoup de succès dans tous les hôpitaux civils et militaires de Berlin. Qu'on se représente (fig. 203) un ou deux poêles ventilateurs à double enveloppe à travers

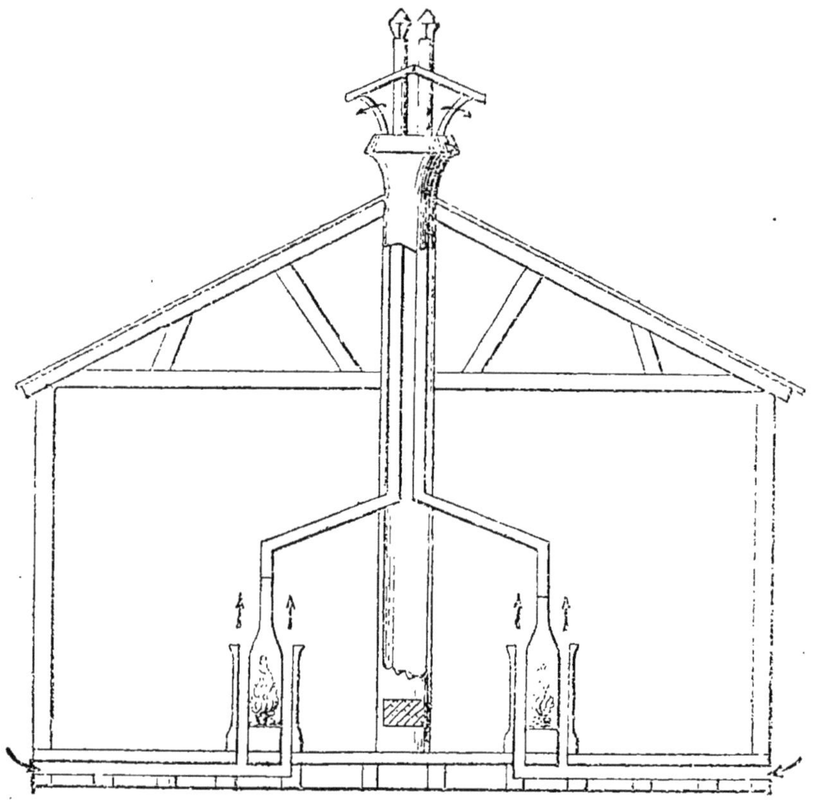

Fig. 203. — Extraction de l'air vicié et introduction d'air neuf par un poêle.

laquelle circule en s'échauffant l'air neuf qui arrive du dehors par un conduit situé sous le plancher : les tuyaux de fumée se rendent dans une gaine en tôle qui monte verticalement vers le toit et qui, inférieurement, se prolonge jusqu'au plancher au voisinage duquel elle est percée d'une fenêtre grillagée ; une valve, située à hauteur d'homme, permet de diminuer la section libre de la gaine. Dès que les poêles sont allumés et que les tuyaux sont échauffés, il s'établit dans la gaine un courant ascendant qui s'échappe au-dessus du toit.

La ventilation par le *gaz*, lorsqu'elle n'est pas un sous-produit du chauffage et de l'éclairage, est ruineuse, surtout lorsque les appareils doivent fonctionner d'une manière continue. Le général Morin avait déjà calculé qu'il fallait brûler 1 mètre cube de gaz pour évacuer 500 mètres cubes d'air ; des expériences récentes, exécutées à Rouen par M. Coindet, démontrent que ce rendement est un maximum et que dans la pratique on reste le plus souvent au-dessous. Par conséquent en comptant le gaz au prix de 0 fr. 30 le mètre cube, la dépense d'extraction sera au moins de 0 fr. 60 pour 1,000 mètres cubes d'air.

Si nous comparons cette dépense à celle qu'entraîne la ventilation par l'eau sous pression, nous trouvons que la seconde est bien moins forte ; elle devra, par conséquent, être préférée chaque fois qu'on aura à sa disposition de l'eau en quantité et sous une pression suffisantes.

En résumé, les moyens auxiliaires de ventilation en petit que nous venons de passer en revue sont coûteux et d'un rendement infidèle. Il vaut mieux, dans la plupart des cas, se contenter de simples gaines d'évacuation coiffées d'une mitre mobile. L'avenir semble être aux petits ventilateurs hélicoïdaux actionnés pas l'électricité ou par l'air comprimé : mais la technique reste tout entière à créer.

Pour remplacer l'air évacué, soit par la cheminée ou le poêle, soit par les orifices ou gaines d'évacuation, on ménage des *orifices d'admission* pour l'air neuf.

On a donné à ces orifices des dispositions très diverses: elles se réduisent toutes à un canal pratiqué dans le mur de façade et coudé soit à angle droit, soit à angle obtus pour imprimer au courant d'air introduit une direction ascendante, verticale ou oblique.

On a aussi recours à des orifices de forme tronconique.

Les *tubes de Tobin* sont des tubes en métal, en bois ou en terre cuite, qui se font depuis $1^m,60$ jusqu'à 2 mètres de hauteur : ils sont à section rectangulaire depuis 20 centimètres de large sur 8 de profondeur, jusqu'à 30 centimètres de large sur 12 de profondeur : on en fait

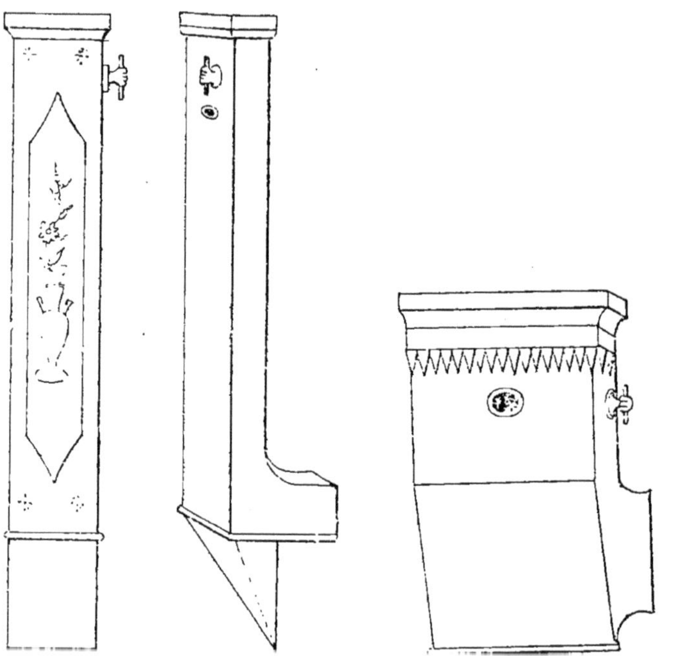

Fig. 204 et 205. — Tubes Tobin pour l'introduction d'air neuf.

aussi qui sont à section demi-circulaire. Ils sont creux et à leur base présentent un coude en équerre, creux également (fig. 204 et 205).

Ces tubes sont appliqués verticalement contre le parement intérieur de la muraille : le coude horizontal qui est au niveau du parquet passe à travers le mur de façade et s'ouvre à l'extérieur. Un registre permet de régler l'entrée de l'air.

Les tubes de Tobin sont placés de distance en distance dans l'appartement, ils sont peints et travaillés extérieurement dans le style de l'appartement et servent même d'ornement à la plinthe.

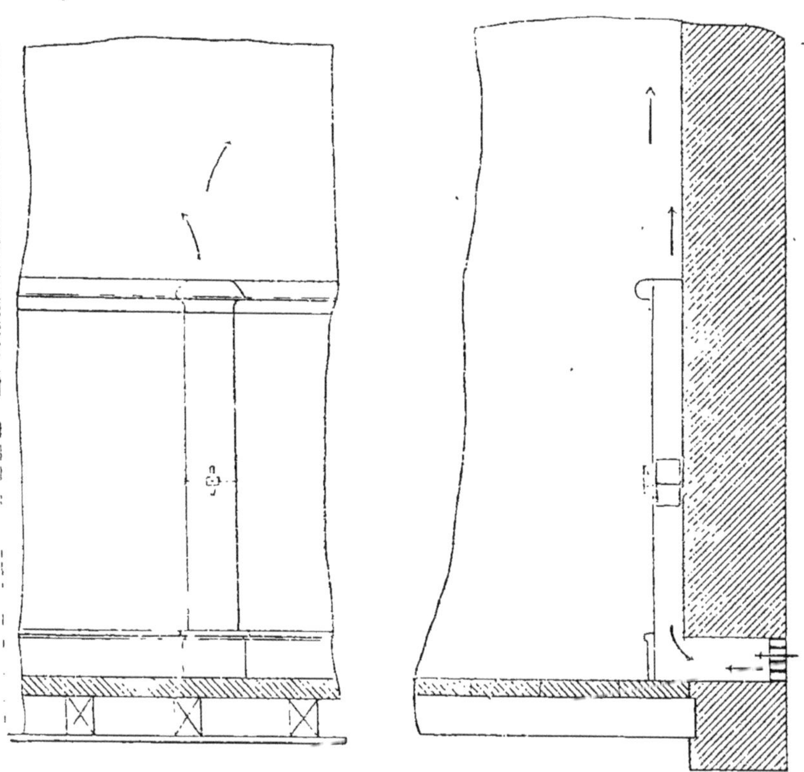

Fig. 206 et 207. — Plan et profil de tubes Tobin encastrés dans la cymaise d'une chambre d'habitation.

L'air frais pénétrant du dehors prend une direction ascensionnelle (fig. 203 et 207) et se divise en éventail bien au-dessus de la tête des habitants, et quand il retombe, il est dilué dans l'air de la pièce et ne s'accuse par aucune sensation incommode.

Le *ventilateur de Sheringham* (fig. 208) est une valve mobile sur un cadre de 25 à 30 centimètres de longueur traversant la muraille. Un cordon de tirage se réfléchissant sur deux petites poulies permet de relever ou d'abaisser à volonté la valve : il porte un petit contrepoids

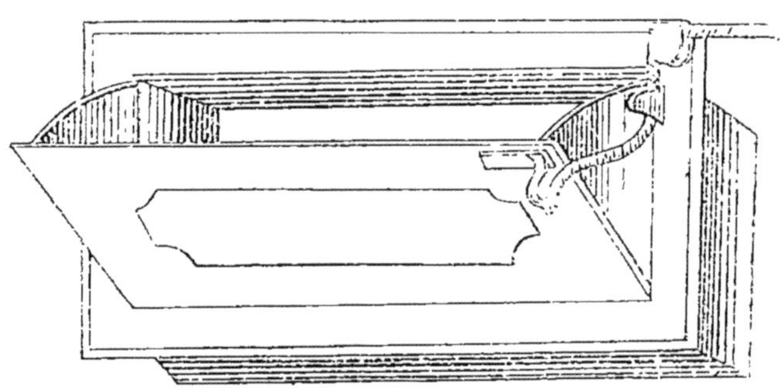

Fig. 208. — Ventilateur Sheringham.

qui permet de maintenir la valve au degré d'ouverture désirable.

Comme tous les appareils de ce genre, celui-ci ne doit pas être placé trop près du plafond.

Le ventilateur à tiroir est un tiroir placé dans la muraille : en le tirant d'une certaine longueur, il laisse entrer l'air par sa partie supérieure : le courant est divisé en veines séparées par des plaques de métal placées à l'intérieur du tiroir.

La *corniche ventilatrice* (fig. 209) se compose d'une hotte renversée qui se place devant un orifice d'introduction percé dans la muraille et fermé par des briques ajourées pour empêcher les oiseaux d'y faire leur nid. La face supérieure de la hotte est percée de trous pour rompre le courant entrant : pour arriver plus sûrement à ce résultat il n'y a pas de trous sur la partie qui est en regard de l'orifice d'introduction. Cette hotte est mobile et peut se nettoyer ainsi que l'orifice percé dans le mur.

On peut dans son intérieur disposer un filtre à air en flanelle système Moller (fig. 189).

Quel que soit celui de ces appareils auquel on donne la préférence, il faut toujours, quand on chauffe

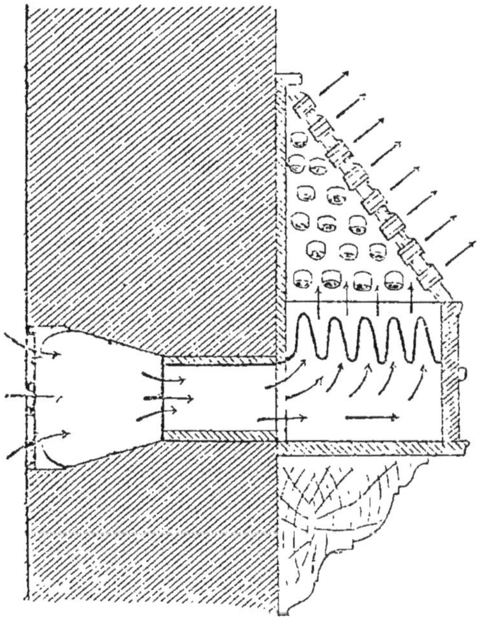

Fig. 209. — Corniche ventilatrice.

à l'air chaud, placer l'orifice d'introduction assez bas pour qu'il ne fonctionne pas comme orifice d'évacuation et ne laisse pas échapper l'air chaud, à moins qu'on n'ait à la fois une cheminée ayant un fort débit et une gaine d'évacuation, auquel cas le courant se fera toujours forcément du dehors en dedans par l'orifice d'introduction. La préférence doit être donnée et est donnée en effet en Angleterre aux tubes de Tobin qui s'ouvrent à $1^{m},80$ environ au-dessus du sol, qui ne peuvent jamais perdre l'air chaud et risquent le moins d'incommoder les habitants par le contact direct de l'air froid.

Toutefois, dans les temps et les pays très froids, ces orifices d'admission, quels qu'ils soient, ont un inconvénient, c'est que la différence de densité est telle entre l'air intérieur et l'air extérieur, que celui-ci, dès qu'il a pénétré dans la chambre, tombe presque verticalement comme une cascade sur la tête des occupants.

Aussi le mieux est d'échauffer légèrement le courant d'air entrant en le faisant passer au contact d'une surface de chauffe : poêle ventilateur (fig. 203), tuyaux à ailettes, coquille d'une cheminée, etc.

L'avantage des *orifices d'introduction coniques* consiste en ceci : un courant introduit par un orifice cylindrique continue à se mouvoir suivant une direction rectiligne et vient frapper avec une certaine violence les objets en face de l'ouverture. Au contraire, avec un orifice évasé, le courant s'étale suivant un cône, les ondes forment des remous qui se contrarient et, finalement, annulent la force vive dont était animé l'air. Il est aisé de se convaincre de l'exactitude de ce qui vient d'être dit.

Prenons en effet les briques Ellison qui sont traversées par des conduits tronconiques, et plaçons un petit drapeau en face tantôt d'un grand, tantôt d'un petit orifice, et moyennant un soufflet, poussons un fort jet d'air par l'orifice opposé. Si nous soufflons par l'orifice le plus large nous verrons le petit drapeau violemment agité. Au contraire, nous pourrons insuffler l'air avec la même vitesse par l'orifice le plus étroit sans que le drapeau soit agité du plus petit frémissement.

Les briques Ellison et les autres orifices analogues ont l'inconvénient de présenter de petites sections pour l'introduction de l'air relativement à leur surface ; de plus, dans leurs conduits s'accumulent des poussières et ils sont d'un nettoyage difficile.

Le verre perforé n'a pas le même inconvénient : il a en outre l'avantage de contribuer à l'éclairage naturel. MM. Appert, Geneste et Herscher livrent deux sortes de verre perforé.

Le plus employé est un verre de 3,2 à 3,5 millimètres d'épaisseur, qui est perforé, par chaque mètre carré, de 5.000 trous tronconiques dont la petite base a 3 millimètres et la grande 6 millimètres de diamètre. Ces trous sont espacés de 15 millimètres d'axe en axe et disposés en quinconce. L'ensemble des petites ouvertures représente une surface de $0^{m},035$ par mètre carré, soit 3,5 p. 100 de la surface totale du verre.

Une deuxième sorte est formée par du verre de 5 millimètres d'épaisseur, percé de 2,900 trous au mètre carré, avec 4 millimètres de diamètre pour la petite ouverture et 7,5 millimètres de diamètre pour la grande. Les trous sont espacés de 20 millimètres d'axe en axe. L'ensemble des petits orifices représente ici encore 3,5 p. 100 de la surface totale.

Ces verres peuvent être fabriqués dans les dimensions maxima de $1^{m},30$ sur $0^{m},65$.

Ils conviennent surtout très bien pour les locaux à ventilation permanente tels que latrines, corridors, etc.

Pour les rez-de-chaussées, ceux qui sont simplement translucides conviennent très bien parce qu'ils soustraient l'intérieur de l'habitation aux regards des voisins ou des passants.

Dans les pièces habitées, ils doivent toujours être placés à $2^{m},50$ au-dessus du parquet, et comme ils peuvent être gênants à certains moments, il faut les masquer par un vasistas à charnière muni d'une vitre pleine qu'on ferme à volonté. On peut encore superposer deux feuilles de verre perforé et par un faible mouvement de translation de l'une d'elles, égal au diamètre d'un trou, on fait coïncider les trous des deux feuilles de verre.

On peut ainsi à volonté établir ou interrompre l'aération.

Pour empêcher l'air froid introduit d'incommoder les habitants du local on dispose des surfaces de chauffe, au bas des fenêtres munies de vitres perforées et on neutralise ainsi les effets de la veine d'air froid.

Ventilation des salles de réunion.

Dans les conditions assez simples que nous avons envisagées jusqu'à présent, la ventilation se fait par aspiration simple avec dépression presque nulle dans les salles.

Mais lorsqu'on est obligé d'aller chercher l'air à travers de longues gaines, comme lorsqu'il s'agit d'une salle de théâtre par exemple, c'est à la ventilation par insufflation qu'il faut recourir, et voici pourquoi. Pour faire passer l'air à travers ces longues gaines on serait obligé, si on procédait par aspiration, de créer dans la salle une dépression notable et par suite dès qu'on ouvrirait une porte l'air s'engouffrerait dans la salle en donnant lieu à des courants excessivement incommodes : c'est ce qui arrive dans la majeure partie des théâtres ; de même lorsqu'on lève le rideau il se produit un violent courant d'air de la scène vers la salle.

Si on procède par insufflation il n'en est plus de même : il suffit, en effet, d'avoir dans la salle une surpression excessivement faible pour obtenir par la partie supérieure le départ des gaz viciés attendu qu'ils n'ont qu'à traverser un conduit très court ne présentant aucune résistance : cette résistance au mouvement de l'air est dans ce cas réduite à presque rien.

Chaque fois donc qu'on fera une ventilation forcée c'est par insufflation que l'on devra agir ; on peut même combiner les deux systèmes par aspiration et par insufflation de manière que la salle soit en équilibre de pression avec l'atmosphère extérieure et que par suite aucun courant d'air gênant ne se manifeste dans la salle.

Pour l'aspiration mécanique on a recours à des ventilateurs à hélice qu'on peut actionner soit par l'air comprimé, soit par l'eau sous pression, soit surtout par l'électricité. Celle-ci est ce qu'il y a de plus commode, parce que la transmission du mouvement se fait par un simple câble : à cet effet, on emprunte une certaine force qui n'est jamais bien considérable à un générateur placé en sous-sol, cela suffit pour faire mouvoir l'hélice.

Ces ventilateurs à hélice sont formés d'une roue munie d'une série d'ailettes inclinées sur l'axe de rotation et présentant la forme de surfaces hélicoïdales : la rotation des ailettes inclinées détermine la propulsion de cet air. Ces appareils ne peuvent fournir que de très faibles pressions ou dépressions, mais ils sont tout à fait suffisants pour le cas qui nous occupe, puisque précisément on ne doit produire que de très faibles dépressions.

Les appareils employés pour l'insufflation peuvent être les mêmes ventilateurs hélicoïdaux qui viennent d'être décrits : ou bien, quand il est nécessaire de créer une pression assez forte aux origines des conduites, on se sert de ventilateurs à force centrifuge. Ce dernier appareil est essentiellement constitué par un plateau muni d'ailettes monté sur un arbre qui le traverse normalement à son centre. Quand ce plateau est animé d'un mouvement de rotation, l'air est refoulé avec une vitesse et par suite avec une pression qui peuvent être très considérables : il va sans dire que ces derniers ventilateurs peuvent également être actionnés par une machine dynamo.

QUATRIÈME PARTIE

CHAUFFAGE ET ÉCLAIRAGE

CHAPITRE PREMIER

CHAUFFAGE

ARTICLE PREMIER

PRINCIPES GÉNÉRAUX

La technique moderne du chauffage consiste à chauffer les parois qui enceignent les pièces habitées, parce que ces parois sont la grande, presque l'unique cause de refroidissement pour le corps. Elles le refroidissent d'abord par rayonnement, et ce rayonnement est d'autant plus intense que nous sommes plus rapprochés de la paroi et que la différence de température entre notre corps et cette paroi est plus grande. De plus, l'air de la salle, se refroidissant au contact des parois, augmente de densité et retombe en nappes froides qui glacent les personnes placées au contact de ces parois. Ces courants descensionnels d'air glacé sont d'autant plus vifs que la différence de température entre l'air du local et la paroi est plus grande. Pour cette double raison, il importe avant tout de chauffer les murs et de les chauffer d'autant plus qu'ils sont plus exposés à se refroidir, afin que l'échange de rayons caloriques entre notre corps et eux ne se fasse plus à notre détriment, et pour que nous ne soyons plus exposés à l'action des courants descensionnels froids dont nous venons de signaler l'existence.

Par conséquent, tout système de chauffage qui ne permettra pas de chauffer les parois sera irrationnel; un système sera d'autant plus parfait qu'il permettra mieux de fournir en chaque point d'une paroi autant de calories qu'il s'en perd par le refroidissement; et le système le meilleur sera celui qui permettra de conduire le plus facilement la chaleur vers les diverses surfaces qu'il s'agit d'échauffer et de maintenir la température de ces surfaces entre 18° et 25°.

Toute installation de chauffage doit donc avant tout être étudiée au point de vue de l'importance des causes de refroidissement auxquelles sont soumis les divers points d'un local et dont il s'agit de contre-balancer les effets.

Si nous avions à donner le type d'un chauffage aussi parfait que le permet la technique actuelle, la tâche serait relativement facile : mais comme l'hygiéniste se trouve et se trouvera vraisemblablement encore longtemps en présence d'installations anciennes, plus ou moins défectueuses, nous devons passer en revue ces diverses installations, rechercher leurs avantages, leurs inconvénients et leurs dangers, et dire à propos de chacune d'elles dans quelle mesure elles se rapprochent du chauffage parfait dont les principes viennent d'être posés.

Le chauffage se divise en *petit chauffage* ou *chauffage local*, et *grand chauffage* ou *chauffage central*.

ARTICLE DEUXIÈME

PETIT CHAUFFAGE

Le *petit chauffage* se fait au moyen de poêles et de cheminées.

Poêles. — Dans tout poêle, il y a à distinguer, au point de vue de l'hygiène, deux choses, ses dangers en tant qu'appareil producteur de gaz toxiques, et sa valeur comme appareil de chauffage.

Au premier point de vue, les poêles se divisent en appareils à combustion vive et appareils à combustion lente. Les premiers, qui sont les poêles ordinaires, ne présentent aucun danger à la condition que le réglage de la combustion se fasse non par une valve placée sur le trajet du tuyau de fumée, mais par l'orifice d'admission de l'air destiné à la combustion, orifice qu'on peut agrandir ou diminuer à volonté.

Les poêles à combustion lente sont des poêles se chargeant par une trémie : le combustible nécessaire à la consommation de la journée est introduit toutes les douze ou même toutes les vingt-quatre heures ; le brasier est à la partie inférieure de la colonne de chargement qui descend progressivement et se consume de bas en haut. La combustion est modérée par la diminution de la circulation de l'air, qui s'obtient en rétrécissant de ce côté-ci du foyer l'ouverture d'admission de l'air par le cendrier et du côté opposé le calibre du tuyau de fumée.

De ces poêles, les uns ont la forme cylindrique, les autres ont la forme de cheminées avec feu visible : mais ces derniers ne sont que des poêles aplatis, ne jouissent d'aucune propriété spéciale et ne sont exempts d'aucun des inconvénients inhérents aux poêles à combustion lente en général.

Ces poêles sont l'opposé des cheminées : ils réalisent des économies considérables de combustible ; leur fonctionnement est automatique. Ces avantages réels expliquent, s'ils ne la justifient pas, la faveur croissante que ces appareils ont rencontrée dans le public.

Ce sont des instruments antihygiéniques au premier chef, et l'hygiène ne doit s'en occuper que pour les condamner, et surtout, car cela ne suffit pas, pour les remplacer.

Jusqu'ici, en effet, toutes les tentatives faites en vue de supprimer les dangers des poêles à combustion lente ont échoué : ces tentatives ont porté essentiellement sur les points suivants. La clef de réglage, lorsqu'elle est maintenue sur le trajet du tuyau de fumée, est percée d'une série de trous; ou bien un segment de son pourtour a été enlevé, de sorte que, même dans la position fermée, les gaz ont encore une issue pour gagner la gaine de fumée. Dans d'autres poêles, le réglage se fait par le cendrier. La couche de sable dans laquelle s'engage le bord du couvercle de la trémie de chargement forme une occlusion absolument illusoire qu'on a cherché à remplacer par une occlusion hydraulique ; ou bien encore l'orifice de chargement et les bords du couvercle sont soigneusement dressés, et ces derniers sont garnis d'un bourrelet d'amiante. On a adopté des grilles en corbeille à grande surface présentant un large accès à l'air ; la partie inférieure de ces grilles est mobile, d'un maniement facile et permet de faire tomber complètement les cendres. A la partie supérieure du cylindre de chargement, la plupart des poêles sont munis d'un orifice par lequel les gaz qui ont traversé la couche de combustible et qui sont vraisemblablement les plus riches en oxyde de carbone peuvent gagner le tuyau de fumée.

En ce moment, les inventeurs s'ingénient pour trouver une disposition permettant de brûler l'oxyde de carbone à sa sortie du foyer et de le transformer en acide carbonique. De plus, on recommande de laisser les poêles en place, de ne jamais les rendre mobiles, de s'assurer que les cheminées dans lesquelles on engage le tuyau de fumée ont un tirage suffisant et n'ont aucune fissure, de ne jamais placer ces poêles dans une chambre où l'on fait un long séjour ou bien où l'on couche.

Malgré tous ces perfectionnements et ces recommandations, aucun de ces appareils n'écarte complètement les chances d'intoxication ; ils ne font que les diminuer. Le peu d'activité du tirage est un vice inhérent au système même et permettra toujours le reflux de gaz toxiques. C'est en vain qu'on a voulu prouver que ces gaz n'existent qu'en quantité minime dans la fumée, car il y a moins à tenir compte de la quantité d'oxyde de carbone que contient cette fumée que de celle qui peut être contenue dans les gaz qui refluent de l'intérieur du poêle dans la chambre lorsque l'air parcourt la couche de combustible en sens inverse du fonctionnement normal. En attendant des analyses faites dans ce sens, les cas de mort observés fréquemment sont là pour démontrer que cette proportion de gaz toxiques n'est pas précisément une quantité négligeable.

Nous le répétons donc, c'est moins à perfectionner ces poêles qu'à les remplacer par des moyens inoffensifs et aussi économiques, que doivent tendre aujourd'hui les efforts de l'hygiène.

La cheminée est un moyen de chauffage ruineux et de plus un détestable appareil en tant que chauffage. Elle détermine une ventilation excessive, hors de proportion avec les besoins réels, et d'autant plus active et plus gênante que la température est plus basse : en somme, elle refroidit d'autant plus qu'il fait plus froid au dehors. Nous ne nous associerons pas aux éloges qui ont été décernés à la cheminée au moment où on poussait à la ventilation à outrance. D'ailleurs la généralisation des poêles à combustion lente, qui sont précisément l'opposé de la cheminée, nous prouve que nous n'avons pas à craindre de voir ce dernier mode de chauffage se répandre davantage : la tendance est à l'économie, malheureusement on n'y va pas avec mesure. La meilleure solution est encore entre les deux extrêmes, dans le poêle ordinaire à combustion vive, qui partage d'ailleurs les imperfections inhérentes au chauffage local en général.

Tous les appareils de chauffage local ont en effet plusieurs inconvénients. Et d'abord quand ils fonctionnent seulement par rayonnement, leur action ne s'étend que sur un périmètre restreint : de là l'habitude de se grouper autour de la cheminée ou du poêle. Mais si cette manière de faire est possible pour les appartements particuliers où chacun est libre de ses allées et venues, il n'en est plus de même dans les locaux où les occupants sont fixés en un point donné de la pièce, par exemple dans les écoles, les hôpitaux, les casernes, les ateliers, etc. Dans ces cas, ceux qui sont condamnés à rester à côté du poêle ou de la cheminée, parfois durant plusieurs heures, sont incommodés par le rayonnement et l'excès de chaleur, tandis que ceux qui sont loin gèlent.

De plus, ces appareils ne remplissent pas les conditions que nous avons indiquées comme primordiales, à savoir l'éparpillement des surfaces de chauffe et le chauffage des parois. Ils sont au contraire localisés et, bien loin de supprimer les courants occasionnels froids dont nous avons signalé l'existence au droit des parois refroidissantes, ils les favorisent au contraire, car ils sont placés en général soit au milieu de la pièce, soit contre un mur de refend, c'est-à-dire contre une surface qui est la moins exposée au refroidissement. Dans ces conditions, l'air s'échauffant au contact du poêle gagne de suite la partie haute de la salle, s'étale en nappe, se refroidit et vient redescendre en cascade froide le long des murs extérieurs.

Les appareils de *chauffage au gaz* sont soit des cheminées, soit des poêles.

Dans les cheminées, des becs Bunsen portent à l'incandescence des houppes ou des matelas d'amiante qui chauffent par rayonnement; des conduits ou une double enveloppe en fonte permettent de regagner par convection une partie de la chaleur entraînée par les produits de la combustion. En général, le foyer de ces cheminées est en terre réfractaire. D'autres fois, les becs Bunsen portent à l'incandescence de petits blocs de la grosseur d'un œuf de poule, placés dans une grille en corbeille et formés d'un mélange d'amiante, de phosphate de chaux et de terre réfractaire.

Dans les poêles à gaz, les brûleurs Bunsen sont également apparents et rougissent des touffes d'amiante : les gaz chauds de la combustion traversent le corps du poêle qui a la forme des poêles ordinaires et échauffent l'air neuf lequel circule dans une conduite partant du bas et débouchant au sommet du poêle. Il y a de ces poêles qui utilisent jusqu'à 94 p. 100 de la chaleur produite.

Il faut rejeter comme détestables tous les appareils de chauffage au gaz qui n'évacuent pas ou n'évacuent qu'incomplètement les produits de la combustion.

Ces appareils au gaz ont tous les inconvénients des appareils similaires à combustibles solides. Mais ils ont un avantage précieux qui compense ces inconvénients : ils sont immédiatement mis en train et conviennent très bien pour le chauffage instantané et éventuel. Ils peuvent surtout rendre de grands services comme appareils auxiliaires lorsque le mode de chauffage normal est insuffisant : ils permettent de limiter les installations aux besoins normaux, car ils sont prêts en tous temps pour fournir l'appoint de calories nécessaires. Le gaz est donc un moyen de chauffage accidentel et de renfort. Mais pour le chauffage permanent, il serait ruineux.

ARTICLE TROISIÈME

CHAUFFAGE CENTRAL

La chaleur se laisse canaliser et transporter au loin comme le gaz et l'eau : on peut donc la produire à distance du lieu de consommation.

Les véhicules dont on se sert pour transporter la chaleur sont l'air, l'eau et la vapeur.

Le chauffage par l'air est abandonné de plus en plus pour des raisons multiples.

D'abord l'air, qui véhicule la chaleur, est déversé lui-même dans l'atmosphère du local à chauffer ; or par ce fait qu'il sert de véhicule à la chaleur il est exposé à un certain nombre d'altérations qui ne sont pas sans inconvénient pour la santé.

L'air en se chauffant se dessèche considérablement et devient à son tour desséchant. L'air qui est à 0 ne dissout lorsqu'il est saturé qu'une quantité de vapeur d'eau dont la tension est égale à 4,6 millimètres : si nous chauffons cet air à 20° C., il sera capable de dissoudre une quantité de vapeur d'eau représentée par une tension de 17, 4 millimètres. Le déficit de saturation sera donc représentée par une tension de 17, 4 — 4, 6 = 12.8 millimètres. Or l'expérience nous apprend que le déficit de saturation compatible avec une sensation de bien-être ne doit pas dépasser 5, 3 millimètres. Il arrive souvent, dans les locaux desservis par les calorifères à air chaud que ce déficit s'élève à 12, 16, et 18 millimètres, degré qui ne trouve d'égal à l'extérieur que dans le climat saharien. Aussi dans ces locaux les meubles craquent, les muqueuses se dessèchent, la peau devient sèche et on éprouve un grand malaise.

L'air qui a circulé à travers de longs conduits noirs qu'il est impossible de nettoyer et qui s'encrassent rapidement, est forcément chargé de poussières lorsqu'il débouche dans les pièces d'habitation.

L'air est un détestable agent de transport de la chaleur. En effet pour faire varier la quantité de chaleur transportée il faut faire varier ou la température ou le volume de l'air chaud. Si l'on veut ne pas faire des installations trop encombrantes on est conduit à réduire le plus possible les dimensions des conduits d'air chaud alors il faut, pour obtenir un chauffage suffisant, brûler l'air qui devient desséchant et peu agréable à respirer ainsi qu'il a été dit. Pour éviter ce grave inconvénient force est d'augmenter le volume d'air chauffé qui doit être d'autant plus grand qu'il fait plus froid et qui peut être tel qu'il faille renouveler en une heure sept ou huit fois l'air d'un local. Cela conduit à installer des appareils nombreux, encombrants et coûteux.

La conduite d'un calorifère à air chaud est très difficile et nécessite la présence constante d'un chauffeur expérimenté qui n'ait aucune occupation autre.

Enfin il n'est guère possible de faire déboucher l'air à la base et sur toute la longueur des surfaces de refroidissement et on n'arrive à chauffer les parois par ce système qu'en surchauffant l'air.

Tout *calorifère à air chaud* se compose d'un foyer, d'une chambre de chauffe, d'un conduit d'arrivée pour l'air extérieur et de gaines pour l'air chaud (fig 210).

Pour éviter la surchauffe de l'air, le foyer doit avoir des dimensions restreintes et il faut entretenir un feu lent;

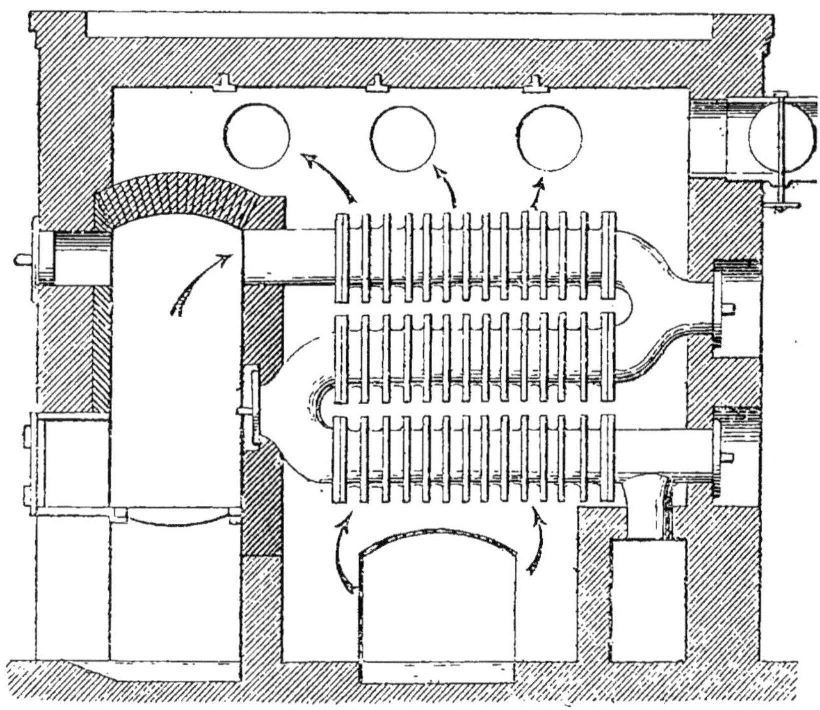

Fig. 210. — Calorifère à air chaud.

les surfaces de chauffe doivent par contre avoir un grand développement de manière à élever le moins possible la température de l'air introduit dans les pièces. Il y a à redouter le mélange des produits de combustion avec l'air chaud à envoyer dans les pièces : ce danger est surtout à redouter quand on fait usage de calorifères en poterie ou de foyers économiques d'un genre spécial où, à la faveur d'une combustion lente indispensable pour obtenir l'économie annoncée, il se produit de très grandes quantités d'oxyde de carbone. Il est indispensable en conséquence que les parois des surfaces de chauffe soit imperméables aux produits de la combustion et inattaquables par l'action de ces produits. Les tuyaux de fonte à joints boulonnés réalisent le mieux l'étanchéité requise. La figure 210 représente un calorifère de ce genre

La chambre de chauffe doit être visitable et se prêter à des nettoyages périodiques, à tout le moins mensuels. autrement il s'amasse sur les parois une grande quantité de poussière laquelle est entraînée avec le courant d'air ascendant lorsqu'il se meut avec une certaine force.

L'air froid arrive par un orifice donnant directement à l'extérieur, si cela est possible ; moins le conduit d'arrivée est long, mieux cela vaut. Pour abattre la poussière contenue dans l'air on se sert d'humecteurs qui dirigent sur le courant d'air entrant une fine poussière d'eau. Ces humecteurs sont destinés à nettoyer l'air et non à l'humidifier, attendu que la quantité de vapeur d'eau que cet air pourrait absorber serait insignifiante ; si l'on veut humecter réellement l'air il faut lui faire dissoudre de l'eau une fois qu'il est chauffé.

Les conduits d'air chaud doivent être verticaux, faire aussi peu de coudes que possible, être à parois lisses et pouvoir se nettoyer comme une cheminée, à l'aide d'une brosse circulaire que l'on attire au moyen d'une corde. On ne négligera jamais ces nettoyages, sous peine de voir les conduites être littéralement obstruées par la poussière.

Les conduits s'ouvrent à 1 ou 2 mètres au-dessus de la tête des occupants ; la vitesse du courant d'air chaud ne doit pas dépasser $0^{m},50$ à 1 mètre ; les dimensions des orifices sont calculées en conséquence. Le chauffeur est prévenu que la température d'une pièce est suffisante par une sonnerie qui est actionnée par le thermomètre de cette pièce dès que la température y a atteint 16°.

Pour pouvoir régler plus facilement la température de l'air introduit, on fait déboucher dans chaque conduite d'air chaud une conduite d'air froid : à l'orifice d'abouchement se trouve une valve qui permet de mélanger les deux airs dans la proportion requise pour l'instant et aussi de n'admettre que l'air chaud seul ou l'air froid seul lorsque cela est nécessaire.

Nous ne nous sommes arrêtés aux calorifères à air chaud que parce qu'ils sont d'un usage courant et qu'il faut les connaître, ne fût-ce qu'à cause de leurs inconvénients. A ceux-ci il convient d'ajouter les dangers des ncendies dont les exemples ne sont malheureusement pas rares.

La seule application vraiment hygiénique du calorifère à air chaud est celle proposée par M. Trélat, et qui consiste à lancer dans les locaux occupés par intermittence des torrents d'air chauffé à 80° qui, après s'être refroidi au contact des parois, revient au calorifère par des conduites de retour et s'échauffe pour resservir de nouveau. Cette opération se fait *avant l'occupation du local* et cesse avant l'arrivée des occupants ; lorsque ceux-ci pénètrent dans le local, ils y trouvent des murs tièdes qui ont emmagasiné la chaleur empruntée à l'air surchauffé et qui la rayonnent pendant quelques heures. Il faut que les parois aient une grande épaisseur de manière à ce que la chaleur puisse s'y accumuler en abondance ; l'air chaud émis pendant la période qui précède l'occupation doit être à une température aussi élevée que possible, de manière à ce que l'emmagasinement de la chaleur dans les murs et aussi dans les objets contenus dans la salle se fasse rapidement et en quantité considérable. Pendant l'occupation des locaux, on n'envoie plus dans le local que de l'air relativement frais, légèrement chauffé sur des appareils complémentaires de ceux qui servent au chauffage proprement dit, ce qui est une complication dans l'installation.

On ne peut d'ailleurs songer à appliquer le mode précité de chauffage si l'occupation du local dure assez longtemps, car on ne pourrait pas emmagasiner dans les murs assez de chaleur pour que l'influence du refroidissement ne se fît pas sentir à un moment donné. De plus, même dans des locaux à occupation intermittente, lorsque les périodes d'occupation sont nombreuses dans la même journée, comme dans les lycées par exemple, on ne peut compter sur le personnel pour interrompre et rétablir à temps le chauffage.

On voit que l'air sert uniquement ici de véhicule pour la chaleur et qu'on se garde bien d'utiliser pour la respiration cet air chaud et sali. Mais que dire des calorifères à air chaud par circulation d'air, où le même air chauffé retourne au calorifère après avoir servi à la respiration ? Faire respirer cet air qui a servi à transporter la chaleur est aussi irrationnel que de faire boire l'eau de condensation souillée par la graisse des pistons d'une machine à vapeur.

M. Somasco, ingénieur civil à Creil, a appliqué le calorifère à air chaud d'une façon absolument hygiénique pour le chauffage des parois d'une maison d'habitation ; cette installation étant restée unique à notre connaissance jusqu'à présent, nous en donnons la description empruntée à la *Revue d'hygiène* (année 1885, p. 900).

« L'habitation est un pavillon isolé de 12 mètres × 12 mètres, comportant deux étages et un comble servant de hall.

« Les murs creux ont 55 centimètres d'épaisseur totale, ils sont formés extérieurement par un mur en briques de 11 centimètres. Il reste donc un vide d'environ 20 à 22 centimètres dans l'épaisseur du mur, de telle sorte que toute la maison est doublée et qu'on peut la considérer close extérieurement par deux enveloppes placées l'une dans l'autre.

« Les murs du sous-sol sont massifs, mais présentent à leur partie haute, près du plafond, sur tout leur pourtour intérieur, des orifices d'entrée qui communiquent avec le vide des murs.

« Une cloison intérieure contournant tout le sous-sol forme un vaste couloir fermé en avant des orifices d'introduction des murs creux.

« Ce couloir est mis en communication directe avec l'extérieur, sur toutes les faces de la maison, par de grands orifices établis à environ $1^m,50$ du sol. A l'intérieur du couloir, des tuyaux de chauffage contenant de l'eau chaude permettent d'élever la température de l'air qui doit circuler dans l'épaisseur des murs.

« Cet air chaud, après avoir circulé dans le mur extérieur de l'habitation, contribue au chauffage de quelques pièces secondaires, notamment d'un hall établi dans les combles.

« L'air extérieur est admis dans les pièces par des orifices naturels, sans avoir subi aucune préparation, et est évacué par des cheminées spéciales à chaque pièce. »

En faisant circuler par le vide de la paroi de l'air à 45° ou 50°, on a constaté que la température des murs au rez-de-chaussée était de 30° à 36° et que cette température diminuait d'environ 1° par mètre de hauteur, La maison était très agréable à occuper. On a reconnu que pour éviter la trop fréquente ouverture des fenêtres il y avait lieu de ménager à la partie haute des pièces des orifices d'introduction d'air neuf.

Ce mode de chauffage ne s'est pas généralisé; on lui a reproché de céder en pure perte une bonne partie de la chaleur produite au mur extérieur; il serait très facile de parer à cet inconvénient très réel en doublant la paroi interne de ce mur d'une couche isolante, par exemple avec de la laine, de scories ; on a pu voir à l'Exposition Universelle des spécimens de murs isolés par ce procédé. De toutes façons, il est certain, ainsi que M. Somasco l'a fait observer, qu'il importe de chauffer surtout les murs d'enceinte qui se refroidissent beaucoup, plutôt que les cloisons qui, elles, se refroidissent peu. Mais il n'en est pas moins vrai qu'on ne peut chauffer au droit des fenêtres, c'est-à-dire des principales surfaces de refroidissement.

En résumé, le chauffage à air chaud est, pour les locaux habités, peu à recommander. Admissible pour de vastes vaisseaux où on n'a pas à séjourner longtemps, comme dans les églises, et où on ne peut songer à chauffer les parois, il est médiocre pour les habitations privées et son emploi doit être irrévocablement banni des locaux scolaires, hôpitaux, casernes, grandes administrations.

Chauffage à l'eau chaude.

A l'inverse du chauffage à l'air chaud, le chauffage à l'eau chaude permet de satisfaire à toutes les exigences de l'hygiène. En raison de la chaleur spécifique élevée de l'eau, on peut porter la chaleur assez loin, dans un rayon de 40 à 50 mètres environ ; on peut par conséquent centraliser le chauffage, ce qui est toujours désirable au point de vue de la sécurité, de la simplicité du fonctionnement et de l'économie du personnel.

Une installation de chauffage à l'eau chaude comporte toujours essentiellement une chaudière, des canalisations portant l'eau chaude dans des surfaces chauffantes placées dans les locaux à chauffer, et des canalisations de retour par lesquelles l'eau refroidie rentre dans la chaudière. Enfin comme l'eau se dilate sous l'influence de la température, il faut un vase, dit d'expansion, qui reçoit le trop-plein des canalisations. Selon la température de l'eau mise en circulation, le vase d'expansion pourra être ouvert à l'air libre ou bien il devra être hermétiquement fermé; il reste ouvert dans le cas où la température de l'eau ne dépasse pas 100°, on a alors le chauffage dit à basse pression. Quand au contraire on emploie une eau chauffée à plus de 100°, le vase d'expansion est fermé et le système est dit à moyenne ou à haute pression suivant les conditions du fonctionnement.

Chauffage à l'eau chaude à basse pression. — Le chauffage à l'eau chaude sans pression se fait à l'aide d'une chaudière placée en sous-sol, d'où part un circuit qui conduit d'abord l'eau chaude au point le plus élevé du bâtiment d'où elle redescend à la chaudière après avoir traversé les surfaces chauffantes auxquelles elle abandonne une partie de son calorique. A la partie la plus déclive du circuit est disposé un robinet de vidange.

Les foyers sont de formes très variables. La chaudière peut être remplacée par un système de tuyaux étamés qui sont léchés par la flamme (fig. 211) et dont les deux extrémités se raccordent avec les tuyaux d'arrivée et de départ de l'eau; celle-ci circule en sens inverse de la fumée. L'eau peut aussi être chauffée au moyen de la vapeur.

Dans ce système, on est conduit à mettre en circulalation de grands volumes d'eau pour deux raisons.

D'abord le nombre de calories que l'eau peut emmagasiner et abandonner entre 20° et 100° n'est que de 80 par litre; il faut par conséquent un fort volume d'eau pour mettre en liberté un nombre un peu considérable de calories. Puis l'eau circule dans les canalisations avec une très grande lenteur; le mouvement dans les appareils à eau chaude en général est obtenu grâce à la différence de poids d'une colonne d'eau chaude et d'une colonne d'eau relativement froide; plus cette différence sera grande et plus la vitesse de la circulation sera considérable et réciproquement. Or dans le

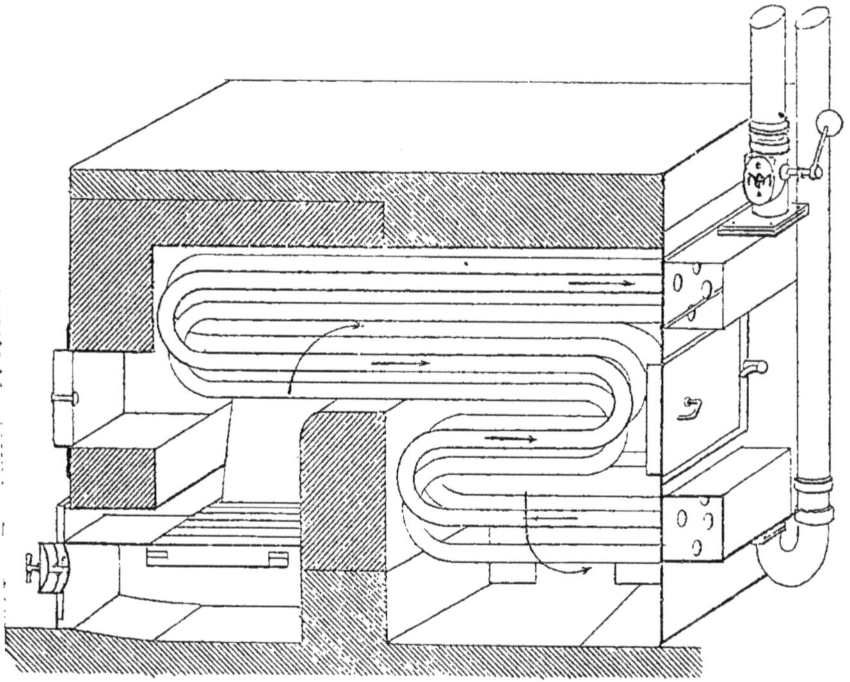

Fig. 211. — Foyer pour le chauffage à eau chaude.

chauffage à basse pression, cette différence reste toujours forcément maintenue entre des limites très étroites, d'où il résulte que l'eau progresse dans les tuyaux avec une très grande lenteur qui ne dépasse pas 3 à 4 centimètres à la seconde et qui souvent n'est que de 1 centimètre. C'est là le vice capital du système, car du moment qu'on ne peut faire passer l'eau rapidement, il faut en faire passer beaucoup à la fois, ce qui a pour conséquence l'exagération des sections des conduites.

Celles-ci sont encombrantes, difficiles à placer et à dissimuler et nécessitent de larges orifices pour traverser les murs dont la solidité est amoindrie par là.

Le chauffage à eau à grand volume ne se prête que rarement au chauffage rationnel des murs et des parois efroidissantes tel que nous le comprenons : dans ce cas les surfaces de chauffe sont constituées par des tuyaux longeant la base desdites parois ; mais ces tuyaux étant généralement très encombrants, on est porté à faire usage de poêles à eau chaude que l'on place au milieu des pièces à chauffer. Le chauffage n'est alors plus rationnel et présente une grande partie des inconvénients que nous avons signalés pour les poêles ordinaires. Les poêles sont en général de forme annulaire : l'eau circule entre les deux parois de l'anneau, l'air lèche les surfaces de chauffe et monte en s'échauffant. Un robinet permet d'arrrêter ou de modérer l'arrivée de l'eau chaude.

Le chauffage à l'eau chaude à grand volume a d'ailleurs un inconvénient très sérieux : c'est qu'en raison même de la grande masse d'eau contenue dans l'ensemble de la canalisation, dans la chaudière et dans les poêles, il manque absolument de souplesse. La mise en train est très longue et exige plusieurs heures ; de grandes variations dans l'intensité du feu ne se font parfois sentir qu'au bout de six, huit, quelquefois douze heures. De plus, lorsque la température, dans les locaux habités, a atteint le maximum désirable, les poêles et les canaux pleins d'eau chaude continuent à fournir, pendant très longtemps, une chaleur qui est très incommode. Aussi ce système n'est-il plus guère employé pour les locaux habités.

On a essayé de réduire la section des canalisations en activant la circulation de l'eau au moyen d'un jet de vapeur surchauffée injecté dans un point quelconque du circuit avec un injecteur Giffard. Mais cette invention n'a pas encore fait ses preuves dans la pratique, à notre connaissance du moins.

Quand on a le soin de réduire au minimum compatible avec un bon fonctionnement la masse d'eau mise en mouvement, on obtient des résultats assez bons. Le manque d'élasticité disparaît en partie ; il n'en reste qu'une certaine stabilité qui peut être un avantage dans bien des cas.

Une disposition ingénieuse consiste à introduire dans le circuit un réservoir qui emmagasine la majeure partie de l'eau et qu'on peut isoler du circuit général par un système de robinets. Lorsque cet isolement est effectué, la quantité d'eau à échauffer est assez restreinte, attendu que la chaudière a elle-même une faible capacité. De la sorte on arrive plus rapidement à chauffer l'eau des pièces et on n'admet l'eau du réservoir dans le circuit général que progressivement et lorsque le chauffage est déjà bien en train.

Quelle que soit la combinaison adoptée pour le chauffage de l'eau à moyen volume, les tuyaux réduits à un strict minimum peuvent passer à peu près partout. Si l'on tient compte de la grande simplicité de fonctionnement de ces appareils, de la sécurité absolue qu'ils présentent (pourvu que les canalisations soient bien étanches, condition qu'on est toujours sûr de remplir en faisant usage de tuyaux en fer et non en fonte), on doit reconnaître qu'ils présentent de très sérieux avantages. Ils peuvent être employés avec un certain avantage dans les hôpitaux et d'une manière générale dans les locaux occupés d'une façon sinon permanente du moins très prolongée. Ils conviennent pour le chauffage de maisons particulières, auquel cas il est très économique de faire servir le foyer de la cuisine au chauffage de l'eau.

Mais il ne faut pas se dissimuler que les appareils même à moyen volume sont encore un peu encombrants, qu'ils pèchent par un manque relatif d'élasticité : en aucun cas ils ne peuvent convenir pour des locaux à occupation intermittente.

Chauffage à l'eau chaude à haute et à moyenne pression. — Dans ce système imaginé par Perkins, la chaleur est transportée au moyen de l'eau emprisonnée dans de petits tuyaux de fer forgé : le vase d'expansion est fermé et on peut porter la température de l'eau en circulation à des températures bien supérieures à 100° ; d'autre part, la vitesse de l'eau dans les tuyaux est très accé

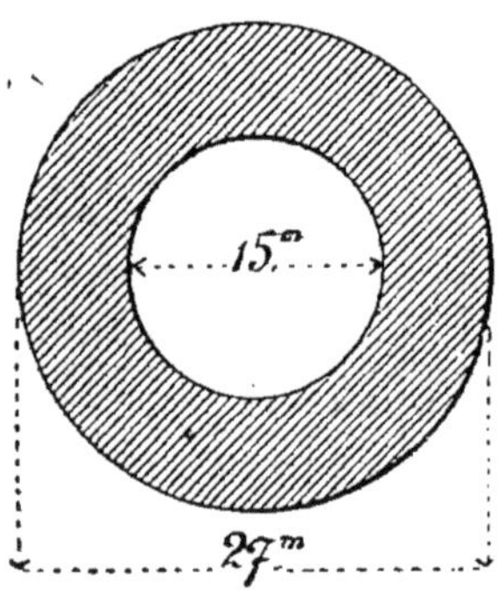

Fig. 212. — Coupe d'un tuyau Perkins.

lérée en raison de ce qu'on peut faire très considérable l'écart entre les colonnes chaudes et les colonnes froides. Pour ces deux raisons, on réduit notablement d'un côté le volume d'eau en circulation, d'un autre côté, les dimensions des tuyaux. Ceux-ci ont de 15 à 25 millimètres de diamètre intérieur et 4 à 6 millimètres d'épaisseur (fig. 212), ils peuvent résister à des pressions de plusieurs centaines d'atmosphères et sont essayées à des pressions de 200 atmosphères.

Au point le plus bas une portion du circuit général,

enroulée en serpentin, est encastrée dans un foyer qui est tantôt indépendant, tantôt commun avec le foyer de la cuisine. Cette dernière disposition, très économique l'hiver, est très gênante l'été, lorsqu'il devient nécessaire d'interrompre le chauffage.

Le fourneau indépendant est constitué par une chambre en maçonnerie ou en métal selon l'importance du chauffage ; il est cylindrique pour les petits appareils, à section rectangulaire pour les grands. Dans ce dernier cas le foyer renferme plusieurs serpentins dont chacun est relié par sa partie inférieure avec une canalisation de retour de l'eau refroidie, et, par sa partie supérieure, avec une canalisation de départ d'eau chaude. L'eau, sortant chaude d'un serpentin, monte pour se distribuer à un certain nombre de surfaces chauffantes : elle revient par la canalisation d'eau refroidie dans le serpentin suivant, va de là dans une autre série de surfaces chauffantes, revient dans le troisième serpentin et ainsi de suite pour revenir enfin dans le premier serpentin d'où elle était partie. L'ensemble des serpentins du foyer, des surfaces chauffantes et des tuyaux de départ d'eau chaude et d'eau froide, forme ainsi une canalisation continue. A chaque section du circuit comprise entre deux serpentins voisins correspond un vase d'expansion en fer forgé.

Dans le système Perkins pur, *dit à haute pression*, on chauffe sans se préoccuper de la pression intérieure dans les tuyaux qui peut s'élever jusqu'à 60 kilogrammes, rarement au delà à quelque feu qu'on les chauffe. Dans le système Perkins modifié, dit à moyenne pression, on maintient la pression entre 5 et 16 kilogrammes; normalement elle est de 6 kilogrammes.

Cette limitation de la pression est faite au moyen d'un mécanisme consistant en une double soupape faisant communiquer le circuit avec le vase d'expansion. L'une de ces soupapes s'ouvre dès que la pression atteint 8 ou 10 kilogrammes (il y en a même qui sont réglées à 3 atmosphères) et permet l'issue d'une certaine quantité d'eau. Au moment du refroidissement, l'autre soupape favorise la rentrée de l'eau dans le circuit.

La température de l'eau oscille par conséquent entre 158° qui correspondent à une pression de 5 kilogrammes et 183° qui correspondent à une pression de 10 kilogrammes. A part cela il n'y a aucune différence essentielle entre les systèmes à haute et à moyenne pression. La circulation de l'eau dans les tuyaux se fait comme dans les thermosiphons, seulement avec une vitesse bien plus grande, qui peut être évaluée en moyenne à 0m,80 à la seconde.

Lorsque ces appareils ont été bien construits, et ils ne peuvent l'être que par des maisons spéciales (Herscher, Grouvelle), il n'y a aucune espèce de perte à redouter ; les tuyaux sont assemblés de façon qu'ils pénètrent l'un dans l'autre par leurs bouts. A cet effet, les extrémités à raccorder sont munies l'une d'un filet de vis avec pas à droite, l'autre d'un filetage avec pas à gauche. L'un des tuyaux porte à son extrémité un biseau, l'autre présente une face bien dressée : en engageant les extrémités des tuyaux dans un même manchon taraudé moitié à gauche et moitié à droite et en faisant tourner ces manchons, les deux tubes se rapprochent, viennent en contact et enfin, en continuant à tourner le manchon on détermine la pénétration du biseau de l'un dans la face dressée de l'autre. De semblables joints durent aussi longtemps que la canalisation elle-même ; on conçoit que leur étanchéité soit absolue.

Grâce à leur petit calibre, la pose des tuyaux est très simple ; ils se laissent loger et conduire aisément dans tous les points du bâtiment et on peut disséminer les surfaces de chauffe partout où besoin en est, à la base de chaque paroi refroidissante. Ces surfaces de chauffe sont les tuyaux en partie lisses, en partie garnis d'ailettes rapportées. L'adjonction des ailettes a pour but d'augmenter, dans une large mesure, l'émission de la chaleur ; selon l'écartement des ailettes, la quantité de calories émises par une longueur déterminée de tuyaux peut varier dans de très grandes limites : on peut donc serrer d'aussi près que possible le problème du chauffage rationnel des parois en faisant varier à volonté l'écartement des ailettes de manière à fournir en chaque point autant de calories qu'il s'en perd par le refroidissement. Il y a avantage à faire ces ailettes excentrées vers le bas, de manière à ce que leur partie supérieure affleure presque le tuyau ; le nettoyage est alors très facile, ce qui a son importance, dans les hôpitaux surtout.

Chaque fois que les exigences de la décoration ne s'y opposent pas absolument, les surfaces chauffantes ne devront être masquées par aucune enveloppe ou écran ajouré. On bénéficie bien mieux ainsi du rayonnement direct de ces surfaces et cette disposition est bien plus favorable au point de vue de la propreté, parce que rien ne gêne la surveillance et le nettoyage : on ne saurait trop la conseiller pour les habitations collectives.

Le chauffage à eau à haute et moyenne pression se prête très bien à l'installation de robinets grâce auxquels on peut chauffer indépendamment des locaux contigus : à cet effet on établit sur le circuit principal des circuits secondaires par dérivation. Cette indépendance du chauffage des divers locaux est des plus importantes, sinon au point de vue de l'hygiène, du moins en vue de l'économie de fonctionnement.

La mise en train est très rapide et demande six fois moins de temps qu'avec la vapeur ; cela tient à la faible quantité d'eau qu'il y a à chauffer ; en effet, un circuit de 300 mètres courants ne renferme que 100 litres d'eau environ. Le rendement est excellent; on utilise jusqu'à 90 p. 100 de la chaleur du combustible.

Ce système est d'un fonctionnement excessivement simple; il suffit de temps en temps de rajouter un peu d'eau par le vase d'expansion, surtout dans les premiers temps. Sa sécurité est telle que l'administration compétente le dispense de tout appareil de sûreté. La seule précaution à prendre est de ne pas laisser l'eau se geler dans les tuyaux; il faut donc veiller à ce qu'elle ne se refroidisse jamais complètement. D'ailleurs même lorsque des explosions se produisent elles ne déterminent aucun accident sérieux : la plupart du temps le circuit se rompt dans le foyer même qui est éteint par le fait; d'ailleurs il suffit de l'issue d'une petite quantité d'eau pour rétablir l'équilibre dans le circuit.

Il est bon de faire usage d'un manomètre déterminant la mise en marche d'une sonnerie électrique dès que la pression limite est atteinte.

Chauffage par la vapeur. — La vapeur est l'agent le plus puissant de transport pour la chaleur, infiniment supérieur à l'air et à l'eau. En effet, tandis que 1 kilogramme d'air porté de 0 à 100° n'emmagasine que 24 calories, et que 1 kilogramme d'eau chauffé dans les mêmes limites n'emmagasine que 100 calories, 1 kilogramme d'eau absorbe pour passer à l'état de vapeur 537 calories qui seront immédiatement disponibles par le seul fait de la condensation de la vapeur. Donc en employant la vapeur on chauffe avec la chaleur latente qui est une réserve autrement riche que la chaleur sensible.

La vapeur est un agent commode de transport pour la chaleur ; son emploi permet de placer la chaufferie à une distance pour ainsi dire quelconque des locaux : il y a des installations dans lesquelles la vapeur destinée au chauffage est portée à 2000 mètres et ce transport s'effectue sans déperdition sensible. La vapeur circule avec la plus grande facilité et une grande rapidité, même sous une très faible pression, dans des conduites de très petit diamètre ; des jauges à lumière très serrée laissent passer dans l'unité de temps de forts poids de vapeur. Il en résulte qu'on peut, comme pour le chauffage à eau surchauffée, employer des tuyaux de très petit diamètre avec cette différence en faveur du système par la vapeur, que leurs parois ne sont appelées à supporter que de faibles pressions.

La vapeur ne circule dans les conduits que sous une pression très peu supérieure à la pression atmosphérique : on ne dépasse jamais 1/2 à 1 atmosphère, de sorte que la température des surfaces de chauffe est au maximum de 100° à 120°. L'air qui circule au contact de ces surfaces n'est donc jamais porté à une température trop élevée; en général il est à 40° et jamais plus qu'à 50°.

De même que le chauffage à eau chaude, le chauffage à vapeur a pour principal avantage de permettre de placer les surfaces chauffantes dans les locaux même à chauffer ; il se prête par suite admirablement à un chauffage rationnel, permet de créer au bas des parois refroidissantes ces rubans de chaleur dont nous avons indiqué le rôle si indispensable et supprime, ou tout au moins permet de supprimer, les gaines sales auxquelles condamne le calorifère à air chaud. Il présente en outre une souplesse extraordinaire : rien n'est plus facile avec ce système que d'assurer l'indépendance complète des locaux à chauffer.

Le système de chauffage à vapeur donne une grande élasticité ; on peut élever la température très rapidement, dès qu'on a de la vapeur sous pression ; le réglage est très facile; on peut à volonté augmenter, ralentir et interrompre le chauffage par des manœuvres d'une grande simplicité.

L'emploi de la vapeur avait tout d'abord donné les résultats les plus médiocres : ainsi on n'arrivait que difficilement à assurer l'indépendance complète des différentes surfaces chauffantes ; il se produisait dans les canalisations des bruits extrêmement incommodes dus à la collision de la vapeur avec l'eau de condensation. Ces inconvénients qui subsistent encore dans certains systèmes imparfaits ont complètement disparu dans ceux qui sont plus perfectionnés. Aujourd'hui, grâce aux progrès de la construction, quand un service de chauffage a été installé dans de bonnes conditions, il fonctionne sans à-coups, sans fuite et sans aucun des bruits désagréables qu'on lui reprochait naguère encore. En Amérique il est des villes où des quartiers entiers sont desservis par un poste central à vapeur. Il est à prévoir et en tous cas à espérer qu'on arrivera de même chez nous, dans un avenir pas trop éloigné, à canaliser ainsi la chaleur par la rue jusque dans les maisons : cela ne sera pas plus difficile que pour l'eau, le gaz, l'air comprimé ou l'électricité. Le chauffage à la vapeur est le système hygiénique par excellence ; on peut dire que c'est le système de l'avenir.

Pour le moment, on peut reprocher à ce mode de chauffage qu'il coûte cher d'installation et qu'il nécescite la présence constante d'un chauffeur pour conduire le feu : ce dernier inconvénient disparaît dès qu'il s'agit d'une installation un peu importante, car, alors quel que soit le procédé employé, il faut bien consacrer au service du chauffage une ou plusieurs personnes. Lorsqu'il s'agit d'une installation très importante, le chauffage à la vapeur procure même une sérieuse économie de personnel, en ce qu'il permet de grouper en un seul point tout le service de la chaufferie. Nous décrirons en outre ci-après un procédé de chauffage à basse pression qui réduit à presque rien le rôle du personnel de service.

Nous pouvons donc résumer comme il suit les avantages du système de chauffage par la vapeur :

1° Fonctionnement absolument sûr ;

2° Possibilité de placer les surfaces chauffantes dans les locaux même et d'effectuer rationnellement le chauffage en plaçant les surfaces chauffantes au pied des parois refroidissantes ;

3° Indépendance absolue des diverses surfaces chauffantes ;

4° Portée presque illimitée du chauffage (on porte *couramment* la chaleur à 300 ou 400 mètres des générateurs) ;

5° Suppression complète des chances d'incendie.

Dans le chauffage à vapeur, celle-ci part d'un générateur, parcourt un circuit sur le trajet duquel sont disposés les appareils de chauffage constitués par des récipients dits surfaces chauffantes dans lesquels la vapeur se condense pour revenir à l'état d'eau de condensation vers la chaudière dans laquelle elle est réintroduite. Il y a donc à considérer le générateur, les tuyaux de distribution de la vapeur, les surfaces de chauffe, les appareils de réglage, les tuyaux de retour.

La vapeur nécessaire est produite dans une ou plusieurs chaudières qui peuvent être d'un système quelconque ; le plus souvent on a recours à des chaudières dites « inexplosibles, » qui offrent la plus grande sécurité, parce que la rupture d'une quelconque de leurs parties ne saurait amener d'accident grave. Ces chaudières sont, en général, construites avec beaucoup de soin et présentent toute sécurité.

Les tuyaux sont à système compensateur pour corriger les effets de la dilatation ; il sont généralement en fer étiré, quelquefois en cuivre.

Les joints que construisent les grandes maisons de chauffage (Geneste et Herscher, Grouvelle) sont absolument hermétiques, et jamais il n'y a de fuites.

Les conduites de retour ramenant les eaux de condensation aux générateurs sont habituellement en fonte, ce qui ne présente aucun inconvénient, attendu que ces tuyaux n'ont à résister à aucune pression.

Pour régler la température, deux moyens se présentent : diminuer ou supprimer l'arrivée de la vapeur lorsque la pièce est chauffée (chauffage intermittent), ou bien diminuer et régler le poids de vapeur que doit recevoir en moyenne chaque surface de chauffe.

Le chauffage intermittent se fait au moyen de robinets : lorsque les occupants veulent s'astreindre à manœuvrer ceux-ci, tout est pour le mieux. Mais dans la pratique, la plupart du temps on ne ferme les robinets que lorsque la chaleur est excessive et on ne les rouvre que lorsqu'on commence à souffrir du froid.

Dans le second système, on place en tête de chaque surface de chauffe une jauge percée d'un orifice suffisant pour laisser passer le poids de vapeur nécessaire dans les cas de dépense moyenne. Lorsque la température extérieure s'abaisse, la pression est progressivement augmentée de manière à fournir un plus grand poids de vapeur. Lorsque, au contraire, la température monte on diminue la pression et par là le poids de la vapeur apportée dans l'unité de temps.

Pour isoler les surfaces de chauffe d'avec la canalisation de retour on se sert de soupapes (système Grouvelle). Ces soupapes sont sphériques. Un ressort à faible tension les maintient toujours fermées. Ce ressort cède sous une charge déterminée. La soupape est portée sur une tige librement guidée dans un tube fixe dont la partie supérieure limite la course de la soupape. Le ressort est enroulé autour du tuyau et protégé par la concavité de la soupape.

Le fonctionnement de ces soupapes est facile à comprendre. Lorsque la pression intérieure est supérieure à la pression de retour, la soupape fonctionne. Si l'appareil vient à être arrêté, la vapeur s'y condense et la soupape est fermée sous la triple action du ressort, du vide produit par la condensation et de la pression de retour.

Lorsque le tuyau de retour a une certaine longueur, aucune soupape n'est nécessaire ; la pression de retour est alors tout au plus suffisante pour chauffer quelques décimètres du tuyau de retour qui reste froid dans la plus grande partie de sa longueur.

Les surfaces de chauffe les plus simples sont les tuyaux à ailettes métalliques : ces dernières sont soit venues de fonte avec le tuyau, soit fixées sur le tuyau au moyen d'un mastic métallique bon conducteur de la chaleur. Ce dernier système qui est celui de M. Grouvelle, offre de sérieux avantages parce qu'il permet de fixer des ailettes sur des tuyaux en fer qui ont une résis tance plus grande que les tuyaux en fonte. On peut, par conséquent, réduire le calibre des tuyaux, d'où économie notable et plus grande facilité de pose. D'autre part, on peut avoir ainsi des tuyaux à ailettes mesurant jusqu'à 5 mètres de long au lieu de $2^{m},50$, ce qui diminue de moitié le nombre des joints ; de plus, ceux-ci peuvent être vissés au lieu d'être à brides et à boulons. Enfin, on a la faculté de répartir les ailettes à volonté suivant la surface de chauffe reconnue nécessaire par le calcul.

L'addition des ailettes augmente les surfaces de chauffe dans la proportion de 6 à 1.

Dans ce système, comme dans celui à l'eau chaude, on doit s'attacher le plus possible à laisser apparentes les surfaces chauffantes ou tout au moins à ne les recouvrir que d'enveloppes très facilement démontables permettant de procéder au nettoyage sans aucune difficulté. On ne doit jamais, à moins d'y être absolument forcé, enfouir les surfaces chauffantes dans des enveloppes fixes, inaccessibles au nettoyage, dans lesquelles les poussières ne tardent pas à s'accumuler et qui même sont transformées parfois en véritables boîtes à ordures parce qu'on y jette toute espèce de débris (chiffons, papiers, pelures de pommes, etc.). En outre, on est alors dans l'impossibilité de répartir convenablement les calories ; on est conduit à grouper les appareils en un certain nombre de points seulement et à donner à chacun d'eux une puissance relativement considérable : l'air qui s'échappe est alors excessivement chaud et on se trouve dans des conditions analogues au chauffage local ou au chauffage à air chaud.

Les poêles à vapeur Grouvelle sont formés de tuyaux de fonte garnis de lames longitudinales venues de fonte, et réunies par des culottes. Chaque poêle est composé d'un certain nombre de ces tuyaux disposés par rangées rectilignes ou circulaires. La jonction entre les tuyaux et les culottes est réalisée par l'emploi d'un mastic de fonte. La vapeur ou l'eau de condensation circulent dans les tuyaux de haut en bas en sens inverse de l'air qu'elles échauffent.

D'autres poêles sont formés d'éléments à culottes horizontaux superposés et réunis par des culottes verticales ; leur agencement est tel que la vapeur qui arrive par le bout, par exemple, circule de droite à gauche dans l'élément supérieur, puis de gauche à droite dans l'élément situé au-dessous et ainsi de suite en suivant un trajet en serpentin jusqu'au tuyau de retour de l'eau de condensation qui se trouve à la partie inférieure.

Lorsque le chauffage à vapeur n'est pas continu et

que les causes ou les surfaces de refroidissement sont considérables, il est à craindre que dès que l'arrivée de la vapeur cesse, la température baisse brusquement de 5° et 6° et même davantage. Dans ces cas, il est bon d'employer des poêles à eau et à vapeur qui font office de volants en accumulant la chaleur pour la céder ensuite et qui rendent le chauffage uniforme.

Les poêles à eau et à vapeur sont de deux espèces : dans les uns, la vapeur circule dans des tubes droits, arrive en contact avec l'eau du poêle et s'y condense en partie : il en résulte que la quantité de cette eau s'accroît sans cesse de l'eau de condensation : le tuyau de retour de la vapeur sert en même temps de trop-plein pour l'excès de l'eau. Dans les autres, la vapeur circule dans un serpentin entouré d'eau qui s'échauffe par contact.

Dans les deux systèmes, des dispositions plus ou moins ingénieuses permettent de faire baisser le niveau de l'eau et de se soustraire aux effets du calorique accumulé par elle. Bien maniés, ces appareils donnent des résultats excellents.

Le poêle à vapeur et eau Koerting est une espèce de thermosiphon formé d'un certain nombre d'éléments à ailettes superposés (fig. 213) ; tous les éléments, sauf les deux extrêmes, sont divisés par une cloison en deux compartiments inégaux ; tous les compartiments de droite communiquent entre eux, il en est de même des compartiments de gauche. Le poêle est plein d'eau jusqu'à la moitié de l'élément supérieur qui sert de vase d'expansion. Dans l'élément inférieur sont logées deux conduites en U qui sont indépendantes et dans lesquelles circule la vapeur. L'eau, à mesure qu'elle s'échauffe au contact des tuyaux de vapeur, monte par le petit compartiment de gauche et redescend, en continuant à céder sa chaleur, par le compartiment de droite.

Suivant que le froid est plus ou moins vif, on peut chauffer l'eau au moyen de deux tubes à vapeur, ou par l'un des deux, au choix. On obtient ainsi une certaine graduation ; mais il arrivera toujours des moments, surtout

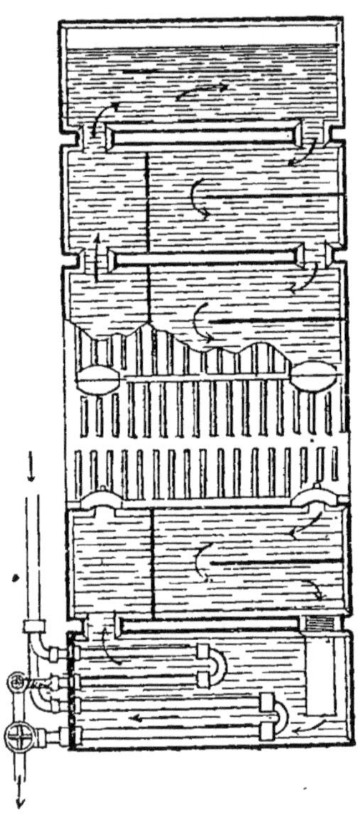

Fig. 213. — Poêle à vapeur et à circulation d'eau (système Kœrting).

dans les saisons intermédiaires, où le poêle, étant plein d'eau voisine de 100°, l'air de la pièce est lui-même assez chaud, de sorte que la chaleur cédée par le poêle devient incommode.

Pour remédier à ce gros inconvénient, on construit des poêles qui permettent d'avoir un volume d'eau plus ou moins fort, suivant les besoins et les saisons ; tel est le poêle Kaeuffer et Cie (fig. 214). La vapeur arrive par le haut et s'écoule par le bas avec l'eau de condensation. L'écoulement peut se faire au choix par l'un ou

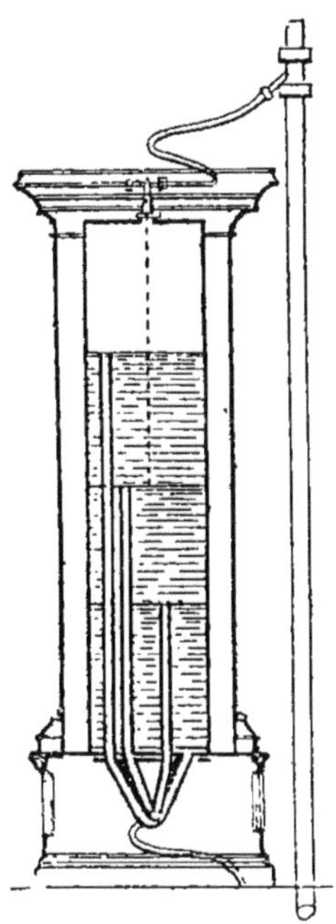

Fig. 214. — Poêle à eau et à vapeur (système Kaeuffer).

l'autre de quatre tuyaux verticaux qui s'ouvrent à des hauteurs différentes dans l'intérieur du corps du poêle. Quand on ouvre le tuyau le plus long, les autres étant fermés, on a une hauteur d'eau assez grande ; lorsqu'au contraire on ouvre le tuyau le plus court, il n'y a plus d'eau et le poêle devient poêle à vapeur.

Les poêles à eau de Sulzer se composent (fig. 215) de deux parties : une centrale qui est le caléfacteur, et une extérieure, le manteau. La vapeur descend par le tuyau d'arrivée dans la cloche du caléfacteur, passe à travers une série de tubes *t*, et s'échappe avec l'eau de condensation par un tuyau de retour. Le caléfacteur est rempli d'eau jusqu'à la hauteur N, au niveau de l'embouchure du tuyau d'arrivée de la vapeur ; dès que, par la con-

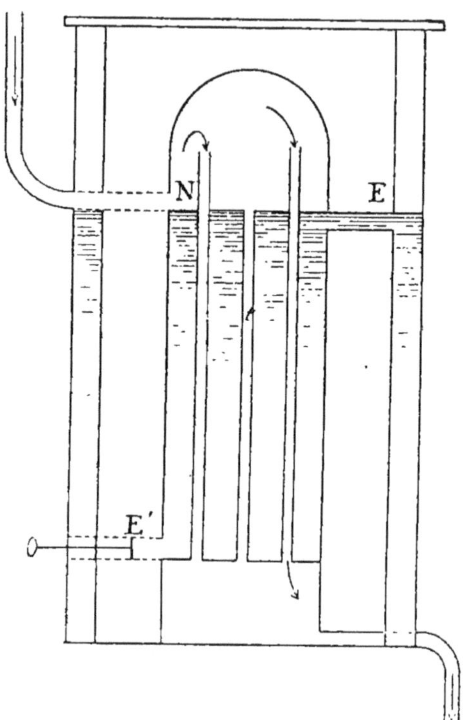

Fig. 215. — Poèle à eau et à vapeur (système Sulzer).

densation de la vapeur, ce niveau est dépassé, l'eau se déverse par le tube du milieu, dont la hauteur est calculée de manière à ce qu'il dépasse de quelques millimètres à peine le niveau N, et va à la chaudière avec l'eau de condensation. Le manteau est à double paroi et loge de l'eau qui est en communication avec celle du caléfacteur par deux tuyaux, un supérieur E et un inférieur E', ce dernier est muni d'une petite vanne. Lorsque cette vanne est fermée, l'eau du caléfacteur seule s'échauffe par le passage de la vapeur ; mais dès qu'elle est ouverte, l'eau du caléfacteur, plus légère, passe en E et cède la place à l'eau du manteau qui entre par E'. Il s'établit ainsi une circulation qui est d'autant plus active que la différence de température est plus grande. L'air s'échauffe en léchant le manteau extérieur et en passant dans l'espace annulaire ménagé entre le manteau et le caléfacteur : il est admis à volonté dans cet espace ou exclu par un jeu de registres. Lorsque ces registres sont fermés ainsi que la vanne E', la chaleur cédée au local est juste suffisante par les grands froids pour empêcher la température de descendre au-dessous de + 2° ou + 3°.

Le *chauffage central à vapeur à basse pression du système Bœchem et Post* (fig. 216) jouit, dans les pays

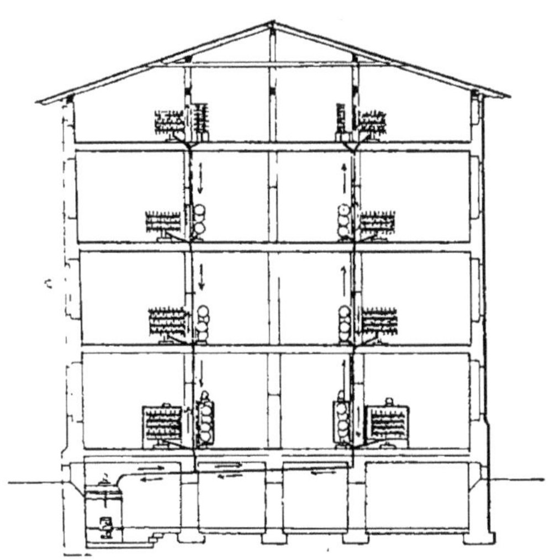

Fig. 216. — Chauffage à vapeur à basse pression (système Boechem et Post).

voisins, d'une faveur méritée qui semble aller en augmentant chaque jour. En France, il est construit par la maison Pierron et Dehaitre (6, rue d'Oran, Paris).

La vapeur est produite (fig. 217) dans une chaudière annulaire traversée par un cylindre de chargement *b* qui permet d'introduire, en une seule fois, le combustible nécessaire pour une journée. La pression de la

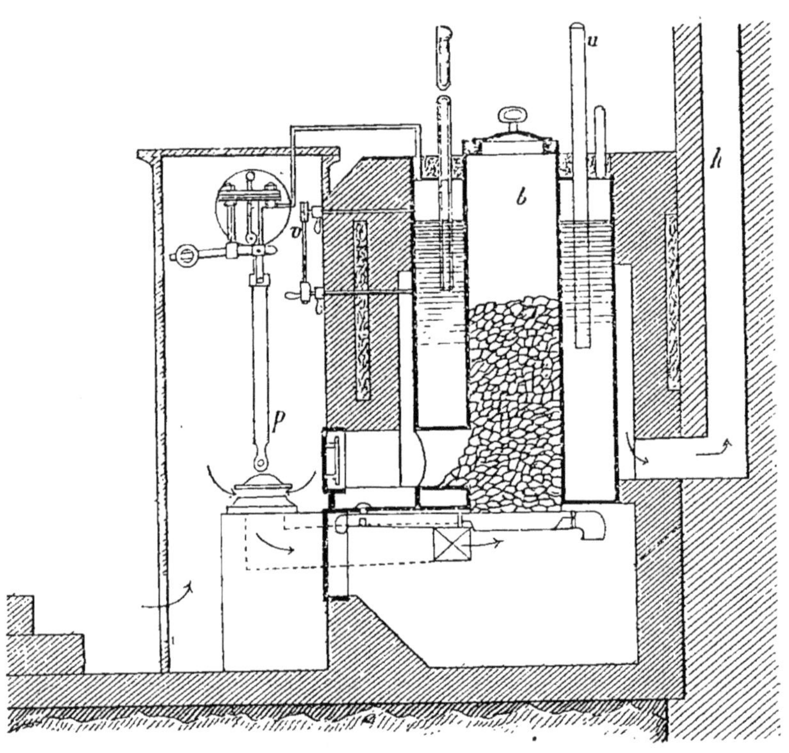

Fig. 217. — Chauffage à vapeur à basse pression (Bœchem et Post), appareil central (foyer, chaudière et régulateur).

vapeur ne peut jamais dépasser une demi-atmosphère dans le générateur, grâce au dispositif très simple que voici : un tuyau de sûreté *u* plonge dans l'eau de la chaudière un peu au-dessous de son niveau et débouche à l'air libre à 5 mètres au-dessus de ce niveau. Si, pour une cause quelconque, la pression de la vapeur dépassait une demi-atmosphère, aussitôt il sortirait une cer-

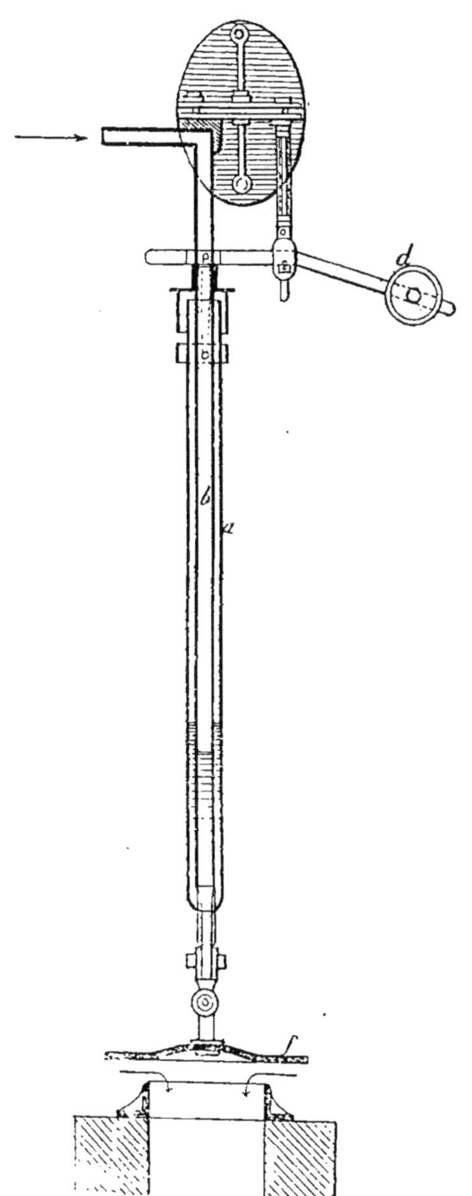

Fig. 218. — Régulateur Bœchem et Post.

taine quantité d'eau par le tube de sûreté, après quoi

la chambre de vapeur serait mise en communication avec l'atmosphère et se viderait. Il n'y a, par conséquent, pas de chance d'explosion. La fumée s'échappe en *h* ; en *v* se trouve un indicateur de niveau.

L'air nécessaire au foyer est amené sous la grille par un canal spécial, fermé extérieurement par le plateau-soupape d'un régulateur automatique *p* très ingénieux. Grâce à ce mécanisme, la combustion peut être réglée de telle façon que la pression de la vapeur reste constante. Ce régulateur se compose (fig. 218) d'un tube *b* en communication avec l'espace de vapeur de la chaudière ; ce tube est ouvert par le bas et entouré d'un second tube *a*, lequel repose sur l'extrémité du levier qui porte le plateau-soupape *f* du régulateur. Ce dernier tube est fermé en bas et contient une certaine quantité de mercure ; il peut monter et descendre librement autour du tuyau intérieur fixe qui plonge dans le mercure, et il est exactement balancé par un contrepoids *d*. De cette façon, la moindre pression de vapeur agissant sur la surface du mercure produit un abaissement du tuyau extérieur, et, par conséquent, du plateau-soupape régulateur, ce qui réduit l'ouverture pour l'arrivée de l'air et diminue l'activité du feu et de l'évaporation. Inversement, si la pression de la vapeur s'abaisse, il se produira un soulèvement du plateau et une augmentation de l'évaporation. La pression est ainsi réglée automatiquement et est constante ; ordinairement on la maintient à un cinquième d'atmosphère. Le régulateur se ferme complètement si la pression dépasse la limite fixée, et est retenue dans cette position par un crochet d'arrêt jusqu'à ce qu'on le décroche.

Il n'y a qu'un seul système de distribution de tuyaux pour l'amenée de la vapeur et le retour de l'eau de condensation ; ces tuyaux sont verticaux et de petit calibre ;

ceux qui ne sont pas destinés à chauffer sont revêtus d'une matière isolante.

Les corps de chauffe (fig. 219 et 220) sont des éléments

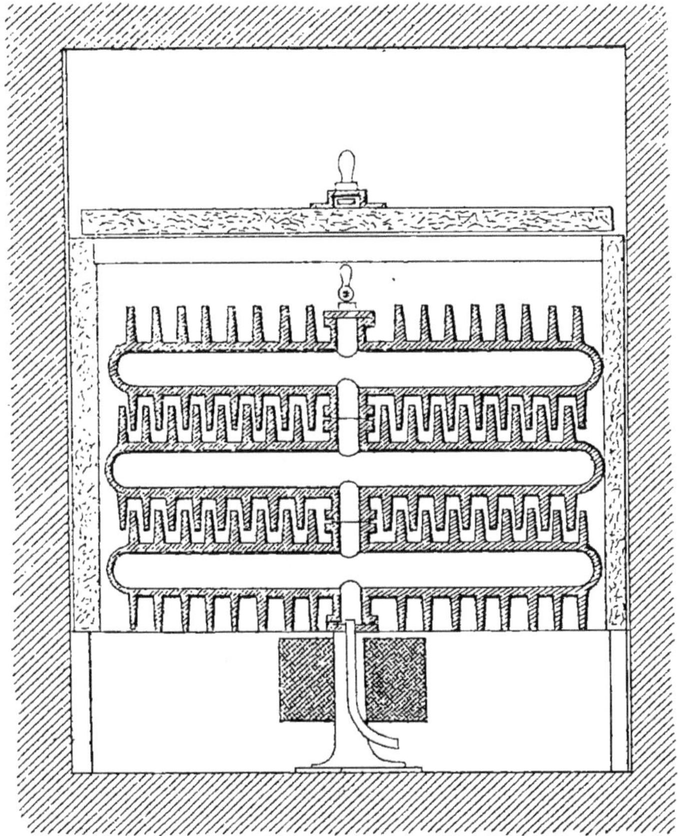

Fig. 219. — Surface de chauffe Bœchem et Post (face).

en fonte à ailettes, enfermés dans un manteau dont les parois sont doublées d'une substance isolante. Le manteau porte à sa partie supérieure un registre qui permet de régler à volonté l'arrivée d'air chaud. Quand l'atmosphère de la pièce est chauffée à la température voulue, on ferme le registre et aussitôt la consommation de vapeur cesse; en effet, le corps de chauffe étant isolé de tous les côtés il n'y a plus de déperdition de chaleur, et, partant, plus

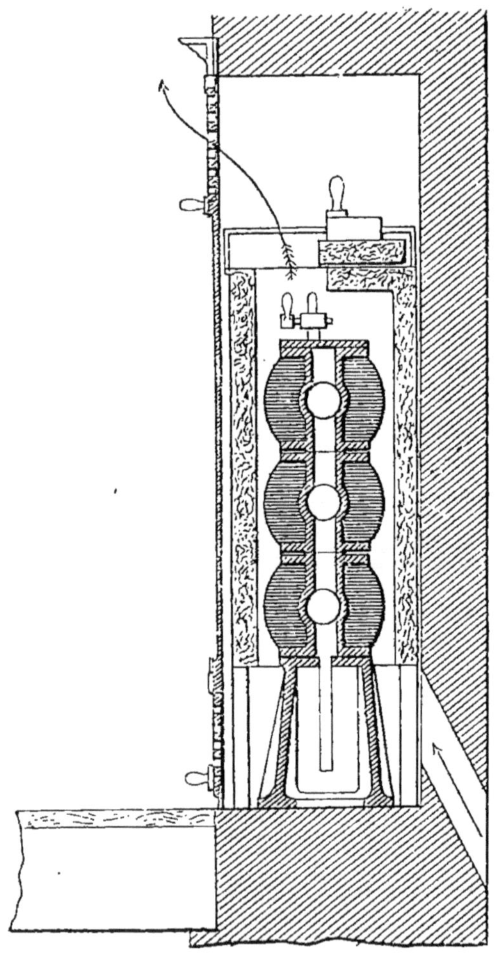

Fig. 220. — Surface de chauffe Bœchem et Post (profil).

de condensation. Aussitôt qu'on ouvre le registre, l'appareil est prêt à fonctionner.

Il va sans dire qu'il est très facile d'introduire de

l'air neuf chauffé en munissant l'enveloppe isolante d'un second registre communiquant avec l'extérieur.

Le fonctionnement du système est des plus simples. Le foyer est à combustion continue, se règle automatiquement et ne nécessite aucune surveillance. Le réglage de la chaleur s'effectue au moyen de registres d'air placés dans chaque pièce et il n'y a ni robinets ni soupape sur le trajet de la vapeur. L'eau de condensation qui retourne à la chaudière ruisselle le long des parois et il ne se produit aucun claquement. Il faut avoir soin, au début de la saison, de purger bien exactement les tubes de l'air qu'ils contiennent, ce qui s'obtient en ouvrant le petit robinet placé à la partie supérieure de chaque poêle à vapeur.

Ce système utilise bien la chaleur du combustible et a donné, partout où il a été employé, d'excellents résultats. Nous verrons entre autres qu'il convient très bien pour le chauffage des parquets.

ARTICLE QUATRIÈME

CHAUFFAGE DES WAGONS DE CHEMIN DE FER

Le chauffage des voitures, de wagons, ne doit pas se faire au moyen de chaufferettes à charbon ou à briquettes qui dégagent des gaz toxiques et qui déterminent des accidents graves, même la mort. Par contre le chauffage à l'aide de bouillottes mobiles est d'une innocuité parfaite.

Les bouillottes ordinaires à eau chaude emmagasinent une quantité de chaleur relativement faible et il est nécessaire de les renouveler souvent. Elles sont remplacées avantageusement par les bouillottes à acétate de soude cristallisé (du système Ancelin et Gillet) qui a une capacité calorifique quatre fois supérieure à celle de l'eau et qui met quatre fois plus de temps à se refroidir. Les chaufferettes sont remplies avec l'acétate de soude qui renferme 40 p. 100 d'eau de cristallisation et qui fond à 120° ; c'est à cette température que se fait le remplissage une fois par an. Avant d'être mises en service, elles sont réchauffées pendant une heure et demie dans des cuves d'eau maintenue bouillante à l'aide d'un jet de vapeur; on peut aussi les réchauffer en projetant directement sur elles un ou plusieurs minces jets de vapeur, opération qui ne dure que trente cinq à cinquante minutes. Il a été dit que l'acétate de soude hydraté emmagasine à volume égal et entre les mêmes limites de température une quantité de chaleur quadruple de celle de l'eau : le refroidissement, qui a lieu au bout de deux heures en moyenne pour les chaufferettes à eau, n'a lieu qu'au bout de neuf heures pour celles à acétate de soude. Ces dernières sont employées avec succès à la Compagnie des chemins de fer de l'Ouest qui, pendant l'hiver du 1888-89, en avait 2,100 en circulation.

L'acétate de soude, après plusieurs chauffages, subit une modification : il ne cristallise plus. Pour remédier à cet inconvénient, on place dans chaque chaufferette un boulet en bronze dont le mouvement facilite la cristallisation.

Au lieu d'acétate de soude, on peut employer un mélange de ce sel, 1 partie, avec de l'hyposulfite de soude, 10 parties.

On peut aussi assurer le chauffage des wagons au moyen de chaufferettes remplies d'un mélange de glycérine et d'eau qui ne se congèle qu'à — 17°. Le chauffage se fait soit directement soit au moyen d'un thermosiphon avec circulation permanente de ce liquide : de toutes façons, le foyer est extérieur et les gaz de la combustion ne peuvent pénétrer dans l'intérieur du wagon. Le combustible utilisé est le charbon de Paris à combustion lente. Le liquide est porté à la température de 50° qui peut être maintenue cinq et jusqu'à neuf heures sans addition de combustible nouveau.

Le meilleur moyen de chauffage des wagons est celui par la vapeur; les autres sont beaucoup moins avantageux.

La vapeur est fournie par la locomotive pour la partie antérieure du train, par un générateur spécial pour la partie postérieure. Des tuyaux bien isolés conduisent la vapeur sous une pression de 2 à 4 atmosphères dans chaque wagon où sont disposés des tuyaux à ailettes qui courent soit sous les sièges, soit le long des longues parois. L'eau de condensation retourne au générateur comme dans le chauffage habituel par la vapeur. Le réglage se fait au moyen de robinets intérieurs par les voyageurs eux-mêmes, pour les coupés, au moyen de robinets extérieurs, par le chef de train, pour les compartiments de 3e classe. La chaleur est douce et uniforme. Malheureusement les dépenses sont excessives et les compagnies de chemins de fer comptent le chauffage des voitures comme une des parties les plus lourdes et les plus ingrates de leur tâche.

CHAPITRE DEUXIÈME

ÉCLAIRAGE

ARTICLE PREMIER

ÉCLAIRAGE ÉLECTRIQUE

L'électricité se produit aujourd'hui industriellement au moyen de machines appelées *dynamos* qui sont toutes basées sur la propriété qu'ont les aimants de faire naître des courants électriques dans les fils métalliques qui passent dans leur rayon d'action. Toutes ces machines sont composées d'aimants ou d'électro-aimants plus ou moins puissants entre les pôles desquels se meut une sorte d'armature garnie de fils de cuivre. Dès qu'on fait tourner l'armature il se produit des torrents d'électricité : plus on fait tourner vite, plus on a d'électricité. Les dynamos sont donc des appareils qui transforment le travail mécanique en électricité. Il en existe aujourd'hui plus de 150 modèles différents.

L'électricité produite se meut dans un circuit fermé appelé conducteur. Lorsque ce circuit est de forte section eu égard à la quantité d'électricité qui y passe, il ne s'échauffe que peu par le passage du courant. Lorsqu'au contraire il est de faible section et que la quantité d'électricité est considérable, il s'échauffe jusqu'au point de devenir incandescent et de constituer une source de lumière : c'est d'après ce principe qu'est construit la *lampe à incandescence*.

Cette lampe se compose d'une petite ampoule de verre dans laquelle se trouve une boucle simple ou un peu contournée formée par un filament de coton ou de fibre végétale, convenablement préparé et carbonisé, dont les deux extrémités sont reliées à deux petites touches métalliques au moyen desquelles on peut introduire le fil dans un circuit électrique. Lorsque le filament est en place, on fait le vide parfait dans la lampe et on soude à la lampe d'émailleur. Comme il est de petite section, il présente une grande résistance au passage du courant ; il s'échauffe fortement, rougit et devient lumineux : il ne peut plus brûler faute d'air.

On peut, avec les lampes à incandescence, fractionner la lumière en quelque sorte à volonté. Les plus petites donnent une lumière dont l'intensité égale la moitié d'un bec Carcel ou d'une bonne lampe à huile ou à pétrole. Les lampes les plus employées ont une intensité de 8, 12 ou 16 bougies. Ces dernières sont principalement employées dans les établissements publics ; celles de 8 à 12 bougies conviennent surtout pour l'éclairage des appartements et des petits ateliers.

Depuis quelques années on fabrique des lampes à incandescence de 30, 50, 100, 200 et même 500 bougies.

Les lampes bien faites durent de six cents à mille heures avant que le filament de carbone soit usé.

A Paris, le prix d'installation d'une lampe à 16 bougies coûte 100 francs en tout, et la dépense horaire se monte à 0 fr. 10 ou 20, suivant qu'on fait usage d'un moteur à vapeur ou d'un moteur à gaz. Dans les grandes installations et dans certaines conditions particulièrement favorables, la dépense d'installation et de fonctionnement peut se réduire de moitié.

La qualité maîtresse de l'éclairage électrique est la faible chaleur qu'il développe. Pour produire une lumière égale à 12 bougies

Une lampe à incandescence dégage	34	calories à l'heure
Un bec de gaz.	550	—
Une lampe à huile ou à pétrole. . .	822	—
Des bougies de l'Etoile.	940	—

L'électricité produit donc 17 fois moins de chaleur que le gaz et c'est ce qui explique et assure sa victoire pour tous les endroits où le gaz donnait une chaleur insupportable, notamment les théâtres et les lieux de réunion.

Nous pouvons donc conclure avec M. H. Fontaine, président du Syndicat international des électriciens que « la lumière électrique dans les habitations privées est une lumière de luxe, extrêmement commode à employer, très hygiénique, offrant au consommateur des avantages de premier ordre moyennant un léger supplément de prix : voilà le vrai terrain où doit se placer la nouvelle industrie si elle veut se développer et prospérer ».

(Conférence faite à l'Exposition universelle, le 15 octobre 1889.)

ARTICLE DEUXIÈME

ÉCLAIRAGE AU GAZ

L'éclairage au gaz se fait soit avec le gaz à la houille, soit avec le gaz d'air carburé. Il faut rejeter absolument le gaz à l'eau malgré la modicité de son prix, parce qu'il renferme des proportions colossales d'oxyde de carbone dont on n'est pas encore parvenu à le débarrasser industriellement. Nous ne dirons rien du gaz à la houille que nous supposons suffisamment connu : mais nous allons consacrer quelques détails au gaz d'air carburé, d'abord parce qu'il est moins connu, puis parce que sa fabrication a subi dans ces derniers temps de sérieux perfectionnements. On obtient ce gaz en faisant passer un courant d'air à travers un liquide connu dans le commerce sous le nom de gazoline, et qui n'est autre chose que de l'essence de pétrole de la densité de 0,650. Divers appareils destinés à la fabrication du gaz carburé ont figuré à l'Exposition universelle de 1889 ; les uns fonctionnent à froid, les autres à chaud, ceux-ci utilisant plus complètement la matière première.

Le gaz d'air carburé sert aux mêmes usages et brûle dans les mêmes appareils que le gaz à la houille. Pour l'éclairage on se sert de becs papillons, de becs Argand, de becs à récupération ou de becs à incandescence. Sa lumière est plus blanche et plus belle que celle du gaz ordinaire, et son pouvoir éclairant est plus du double de celui du gaz. Par contre, il produit aussi une plus forte proportion de chaleur rayonnante; il est économique, attendu que le mètre cube revient à 0 fr. 20 ou 0 fr. 25, en se basant sur le cours moyen de la gazoline, qui est de 50 francs l'hectolitre, en France. Les fabricants insistent sur ce fait qu'il n'est pas toxique : c'est peut-être s'avancer beaucoup en l'absence de preuves directes. Il serait plus exact de dire que ce gaz ne renferme pas le principal élément toxique du gaz à la houille, l'oxyde de carbone, qui se trouve dans ce dernier gaz dans la proportion énorme de 1/10. Sans doute le gaz d'air carburé ne s'accumule pas sous les plafonds comme l'autre, étant trois fois environ plus lourd que l'air, mais il peut s'accumuler dans les parties basses des appartements hermétiquement clos, dans les caves, et il ne faudrait pas croire non plus sur parole qu'il réduit à zéro les chances d'asphyxie, d'explosion et d'incendie. Ce que nous en disons là n'est nullement pour discréditer ce nouveau mode d'éclairage que nous souhaitons au contraire, au nom de l'hygiène, de voir prospérer et généraliser; mais encore n'est-il pas sage de prédire qu'il dispensera de toute espèce de précautions.

Les industriels ont à lutter contre certaines difficultés qui ne sont pas encore toutes surmontées; la principale est que le gaz d'air carburé se prête difficilement au transport à de grandes distances, attendu que, surtout sous l'influence du froid de l'hiver, l'essence de pétrole entraînée repasse à l'état liquide dans les conduites, et que l'air seul arrive aux appareils d'éclairage. Les dénominations de « gaz à la campagne », « gaz des villages » qui lui sont données par les inventeurs, indiquent assez qu'il convient surtout aux applications en petit; néanmoins, parmi les systèmes qui ont figuré à l'Exposition, il en était un qui fournissait du gaz pouvant, sans condensation parcourir une canalisation d'une grande longueur, et qui, au dire des inventeurs, peut supporter sans condensation, un refroidissement jusqu'à — 10°.

Il est à prévoir que ces gaz s'introduiront de plus en plus dans la pratique, non seulement pour l'éclairage, mais aussi pour le chauffage et pour la production de la force motrice, attendu que leur pouvoir calorifique est de beaucoup supérieur à celui des gaz de la houille.

Deux systèmes nous paraissent assez perfectionnés : le système Lothammer, qui produit à froid du gaz pouvant supporter sans condensation un transport à de grandes distances et le système Jaunez, qui se recommande par la simplicité de son fonctionnement.

Le gaz, quel que soit sa provenance, se brûle dans des appareils de modèles divers dont les principaux sont : le bec papillon, le bec Argand et le bec à récupération. Les deux premiers sont connus, nous décrirons seulement le dernier parce qu'il est d'invention récente.

Les lampes à récupération. dont il existe aujourd'hui plusieurs modèles, sont toutes basées sur le même principe : faire brûler le gaz par de l'air très chaud pour rendre la combustion plus complète et la flamme plus éclairante. Pour chauffer l'air au degré voulu on se sert des gaz chauds de la combustion dont on *récupère* ainsi en partie la chaleur; d'où le nom de lampes à récupération.

L'inventeur de ces lampes est Siemens ; mais son premier modèle était massif, encombrant et peu gracieux. Aujourd'hui nous avons des modèles légers et élégants dans les lampes Wenham, Cromartie, Deselle, Fougeron et dans la lampe la *Rouennaise* de la Compagnie française des lampes à gaz, du système Grégoire et Godde de Rouen. La dernière nous semble être la plus parfaite : nous allons reproduire la description que nous avons donnée en son temps dans la *Revue d'hygiène* (l'Hygiène à l'Exposition. — Année 1889, p. 875).

La lampe la *Rouennaise* se compose d'une couronne en fonte dans laquelle sont ménagées sous forme de rayons huit compartiments par lesquels s'écoule l'air chaud et qui sont séparés par huit autres compartiments contigus par où arrive et où s'échauffe l'air destiné à la combustion. Le gaz arrive du haut, par un tuyau central isolant en verre, de façon à s'échauffer le moins possible, parce qu'en s'échauffant il se dilaterait et n'arriverait plus à la flamme en quantité nécessaire. Ce tuyau s'ouvre dans le fond d'un petit champignon en terre de creuset, percé sur sa couronne d'une série de trous de un demi-millimètre de diamètre, séparés l'un de l'autre par un espace de 1 millimètre ; à la partie supérieure de ce champignon est disposé un disque horizontal de 7 centimètres de diamètre, percé à son centre d'un orifice qui laisse entre lui et le champignon un espace annulaire de 3 millimètres par lequel l'air chaud arrive à se mettre en contact avec le gaz. Entre le disque et la couronne est placé un tronc de cône renversé, en terre de creuset comme le disque, qui imprime aux produits de la combustion une direction excentrique, toujours afin que le tuyau d'arrivée du gaz se trouve échauffé le moins possible. Une coupe en verre, enchâssée dans un cadre à charnières, ferme la lampe ; le cadre est percé de 26 trous destinés à amener constamment l'air froid dans le but de diminuer le rayonnement et surtout d'éviter l'éclatement du verre ; on conçoit l'utilité de l'interposition de ce matelas d'air froid entre la coupe et la flamme, attendu que celle-ci a une température de 550°.

Les becs Cromartie et Wenham ont une disposition analogue à celle qui vient d'être décrite ; les becs Deselle et Fougeron en diffèrent en ce que le gaz arrive par la partie inférieure ; elles n'ont pas, comme les précédentes, l'inconvénient de n'éclairer qu'au-dessous du plan horizontal de leur flamme et de laisser les parties hautes dans l'obscurité.

Tous ces appareils réalisent une grande économie de gaz ainsi que l'indique le tableau ci-dessous qui donne la consommation de divers brûleurs et les calories développées en une heure.

	Consommation horaire pour une unité de Carcel	Nombre de calories par heure
Becs bougies	200 lit.	1040
Becs papillons	127	660
Becs Argand	105	546
Becs Vioche	80	468
Bec Auer de Welsbach . . .	40	»
Lampe à gaz à récupération	31,5	156
Lampe la Rouennaise, système Grégoire et Godde.	27,7	»

A lumière égale, avec la lampe à récupération, l'augmentation de température est quatre fois moins élevée qu'avec les becs papillons, la production de vapeur d'eau sept fois moindre et l'augmentation d'acide carbonique cinq fois plus petite. Les becs Argand sont plus avantageux que les becs papillons, moins avantageux que les lampes à récupération qui sont de beaucoup supérieures à toutes les autres au point de vue de l'hygiène comme elles le sont au point de vue de l'économie.

Les becs à incandescence, complètement différent des précédents, consistent en petits becs Bunsen qui portent à l'incandescence un cône d'une matière incombustible ayant l'apparence d'une gaze légère ; cette matière est soit du platine iridié, soit un tissu en coton trempé dans une solution d'oxyde de zirconium et d'autres éléments qui sont le secret de l'inventeur, M. Auer de Welsbach. M. le Dr Galezowski a déjà attiré autrefois l'attention (*Revue d'hygiène* 1887, p. 485), sur ces becs à incandescence auxquels il reconnaît de très grands avantages : combustion complète du gaz, chaleur développée faible, pouvoir éclairant considérable, lumière brillante, fixe, absolument blanche, permettant de distinguer les couleurs les plus fines, les nuances les plus délicates, vertes, violettes, bleues, etc.

Ces lampes à incandescence se sont peu généralisées

d'ailleurs jusqu'ici, parce que les cônes de tissu incombustible se détérioraient assez rapidement et que leur remplacement était. ce qu'il est encore d'ailleurs, assez coûteux. Les cônes qu'on fabrique actuellement sont bien plus résistants ; il y en a qui peuvent faire un usage de 1,600 à 2,000 heures. Le bec à incandescence qui était installé dans le sous-sol du pavillon du gaz à l'Exposition a brûlé de mai à novembre et a donné en octobre une lumière aussi belle qu'en mai. Les restaurants Duval du Champ-de-Mars étaient éclairés par des lampes à gaz à incandescence qui ont donné un éclai rage parfait.

Nous devons signaler aussi les brûleurs à gaz dans lesquels on restitue au gaz, au voisinage de la flamme, la naphtaline qui, étant peu volatile, se dépose habituellement sur la face interne des appareils et des conduites au préjudice de l'intensité lumineuse du gaz, car la naphtaline a un pouvoir éclairant considérable. Dans ce genre de brûleurs le gaz de houille traverse un réservoir placé au-dessus de la flamme, légèrement chauffé par elle et renfermant de la naphtaline. La flamme ainsi obtenue est remarquablement belle, très blanche, très douce et très éclairante. Ce mode d'éclairage est en même temps économique, il s'est beaucoup répandu dans ces dernières années.

Tous les nouveaux appareils à gaz dont nous venons de parler constituent pour l'hygiène de la vue un progrès considérable; ils augmentent considérablement, à prix égal, la quantité de lumière qu'on peut distribuer dans les écoles, les ateliers, etc.; l'économie réalisée varie entre 33 et 73 p. 100 ; cela revient à dire que pour la même somme dépensée on obtient jusqu'à trois fois plus de lumière.

Mais l'éclairage au gaz est entaché d'un vice qu'on pouvait naguère encore considérer comme incurable, nous voulons parler de la grande chaleur qu'il développe, ce qui le met en maintes circonstances en infériorité vis-à-vis de la lumière électrique. Les ingénieurs du gaz luttent pour diminuer l'échauffement produit par le gaz et leurs efforts faits dans ce sens méritent de fixer l'attention.

La chaleur produite par le gaz se divise en deux parties : l'une sert à élever la température des produits de la combustion et de l'air en excès qui les accompagne ; l'autre traverse sous forme de rayons calorifiques l'atmosphère ambiante, en ne l'échauffant que faiblement, et vient frapper les objets et les personnes qu'elle rencontre sur son trajet. On pourra toujours se débarrasser de la première de ces chaleurs dont l'emploi est tout trouvé pour la ventilation ; nous y reviendrons. Pour la chaleur rayonnée, le problème est loin d'être aussi simple : or cette chaleur représente de 20 à 50 p. 100 de la chaleur totale produite dans nos appareils d'éclairage, et c'est la plus incommode.

Non seulement elle peut occasionner une grande gêne, des douleurs de tête vagues, mais encore elle peut donner lieu à des accidents sérieux, tels que du vertige, de la dyspnée, une céphalalgie parfois atroce. M. Coindet a fait des recherches sur la quantité de chaleur rayonnée compatible avec la santé, et nous extrayons de l'un de ses mémoires (*Etude sur le rayonnement de la chaleur, considéré dans ses applications à l'éclairage et au chauffage*, p. 43) ce qui a trait à cette importante question d'hygiène. « Les quantités de chaleur rayonnée, dit-il, déterminant un commencement de sensation douloureuse sont extrêmement variables selon les sujets et selon leur prédisposition. Nous avons dû, par conséquent, rechercher trois limites : la première correspond à une impression douloureuse, certaine et rapide, sans exception ; la seconde peut être supportée par quelques tempéraments, mais incommode toujours par une action prolongée ; c'est une limite qu'il faut faire en quelque sorte de ne pas atteindre ; la troisième n'a donné aucune impression douloureuse, et la sensation de chaleur n'est éprouvée qu'après une longue exposition ; c'est la limite qu'il convient de faire en sorte d'obtenir dans l'éclairage des bureaux et des salles. Quel que soit le système de bec employé, la sensation semble toujours exactement fonction de la température. Nos observations nous ont conduit à dresser le tableau suivant :

	Nombre de calories.
Quantité de chaleur rayonnée, reçue par décimètre carré et par heure, produisant toujours des gênes.........	0,900
Quantité de chaleur rayonnée, reçue par décimètre carré et par heure, qui peut être supportée pendant un temps limité, mais qui incommode par une action prolongée.......	0.500
Quantité de chaleur qui ne produit de sensation de chaleur que par une action prolongée et sans qu'il en résulte de gêne..	0,100

La première de ces quantités correspond à la sensation reçue d'un bec à verre dépensant 250 litres, en se plaçant à $0^m,50$ de distance dans la direction de 45° par en bas, ou à $0^m,64$ en direction horizontale.

La seconde correspond à la sensation de chaleur reçue d'un bec à verre dépensant 180 litres en se plaçant à $0^m,55$ de distance horizontale, ou d'un bec à verre dépensant 250 litres à $0^m,84$.

La troisième correspond à la sensation reçue d'un bec à verre dépensant 180 litres en se plaçant à $1^m,59$ de distance horizontale ou à $1^m,87$ d'un bec à verre dépensant 250 litres. Cette sensation correspond encore à celle produite par un bec bougie dépensant 38 litres à l'heure, placé à 0m,40 de distance. »

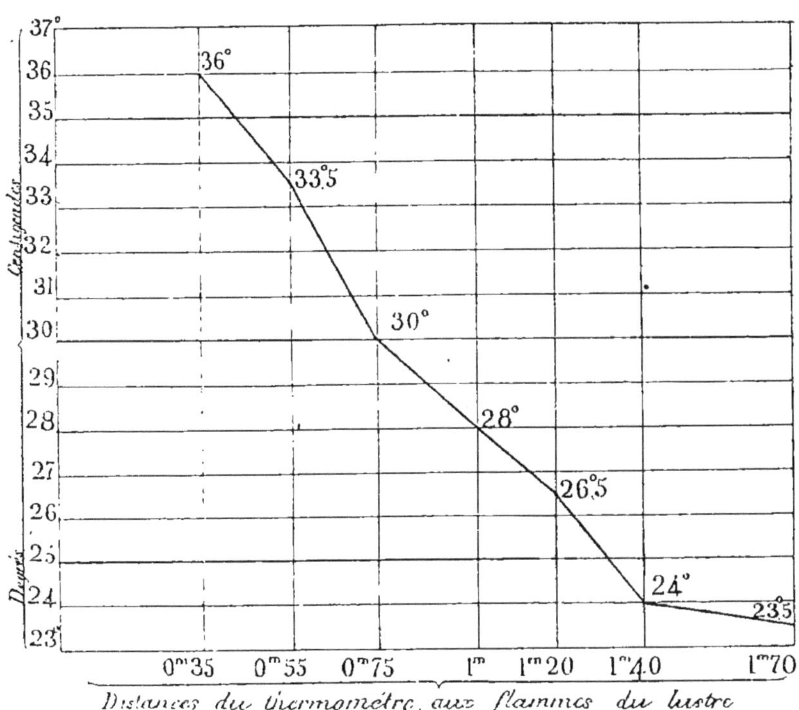

Fig. 221. — Chaleur rayonnée en direction verticale par un brûleur à air chaud (d'après M. Lévy).

D'autre part, il résulte d'expériences directes faites à la Compagnie parisienne du gaz par M. Lévy, que la chaleur rayonnée diminue rapidement à mesure qu'on s'écarte de la source de lumière. La courbe ci-contre (fig. 222) représente la chaleur rayonnée en direction verticale par un lustre de cinq lampes Cromartie brûlant chacune 120 litres à l'heure. On voit qu'à la distance de 1m,40 l'intensité du rayonnement a baissé de 12° : à cette distance, la température n'était supérieure à la température moyenne du local que de 1°,8.

Donc pour lutter contre la chaleur rayonnante, il se présente deux moyens bien simples, c'est ou de diminuer la grandeur de la flamme et la consommation du gaz ou d'éloigner des personnes la source de lumière ; mais on diminue par ce fait même l'intensité lumineuse; celle-ci décroît notamment, avec le second moyen, en raison directe du carré de la distance.

Et pourtant la gêne produite par le rayonnement est telle qu'on est obligé de se résigner à cette perte sèche, et c'est pour cela que tous les becs doivent être placés à une grande hauteur. La règle suivie est celle-ci : les becs à récupération du petit modèle doivent être placés à $2^m,25$ du sol, les grands (ceux qui consomment 600 litres à l'heure) à 3 mètres. A ces hauteurs, le rayonnement est insensible.

Pour remédier à la déperdition de la lumière qui est la conséquence de cet éloignement, on s'ingénie aujourd'hui à trouver des moyens capables de neutraliser au moins en partie la chaleur rayonnante, et on est arrivé déjà à des résultats remarquables. On sait que les rayons calorifiques sont formés, comme les rayons lumineux, d'une infinité de rayons simples d'inégale réfrangibilité et qui surtout sont loin d'avoir la même réfrangibilité que les rayons lumineux ; car le spectre calorifique ne se superpose pas exactement au spectre lumineux ; dans ce dernier, la chaleur est à peine sensible du violet au bleu, elle augmente peu à peu jusqu'au rouge obscur; à partir de ce point, elle prend une intensité énorme, atteignant son maximum un peu au delà ; elle ne cesse d'être constatée qu'à une distance du rouge double de celle qui sépare le rouge du violet ; le spectre des chaleurs obscures est par conséquent égal en étendue à deux fois celui du spectre lumineux ; en d'autres termes, cette chaleur obscure représente une proportion considérable du rayon calorifique total.

Ceux des rayons calorifiques, qui sont doués de la même réfrangibilité que les rayons lumineux, sont si intimement liés à ces derniers qu'on ne peut les dissocier par aucun moyen connu ; on ne pourrait arrêter les uns qu'en arrêtant les autres, et force nous est de les subir ; heureusement qu'ils ne constituent que le quart de la chaleur rayonnée totale. Les trois autres quarts, constituant la chaleur obscure, peuvent être arrêtés à leur passage par l'emploi raisonné de substances athermanes qui ne laissent passer que les rayons lumineux et les rayons calorifiques de même longueur d'onde.

Dans la pratique, deux de ces substances sont considérées comme pouvant donner la solution du problème : le verre à vitre ordinaire et le verre à vitre gélatiné.

Actuellement, le verre qui est employé dans la construction des becs augmente le rayonnement au lieu de le diminuer : cela tient à plusieurs raisons : d'abord le verre est trop près de la flamme, et en absorbant la chaleur rayonnée, il s'échauffe ; puis il est en contact avec des supports métalliques chauffés par la flamme, ce qui accroît encore son échauffement. Enfin on n'a ménagé aucune disposition pour le refroidir par la circulation d'air au fur et à mesure qu'il s'échauffe. Il en résulte que le verre ainsi échauffé rayonne bientôt à son tour dans toute sa hauteur et que le mal est accru au lieu d'être diminué.

Prenons pour exemple ces troncs de cône renversés qu'on appelle conserves et qui sont placés à la base des becs pour en adoucir la lumière ; ils ne diminuent que l'intensité lumineuse sans aucun profit pour la diminution de la chaleur rayonnée, parce qu'ils reposent sur une garniture en cuivre en communication avec la partie centrale du brûleur, et parce que l'air compris entre la cheminée et cette conserve ne se renouvelle pas. Pour faire de ces enveloppes un écran, il suffit d'augmenter le diamètre de l'ouverture inférieure et de les faire reposer sur un support mauvais conducteur ou sur des branches métalliques très fines. Toutefois, la protection contre le rayonnement ne se produisant que dans la di-

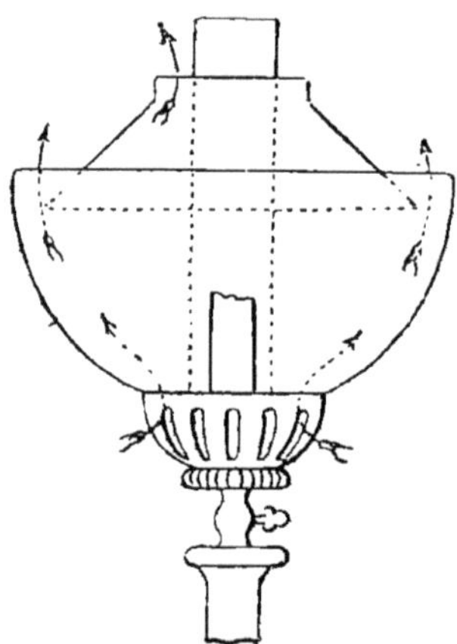

Fig. 222. — Coupe en verre ajourée placé au-dessous d'un bec à verre pour atténuer le rayonnement de la chaleur (d'après Coindet).

rection normale à la surface de ces verres, ils n'auront d'utilité qu'autant que le brûleur sera placé au-dessus de la tête ; pour les lampes placées à hauteur des yeux il faut des manchons entourant la cheminée dans toute sa hauteur. Pour les lampes élevées, comme les lampes de salle de lecture, de salle à manger, il faut disposer au-dessous des becs un plateau ou une coupe abritant du rayonnement sur un grand diamètre (fig. 222). Ce disque doit être maintenu frais au moyen de parties découpées près des brûleurs et permettant la circulation de l'air.

Le coefficient d'absorption de la chaleur par l'écran reste le même que l'écran soit placé près ou loin du bec ; mais en l'éloignant, la quantité de chaleur reçue par l'écran est moindre à surface égale, et on le maintient plus facilement à une température à laquelle son propre rayonnement n'est pas gênant.

Une disposition très simple, dans un bureau par

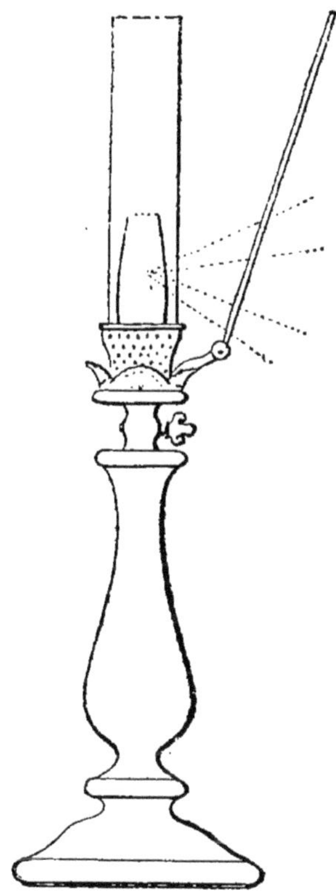

Fig. 223. — Ecran de verre mince placé devant un bec à verre pour atténuer le rayonnement de la chaleur (d'après Coindet).

exemple, consiste à placer un écran composé d'une feuille de verre mince entre la personne qui travaille et le bec. On peut faire porter cette feuille par un bras venant se fixer à la base du bec (fig. 223). Il est avantageux de composer cet écran de deux feuilles de verre mince placées à 3 ou 4 millimètres l'une de l'autre, laissant circuler librement l'air entre elles de manière à assurer un meilleur refroidissement. (Coindet. *Etude sur le rayonnement de la chaleur considéré dans ses applications à l'éclairage et au chauffage.*)

Par une bonne disposition de ces verres *tamiseurs*, on peut absorber de 45 à 60 p. 100 de la chaleur rayonnée ; en appliquant à leur surface une mince couche de gélatine blanche, substance parfaitement transparente, on augmente encore leur propriété athermane, et on peut porter leur puissance d'absorption jusqu'à 72 p. 100. Mais il ne faut jamais omettre de disposer ces tamiseurs de telle façon qu'ils soient léchés constamment par un courant d'air froid auquel ils cèdent *par convection* la chaleur rayonnée qu'ils emmagasinent.

De toutes façons, la règle à suivre sera celle-ci : placer des appareils d'éclairage et des écrans athermanes à des distances telles que la courbe isotherme de 0,1 calories que l'on doit adopter pour permettre un séjour agréable dans une salle, ne soit que tangente au plan passant par le sommet des têtes des personnes présentes. (Coindet, *loc. cit.*)

Il ne faut pas que les appareils d'éclairage communiquent à l'air ambiant des propriétés nocives. La première indication à remplir consiste à jeter au dehors intégralement les produits de la combustion parce qu'ils sont très chauds et échaufferaient considérablement l'air du local. Cette évacuation est des plus faciles; les gaz chauds étant plus légers que l'air ont une tendance naturelle à s'échapper par le haut. il n'y a qu'à leur ménager une voie assez large pour qu'ils puissent passer.

La seconde indication est de faire contribuer les gaz à la réfrigération du local éclairé, en mettant à profit la force ascensionnelle dont ils sont animés et qui suffit pour aspirer et jeter au dehors de grands volumes d'air chaud qui seront remplacés par des volumes égaux d'air frais venant du dehors.

Il faut donc évacuer d'abord les gaz comburés puis de l'air du local autant que ces gaz pourront en entraîner avec eux. La cheminée doit donc avoir une section suffisante pour évacuer :

1° Le cube de gaz brûlé ;

2° Le volume d'air servant à brûler ce gaz (ce volume est 4 fois celui du gaz brûlé) ;

3° Une quantité d'air du local qu'on peut estimer à 200 mètres cubes par mètre cube de gaz brûlé.

Si nous représentons par V le volume de gaz brûlé en une seconde et si nous admettons 2 mètres à la seconde comme vitesse moyenne du courant dans la conduite, on devrait donner à celle-ci une section de $\frac{V(1+4+200)}{2}$. Mais il y a lieu de tenir compte que les quantités ci-dessus sont estimées à la température de 15° environ, tandis qu'au moment où elles sont évacuées elles sont à 70° environ : il y aura donc à faire la correction de la dilatation par la formule $V' = V\frac{1+\alpha t'}{1+\alpha t}$ dans laquelle α représente le coefficient de dilatation des gaz ; ce coefficient est égal à 0,00367.

Supposons une pièce éclairée par 5 becs à récupération consommant chacun 180 litres à l'heure : la consommation à la seconde sera $\frac{5 \times 0,80}{3,600}$ et le volume total d'air et de gaz à 15° à évacuer par la cheminée sera de $\frac{5 \times 0,180 \times 205}{3,600} = 0,^{m^3}051$ à la seconde. Mais comme ce mélange, en passant par la cheminée, sera non plus à 15° mais à 70°, le volume sera

$$V' = \frac{0,051\,(1+0\,00367 \times 70)}{1+0,00367 \times 15} = 0,0612.$$

En divisant le volume par la vitesse nous aurons la section : nous avons posé cette vitesse $= 2$ mètres : la section sera, par conséquent, de $\frac{0,0612}{2} = 0,0306$. La conduite supposée cylindrique aura par conséquent 20 centimètres de diamètre.

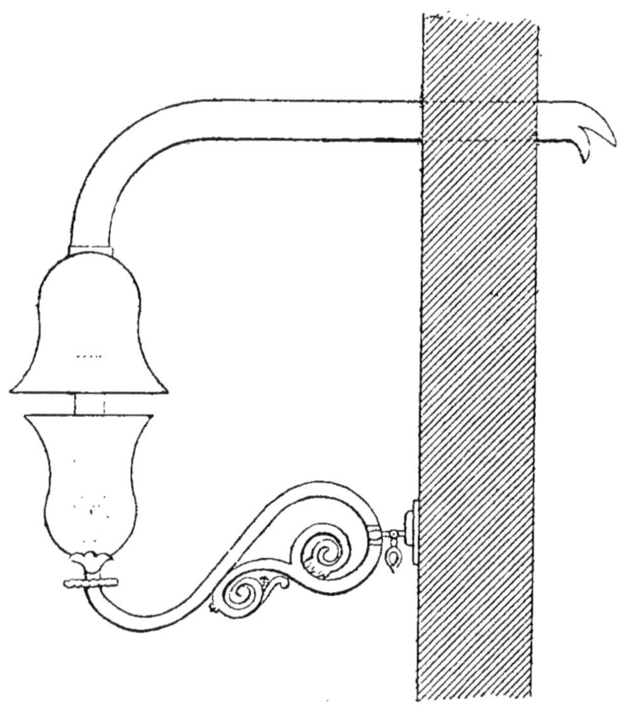

Fig. 224. — Evacuation des produits de la combustion d'un bec à verre ordinaire (d'après L. Masson).

Il vaudra toujours mieux un peu exagérer cette dimension. Or c'est le contraire qu'on fait souvent dans la pratique et on voit, dans certains théâtres par exemple, des conduits d'évacuation qui n'ont même pas la section nécessaire pour évacuer les gaz chauds de la combustion, c'est-à-dire le gaz et l'air qui a servi à le brûler.

C'est le cas de dire qu'on enferme volontairement le loup dans la bergerie et qu'on crée un surchauffement de l'atmosphère qui eût été bien facile d'éviter.

Lorsque les brûleurs sont fixés au voisinage d'une paroi donnant sur l'extérieur, la façon la plus simple d'évacuer les produits de la combustion consiste à coiffer

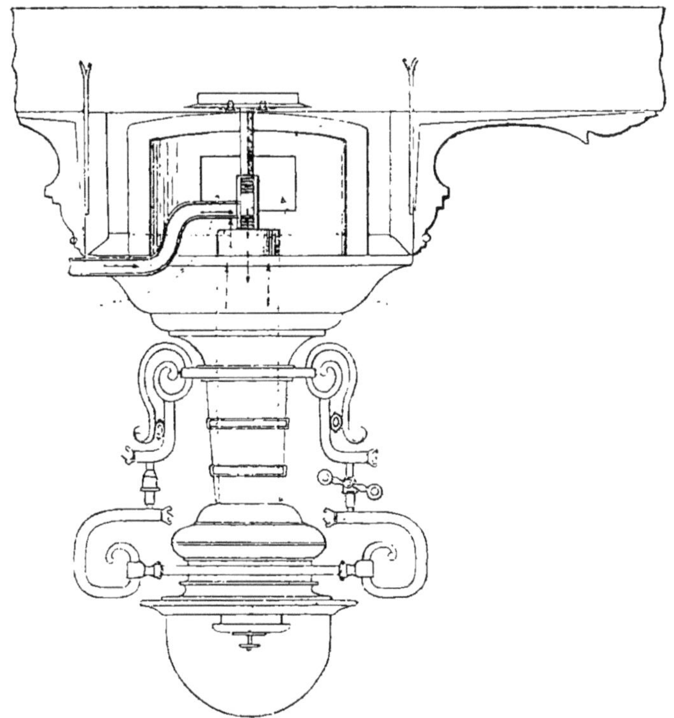

Fig. 225. — Lampe Wenham disposée contre le plafond avec orifice d'évacuation pour les produits de la combustion.

le brûleur d'une cloche ou d'une hotte qui dirige les gaz vers une conduite qui traverse la paroi et qui les jette au dehors soit directement, soit par l'intermédiaire d'un tuyau de fumée ou de ventilation (fig. 224). Cette disposition convient tout aussi bien pour les brûleurs isolés que pour ceux groupés sous forme de lustres.

Lorsque les brûleurs sont placés au centre des pièces la disposition est un peu plus compliquée. Dans ce cas on commence par diriger le conduit renfermant les gaz chauds vers le plafond où une rose ajourée admet par appel l'air de la pièce (fig. 225). Le mélange est reçu dans une conduite en tôle galvanisée à double enveloppe

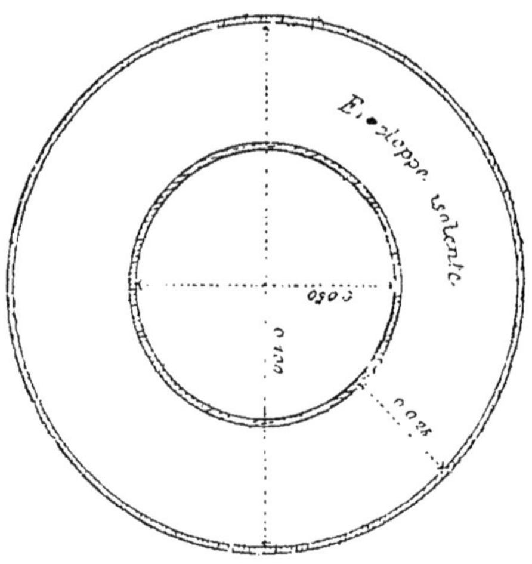

Fig. 226. — Conduit d'évacuation avec enveloppe isolante.

(fig. 226), qui se dirige vers une paroi où elle s'abouche avec une cheminée d'évacuation en poterie se terminant au-dessus du toit (fig. 182, 183 et 227). On peut faire déboucher la conduite de tôle dans une conduite de fumée, mais il vaut mieux avoir une conduite indépendante qu'on coiffe d'une mître pour activer le tirage et surtout pour éviter le renversement du courant. L'aspirateur ventilateur Levallois (de Rouen) convient très bien pour cet usage : il empêche complètement les refoulements et entretient le tirage même en dehors des heures d'éclairage (voir page 461). Quand il y a plusieurs brûleurs dans la même pièce, on fait déboucher les tuyaux de divers groupes de brûleurs dans un collecteur unique horizontal qui se raccorde

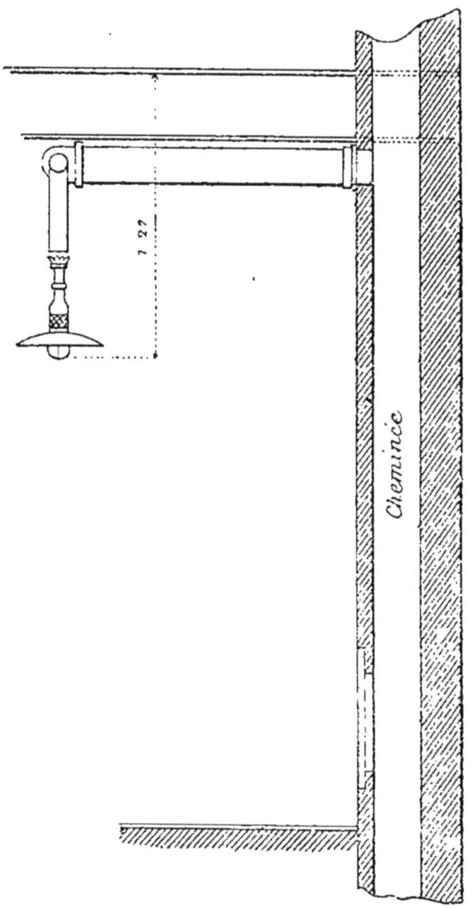

Fig. 227. — Evacuation des produits de la combustion dans une cheminée.

avec un conduit vertical d'évacuation (fig. 228). Au point de vue architectural les conduits collecteurs sont mieux placés directement sous le plafond où ils forment un réseau (fig. 229). Ils sont en tôle galvanisée de

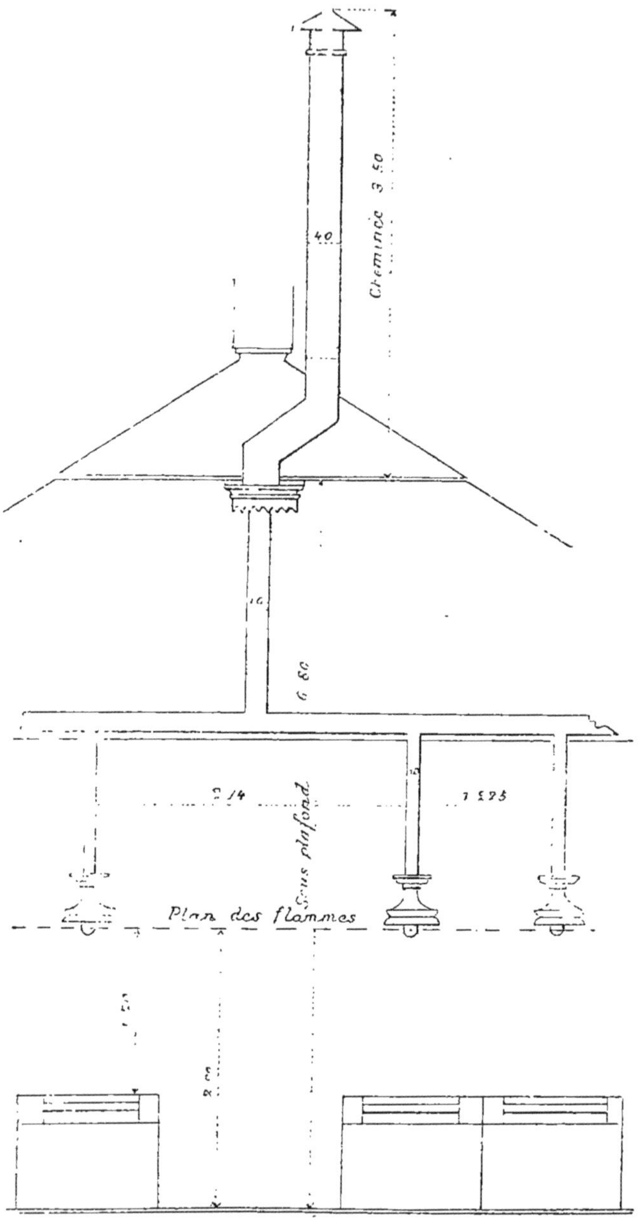

Fig. 228. — Évacuation des gaz chauds de brûleurs multiples par des conduits aériens. (Installation d'un bureau d'après Lévy.)

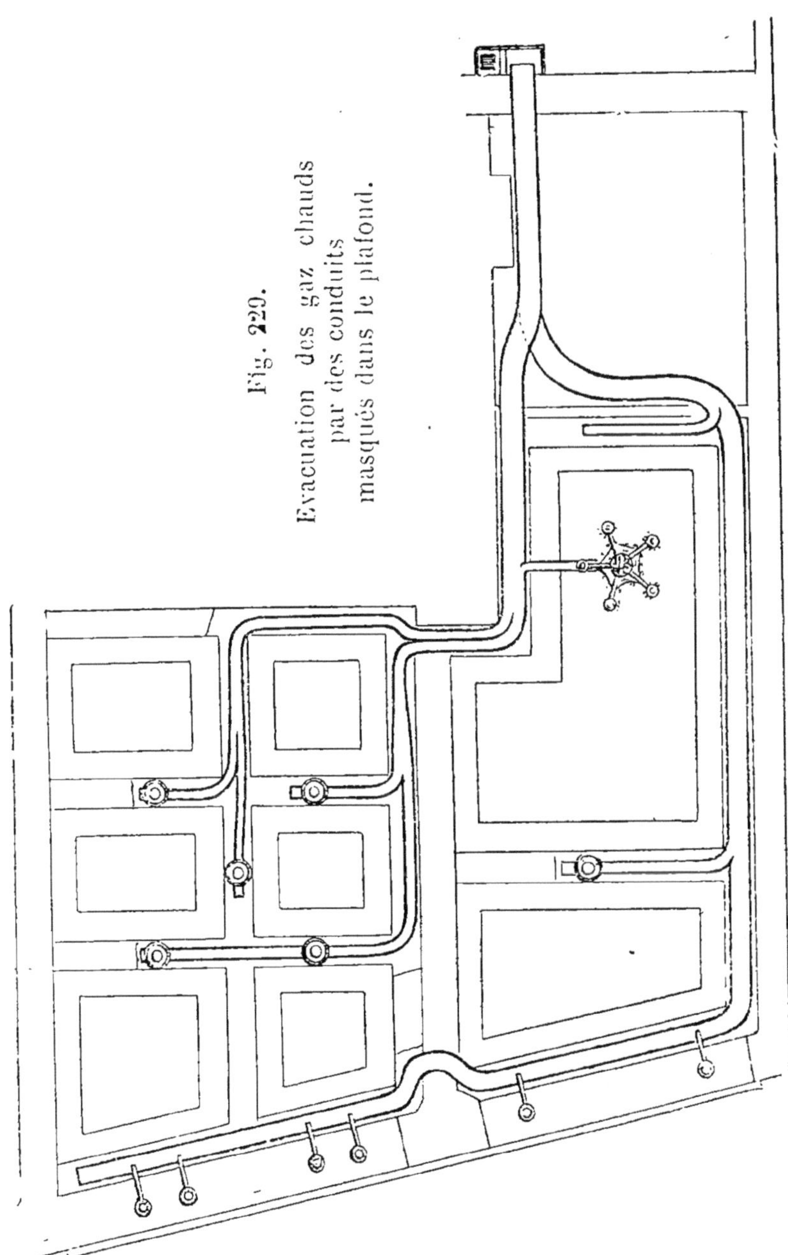

Fig. 229.
Evacuation des gaz chauds
par des conduits
masqués dans le plafond.

8/10 de millimètre à 1 millimètre d'épaisseur. Ils sont

méplats et entourés d'un revêtement en bois auquel on peut accoler des moulures décoratives (fig. 230). Entre cette gaine extérieure et la conduite proprement dite il y a un petit vide qui est destiné à isoler le bois pour éviter qu'il ne prenne feu : c'est là d'ailleurs un excès de précaution attendu que les gaz sont toujours à une température bien au-dessous de celle qu'il faudrait pour, non pas enflammer, mais même carboniser le

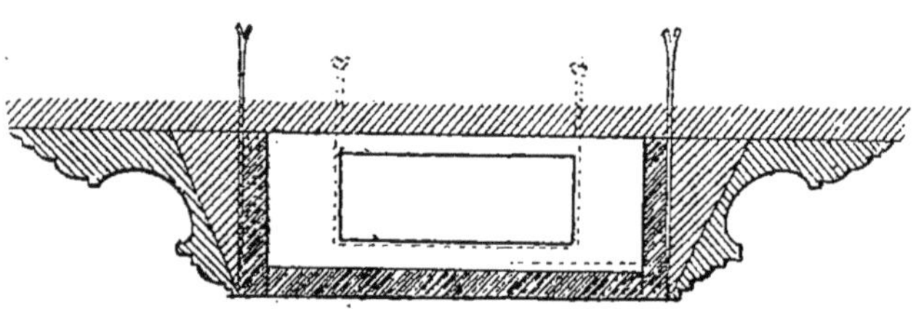

Fig. 230. — Coupe d'une conduite d'évacuation en tôle galvanisée avec enveloppe isolante et moulures.

bois. Le vide entre le conduit et le revêtement est variable parce qu'on donne à ce dernier partout une section uniforme pour l'harmonie architecturale.

Lorsque deux conduits se raccordent, c'est toujours suivant une courbe adoucie, et au point de jonction que la cloison se prolonge de $0^m,60$ pour que les deux courants ne se mêlent que lorsqu'ils sont bien parallèles.

Dans les constructions neuves cette installation est très simple : il est facile de dissimuler les tuyaux dans l'épaisseur des murs, derrière des pilastres ou encore dans un faux plancher.

Tous les conduits peuvent être faits en poterie. Il vaut mieux les multiplier et les faire à petite section ; ils sont ainsi d'un logement plus facile.

Pour empêcher les tuyaux d'échauffer l'air de la salle et pour conserver aux gaz chauds toute leur chaleur, ce qui active le tirage, on entoure les conduits d'une couche isolante, de laine, de scories par exemple. Une lampe Wenham qui brûle 170 litres de gaz par heure a un tuyau de départ de 0m,05 de diamètre intérieur, et de 0m,08 de diamètre extérieur, isolant compris.

Lorsque les conduits d'évacuation ont été rationnellement installés on obtient des résultats très avantageux. Ainsi à la Compagnie parisienne du gaz, dans une pièce où avant la canalisation la température montait régulièrement à 26 et 28°, elle reste constamment au-dessous de 23° depuis l'exécution de la canalisation et d'une façon générale la température ne monte que :

Après 1 heure d'allumage	de	1°,14
— 2 heures	—	2°,23
— 3 heures	—	3°

Au théâtre Beaumarchais où l'éclairage est assuré par un lustre formé de 25 lampes à récupération et de 30 becs papillons et où l'on a donné une section convenable à la cheminée d'évacuation disposée au-dessus du lustre, on arrive à évacuer avec 10 mètres cubes de gaz brûlés à l'heure 10,000 mètres cubes d'air et au bout de 3 heures on n'observe des élévations de température que de :

1° au rez-de-chaussée ;
1°,5 aux premières galeries ;
2° aux deuxièmes galeries ;
2°,6 aux troisièmes galeries.

En somme, pour peu qu'on le veuille, on peut faire contribuer puissamment le gaz brûlé pour atténuer l'élévation de température : et ce bénéfice est un sous-produit gratuit de ce mode d'éclairage.

Les expériences instituées avec les appareils d'éclairage ont montré que, suivant que les conditions étaient plus ou moins favorables, 1 mètre cube de gaz peut évacuer entre 120 et 1,200 mètres cubes d'air. Flugge dit qu'un brûleur Bunsen enlève de 600 à 750 mètre cubes d'air par mètre cube de gaz brûlé. On peut dan la pratique, lorsque l'installation n'est pas défectueuse compter couramment sur une évacuation de 200 mètre cubes d'air par mètre cube de gaz dépensé.

CINQUIÈME PARTIE

HOPITAUX

ARTICLE PREMIER

HOPITAUX EN GÉNÉRAL

Après avoir indiqué les conditions essentielles pour la salubrité des habitations nous allons décrire l'habitation hygiénique type, celle où ces conditions doivent être remplies d'une manière spécialement rigoureuse, parce que, pendant qu'il y séjourne, l'homme se trouve dans un état physiologique amoindri et que presque toujours ses excrétions et les objets qui sont en contact avec lui sont, en partie du moins, le véhicule de germes pathogènes. Cette habitation c'est l'hôpital.

Un hôpital mal installé et mal tenu est la source d'infections nombreuses et redoutables, tandis qu'il est reconnu universellement que dans les hôpitaux installés conformément à toutes les exigences de l'hygiène, cette installation contribue autant à la guérison des malades que l'intervention thérapeutique. Aussi de tous côtés s'est-on efforcé de tracer les règles qui doivent présider à la construction et à l'aménagement des hôpitaux. Aujourd'hui cette technique est arrêtée dans ses lignes fondamentales : les divergences qu'on constate en visitant un certain nombre d'hôpitaux modernes aménagés conformément à cette technique sont plutôt des variantes. On peut dire que la question de l'hôpital salubre, favorisant la guérison des malades et n'occasionnant pas la transmission des maladies infectieuses, est résolue aujourd'hui à un degré qui touche à la perfection.

La première condition est d'avoir un terrain vaste, salubre, sec, bien exposé, bien accessible à l'air et à la lumière et assez écarté pour qu'il ne soit pas englobé ultérieurement dans un quartier plus ou moins populeux par suite de l'accroissement de la ville. La seconde est de disséminer le plus largement possible les bâtiments sur ce terrain de manière à faire bénéficier au maximum chaque malade de l'espace disponible.

Naguère encore on demandait la dissémination des malades à la multiplicité des hôpitaux ; on voulait que chaque quartier fût doté d'un petit hôpital. Ce morcellement a de graves inconvénients, il accroît notamment de plus de moitié les frais d'installation et de fonctionnement et il complique beaucoup le contrôle. Le système des grands hôpitaux installés sur de larges surfaces n'est en réalité que la réunion sur un même terrain d'un certain nombre de petits hôpitaux qui sont assez rapprochés pour bénéficier de services généraux communs et assez distants les uns des autres pour qu'il n'y ait à redouter aucune infection réciproque ni aucune influence fâcheuse de l'un sur l'autre. Autrefois, avec les ressources précaires d'antisepsie dont on disposait, ce voisinage eût été dangereux : aujourd'hui les conditions se sont modifiées du tout au tout et elles iront encore en s'améliorant.

Au lieu de grands bâtiments à salles nombreuses et à

étages superposés, on fait aujourd'hui des pavillons restreints : l'idéal est un pavillon à rez-de-chaussée unique pouvant abriter au plus 30 malades : c'est la forme qui permet de réaliser le plus complètement les conditions primordiales de l'hygiène hospitalière, aération libérale, propreté scrupuleuse, éloignement rapide et intégral des matières infectieuses ou usées.

Le pavillon à rez-de chaussée et un étage superposés peut être imposé par des nécessités locales, il permet encore de remplir les conditions d'une bonne hygiène, mais plus difficilement.

Le block est un pavillon à plusieurs étages dont chacun est muni d'un petit corridor donnant accès aux chambres des malades. Cette forme est la dernière concession que l'hygiène puisse faire aux considérations d'ordre différent.

Dans ce qui suit, nous n'aurons en vue que le système de pavillons à rez-de-chaussée sans étage. On a reproché à ce système et au système disséminé en général de rendre la surveillance difficile et d'augmenter les frais d'exploitation. Ces objections de sont pas fondées. Tandis que dans les grands établissements avec leurs dédales de couloirs, d'ailes, de cours, avec les allées et venues se croisant dans tous les sens, le personnel des divers services est sans cesse confondu et les responsabilités difficiles à établir ; dans les bâtiments restreints juxtaposés, ayant chacun son personnel distinct et constituant une unité administrative et disciplinaire bien nette, le contrôle est aisé et les responsabilités difficiles à éluder. De plus, grâce aux voies ferrées et au téléphone, les communications entre les parties les plus éloignées de l'établissement ne présentent pas la moindre difficulté.

Sans doute les pavillons séparés nécessitent plus de terrain, mais ils permettent de réaliser des économies notables sur les constructions, les fondations, les murs les toitures, etc., tout cela pouvant être fait plus simplement. Quant au terrain, on n'a qu'à se reporter vers la périphérie ou plutôt en dehors des villes et à choisir les terrains les plus arides, ce sont les meilleurs pour le but cherché, et on économisera ainsi beaucoup sur le prix d'achat. Les modes de transport des malades vont se perfectionnant de leur côté et un éloignement de 2 kilomètres ne sera bientôt plus une objection sérieuse.

Le principe est de faire simple et en ce faisant on peut largement doter tous les services de ce qui est nécessaire au point de vue de l'hygiène, sans dépenser beaucoup d'argent. Les objections d'ordre budgétaire ne sont donc pas plus fondées que celles d'ordre administratif.

La superficie d'un hôpital, en surface bâtie et non bâtie, doit être de 100 à 150 mètres carrés par lit. La surface non bâtie est occupée par de bonnes voies de communication bien étanches, et par des pelouses à aspect riant.

Un hôpital se compose :

a). Des pavillons des malades, dont trois quarts affectés aux services de médecine, un quart aux services de chirurgie.

b). D'un pavillon pour l'admission des malades, avec vestiaire et une douche par aspersion toujours prête pouvant se chauffer instantanément au gaz.

c). Des locaux pour les services généraux (cuisine, buanderie, pharmacie) groupés dans ce même bâtiment.

d). D'une salle d'opération éloignée des bâtiments affectés aux malades, largement éclairée par des jours plongeant d'en haut mais avec des baies verticales.

e). D'un logement pour le concierge.

f). D'un bâtiment pour les bureaux et le logement des employés.

g). D'un pavillon de désinfection.

h). D'une salle des morts.

Nous ne parlerons pas de l'aménagement des divers bâtiments et services ; disons seulement que l'éclairage doit se faire à l'électricité, que la cuisine doit pour la plus grande partie se faire à la vapeur, que la buanderie doit être aménagée d'après les principes énoncés (p. 333); que la plus grande attention doit être accordée à la salle d'admission que le malade ne doit quitter que lavé à fond et d'où ses effets ne doivent sortir que pour aller à l'étuve ou au pavillon de désinfection. Nous allons concentrer toute notre attention sur l'unité dont le groupement constitue à proprement parler l'hôpital, sur le pavillon affecté aux malades.

Tous les pavillons de doivent pas avoir la même grandeur : il est bon d'en avoir de grands (à 30 malades) de moyens (à 12 à 15 malades) et de petits (à 1 à 4 malades). Les grands sont affectés aux malades ordinaires ; les moyens à certaines catégories de maladies qu'on veut traiter isolément (fièvre typhoïde, rougeole, tuberculose), les petits sont destinés à l'isolement d'un petit nombre de malades atteints d'une affection contagieuse telle que la diphtérie. ou à l'isolement individuel (malades atteints de maladies infecticuses spécialement graves, ou bruyants ou dégageant des odeurs infectes).

Il y aura toujours un nombre de pavillons tel que chacun d'eux puisse, un fois l'an, être laissé vacant pendant un mois, nettoyé, aéré et désinfecté à fond.

On groupe les pavillons selon que le permet la configuration du terrain. Le mieux est de les aligner régulièrement suivant une ou plusieurs rangées.

Deux pavillons voisins sont séparés de au moins deux fois leur hauteur.

La meilleure orientation dans nos climats est celle dans laquelle le grand axe est dirigé du nord au sud ou légèrement N.-O.-S.-E : de cette façon les deux longs côtés sont exposés au rayons du soleil chacun à leur tour. Le côté O qui y est exposé pendant les heures les plus chaudes est aussi celui qui reçoit le plus de pluie et qui a plus besoin d'être séché. Dans les pays chauds l'orientation la plus favorable est celle le grand axe étant dirigé de l'est vers l'ouest parce que c'est celle qui soustrait le plus les longs pans à la radiation solaire.

Les divers bâtiments peuvent être complètement indépendants ou bien être reliés par de légers portiques en fer formant une galerie couverte et ouverte et permettant de circuler librement à l'abri de la pluie. Une petite voie ferrée permettant le transport des aliments et du linge sur de petits vagonnets, relie les pavillons avec les bâtiments des services généraux. Ceux-ci peuvent être placés au centre ou à l'une des extrémités. Cette dernière disposition semble la plus favorable parce que c'est celle où les malades sont le moins exposés à être incommodés par la fumée, le bruit et les odeurs des cuisines et de la buanderie, ou la trépidation des machines.

Le pavillon a la forme d'un rectangle avec des fenêtres sur les deux longs pans[1]. Il comprend outre la chambre des malades un certain nombre de locaux qui sont les cabinets d'aisance, une salle de bains, une laverie, un office, un cabinet d'isolement, un cabinet pour les infirmiers ou le médecin, et une salle de jour.

[1] Dans la description de l'hôpital type nous n'avons pas cru pouvoir mieux faire que de reproduire les principales dispositions du nouvel hôpital civil de Hambourg où ont été réalisés la plupart des perfectionnements réclamés par l'hygiène moderne et dont une excellente étude due à MM. Curschmann et Deneke se trouve dans la *Vierteljahrschrift für œff. Gesundheitspflege* (Années 1888 et 1889).

Cette dernière sert en même temps de réfectoire et est considérée aujourd'hui comme indispensable. Ces locaux sont placés tantôt aux deux extrémités, tantôt à l'une des extrémités, tantôt au milieu du pavillon. De ces deux dispositions la première est de beaucoup la plus rationnelle : la dernière est la plus défavorable, car elle a l'inconvénient de sectionner le pavillon et de créer des angles et des points morts supplémentaires. La forme qui tend à prévaloir de plus en plus est celle en I

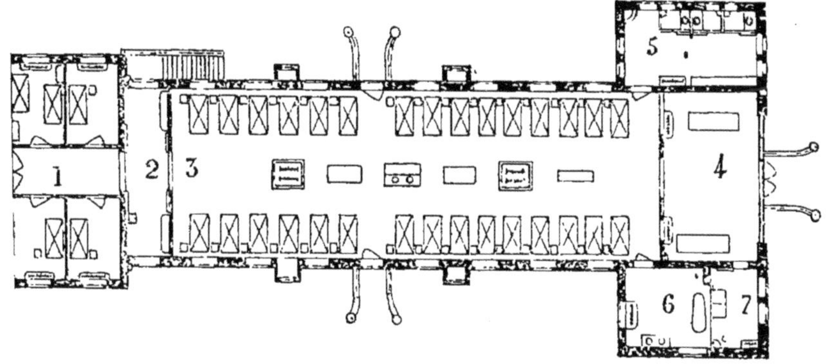

Fig. 231. — Pavillon d'hôpital (plan).

1, corridor sur lequel s'ouvrent quatre salles d'isolement à un lit. — 2, vestibule. — 3, salle pour trente lits. — 4, salle de jour. — 5, cabinets d'aisance. — 6, salle de bain et lavabo. — 7, Laverie.

(fig. 231, 232 et 233) dans laquelle les locaux accessoires groupés aux deux extrémités débordent un peu sur les longs pans, ce qui permet de leur donner ainsi qu'au petit corridor médian qui les sépare une superficie un peu plus grande, disposition très avantageuse au point de vue du service.

Les grands pavillons ont 6 mètres de haut sous le faîtage, 40 mètres de long et 9 mètres de large (12 mètres aux deux extrémités où se trouvent les avancées dont il vient d'être question).

C'est une erreur de creuser des caves sous les pavillons, parce que cela coûte très cher et que les caves ne servent à rien. Dans les hôpitaux où des caves ont été construites et ont absorbé une bonne partie des sommes disponibles, on ne sait qu'en faire. Bien plus, elles créent des dangers d'infection; des rats et autres animaux peuvent aller y crever ; malades et infirmiers peuvent y jeter des immondices, des chiffons et des débris de pansement. Il vaut donc infiniment mieux supprimer dans les pro-

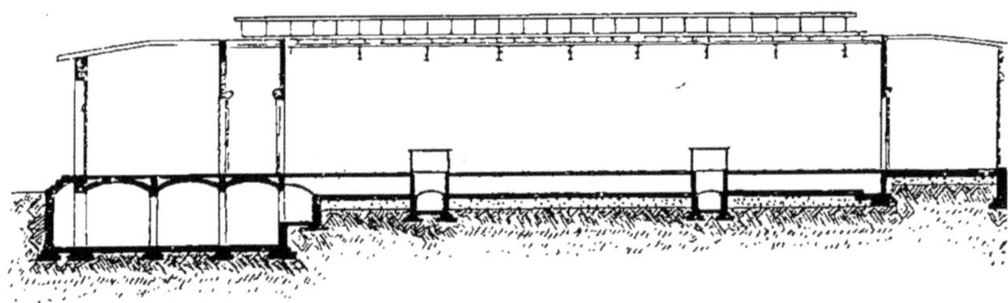

Fig. 232. — Pavillon d'hôpital (coupe longitudinale).

jets les grandes caves qui occupent toute la longueur des pavillons, qui sont dispendieuses, inutiles et compliquent la surveillance sans compensation aucune. On ne creusera que de petites caves nécessaires pour certains services tel que chauffage, magasin, boîte à linge sale, etc.

Pour préparer le sol on enlève une couche de terre peu épaisse qu'on remplace par du béton que l'on enduit de ciment : on a soin de donner à la surface une légère pente vers les deux côtés. On peut aussi daller ou asphalter le terrain. Il est inutile de laisser entre cette couche imperméable et le plancher du pavillon un grand intervalle.

Le pavillon peut avoir la forme ogivale ou être à pans droits surmontés d'un toit, nous n'attachons pas une importance capitale à ce point.

Les murs s'ils sont en calcaire auront une épaisseur de $0^{m},60$, et, s'ils sont en briques, une épaisseur d'au moins $0^m,35$: les murs moins épais sont économiques mais protègent imparfaitement contre la température du dehors.

La hauteur aux pans droits est de $4^m,50$ au maximum. La largeur nécessaire est de 9 mètres, pour qu'il y ait entre les deux rangées de lits un intervalle assez grand pour l'ameublement et la circulation. Chaque malade

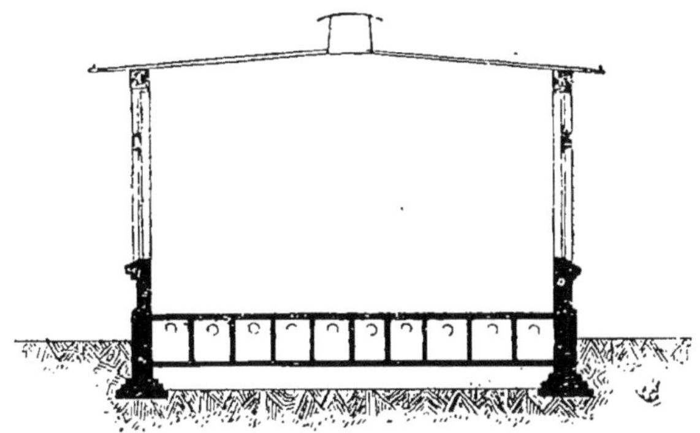

Fig. 233. — Pavillon d'hôpital (coupe transversale).
Les compartiments disposés sous parquet logent les surfaces de chauffe.

doit avoir de 7 à 8 mètres carrés de surface de plancher et au minimum 1 mètre carré de surface de fenêtre.

Le parquet doit être étanche et imperméable. Le grès cérame trouve ici son emploi nettement indiqué. Son seul inconvénient est d'être froid en hiver : on y obvie en faisant le chauffage par le parquet ainsi qu'il sera dit ci-après. Les parquets en grès cérame ainsi chauffé constituent l'idéal de l'hygiène : ils sont faciles à laver à l'eau simple ou avec des solutions désinfectantes. Il est bon de pratiquer le long des murs des rigoles plates aboutissant à des gullys siphonnés pour l'écoulement des eaux de lavage. A défaut de grès cérame on peut employer la mosaïque qui est formé de fragments de marbre dur encastrés dans un mortier de ciment : ce genre de parquet est aussi gai d'aspect que le précédent, mais ne possède pas tout à fait la même imperméabilité. Enfin on a recours aux planchers : ceux-ci seront toujours démontables et cirés.

Jamais le parquet ne doit être couvert ni de tapis, ni ni de descentes de lit, ni de linoleum parce qu'on offrirait des abris trop faciles à la poussière. Le linoleum a beau être imperméable : il finit par s'user en certains points : la poussière filtre en dessous par les bords, et il se forme là un véritable petit entrevous avec la souillure habituelle.

Les surfaces sont lisses, de la plus grande simplicité, et bornées au strict nécessaire ; on évite tout décimètre carré de surface inutile, toute anfractuosité, toute saillie, toute moulure. Tous les angles saillants ou rentrants sont arrondis ; on fabrique à cet effet des carreaux courbes de grès cérame pour tous les revêtements d'angles. Le mur est recouvert, jusqu'à la hauteur de $1^{m},80$, de revêtements ou d'enduits imperméables (carreaux ou briques émaillés, stuc à la fresque, peintures vernissées de la Société des Gommes nouvelles, et au besoin de peinture à l'huile). La partie supérieure sera constituée par du plâtre durci d'après le procédé de M. l'ingénieur Vallin ; le plâtre durci par ce procédé a, ainsi qu'il a été dit (p. 34), conservé sa perméabilité à l'air et se laisse laver en quelque sorte indéfiniment sans se dégrader. A défaut de plâtre ainsi durci on blanchira le mur avec un lait de chaux teinté en couleur claire, jamais en couleur foncée, parce qu'avec les tons clairs on peut contrôler plus aisément la propreté des surfaces.

Les fenêtres doivent avoir une surface égale à 1/6 de celle du parquet au moins : elles doivent ouvrir très haut pour agrandir l'orifice d'accès de la lumière et descendre très bas pour laisser le chemin libre à la sortie des poussières flottantes qui sont d'autant plus abondantes qu'on s'approche davantage du parquet : à ce point de vue, toute fenêtre qui s'arrête à plus de 1 mètre du parquet est défectueuse.

Les fenêtres doivent pouvoir s'ouvrir facilement en totalité ou en parties : dans le châssis du haut seront installées des vitres mobiles, des jalousies ou des vitrages en verre perforé avec un carreau de fermeture plein pour les cas de tempête.

Les baies seront assez espacées pour que deux lits trouvent place en regard de chaque trumeau, chaque malade disposant ainsi d'une ruelle claire et d'une ruelle grise.

Le toit doit être simple et peu coûteux : on ne doublera pas le plafond en créant un entrevous inutile, à peu près impossible à nettoyer. C'est le toit lui-même qui doit garantir contre le chaud, le froid et la pluie. Aussi on ne choisira pour les toitures que des matériaux épais et mauvais conducteurs de la chaleur : le zinc, la tôle ondulée, le carton bitumé ne sont pas dans ce cas. Les tuiles conviennent mieux. En Allemagne, on se montre très satisfait des toitures dites en Holzcement (bois ciment) dont nous n'avons pu nous procurer la composition mais dans lesquelles il entre une couche isolante de graviers de 5 centimètres d'épaisseur.

Le toit porte à son faîtage un surtoit pour la ventilation.

Les nettoyages ne se font jamais à sec, toujours avec des torchons humides. Le linge sale est porté dans le petit corridor transversal qui sépare la chambre des malades des salles d'isolement, et dirigé par une conduite en poterie de 26 centimètres de diamètre dans un récipient métallique disposé dans le sous-sol.

Les cabinets d'aisances sont spacieux, largement éclairés par des fenêtres grandes et nombreuses pendant le jour, à l'électricité pendant la nuit. Dans leur vestibule est placé une armoire destinée aux instruments de nettoyage (balais, brosses, seaux, torchons, bassins et urinoirs non en service). Un vidoir avec petit réservoir de chasse sert à vider les crachoirs, les urinoirs et à déverser tous les liquides usés.

Les stalles d'aisances sont fermées par des demi-portes qui s'arrêtent à 0m,10 du parquet et qui ont au plus 2 mètres de haut.

Tout le réduit des cabinets est recouvert de carreaux émaillés. De larges vitrages en verre perforé ou des jalousies de verre assurent une aération permanente.

La salle des bains a un revêtement de carreaux émaillés jusqu'à 1m,50 de hauteur, le reste de la paroi étant peint à l'huile. Le pavé est en grès cérame avec pente douce vers un gully. La baignoire est surmontée de deux pommes d'arrosoir pour douche chaude et douche froide. Des lavabos à cuvettes apparentes et à tuyau de vidange siphonné servent aux malades valides.

A côté est la laverie où sont conservés et nettoyés les ustensiles de cuisine. Un robinet distribue de tout temps l'eau chaude : un fourneau à gaz ou au pétrole sert à porter l'eau à l'ébullition lorsqu'il est nécessaire de procéder à la désinfection des ustensiles.

A l'extrémité du pavillon, comprise entre les locaux dont il vient d'être question, la salle de jour qui sert également de réfectoire, convenablement éclairée et chauffée, conduit dans le jardin par une pente douce : c'est par là qu'on sort, sur des brancards ou des fauteuils, les malades qu'on veut faire séjourner à l'air libre.

Le mobilier est construit de manière à pouvoir être nettoyé et désinfecté complètement : il est simple et solide, composé uniquement de pierre, de fer, de porcelaine, de verre et autres matériaux imperméables : le bois n'y entre qu'exceptionnellement et il est alors toujours peint et vernissé : on ne tolère ni les fentes, ni les interstices, ni les angles ou anfractuosités où peut se loger la poussière.

Le lit a sous ce rapport une grande importance et doit être l'objet d'un choix judicieux. Non seulement les paillasses mais encore les sommiers ordinaires à ressort sont de véritables nids à poussière. Cela est

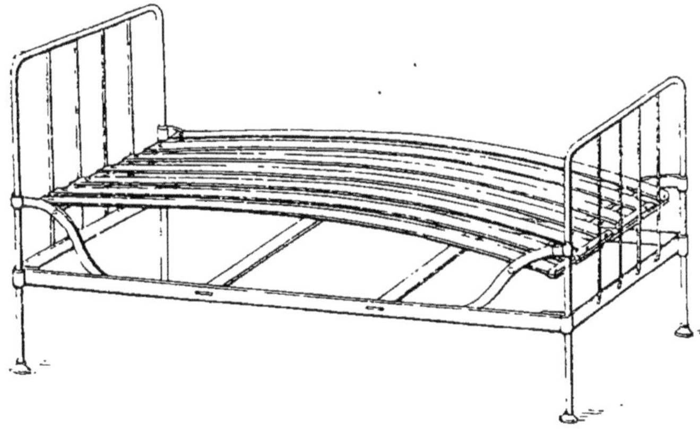

Fig. 234. — Lit et sommier Herbet.

surtout vrai des sommiers en ressorts à boudin, parce que la poussière se dépose en couches épaisses sur la face supérieure des ressorts où il est difficile de l'atteindre avec les moyens de nettoyage ; de toutes façons ce nettoyage est tellement laborieux que dans la pratique on y renonce. Nous devons signaler au contraire comme étant d'un nettoyage facile le sommier Herbet (1, rue Nouvelle, Paris) qui se compose (fig. 234) de lames de ressort en acier, trempées et cintrées, de 40 millimètres de large sur 5 millimètres d'épaisseur. Ces lames sont libres à une extrémité ou plutôt articulées deux par deux de façon à permettre leur extension individuelle. Cette espèce de pont métallique se pose sur deux tringles et l'écartement plus ou moins grand de ces tringles correspond à une souplesse plus grande : généralement il est de $1^m,60$. Ces tringles appartiennent soit à un lit, soit à un châssis quelconque.

Rien n'est plus aisé que de nettoyer ou de désinfecter ce sommier, parce que tous les points sont facilement accessibles : avec un tampon imprégné d'eau simple ou d'une substance antiseptique on peut essuyer en quelques instants la surface totale des lames et enlever toutes les poussières et tous les germes qui s'y étaient déposés.

M. Herbet a également construit, sur les indications de M. le professeur Grancher, des lits pouvant être aisément désinfectés dans une étuve à vapeur. Ces lits démontables et remontables instantanément, sans vis ni boulons, sont d'un poids assez réduit pour que les femmes de service puissent les démonter sans effort. Le fer plein, habituellement employé, a été remplacé dans la construction des dossiers par de l'acier creux étiré. Ceux pour enfants, mesurant $1^m,62$ de long sur $0^m,80$ de large, pèsent 45 kilogrammes. On les démonte en partie et on replie le reste pour les placer à l'étuve.

Les tables de nuit ont une charpente de fer creux avec des tablettes de verre ou de tôle émaillée.

Tous ces meubles ne se placent pas contre les murs, mais à une distance de $0^m,25$ au moins, pour qu'on puisse passer derrière pour le nettoyage et le contrôle. Les deux rangées de lits sont distantes l'une de l'autre de 4 mètres et un espace de $1^m,30$ sépare deux lits voisins. Les lits doivent, par un mécanisme quelconque, se déplacer aisément de manière à faciliter le nettoyage du parquet.

Au centre du pavillon est disposée une table-chauffe-rette pour maintenir les aliments chauds au moment de la distribution. Dans les cas de chauffage à vapeur, ces tables sont à double fond avec circulation de vapeur.

Le linge à pansement et les pièces de pansement ayant servi sont reçus dans des récipients en tôle émaillée munis d'un couvercle.

Les chaises percées sont souvent une cause de souillure parce que leur construction est en général mal comprise. Elles se composent ordinairement d'une cage pleine dont le couvercle et la lunette sont mobiles autour d'une charnière horizontale pour permettre d'extraire le seau. Celui-ci a un diamètre à peine supérieur à celui de la lunette; de plus, il est disposé à quelques centimètres au-dessous de cette dernière, de sorte qu'il existe entre les deux un vide par lequel les urines sont projetées dans la cage, laquelle étant en bois se laisse facilement imprégner et difficilement nettoyer. Ajoutons que si l'on ne fait pas très attention en plaçant le seau, son orifice ne se trouve pas placé exactement au-dessous de la lunette, auquel cas les matières aussi bien que les urines tomberont sur les bords ou à côté du seau.

On ne voit pas la nécessité d'une cage pleine, une simple carcasse en bois ou mieux en métal remplirait très bien le but, pourvu qu'il y ait des bras et un dossier pour permettre au malade de s'appuyer. On a pu voir, à l'Exposition universelle, dans le pavillon de l'Association des dames françaises, un modèle à la fois léger et pratique. La carcasse est en tôle légère peinte à l'huile en couleur ocre. Le seau repose sur une petite tablette distante du sol de 7 centimètres. Le siège en bois ciré est carré avec $0^m,40$ de côté et est à $0^m,42$ au-dessus du parquet. Le dossier a $0^m,25$ de hauteur. Le seau, en tôle émaillée intérieurement, a une section ovale (grand axe antéro-postérieur, $0^m,33$, petit axe transversal $0^m,27$) et $0^m,29$ de hauteur; la forme et les dimensions de la carcasse sont telles que le seau se place exactement sous la lunette et que la petite distance laissée entre les deux est suffisante pour l'extraction et l'introduction du seau, mais trop faible pour livrer passage aux urines ou aux matières.

A l'hôpital civil de Hambourg, la chaise percée est formée d'un trépied en fer, haut comme le siège d'une chaise et portant à sa partie supérieure un cadre circulaire égalément en fer dans lequel on place le vase en porcelaine. Cet appareil est léger, transportable et d'un entretien facile. Un couvercle en tôle sert à recouvrir le vase dans le cas où les selles doivent être conservées pour être montrées au médecin traitant.

Les seaux dits inodores, à valve basculante ou à tirage, doivent être rejetés parce qu'ils sont d'un nettoyage compliqué et que cette opération ne va pas sans de nombreux risques de souillure pour l'opérateur et le local.

Dans les hôpitaux desservis par le tout à l'égout, le mieux serait d'installer à demeure, au centre des salles recevant des malades dont l'état réclame fréquemment l'usage de la chaise percée, une cuvette siphonnée branchée sur l'égout et munie d'un réservoir de chasse; un dossier et deux bras seraient fixés au-dessus du siège. Cette installation ne nécessiterait aucun transport des matières, ne présenterait que des avantages et serait la solution la plus conforme aux règles de l'hygiène.

Crachoirs. — Les meilleurs sont les crachoirs à main en porcelaine blanche, que le malade place à côté de lui. sur sa table de nuit ou sur un meuble.

Ils doivent être recouverts d'un couvercle pour éviter le transport des germes par les mouches.

Chaque phtisique doit être muni d'un crachoir de ce genre; car pour des matières virulentes aussi redoutables que le sont les crachats tuberculeux, on ne saurait se contenter de crachoirs placés sur le parquet qui sont exposés à être cassés ou renversés, et en dehors desquels les crachats tombent fréquemment, soit maladresse soit négligence de la part du malade.

Les crachoirs placés sur le parquet sont suffisants dans les maisons où il n'y a pas de phtisiques et on est obligé de s'en contenter dans les corridors, les lieux de réunion, etc. Ils auront la forme d'un double cône dont les deux sommets se confondent. L'ouverture est large et évasée, et, avec un peu de soin, les crachats tomberont rarement à côté.

Tous les crachoirs doivent être ou en porcelaine ou en métal, de façon à pouvoir être nettoyés et au besoin désinfectés facilement.

La meilleure garniture pour les crachoirs est la solution phéniquée à 5 p. 100 ou l'émulsion de crésyl à 5 p. 100 : à défaut de solution désinfectante une mince couche d'eau simple suffit. La principale action de ces liquides est d'empêcher les crachats d'adhérer au fond en vertu de leur viscosité, et de faciliter le nettoyage.

Dans les maisons particulières le contenu des crachoirs est versé avec précaution dans les cabinets et le récipient est lavé soigneusement. Dans les hôpitaux les crachats sont soumis à la désinfection méthodique suivant un des procédés qui ont été indiqués.

Les crachoirs ne doivent jamais être garnis de poudres (amidon, poudre de riz, sciure de bois, etc.), car les crachats tant qu'ils sont à l'état humide et visqueux n'abandonnent aucun germe à l'air ambiant, même s'il y avait un vent violent. Les poudres ont pour effet de détruire cette propriété si précieuse au point de vue de l'hygiène, et là où l'on s'en sert on court de grandes chances de disséminer dans l'atmosphère une certaine quantité de matière virulente : le nettoyage de ces crachoirs est particulièrement dangereux pour ceux qui en sont chargés : de toutes façons la poudre qui a servi doit être brûlée ou désinfectée avec soin avec du crésyl ou de l'eau phéniquée et ne jamais être jetée sur les fumiers ou sur des tas d'ordures.

Dans toutes les parties du pavillon sont disposés des robinets d'eau chaude et d'eau froide. Des robinets dans l'intérieur même de la chambre des malades distribuent à volonté à ceux-ci de bonne eau de boisson. On évite ainsi ces éternelles distributions de tisanes qui fermentent, qui salissent le mobilier, et dont l'effet thérapeutique est nul, et on épargne dans le service un temps précieux qui peut être utilisé autrement avec bien plus de fruit.

La ventilation est assurée dans la belle saison par les orifices existants, les fenêtres et les portes surtout; dans la saison froide et pluvieuse elle reçoit un renfort fourni par les appareils de chauffage. Il est inutile, dans les pavillons à étage unique, de faire des installations compliquées pour la ventilation et cela est un des grands avantages du système disséminé.

Le chauffage doit toujours être central et disposé de telle façon qu'un seul centre de chauffage suffise pour tout l'établissement. Cette condition implique, pour tout établissement important, le chauffage à vapeur qui seul permet de transporter la vapeur à de grandes distances. Les détails que nous avons donnés dans le chapitre « Chauffage » nous dispensent de revenir ici sur ce sujet. Mais nous devons une mention particulière à un mode de chauffage spécial qui vient d'être essayé avec succès dans certains hôpitaux d'Allemagne : le chauffage par le parquet. Voici la description de ce système tel qu'il a été installé dans le nouvel hôpital civil de Hambourg.

Sous le parquet est ménagé (fig. 233) un vide de $0^{m},75$ de hauteur, isolé inférieurement et latéralement par du béton revêtu de ciment : ce vide est cloisonné en dix compartiments par des murs longitudinaux qui sont percés de nombreuses fenêtres faisant communiquer les divers compartiments entre eux. Le plafond de cette chambre de chauffe est formé par le parquet du pavillon et se compose de dalles juxtaposées en ciment mesurant 85 × 60 centimètres et épaisses de 4 à 7 centimètres : ces dalles jointoyées au ciment sont enchâssées dans un cadre en fer (sidéro-ciment système Monier) et recouvertes de mosaïque en marbre et ciment. A 10 centimètres au-dessous de ce plafond sont disposés, supportés par des corbeaux, des tuyaux à ailettes doucement inclinés d'un chauffage du système Bechem et Post dont le générateur se trouve à une extrémité du pavillon, en sous-sol également. Il est bien entendu qu'un générateur unique pourrait suffire pour tout l'établissement.

La chambre cloisonnée est hermétiquement fermée : les compartiments peuvent être visités et nettoyés.

La température atteint dans ces compartiments de 35° à 37°,5 : le parquet du pavillon est chauffé habituellement à 22°, jamais à plus de 25°. On ressent sur le parquet ainsi chauffé une chaleur douce, agréable, et la chaleur fournie est suffisante pour chauffer le pavillon par les froids ordinaires de l'hiver. Avec un système de robinets on peut faire fonctionner seulement un tiers ou les deux tiers ou la totalité des surfaces de chauffe. Le parquet est chauffé uniformément dans toutes ses parties. L'air chaud baigne les personnes et s'élève vers le plafond où il s'échappe par le surtoit. Si l'air de la salle est trop sec il suffit d'asperger légèrement le parquet. La température de l'air dans la salle est de 4 à 6 degrés inférieure à celle du parquet.

Pour les journées exceptionnellement froides on installe dans le pavillon même quelques tuyaux à ailettes qui servent de chauffage de renfort : ces tuyaux suffisent à eux seuls pour le chauffage pendant les saisons intermédiaires.

La ventilation, tout en étant libérale, sera assurée par des moyens très simples : le chauffage en hiver, un usage judicieux des fenêtres, jalousies, vitres perforées, surtoits, portes, en toute saison, suffisent dans tous les cas pour les pavillons à un étage qui sont baignés sur toutes leurs faces par l'air extérieur. Et cette facilité de l'aération est précisément un des grands avantages de ce genre de constructions.

Lorsqu'il est besoin d'avoir des appareils auxiliaires pour la ventilation, ceux-ci seront très simples et peu coûteux : des gaines d'évacuation avec une aspiration exercée au moyen de la chaleur ou par un ventilateur hydraulique, suffiront à tous les besoins; car on n'oubliera jamais que la propreté, qui est de rigueur dans un hôpital plus qu'ailleurs, réduit considérablement le rôle de la ventilation.

Les pavillons à rez-de-chaussée et étage ont la même disposition intérieure que ceux à étage unique. On accède directement à l'étage supérieur par un escalier placé à l'une des extrémités du pavillon, sans passer par le rez-de-chaussée.

Les parquets de cet étage sont en bois, posés sur asphalte ou bien démontables.

Pour que l'installation hygiénique qui vient d'être décrite porte tous ses fruits il faut un fonctionnement irréprochable. Il faut avant tout une propreté méticuleuse, qui, si elle n'est pas poussée à l'excès, n'est pas suffisante. Toute matière infectieuse doit être détruite séance tenante ou éloignée intégralement sans déperdition ni dissémination possibles.

Une surveillance constante est également indispensable, et pour que rien n'échappe à cette surveillance, il faut qu'elle se fasse méthodiquement. Le médecin-chef aura le plan détaillé de tout l'établissement et des coupes en élévation des divers bâtiments : sur ces plans et coupes seront figurés tous les détails des trois canalisations pour l'eau, les matières usées et le gaz. Chaque jour il visitera un des services généraux de manière à les voir tous une fois par semaine : buanderie, pavillon de désinfection, matelasserie, vestiaire, cuisine, chauffage, enlèvement des eaux grasses, des ordures ménagères par charroi. Tout dérangement à l'un des appareils sera aussitôt signalé et reparé : telle avarie qui, prise au début, n'eût rien été, devient désastreuse si on tarde à y remédier.

Dans chaque division, le médecin traitant fait l'inspection journalière de son service. Le sens qui doit agir autant que la vue ici, c'est l'odorat : celui-ci est pour l'hygiène ce que les antennes sont pour l'insecte, il révèle des souillures cachées que l'œil ne voit pas. Tout en laissant agir son odorat, on passe en revue au point de vue de l'intégrité et de la propreté et dans un ordre qui est toujours le même :

Le parquet, le plafond, les parois avec les fenêtres et les orifices d'aération ;

Le mobilier : on sait que les tables de nuit avec leurs tiroirs sont souvent utilisées par les malades comme armoires pour resserrer des restes d'aliments, des objets de pansement, du linge sale. On donne en passant un coup sec sur une couverture au moment où il y tombe un rayon de soleil pour reconnaître si elle a été battue à fond. On s'assure que les barreaux et les ressorts des sommiers ne sont pas couverts de poussière et que le malade n'a pas dissimulé des objets souillés ou contaminés sous le matelas ;

Les crachoirs et, en général, tous les appareils récepteurs, les vidoirs, les urinoirs, les cuvettes avec leurs réservoirs de chasse, les tuyaux de chute.

Les boîtes à linge sale et la boîte à ordures ;

Les postes d'eau ;

Les appareils de chauffage et d'éclairage.

On visite plus particulièrement les coins, les cabinets noirs dans lesquels on cache ou jette souvent des objets infects et qui sont trop souvent comme les ulcères de l'établissement.

ARTICLE DEUXIÈME

ISOLEMENT DE CERTAINES CATÉGORIES DE MALADES

Il y a à distinguer les malades qu'il est simplement besoin de *séparer* des autres et ceux qu'il est nécessaire d'*isoler*. A la première catégorie appartiennent ceux atteints de fièvre typhoïde, de dysenterie, de tuberculose, d'ophtalmie granuleuse ou purulente, de bronchopneumonie, d'érysipèle ; à la seconde catégorie appartiennent ceux atteints de variole, diphtérie. scarlatine, typhus, rougeole, choléra, méningite cérébrale épidémique. Il y a encore à distinguer entre l'isolement simple et l'isolement rigoureux : ce dernier s'applique à la variole, à la diphtérie, à la scarlatine, au typhus.

La *séparation* se fait dans des pavillons distincts pour chaque maladie : l'accès de ces pavillons est interdit aux autres malades ; la séparation porte sur les malades et le matériel mais ne concerne pas le personnel qui vaque librement dans l'hôpital : il lui est simplement recommandé de prendre dans son intérêt les précautions indiquées dans chaque cas particulier ; ne pas se servir des water-closets fréquentés par des malades atteints de dysenterie ou de fièvre typhoïde, manier avec précaution le linge et la literie de ces malades ainsi que de ceux atteints de tuberculose et d'ophtalmie contagieuse. Le personnel sera instruit minutieusement des procédés de désinfection qu'il convient d'appliquer en chaque cas pour les divers objets.

L'*isolement* porte sur les malades, le personnel et le matériel. Il se pratique dans un ou plusieurs pavillons au sein d'un hôpital général et alors on a réellement un petit hôpital dans un grand ; ou bien le service d'isolement est contigu à l'hôpital général mais en est complètement distinct ; il a son personnel médical et même un agent de la comptabilité à part : il ne relève de l'hôpital que pour la comptabilité générale. Enfin, il y a des hôpitaux d'isolement complètement séparés et autonomes.

Toute petite ville, tout groupe de village devrait pouvoir être pourvu d'un petit hôpital pour recevoir tout malade contagieux qui ne peut être convenablement isolé dans son domicile. Cet hôpital serait toujours prêt comme si on devait s'en servir le lendemain.

Il faut pour cela les faire habiter en tous temps. En Angleterre c'est généralement un employé municipal, par exemple un cantonnier, qui prend soin de l'immeuble à condition d'y être logé gratuitement. La femme de cet employé fait l'office d'infirmière. Cette combinaison a donné d'excellents résultats.

Nous voyons dans l'intéressant ouvrage de Lutaud et Hogg (*les Hôpitaux d'isolement en Angleterre*) que la petite ville d'Albury qui ne compte pas tout à fait 1,100 habitants possède à une distance de quatre kilomètres, un hôpital de ce genre composé de deux pavillons communiquant ensemble au moyen d'un couloir ouvert et d'une habitation destinée aux divers services : il y a de plus deux bâtiments détachés dont l'un sert de chambre mortuaire et dont l'autre contient la buanderie, la lingerie, un hangar pour la voiture de transport pour contagieux et une chambre de désinfection.

Il est inutile d'avoir des installations luxueuses ; il suffit d'un aménagement simple où tout soit conçu en vue d'une grande facilité de nettoyage et de la désinfection. Toutefois une certaine élégance et un peu de confort ne sont pas à dédaigner parce qu'ils peuvent déterminer des malades contagieux jouissant d'une certaine aisance à user de ce lieu de séquestration pour soustraire leur famille aux dangers de contamination. Ainsi compris ces hôpitaux constituent de véritables petits lazarets. Et de fait, tous les ports de mer, petits et grands, devraient en être pourvus, pour pouvoir isoler immédiatement tout débarquant atteint d'une maladie contagieuse.

Tout en désirant de voir créer partout de ces hôpitaux d'isolement, nous ne devons pas nous dissimuler que pour des centres d'importance secondaire ces installations sont très onéreuses et que les services rendus ne sont pas toujours en rapport avec les sommes dépensées. Pour les métropoles, des hôpitaux spéciaux pour maladies épidémiques sont indispensables et ne sont pas d'un entretien plus coûteux que les hôpitaux généraux, parce que le mouvement des malades y est aussi actif que dans ces derniers. Dans les villes d'importance moindre l'hôpital d'isolement chômerait souvent : aussi peut-on se contenter d'isoler les contagieux soit dans des pavillons spéciaux, soit dans une annexe spéciale :

ou bien on tiendra en réserve au centre d'un département ou d'un groupe de départements syndiqués des hôpitaux mobiles que l'on pourra rapidement diriger et installer sur le théâtre des épidémies.

Quel que soit le mode de séparation ou d'isolement qu'on pratique, les mêmes principes qui président à la

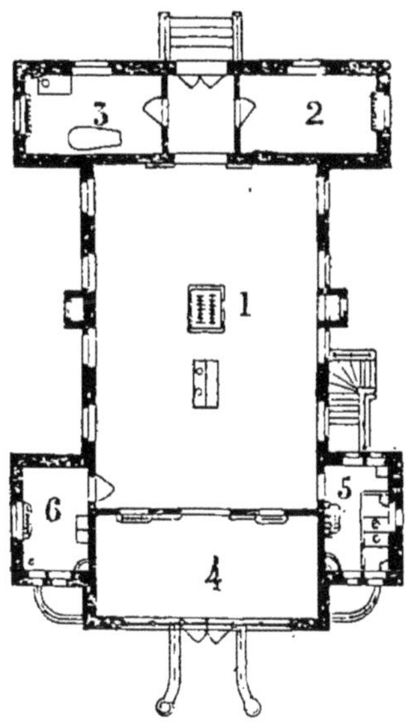

Fig. 235. — Grand pavillon pour malades séparés ou isolés.

1, salle pour 14 malades. — 2, chambre pour un malade. — 3, salle de bain. — 4, salle de jour. — 5, closet. — 6, laverie.

construction et à l'aménagement des pavillons pour malades ordinaires sont appliqués à ces pavillons spéciaux : seulement on doit encore renchérir sur les points intéressant la salubrité. Tout, dans la construction, le mobilier, les ustensiles, doit être sacrifié aux nécessités du nettoyage et de la désinfection. Les surfaces seront protégées dans toutes leur étendue par des revêtements ou des enduits imperméables ; dans les meubles et les ustensiles il n'entrera que du métal, du verre, de la porcelaine.

Les grands pavillons d'isolement ont une disposition semblable à celle des grands pavillons communs : cette disposition est représentée dans les figures 235 et 236.

Les petits pavillons d'isolement (fig. 237) ont une forme presque carrée avec deux petits appentis latéraux. Le

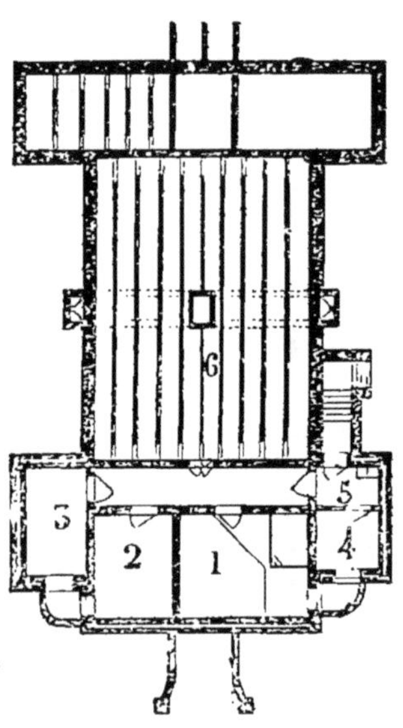

Fig. 236. — Grand pavillon pour malades séparés ou isolés (sous-sol).

1, chambre de chauffe. — 2, magasin d'habillement. — 3, chambre du chauffeur. — 4, magasin des ustensiles. — 5, coffre à linge sale. — 6, compartiments pour loger les surfaces de chauffe.

corps principal est divisé par un mur de refend en deux moitiés dont l'une constitue une salle de malades où l'on peut placer quatre lits, mais où il n'y en a normalement qu'un seul. L'autre moitié est subdivisée en deux parties dont l'une est la salle de bain et l'autre une salle d'isolement à lit unique.

Dans un des appentis se trouvent les water-closets et

l'office ; l'autre est un vestibule. Celui-ci conduit dans la salle de bains sur laquelle s'ouvrent la grande et la petite salle d'isolement. Ces salles ont des planchers démontables ; les autres locaux ont des parquets en grès cérame. Le chauffage se fait par des poêles.

La ventilation est assurée par un lanterneau ou un surtoit, par des vitres perforées ou des jalousies en

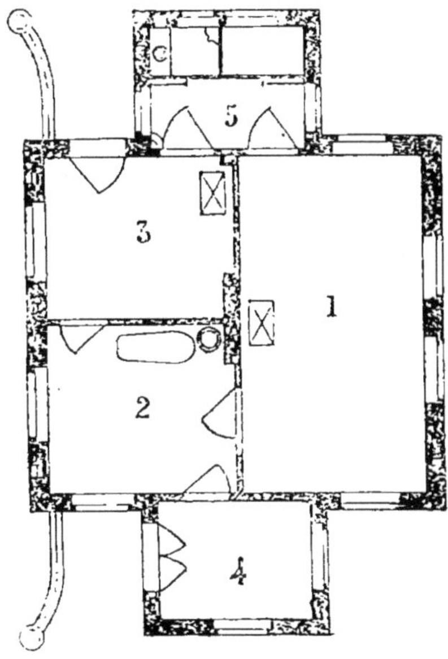

Fig. 237. — Petit pavillon d'isolement.

1, salle pour 4 malades. — 2, salle de bain. — 3, salle pour 1 malade. — 4, vestiaire.— 5, petit corridor conduisant aux water-closets et à l'office.

verre et par des conduits d'évacuation en poterie ménagés dans le mur de refend.

Le vestibule constitue le trait d'union entre l'extérieur et l'intérieur. C'est là que le médecin revêt et quitte la blouse de toile caoutchoutée qu'il porte pendant la visite : c'est là que les infirmiers, qui quittent temporairement le pavillon, se lavent et se désinfectent et revêtent pour sortir les effets neufs qui leur sont apportés. C'est là que les infirmiers du dehors viennent, sans y pénétrer d'ailleurs, déposer les provisions. C'est là que se trouve le bac rempli de liquide désinfectant dans lequel on plonge le linge et les effets ayant servi ; c'est de là enfin que tout ce qui va au pavillon de désinfection est expédié enveloppé dans une toile imbibée d'une solution de sublimé. Un réchaud à gaz sert à faire bouillir l'eau

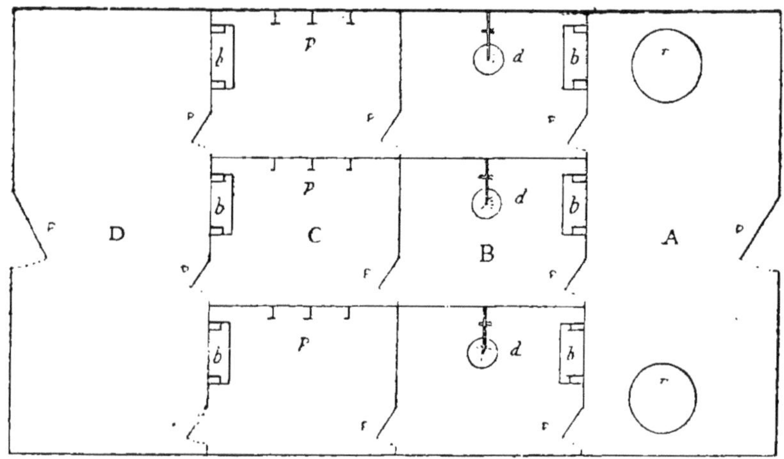

Fig. 238. — Plan d'un pavillon de désinfection pour le personnel.

pour la désinfection des ustensiles de cuisine ; les balayures et les immondices ainsi que les pièces de pansement ayant servi sont brûlées dans le fourneau du pavillon ou portées, dans un récipient bien étanche, à un foyer voisin où ils sont brûlés.

Les pavillons d'isolement compris dans l'enceinte d'un hôpital général doivent être distants de trente mètres des pavillons voisins et de quinze mètres au moins du mur d'enceinte.

A tout hôpital spécial est annexé un pavillon servant de

vestiaire et de désinfection pour le personnel qui quitte le service temporairement ou définitivement. Le plan ci-joint (fig. 238) donne une idée de l'installation. Le pavillon de forme rectangulaire est divisé en quatre sections : l'entrée A est un petit vestibule où sont disposés deux récipients, remplis d'une solution désinfectante. De là la personne passe dans une cabine où elle se déshabille, se savonne et se lave sous une douche qu'il y a tout avantage à chauffer au gaz (voir p. 332), ce chauffage devant être essentiellement intermittent. Après ce lavage qui doit porter sur l'ensemble du corps y compris la figure, la barbe et les cheveux, la personne passe dans la cabine contiguë C où elle trouve du linge pour s'essuyer et ses effets de ville suspendus à des patères. Elle quitte par le vestibule opposé D où se trouve un surveillante chargée de la garde des effets. Au retour le compartiment C sert pour quitter les effets de ville et le compartiment B pour revêtir ceux d'hôpital. Le médecin fera bien de s'astreindre à cette pratique toutes les fois qu'il aura séjourné longuement au milieu des contagieux.

Pour montrer les précautions à prendre pour assurer un isolement rigoureux nous donnons ci-après le

Règlement des hôpitaux d'isolement du Conseil métropolitain de Londres.

1. Nulle personne attachée à l'hôpital ne pourra en sortir avant d'avoir pris un bain et changé complètement de vêtements.

2. Aucun fournisseur ne pourra entrer dans l'enceinte de l'hôpital : les marchandises devront être laissées en dehors de la grille.

3. L'infirmière en chef est chargée de la correspondance des

malades : aucune lettre ne sera envoyée avant d'avoir été désinfectée dans l'appareil à ce destiné.

4. En cas de décès, les cadavres seront recouverts de charbon pulvérisé, dont on mettra également une certaine quantité dans le cercueil. Celui-ci sera transporté au cimetière où les parents et les amis du défunt devront se rendre directement.

5. Les aliments non employés doivent être brûlés.

6. Les vêtements des malades seront désinfectés avec soin et lavés : ceux qui paraissent trop souillés seront détruits et remplacés aux frais de l'hôpital.

7. Les drains et conduits de l'hôpital seront lavés deux fois par jour par la chasse d'eau provenant de quatre grands réservoirs d'eau d'une contenance de 1,560 litres d'eau chacun.

Règlement concernant les visiteurs.

1. Le droit de pénétrer auprès des malades n'est accordé qu'aux proches parents et aux amis intimes lorsque la gravité de l'état du malade le justifie. Une seule personne dans ce cas sera admise par jour. Les visites n'auront lieu qu'avec l'autorisation du médecin, et ne dureront qu'un quart d'heure, sauf dans les circonstances exceptionnelles : deux personnes seront alors admises et le temps de leur séjour prolongé.

2. Lorsqu'un malade est en danger, ses plus proches parents ou amis seront prévenus et autorisés à se rendre auprès de lui. Cet avertissement sera accompagné du présent règlement.

3. Une liste des malades en danger sera affichée tous les jours à sept heures chez le concierge de l'hôpital, à la disposition du public.

4. Les personnes qui entrent à l'hôpital sont prévenues qu'elles courent des risques sérieux. Personne ne devrait pénétrer dans les salles de varioleux sans s'être fait préalablement revacciner ; si on habite une maison où la variole s'est déclarée, il est instamment recommandé de s'adresser immédiatement au « vaccinateur public » (dont on peut se procurer l'adresse chez tous les fonctionnaires de la paroisse) afin que tous les habitants de ladite maison soient vaccinés.

5. Il est recommandé aux visiteurs :

a. De ne jamais pénétrer dans les salles lorsque leur santé est momentanément affaiblie ou qu'ils se trouvent sous l'influence d'un épuisement quelconque.

b. De ne pas venir à jeun.

c. D'éviter de toucher le malade, d'inspirer son haleine ou les émanations cutanées.

d. De s'asseoir à une certaine distance du lit et de ne pas toucher à la literie.

6. Les visiteurs devront mettre par-dessus leurs vêtements un long sarrau (fourni par l'hôpital) lorsqu'ils sont dans les salles; laver leurs mains et leur figure avec du savon phéniqué avant de quitter l'hôpital, ou employer tout autre mode de désinfection que le médecin inspecteur prescrira.

7. Les visiteurs sont avertis qu'ils ne doivent pas entrer dans un omnibus, un tramway, ou une voiture publique, immédiatement en sortant de l'hôpital.

Isolement des aliénés agités. — Il est difficile de concilier les intérêts de la sécurité et ceux de l'hygiène dans l'hospitalisation des aliénés agités. Ici la condition primordiale de toute hygiène est supprimée, à savoir la collaboration de l'occupant : celui-ci agit d'une manière inconsciente, violente et semble n'obéir qu'à une seule idée, celle de détruire. Il faut avant tout le défendre contre les traumatismes qu'il pourrait s'infliger à lui-même ; la question hygiène est reléguée au second plan mais ne doit pas être négligée pour cela. Nous donnons ci-après la description d'une cellule type pour aliénés agités.

Le sol est doublé d'un parquet en planches; les parois sont revêtues, sur une hauteur de 2 mètres de panneaux rembourrés de 1 mètre de large et juxtaposés. Ces panneaux sont épais de 10 centimètres; leur face apparente est formée d'une toile à voile enduite d'une couleur claire : la face tournée vers le mur est en toile écrue. Le rembourrage est fait avec du crin végétal. Une plinthe en retraite sur les panneaux existe en bas des murs et une cymaise inclinée couronne le dessus de ces mêmes panneaux, de manière à ne laisser aucune prise au malade.

Intérieurement la porte est munie d'un panneau rembourré semblable à ceux décrits ci-dessus. A $1^{m},50$ environ est disposée soit un guichet en cuivre du système Pallu (à Neuilly, Seine-et-Oise), soit plus simplement un petit judas de 16 centimètres de haut sur 24 de large : il est formé d'une plaque dormante en tôle perforée et se ferme extérieurement au moyen d'une petite portière en tôle pleine et mobile autour d'un de ses axes. Ce guichet doit permettre d'avoir vue sur tous les points de la cellule.

Des barreaux en fer sont pour des motifs de sécurité placés à l'extérieur des fenêtres qui sont mobiles autour d'un axe vertical et se manœuvrent de l'extérieur à l'aide d'un crochet. Elles doivent être protégées à l'intérieur par un grillage en fil de fer assez fort pour que le malade ne puisse pas l'arracher : on préfère dans certains cas le remplacer par une plaque de tôle percée de trous à l'emporte-pièce.

La nuit la cellule est éclairée par un bec de gaz placé à l'extérieur au dessus de la porte d'entrée et envoyant sa lumière à l'intérieur à travers une petite baie grillagée de 15 centimètres de large sur 20 centimètres de haut.

Le chauffage doit autant que possible être assuré par une installation centrale : de toutes façons les surfaces de chauffe sont abritées par des revêtements ajourés très solides : il vaut même mieux les disposer à l'extérieur.

La ventilation ne présente rien de spécial et se fait par les orifices d'éclairage et par des gaines d'évacuation calculées d'après les besoins et disposées suivant les exigences et les ressources de chaque local en particulier.

ARTICLE TROISIÈME

CONSTRUCTIONS

POUR HOSPITALISATION PROVISOIRE

Les constructions pour hospitalisation provisoire sont les baraques transportables et les tentes.

La technique des *baraques démontables et transportables* s'est beaucoup perfectionnée dans ces huit dernières années et est aujourd'hui entrée dans une voie qui semble définitive. Les principales conditions auxquelles elle doit satisfaire sont les suivantes.

La baraque doit être facile à transporter par voie de fer ou de terre : elle doit pouvoir se monter et se démonter facilement et rapidement, même par des ouvriers peu exercés. Elle doit être solide, résister à la pression du vent et au poids de la neige : elle doit être ininflammable, ne pas se laisser pénétrer par la pluie, doit pouvoir être utilisée hiver comme été et en tous cas facilement adaptée pour le service d'hiver. Pour la simplification, il est à désirer que toutes les pièces homologues soient interchangeables et que ces pièces soient conformes à un petit nombre des types. Pour l'assemblage, il ne faut ni clous, ni chevilles, mais des vis, des verrous, des crochets, des charnières. Il ne faut pas que la circulation soit gênée à l'intérieur par de nombreux supports.

Le bois est abandonné de plus en plus, soit pour les fermes, soit comme revêtement. Les fermes et supports sont en fer. Les parois sont doubles avec matelas d'air isolant. La forme la plus commode est celle d'un rectangle allongé. On a renoncé au surtoit (Dachreiter) parce qu'il rend le chauffage très difficile. A part cela, les baraques transportables, quoique faites de matériaux légers et présentant nécessairement de nombreuses fissures, ne sont pas difficiles à chauffer. L'expérience a prouvé que pendant les hivers froids, dans les pays septentrionaux on arrive très bien à l'aide de bons poêles à maintenir la température entre 14° et 16°. Le plancher seul est assez froid, sa température descendant parfois jusqu'à 5°. On peut y remédier de diverses façons, soit en plaçant un second plancher dont les frises sont dirigées perpendiculairement à celles du premier; soit en mastiquant au goudron ou avec un mastic autre les maljoints du plancher si celui-ci a été solidement établi et si, lorsqu'on marche dessus, les frises ne jouent pas les unes sur les autres, ce qui aurait pour effet de fracturer le mastic. On peut aussi recouvrir le plancher de linoleum à la condition de bien fixer ce dernier par ses extrémités pour que la poussière ne puisse pas filtrer en dessous. Pendant la saison froide on peut avec de la terre, des briques, du mortier, de la paille, isoler de l'atmosphère extérieure le vide existant sous le plancher. Mais ce dernier moyen ne peut être employé qu'exceptionnellement et transitoirement parce que le dessous du plancher n'étant plus aéré devient bientôt le siège de fermentations dont les gaz incommodes pénètrent à travers le plancher dans la baraque et qui constituent d'autre part un sérieux danger d'infection. Ce danger est surtout à craindre lorsque les poutres qui supportent la baraque reposent à nu sur le sol.

On considérait autrefois qu'il était indispensable de laisser un très grand intervalle entre le plancher des baraques et le sol : c'est là une précaution superflue. L'épaisseur des madriers sur lesquels repose la construction est suffisante pour assurer l'aération. Il va sans dire qu'il ne faut en aucun cas placer le plancher à nu sur le sol. Mais on peut, ainsi qu'il a été dit à propos des hôpitaux fixes, se contenter de placer sur le sol une couche isolante de béton recouverte de ciment et se dispenser de faire un plancher.

Etant donné que les baraques sont un abri temporaire, il ne faut pas se montrer trop exigeant pour la capacité cubique : 12 mètres cubes suffisent largement, surtout si les parois sont faciles à nettoyer et à désinfecter et si la propreté la plus scrupuleuse ne cesse de régner.

Il faut compter en moyenne sur une dépense de 200 à 400 francs par lit pour une baraque de 12 lits qui est la contenance réunissant le plus d'avantages.

Les *tentes* ont de grands avantages. Elles sont peu encombrantes, peu lourdes, et se prêtent admirablement aux expéditions par chemin de fer. Elles sont en peu de temps dressées et agencées toutes prêtes pour recevoir des malades. Il est facile de les isoler du sol en plaçant le plancher sur des madriers ou sur de petites murettes en brique. La toile peut être rendue ininflammable par immersion dans une solution de silicate de soude. La ventilation est excellente. Contrairement à ce qu'on pourrait croire, les tentes se chauffent très bien : d'abord la double toile protège bien contre le froid extérieur ; puis, avec une double rangée de tuyaux à ailettes ou avec un poêle, on obtient facilement une température de 16° par les froids assez vifs. On peut les éclairer par des châssis vitrés et leur donner un aspect gai en les doublant avec une toile claire parsemée de quelques dessins. On peut les déplacer à volonté ; elles sont faciles à monter, à démonter et à désinfecter.

Mais les tentes ont aussi de graves inconvénients. Elles se laissent imprégner par la pluie et alors il en résulte à l'intérieur, surtout aux périodes où l'on chauffe, une buée très incommode. On peut imperméabiliser la toile, mais alors on perd le bénéfice de l'aération. De plus les tentes coûtent cher en égard au service qu'elles font, parce qu'elles s'usent assez vite : notamment la toile subit de profondes altérations au voisinage des charpentes et est à renouveler rapidement.

En dépit de ces inconvénients, les tentes restent un excellent moyen d'hospitalisation temporaire pour les cas où on a brusquement à hospitaliser un grand nombre de malades sur des points éloignés. Mais sur place et pour toute installation qui dure, la baraque est bien préférable.

Les baraques à double paroi sont bien plus solides que les tentes : elles demandent un peu plus de temps pour être montées et démontées, mais avec les modèles que l'industrie fournit actuellement, ce temps est réduit à un minimum compatible en général avec les besoins. Les baraques sont plus faciles à chauffer et aussi faciles à ventiler que les tentes. En les dotant de larges fenêtres, on leur donne un aspect confortable et riant que la tente n'a pas en général. Elles n'ont pas l'inconvénient des clapotements désagréables de la toile de tente par les grands vents et résistent mieux aux ouragans. Elles se laissent désinfecter très bien par des lavages ou des aspersions avec des solutions antiseptiques. Elles coûtent plus cher d'achat que les tentes, mais sont plus économiques si on tient compte de la durée. D'ailleurs, les baraques de l'hôpital Moabit à Berlin n'ont coûté que 250,000 francs pour 1,000 lits.

En résumé, si les tentes conviennent pour improviser d'urgence au loin un hôpital important, les baraques remplissent bien mieux le but sur la place lorsque les besoins sont plus limités et un peu moins pressants, et c'est à elles qu'on devra donner la préférence chaque fois qu'on aura le choix.

Dans tout hôpital destiné à abriter des maladies épidémiques, il faut avoir plusieurs plates-formes préparées à l'avance et faites en ciment ou en asphalte sur béton hydraulique, pour pouvoir installer des abris temporaires, soit des tentes, soit des baraques, aux époques où l'hôpital est devenu insuffisant. Cette précaution dispense de faire des hôpitaux trop grands, et restreint les installations aux besoins prévus pour le temps normal. Lorsqu'au contraire on base la grandeur des installations sur les besoins imprévus, on est entraîné à des dépenses considérables qu'on eût pu facilement épargnées en tenant en réserve quelques baraques ou quelques tentes. A la fin de chaque épidémie, celles-ci sont remisées dans les magasins et, à des périodes déterminées, elles sont dressées tant dans un intérêt de conservation qu'afin que le personnel reste familiarisé avec les opérations du montage et du démontage.

Les baraques démontables et transportables sont nombreuses ; nous ne décrirons ici, à titre de spécimens, que celles qui semblent réunir les meilleures conditions d'hygiène, de solidité et d'économie, et devoir être employées le plus souvent.

La *baraque Dœcker* (fig. 239), construite par MM. Christophe et Unmack de Copenhague, se compose de : un plancher, deux murailles, deux pignons, un toit avec lanterneaux et un cabinet d'aisances.

Le plancher est formé avec les caisses qui servent à emballer la construction quand elle est démontée : cette disposition facilite l'emballage, le transport et le magasinage. Les parois et le toit sont formés par des panneaux mobiles qui consistent en des cadres en bois, de 1 mètre de large, recouverts sur leurs deux faces par un cartonnage spécial. Ces deux lames de revêtement sont distantes de 23 millimètres, elles ont 4 millimètres d'épaisseur et sont en feutre, ce qui est avantageux, attendu que les poils qui entrent dans la composition du feutre sont mauvais conducteurs de la chaleur. Chaque lame est recouverte de toile-jute ou de toile à voile pour plus de solidité. La paroi tournée vers le dehors est rendue imperméable par l'huile de lin bouillante. La paroi interne est imprégnée de sulfate d'ammoniaque puis badigeonnée au silicate de potasse : de

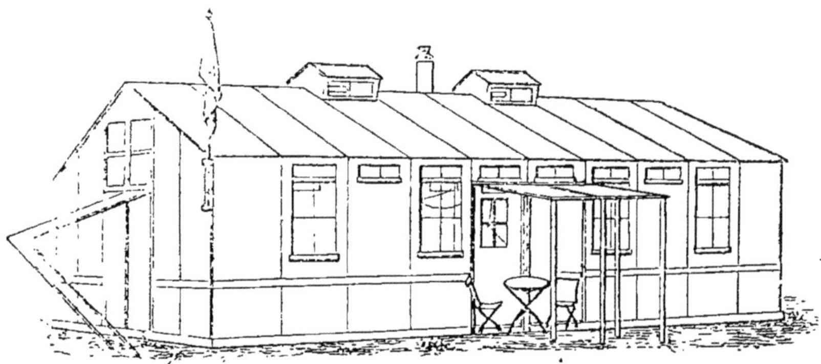

Fig. 239. — Baraque Dœcker.

la sorte, si elle prenait feu, elle charbonnerait mais ne flamberait pas.

Le feutre n'est pas tout à fait aussi imperméable que le carton comprimé, il se laisse imbiber par la tranche. Mais cela n'a pas un inconvénient majeur, attendu que les plaques de feutre sont enchâssées dans des cadres en bois peint.

Il n'y a pas de charpente proprement dite. Les pièces de la baraque sont reliées les unes aux autres à l'aide de crochets, de rainures et d'encoches. Les panneaux formant les parois sont reçus inférieurement dans une rainure qui est pratiquée sur le pourtour du plancher et supérieurement dans des rainures qui portent les panneaux formant le toit. L'ensemble de la construction est soutenu et consolidé par des fermes se composant chacune de deux arbalétriers et de quatre montants. Ces fermes sont reliées entre elles et avec les pignons par des pannes.

Chaque pignon est muni d'une porte au-dessus de laquelle est établie une imposte. Sur les longues parois sont enchâssées des fenêtres de 60 × 100 centimètres de surface ; en outre, à la partie supérieure de chaque paroi, il y a une petite imposte mobile autour de son axe horizontal inférieur. La ventilation se fait encore par deux lanterneaux pratiqués dans le toit.

Deux panneaux sur chacun des pignons, trois panneaux sur chacun des longs côtés peuvent se relever durant les beaux jours et faire vérandah : cette disposition, qui ouvre un large accès à l'air extérieur et à la lumière, est parfaite.

Le chauffage se fait par des poêles à double enveloppe. Le tuyau de fumée est muni d'une double enveloppe pour évacuer l'air de la baraque (voir fig. 263).

La désinfection peut se faire soit sur place, soit après démontage : elles ne présente aucune difficulté, toutes les pièces constitutives de la baraque pouvant être lessivées puis badigeonnées avec des solutions désinfectantes.

Pour le montage et le démontage des baraques Dœcker, nous ne pouvons mieux faire que de reproduire la notice élaborée par la Direction du service de santé militaire qui vient d'adopter récemment ces constructions pour hospitalisation extemporanée et provisoire.

I

Le type de baraque Dœcker qui est adopté par le Service de Santé porte le N° XIII. D. du catalogue du fabricant. Son matériel est renfermé dans onze caisse numérotées et formant le plancher. Ces caisses sont accompagnées d'un sac contenant : un marteau, les vis du faîtage avec cinq vis de réserve, deux boulons de réserve pour les pieds, deux clés pour serrer et desserrer les boulons des pieds, une pince serre-joints (on ne doit se servir de cette pince que pour faciliter le fonctionnement des crochets des panneaux et en ayant bien soin d'appliquer ses mâchoires sur les parties en fer), et une petite clef à fourche pour ouvrir et fermer les crochets des divers panneaux.

Les pannes sont en vrac et forment un colis, les deux échelles doubles sont également en vrac.

La baraque complète forme un volume de 15 mètres cubes et pèse environ 3,600 kilogrammes.

Elle a un cubage d'air de 295 mètres cubes et peut contenir seize lits d'hôpital ou vingt lits de campagne.

II. — Montage et Démontage

Pour la dresser un minimum de trois hommes est nécessaire : le montage peut être accéléré en employant six hommes à raison de deux équipes de trois hommes qui opèrent chacun sur un des côtés de la baraque.

Six heures suffisent pour sa mise en place.

Les pièces de la construction sont toutes numérotées. Dans toutes les opérations du montage on devra avoir pour règle de procéder par numéro d'ordre et de réunir ensemble toutes les pièces portant un même numéro.

Manière d'assembler le plancher. — On délimite d'abord la surface que doit occuper la baraque : ce sera un rectangle de **5** mètres de large sur 15 de long. Sur l'un de ses petits côtés on marque la place réservée pour l'entrée qui doit être placée sur le point le plus élevé du terrain, la place destinée au cabinet d'aisances étant à l'autre extrémité.

Si l'emplacement que doit occuper la baraque est inégal, on l'égalise à la bêche ou avec tout autre outil.

Les caisses se séparent toutes en deux moitiés indépendantes. Ces demi-caisses étant retournées, le fond en l'air, constituent les diverses sections du plancher. Les deux moitiés de chaque caisse sont ainsi toutes distribuées symétriquement de chaque côté du grand axe de la baraque, d'après le plan dessiné ci-après.

On place par conséquent chacune des dix premières caisses à proximité de l'emplacement qui lui est assigné par le plan.

La onzième renferme l'escalier pour entrer dans la baraque (cet escalier sert comme escabeau pendant les opérations du montage).

On vide le contenu des caisses en ayant soin de disposer à environ 1 mètre de la baraque chaque double panneau en face de l'emplacement qu'il doit occuper d'après son numéro.

Ces doubles panneaux sont entrouverts et posés à cheval sur le sol afin d'éviter qu'ils puissent être souillés.

Avant de faire occuper à chaque demi-caisse la place qui lui est assignée, on a soin de relever la planche, dite planche de soutien, qui est appliquée contre son fond par un petit taquet mobile, on la fixe ensuite dans cette nouvelle position au moyen de ce petit taquet. Cette mesure a pour but d'empêcher que la section de plancher ainsi formée ne fléchisse sous des poids trop lourds.

Chaque moitié de caisse repose sur le sol par les pieds auxquels on adapte une semelle en bois à l'aide des boulons qui servent à réunir l'une avec l'autre les deux moitiés de chaque caisse.

On relie successivement chaque demi-caisse à la suivante par l'intermédiaire des crochets situés sur ses côtés et qui correspondent à des platines fixées sur la caisse voisine.

Les caisses 1 et 1*a* sont réunies et mises exactement de niveau à l'aide des pieds. Cette caisse doit être placée, comme on l'a déjà dit, sur le point le plus élevé du sol en ayant soin de raccourcir ses pieds le plus possible.

Après avoir placé *bien exactement de niveau* la première caisse, on peut employer l'une des pannes pour ajuster le reste du plancher au même niveau que celui de la première caisse. Cette panne fait l'office d'une règle.

La caisse 2 est réunie à 1*a* et placée au même niveau ; ensuite 2*a* est réunie à 2, et on vérifie exactement la position de ces 4 caisses, surtout du côté contre lequel seront rangées les caisses suivantes.

La caisse 3 est adaptée à la caisse 2ª, mais elle ne doit pas être poussée de suite contre celle-ci : on commence d'abord par réunir les caisses 3, 3ª, 4 et 4ª ; on les pousse ensuite toutes les quatre contre la première rangée et on les nivelle à la hauteur de celle-ci. On procède de même avec les caisses 5, 5ª, 6 et 6ª, et ainsi de suite.

Montage des parois. — On fixe successivement les panneaux dans la rainure qui est pratiquée sur les bords du plancher et qui circonscrit la semelle de la baraque. Les panneaux qui sont du côté de la porte d'entrée doivent être montés les seconds : leur sommet tronqué les fait aisément connaître. Un homme soutient chaque panneau pendant qu'on élève le panneau suivant, on les relie ensuite par leurs crochets, à l'aide de la petite clé à fourche, puis on continue par le montage des grands côtés de la baraque. Arrivé au niveau de l'emplacement que doit occuper la première ferme (ce que l'on reconnaît aisément aux trous ménagés dans le plancher), on assemble les trois pièces dont se compose cette ferme, on plante ses deux parties verticales dans le plancher et on réunit le montant externe à la paroi par les crochets. La même opération est répétée de l'autre côté. On réunit alors le petit côté de la baraque avec la première ferme à l'aide des pannes qu'on fixe à demeure au moyen des crochets. On continue le montage de la paroi jusqu'à la seconde ferme qu'on met en place à droite et à gauche, comme la première, et on y fixe de nouveau les pannes. Puis on achève de dresser les deux grands côtés de la baraque et on monte enfin la quatrième.

Il faut éviter d'ouvrir les trois panneaux de ventilation situés sur chacun des grands côtés avant que la baraque soit complètement dressée.

Montage du toit. — Chaque double panneau du toit est hissé sur celui-ci par deux hommes placés dans la baraque pendant qu'il est soutenu par un homme installé sur une échelle au milieu de la baraque. On procède de la même manière pour le panneau opposé et on réunit ces deux panneaux par leurs crochets. On monte ainsi l'un après l'autre tous les panneaux qui se font vis-à-vis, en ayant soin d'enfoncer le bord de chacun d'eux dans la rainure du suivant et de les ajuster très exactement avant de les relier par les crochets avec leurs voisins et avec ceux qui leur sont opposés : les crochets ne doivent servir qu'à les maintenir en place. il faut éviter de les enfoncer de force dans leurs attaches.

Il est utile que, en surplus des deux hommes qui apportent les panneaux et de celui qui est à l'échelle, il y en ait un autre au pied de celle-ci pour l'assujettir et la déplacer au fur et à mesure des opérations, pour soulever les panneaux jusqu'à ce qu'ils soient en place et enfin pour soutenir l'homme qui travaille sur la toiture. Ce dernier doit enlever ses chaussures et bien veiller à ne poser ses pieds que sur les cadres des panneaux.

Quand les deux surfaces du toit sont en place, on fixe sur leur intersection l'arête de faîtage, puis on monte les lanterneaux en réunissant les cinq panneaux dont se compose chacun d'eux. On place ensuite les trois côtés du cabinet d'aisances ainsi que son toit.

Enfin on adapte les portes.

Il est indispensable de boucher hermétiquement avec du mastic ordinaire mélangé d'un peu de graisse tous les joints des panneaux du toit.

Démontage de la baraque. — Le démontage se fait en sens inverse du montage.

Avant de faire l'emballage dans les caisses, toutes les planches seront rabattues et maintenues couchées au moyen de leurs taquets mobiles.

Les semelles des pieds sont démontées et placées dans les caisses en ayant soin de laisser le boulon fixé au pied pour réunir les deux moitiés de chaque caisse.

Entretien de la baraque. — Les baraques doivent être nettoyées avec de l'eau légèrement savonneuse.

Après un service d'un été ou d'un hiver, le toit doit être peint à l'huile : une seule couche suffit. La baraque en entier sera d'ailleurs repeinte chaque deux ou trois ans, comme tous les objets peints à l'huile.

Si un choc venait à perforer l'un des panneaux, on boucherait le trou en y collant de la toile ou du papier.

Les pavillons transportables du système Espitalier (fig. 240) unissent une grande légèreté à une grande facilité de montage et de démontage.

La légèreté est due au matériel employé qui consiste essentiellement en plaques de carton comprimé de 4 millimètres d'épaisseur : cette matière est dure comme du bois et plus résistante que le bois d'égale épaisseur ; elle se laisse couper facilement par les instruments tranchants. Elle est imperméable à l'eau à tel point qu'on peut la tenir plongée pendant plusieurs heures dans de l'eau à la température ordinaire, sans qu'elle se ramollisse et sans que même la tranche s'imbibe. Elle n'est pas précisément incombustible, mais elle charbonne sans flamber.

La rapidité du montage est obtenue par la suppression de toute charpente spéciale et surtout de tout assemblage rigide ; toute la construction se fait au moyen de panneaux s'emboitant les uns dans les autres.

Le pavillon ordinaire est à douze lits ; il a 5 mètres de largeur, de manière à laisser entre les deux rangées de lits un passage central de $1^m,20$ environ. La hauteur est de $2^m,50$ près de la muraille et de $3^m,50$ sous faîtage.

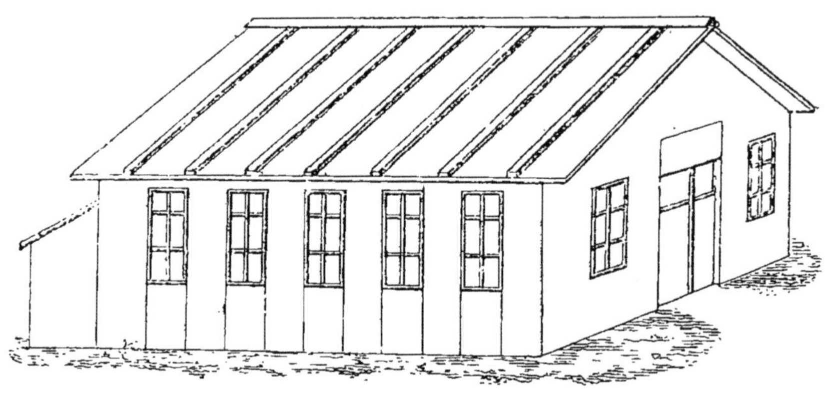

Fig. 240. — Baraque Espitalier.

Chaque malade dispose par conséquent de $3^m,60$ superficiels et d'un espace cubique de 11 mètres. Il serait facile d'augmenter le cube d'air en augmentant la hauteur de $0^m,50$, ce qui donne 15,4 mètres cubes par lit. On peut augmenter à volonté la contenance du pavillon par la simple addition de travées supplémentaires à raison de deux lits par travée.

Pour le renouvellement de l'air, des orifices sont percés en grand nombre dans le plafond à l'angle d'appui de la toiture sur la muraille (fig. 241 A). L'air vicié, circulant alors dans l'épaisseur du panneau de toiture, s'échappe par une rainure pratiquée sur toute la longueur du faîtage et protégée par la tuile faîtière surélevée de quelques centimètres. Pendant les chaleurs de l'été, ce mode de ventilation est particulièrement efficace, par suite de l'échauffement de la paroi extérieure, qui provoque un appel énergique.

Il n'existe dans le système aucun autre joint que ceux des assemblages des panneaux entre eux : les surfaces sont très simples : le nettoyage est par con-

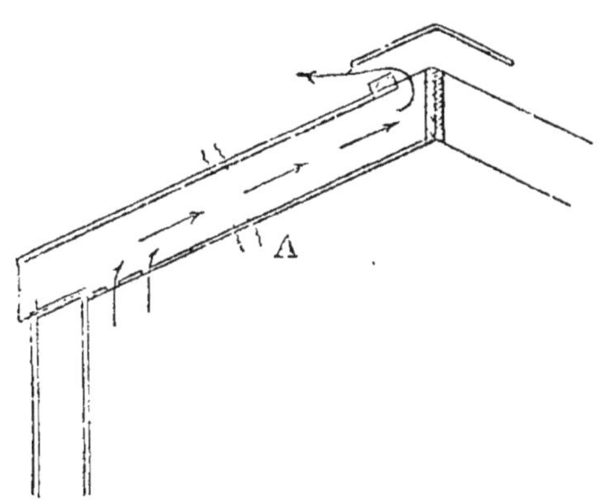

Fig. 241. — Détails de construction de la baraque Espitalier.

séquent aisé. Le carton comprimé a une surface très unie et peut être désinfecté par des lavages ou des pulvérisations.

Chaque panneau de muraille (fig. 242 B) a 2m,50 de haut sur 1m,60 de large et est à double paroi de carton

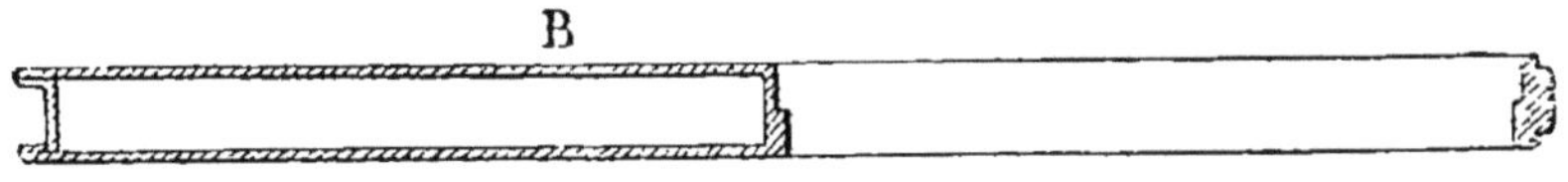

Fig. 242.

avec un vide de 8 centimètres ; il est percé d'une fenêtre de 0m,80 de large, occupant la moitié de sa largeur. Un des montants présente une saillie d'emboîtement, l'autre montant est formé au contraire d'un U en carton dans lequel vient s'emboîter le panneau voisin.

Cet emboîtement est large et facile ; mais il y a serrage grâce à l'élasticité de l'U en carton et le joint est par conséquent hermétique.

Après l'emboîtement, on réunit tous les panneaux au moyen d'agrafes légèrement flexibles, engagées dans des pitons *ad hoc*.

Les portes sont percées dans les pignons qui se composent d'éléments analogues.

Il est possible de placer des cloisons intérieures dans le cas où l'on voudrait mettre les accessoires (tisanerie, etc.) dans le pavillon lui-même. Toutefois il semble pré-

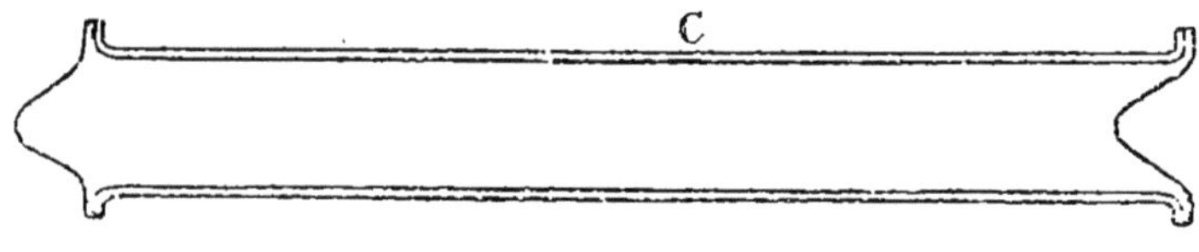

Fig. 243.

férable d'y consacrer un pavillon spécial. Les water-closets peuvent être établis dans un édicule séparé auquel on accéderait par un petit couloir à parois de carton.

La toiture se compose également d'éléments à double paroi, de 3 mètres de long sur $0^{m},80$ de large, réunis deux à deux sur la ligne de faîte au moyen de charnières qui permettent de les replier l'un sur l'autre.

Pour assurer plus complètement l'emboîtement, on a donné aux montants la forme d'un V (fig. 243 C). Les couvre-joints empêchent l'eau de pénétrer entre les éléments constitutifs.

Le plancher sur lequel repose toute la construction est formé de panneaux de $2^{m},60$ sur $1^{m},50$ environ. Ces panneaux comprennent un cadre en bois et des traverses assez rapprochées sur lesquelles est clouée la paroi de carton dont l'épaisseur est de 6 millimètres. On pose le plancher sur des tasseaux qui l'isolent à $0^{m},20$ du sol.

Le poids de cette construction est environ 40 kilogrammes par mètre carré, soit au total 1 800 kilogrammes, environ ou 150 kilogrammes par lit.

Le montage est des plus simples et n'exige pas d'ouvriers spéciaux. Un petit pavillon de six lits peut être monté en trois heures ; pour des pavillons plus considérables, le temps serait proportionnellement moindre.

Il faut d'abord apporter tous ses soins à la pose du plancher ; s'il est bien horizontal, le reste de la construction se montera aisément.

Chaque support de plancher se compose d'un tasseau de 8 centimètres sur 8 centimètres et de 15 centimètres de

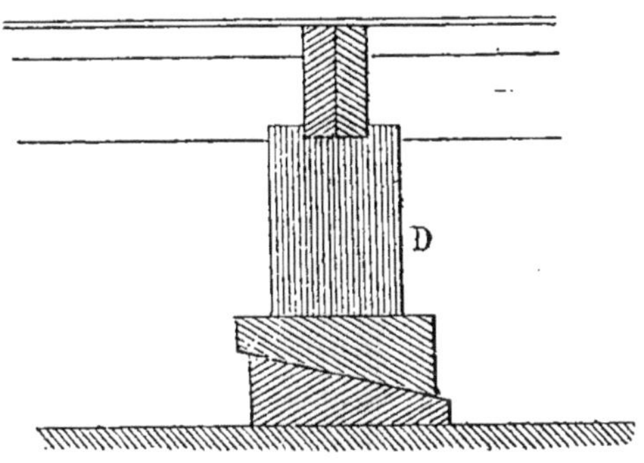

Fig. 244.

haut, sous lequel on chasse deux coins jumellés qui permettent de régler rapidement le niveau (fig. 242 D). Le plancher étant monté on dresse la muraille en commençant par les angles d'un même pignon.

L'écartement des murailles est maintenu contre la poussée du toit au moyen d'un tirant, simple cordelette de fer munie d'un tendeur.

Pour la mise en place d'un élément de toiture on le dresse en forme de V renversé à l'aplomb de son emplacement définitif (fig. 245). Un homme relève alors l'extrémité A et la pose sur la muraille correspondante. Puis un autre ouvrier s'arme d'une forte latte de 3m,50 de long terminée par une barre transversale à sa partie supérieure. Cette barre étant appuyée sous les charnières du faitage, l'homme fait effort pour sou-

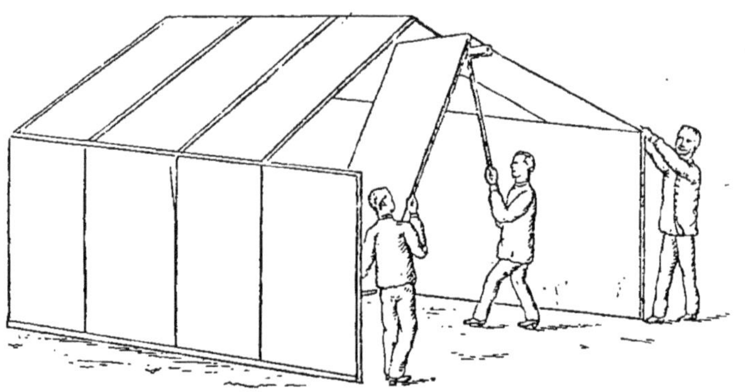

Fig. 245. — Montage de la baraque Espitalier.

lever, tandis qu'un troisième ouvrier relève l'extrémité B et la pose à son tour sur la muraille en D.

Cette opération est lestement faite.

La *baraque Ducker* comporte un plancher formé de 24 panneaux qui s'enclavent à l'aide de taquets métalliques à queue d'aronde : l'assemblage est très facile et très rapide, le démontage de même : chaque panneau peut s'enlever séparément. C'est un véritable plancher démontable, ce qui a son prix. Les parois sont formées de panneaux articulés deux à deux, réunis par des charnières, s'ouvrant et se fermant aisément. Chaque double panneau, qui porte le nom de section, possède une fenêtre sur l'un des panneaux : de plus, dans chaque section, lorsqu'elle est pliée, s'enchâssent un bois de lit en fer, une chaise et une table de nuit articulés. Toutes les sections sont interchangeables : il en faut 6 sur chaque longue paroi pour une baraque à 12 lits. On peut donner à la baraque la longueur que l'on veut par la juxtaposition de nouveaux panneaux. Ceux-ci sont à double enveloppe : la matière première est une composition spéciale formée de cuir et de jute. La toiture est soit en toile à voile double rendue inflammable, soit de même composition que les parois.

Les fenêtres sont munies de persiennes.

Une baraque mobile de 12 lits revient à 300 francs par lit, mobilier compris.

Cette baraque est simple, coquette, à bon marché, facile à transporter à monter et à démonter. Mais elle est moins solide que les précédentes.

Les tentes Tollet sont de dimensions différentes. Nous ne décrirons ici que la grande tente parce que la structure des tentes plus petites n'en diffère pas essentiellement.

Cette tente a 6 mètres de large sur 18 mètres de long : sa charpente est formée par une ossature en fer qui lui donne la forme ogivale. Elle est recouverte d'une double enveloppe, l'une extérieure en toile imperméable, l'autre intérieure en coton rendu ininflammable. En choisissant un coton d'un ton clair, imprimé à fleurs ou à dessins quelconques, on donne à la tente un aspect confortable et gai qui manque habituellement à ce genre de constructions. Les deux enveloppes sont séparées l'une de l'autre par un vide formant matelas d'air.

Le montage de cette tente se fait en quelques heures sans aucun outil, toutes les pièces s'assemblant au moyen de goupilles et de clavettes. On n'a besoin que d'échelles ; celles-ci sont ensuite placées horizontalement à l'intérieur et servent de tablettes sur lesquelles on pose les vêtements.

Toutes les pièces sont interchangeables, de sorte que tout repérage est superflu.

L'éclairage se fait par des châssis vitrés situés à 1 mètre au-dessus du sol; on peut, si l'on craint la casse, remplacer le verre, dans ces châssis, par des plaques de gélatine durcie au bichromate de potasse.

Cette tente est d'une grande solidité : elle peut abriter de vingt à trente personnes. Toute la surface intérieure est utilisable : c'est une chambre ogivale qui n'est encombrée par aucun montant ni traverse.

Comme toutes les tentes, celle-ci se chauffe facilement.

On peut de chaque côté de la tente former une vérandah en levant une partie de l'enveloppe et en la soutenant par des supports d'auvent consolidés au moyen de cordes et de piquets.

On peut poser la tente sur une semelle octogone composée de parties articulées et formant le plancher.

Nous signalerons encore la tente Cauvin-Yvose qui a une charpente en bois, mais qui a l'avantage de pouvoir s'allonger indéfiniment par l'addition de travées juxtaposées. Le montage est d'une rapidité extrême : en une heure cinq hommes peuvent monter un abri pour vingt-cinq malades.

ARTICLE QUATRIÈME

TRANSPORT DES MALADES CONTAGIEUX

Pour combattre les dangers d'infection des voitures publiques par le transport des contagieux, chaque ville doit posséder une station de voitures destinée à transporter de leur domicile à l'hôpital, ou inversement, ou d'un domicile à l'autre, les malades atteints d'une maladie transmissible. Cette station peut être utilement établie à côté de la station publique de désinfection dont elle restera d'ailleurs absolument distincte comme bâtiment et comme personnel. Le seul point commun sera la désinfection des voitures de transport et de leur matériel, laquelle se fera à la station de désinfection, ce qui diminuera le personnel et les frais d'installation de la station de transport.

La ville de Paris vient d'inaugurer sa première station de voitures pour le transport des contagieux (rue de

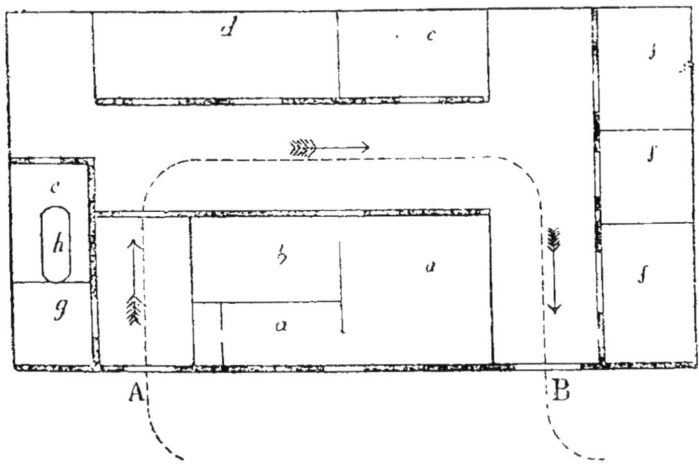

Fig. 246. — Plan d'une station de voitures pour transport de malades contagieux.

Staël) : nous allons reproduire la description que nous en avons donnée dans la *Revue d'hygiène* (année 1890, p. 84) en y introduisant toutefois les améliorations que l'expérience nous a suggérées.

Le terrain a la forme d'un rectangle allongé dont le long côté est parallèle à la rue (fig. 246). En bordure sur la rue s'élève le pavillon central à rez-de-chaussée et un étage : parallèlement à ce bâtiment et derrière lui sont les écuries ; à gauche sont les locaux pour la désinfection ; à droite est la remise des voitures. Entre le pavillon central et les autres bâtiments règne une cour desservie par deux portes cochères destinées, celle de droite A pour la sortie des voitures, celle de gauche B pour leur rentrée.

Le personnel se compose d'un chef de station, de deux infirmiers, de deux cochers et d'un palefrenier.

Le chef de station a son bureau *b* dans le pavillon central ou rez-de-chaussée à gauche et donnant sur la cour, et son logement au premier étage. Tout le reste du rez-de-chaussée *a* est affecté au logement des deux infirmières qui sont diplômées. Ces infirmières revêtent pour le transport une longue blouse de coton écru, à tissu serré, bien ajustée au cou, descendant jusqu'aux talons et se boutonnant très bas. Elles ont la tête couverte d'une capeline de coton qui enserre bien les cheveux, qui retombe sur le cou et qui rappelle la coiffure de certains ordres religieux.

Les cochers ont leur logement *c* contigu à l'écurie *d* : leur costume de route se compose d'une blouse et d'un pantalon de toile de coton, portés par-dessus leurs effets ordinaires et d'une casquette en toile cirée qui peut se laver très facilement avec une solution désinfectante.

La remise *f* est divisée en trois compartiments destinés à abriter chacun deux voitures. Ces voitures sont à quatre roues, traînées par un cheval ; l'intérieur est très simple et bien disposé en vue de la désinfection. Les angles sont arrondis : les parois sont en tôle peinte et vernie ; les vasistas sont à glissières horizontales et non à tirage vertical, ce qui est un grand point pour la facilité des lavages à grande eau. Un siège en métal flexible est destiné à l'infirmière : un avertisseur en caoutchouc permet à celle-ci de transmettre des signaux au cocher.

Chacune des voitures est destinée au transport d'un malade unique ; mais elles sont disposées pour pouvoir transporter à la fois deux enfants atteints de la même affection contagieuse.

Le brancard entièrement métallique (fig. 247) est construit par M. l'ingénieur Herbet (1, rue Nouvelle,

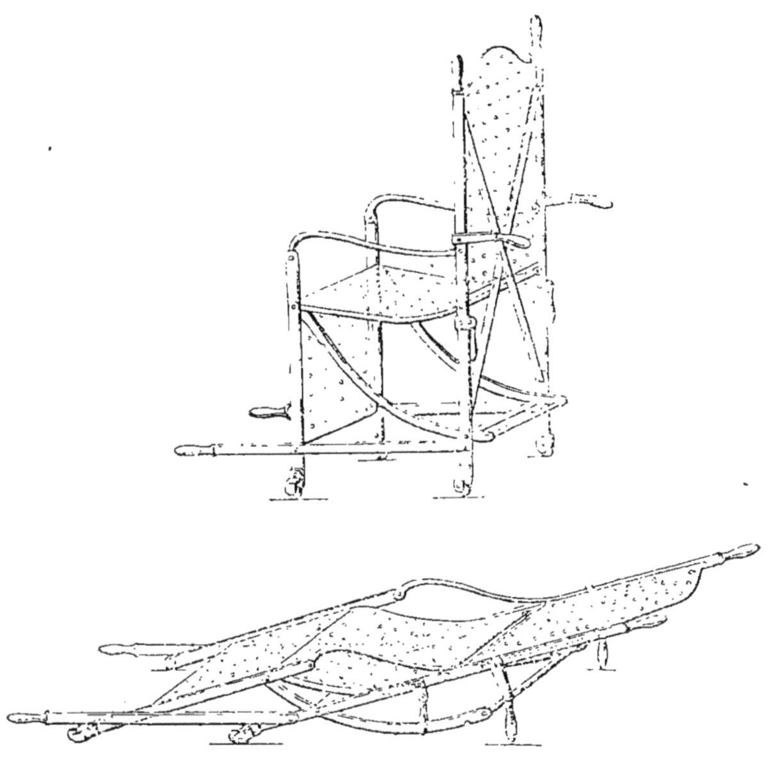

Fig. 247. — Brancard Herbet pour transport de malades contagieux.

Paris) ; il est articulé et se prête au transport d'un malade assis ou couché : il est mis en fauteuil-brancard lorsqu'il s'agit de descendre les escaliers et devient brancard-lit pour le transport dans la rue : la transformation de fauteuil en lit se fait très simplement sans qu'il soit nécessaire de déranger le malade. Celui-ci repose sur un coussin en crin animal pur qui peut passer indéfiniment à l'étuve. Les pieds du brancard sont munis de roulettes destinées à faciliter l'introduction et l'extraction du brancard : à cet effet, le fond de la voiture porte deux rails, l'un en forme de U, l'autre plat. Le brancard est en tôle peinte et vernie : le tablier de métal a été évidé par des trous faits à l'emporte-pièce pour donner de la légèreté : son poids est de 20 kilogrammes et son prix de 125 francs.

Les roues de voitures ont des bandages en caoutchouc.

Les voitures ne comportent aucun tiroir pour le transport des vêtements et de la literie du malade, ce service incombant à la station de désinfection.

La voiture est fermée à clef par le cocher, qui garde la clef dans sa poche ; mais la portière peut s'ouvrir de l'intérieur. Il n'y a par conséquent pas à craindre qu'une personne étrangère n'ouvre la voiture par mégarde.

En hiver, les voitures sont chauffées au moyen de bouillottes.

En principe, chaque voiture est affectée spécialement à l'une des maladies suivantes : diphtérie, rougeole, scarlatine, variole, fièvre typhoïde ; la sixième est neutre et est réservée pour l'imprévu. Cette spécialisation expose à une usure inégale du matériel ; elle s'impose en tous cas pour la diphtérie dont le contage, particulièrement résistant, défie souvent les mesures de désinfection les plus énergiques. Dans le bureau du chef de station est affichée une liste qui indique sur quel hôpital doit être dirigé chaque malade suivant son genre de maladie.

Voici comment fonctionne le service.

Les voitures peuvent être demandées directement par le public, de vive voix, par lettre, par le télégraphe ou le téléphone. Aussitôt l'avertissement reçu, le chef de station prévient par la sonnerie électrique le cocher et l'infirmière : le cocher est avisé, par le nombre de coups sonnés, du numéro de la voiture qu'il a à atteler. Le personnel et les voitures sont toujours tenus prêts à partir : un cheval reste constamment harnaché. Au cas où l'on viendrait à manquer de chevaux, le chef de station irait sur la voie publique et réquisitionnerait le cheval de la première voiture qui se présenterait.

Dans le bureau est affichée une liste qui indique sur quel hôpital doit être dirigé chaque malade, suivant le genre de maladie.

Le départ se fait en trois minutes. Arrivée au domicile du malade, l'infirmière ne doit se charger du transport qu'autant qu'un certificat médical lui aura permis de s'assurer du caractère contagieux de la maladie. Dans les cas où le diagnostic est encore en suspens, le malade est dirigé sur les services destinés à cette catégorie de malades.

La voiture ne doit s'arrêter en aucun point de son parcours, sous quelque prétexte que ce soit. Dès qu'elle a déposé le malade à l'hôpital, elle doit retourner à la station, où elle pénètre par la porte de gauche dans la courette réservée à la désinfection.

La voiture et le brancard sont désinfectés au moyen d'une pompe ou d'un pulvérisateur Herscher qui permettent de projeter un liquide désinfectant. Les vêtements de dessus de l'infirmière et du cocher sont portés dans la salle de désinfection où ils séjournent jusqu'à leur mise à l'étuve *h* et d'où ils ne sortent que par le côté de l'étuve réservé aux objets désinfectés.

Lorsque la voiture avec son brancard ont été désinfectés à fond, on lui ouvre la porte de communication et elle va reprendre sa place dans la remise, toute prête pour un nouveau transport.

Quant à l'infirmière, après avoir enlevé sa blouse et sa capeline et avant de pénétrer dans son logement, elle passe dans un cabinet de toilette bien outillé où se trouvent un lavabo, un appareil à douche en pluie, et une collection de liquides désinfectants, tels que de l'eau phéniquée à 2 p. 100, de sublimé à 1 p. 2000, etc.

En signalant encore la pratique suivie à Lyon, nous aurons indiqué la marche à suivre dans tous les cas, que la ville dispose ou non d'une station de transport pour contagieux.

A Lyon, le transport des malades est effectué soit par des voitures publiques, soit par des voitures spéciales réservées aux malades atteints de maladies transmissibles. Trois cas peuvent se présenter :

1er *Cas.* — La famille ne prévient pas le cocher avant que le malade monte dans sa voiture et lui commande d'aller à l'hôpital. Le cocher est tenu, sous des peines sévères, de ne pas s'arrêter à la porte de l'hôpital, d'entrer à la l'intérieur, d'où il ne sort, s'il est reconnu que la personne transportée était atteinte d'une maladie contagieuse, qu'après que sa voiture et lui-même ont été désinfectés.

2e *Cas.* — La famille prévient le cocher en l'allant chercher qu'il s'agit de transporter à l'hôpital un malade atteint d'une maladie transmissible. Le cocher va à la Charité, remise sa propre voiture dans un local disposé à cet effet, prend la voiture affectée à la maladie désignée et fait la course pour son propre compte avec la voiture de l'hôpital.

3e *Cas.* — De beaucoup le plus fréquent (90 p. 100). La famille sur l'indication du médecin prévient le commissaire de police ou la mairie. Celle-ci prévient la Charité par téléphone. La Charité fait immédiatement chercher un cocher sur la place, qui remise sa voiture à l'hôpital et procède comme dans le cas précédent.

L'hôpital paie le cocher, suivant le tarif et le temps employé et se récupère de ces dépens sur la ville ou le département.

SIXIÈME PARTIE

PRÉSERVATION DES MATIÈRES ALIMENTAIRES

CHAPITRE PREMIER

PRÉSERVATION DE L'EAU DE BOISSON

Les eaux d'alimentation ont l'une des origines suivantes :

Eaux de pluie ;
Eaux superficielles (lacs, rivières) ;
Eaux de drainage de la première nappe souterraine ;
Eaux des nappes plus profondes ;
Eaux de sources.

ARTICLE PREMIER

EAUX DE PLUIE

Citernes. — Dans les pays pauvres en eau, on recueille les eaux de pluie et on les emmagasine dans des réservoirs habituellement souterrains, pour s'en servir au fur et à mesure des besoins : l'extraction se fait au moyen de seaux, soit mieux à l'aide d'une pompe.

La technique à assurer la pureté de l'eau pendant la récolte, pendant l'emmagasinage et enfin au moment de la consommation.

Pendant la récolte. — L'eau qui tombe dans les citernes est de l'eau qui a lavé les toits ; il faut par conséquent que ces toits soient propres eux-mêmes. La condition essentielle est qu'il n'y ait pas de pigeons dans le voisinage, parce que les pigeons souillent le toit de leurs excréments et compromettent la récolte. Puis il faut, après la période de sécheresse, éviter de recevoir dans les citernes la première partie de l'eau qui a lavé les toits ; l'alimentation de la citerne ne doit être mise en train que lorsque la conduite de descente fournit une eau absolument pure. L'eau doit tomber non directement dans la citerne mais dans une petite chambre de dépôt d'où elle se déverse dans la citerne.

Pendant l'emmagasinage. — La condition *sine quâ non* est d'avoir une citerne parfaitement étanche, ce qui n'est pas chose facile avec ce que l'on sait de tous les réservoirs enfoncés dans le sol. Les mouvements de terrain, l'action de l'eau, les tremblements de terre déterminent des fissures qui mettent l'eau de la citerne à la merci de toutes les souillures du sous-sol avoisinant. A cela il n'y a qu'un remède, c'est de visiter avec soin la citerne à chaque curage et de parer aux ruptures qui auraient pu se produire.

Il faut que les matériaux qui entrent dans la construction de la citerne soient inattaquables par l'eau : le mortier laisse dissoudre un peu de chaux, le fer se rouille et communique à l'eau un goût ferrugineux, le goudron lui communique un mauvais goût : le mieux est la maçonnerie enduite de ciment.

La citerne doit être vidée complètement à fond, au moins deux fois par an : les parois seront brossées et rincées à l'eau pure. La qualité de l'eau dépend en grande partie de la régularité et du soin avec lesquels sont opérés les curages.

La citerne doit être maintenue complètement dans l'obscurité afin d'éviter le développement d'algues vertes qui en se décomposant altéreraient l'eau et qui amèneraient la pullulation d'infusoires et de bactéries.

Elle doit de plus être bien couverte et fermée, pour que les poussières n'y pénètrent pas et que pour des animaux n'aillent pas y déposer leurs déjections ou s'y noyer.

Enfin le tuyau de puisage doit déboucher à une certaine hauteur au-dessus du fond, pour ne pas entraîner le dépôt.

Au moment de la consommation. — L'eau de citerne est toujours de l'eau qui a stagné et qui est riche en germes. Aussi ne doit-elle jamais être consommée qu'après filtration à travers un filtre Chamberland ou après ébullition préalable.

En Algérie, en Tunisie, dans les postes où l'eau des puits est chargée de grandes quantités de sels minéraux, la grande ressource est dans des citernes bien faites. Pendant les premiers temps de l'expédition tunisienne, on a installé sur certains points du littoral, notamment à Gabès, des citernes temporaires par un procédé qui mérite d'être imité par les armées expéditionnaires. Des caisses à eau en tôle, de la marine, de $1^{m^3},200$ de capacité chaque, furent enterrées dans le sol : au moment des pluies de février-mars, on laissa d'abord les toits et les caniveaux se laver à fond pendant deux jours, puis à l'aide de seaux, on remplit les caisses et on mit à la surface de l'eau du charbon concassé (mesure d'une utilité douteuse) et on boulonna les couvercles. On eut ainsi à boire pendant tout l'été de l'eau bonne et relativement fraiche. Les caisses s'oxydaient, mais l'eau n'avait aucun mauvais goût. Elle était filtrée avant d'être livrée à la consommation.

ARTICLE DEUXIÈME

EAUX DES RIVIÈRES ET DES LACS

Les ouvrages de prise directe dans les cours d'eau varient à l'infini, mais ne donnent lieu en général à aucune difficulté d'exécution.

La précaution capitale à prendre pour les établir est la suivante : placer la prise d'eau en amont des villes et loin de toute contamination (habitation, lavoir, débouché d'égout, usine, etc.). Lorsqu'on peut faire une saignée à un cours d'eau descendant des montagnes avant son débouché en plaine et avant qu'il n'ait traversé un district habité, on se trouve dans les meilleures conditions possibles. En aucun cas il ne faut emprunter l'eau à une rivière après qu'elle a traversé des centres populeux, des districts industriels, des régions agricoles arrosées avec des liquides corrompus et surtout avec des matières fécales humaines, car dans tous ces cas elle reçoit, soit directement soit par des affluents des eaux de surface souvent contaminées par des germes pathogènes et toujours fortement sujettes à caution.

S'il s'agit d'un cours d'eau où les remous et la faible vitesse tendent à envaser le lit et les rives, il faut prendre l'eau en plein courant et se rapprocher de la rive où l'écoulement est le plus rapide. On fixe des grilles en fer à la tête amont de la prise afin d'empêcher l'introduction des corps flottants.

Lorsqu'on procède par voie d'aspiration au moyen de machines on pose au bas des conduites d'aspiration des crépines, c'est-à-dire des cylindres en tôle ou en cuivre, perforés de trous, de façon à éviter l'entraînement dans les tuyaux des vases et des corps volumineux. On établit une communication (fermée en temps ordinaire par des robinets ou des vannes) entre la conduite de refoulement et le tuyau de prise d'eau, afin de pouvoir à volonté produire une chasse au moyen de l'eau à haute pression et dégager ainsi les conduites d'amenée et d'aspiration au moment où elles sont obstruées par ensablement ou envasement.

Les eaux dormantes des grands lacs méritent beaucoup plus de confiance que les eaux de rivière : celles-ci, en effet, par suite des courants et des remous. charrient constamment une partie du limon du fond et les impuretés qui sont déversées dans l'eau par la surface. Dans les lacs, au contraire sous l'influence du repos, les matières en suspension se déposent bientôt et il s'opère une épuration spontanée aussi remarquable que précieuse au point de vue de la salubrité. En d'autres termes les lacs sont de véritables bassins de décantation.

Toutefois cette considération ne dispense pas de certaines précautions, lorsqu'on emprunte de l'eau aux lacs.

« Il est important de placer la prise à un niveau convenablement déterminé, de manière à obtenir toujours un débit suffisant malgré les variations de hauteur de la surface, assez bas pour éviter l'introduction des corps flottants, les obstructions par les glaces, et pour que l'on conserve une température sensiblement constante.

« En outre, dans les lacs qui reçoivent les eaux d'égout des villes, il est nécessaire de puiser l'eau à une distance suffisante des rives contaminées, car l'absence de courant rend le départ des matières très lent, l'oxydation est faible, et l'eau reste corrompue sur une assez grande étendue. Tout dernièrement, il a fallu pour ce motif déplacer la prise d'eau de la ville de Zurich. Chicago a dû faire sa prise à plus de trois kilomètres du bord au moyen d'un tunnel souterrain, qui aboutit à une énorme tour isolée au milieu du lac et pourvue de vannes à diverses hauteurs.

« Lorsque les lacs ont des rives peu inclinées, dans la zone sans profondeur qui les entoure, la végétation se développe et les herbes pourries communiquent à l'eau un goût de poisson, de concombre, de croupi, de sorte qu'elle n'est plus acceptée pour l'alimentation. Ce phénomène s'aggrave encore lorsque, par suite du peu d'étendue du lac, les variations de niveau y sont grandes et qu'une partie des rives est alternativement couverte et à découvert. Dans le premier cas, il peut être utile de construire sur le pourtour des murs ou des perrés de manière à supprimer la partie marécageuse ; dans le second, on est souvent conduit à augmenter la profondeur et la capacité du lac en l'endiguant sur une partie de son pourtour et à le transformer ainsi en réservoir artificiel. » (Bechmann, *Distributions d'eau*, p. 146.)

On peut créer des lacs au moyen de barrages artificiels qui nécessitent des connaissances techniques approfondies. Tout ce que nous avons à dire ici, et il est à peine besoin de le dire, c'est que la pureté des surfaces et des ruisselets qui alimentent ces réservoirs doit être scrupuleusement respectée.

ARTICLE TROISIÈME

EAUX SOUTERRAINES

Utilisation de la première nappe souterraine. — La première nappe souterraine, lorsqu'elle est à 2m,50 de profondeur dans un terrain qui n'est pas formé simplement de gravier, peut être considérée comme pure de germes, mais à une condition, c'est que la couche de sol qui filtre cette eau soit continue. Lorsqu'au contraire cette couche protectrice a subi des effractions, la nappe souterraine ne mérite plus aucune confiance et elle en mérite d'autant moins qu'en général ces effractions sont pratiquées pour recevoir des liquides infects, soit des matières fécales et des urines, soit le résidu des tueries particulières, soit le purin, soit des eaux industrielles, soit des gadoues, etc. On a pratiqué inconsidérément et on pratique encore malheureusement ce « tout à la nappe souterraine » et nombre de villes ont des puisards absorbants : Or ce qui absorbe c'est la nappe souterraine, et comme la couche où elle se meut constitue une espèce de drainage perméable il n'est pas étonnant que l'eau souterraine de ces localités soit impropre à l'alimentation.

En somme les excavations dont nous parlons constituent de véritables continuations en doigt de gant de la surface. Si la nappe est à 3 mètres de profondeur et si une fosse d'aisances est creusée à 3 mètres également, la nappe n'a plus de couche protectrice et précisément en un point où elle en aurait un besoin urgent. Si la fosse n'est creusée qu'à 2m,50 ou 2 mètres, la couche protectrice ne sera pas suffisante pour assurer une bonne filtration, étant donnée surtout d'un côté la hauteur de la couche qui pèse sur le filtre de l'autre côté la souillure du liquide à épurer.

Mais partout où l'intégrité de la couche filtrante est respectée jusqu'à une profondeur de 2m, 50, on pourra compter sur une filtration efficace et se servir de la nappe souterraine pour l'alimentation.

Pour amener au jour l'eau de la première nappe on se sert des *puits maçonnés* et des *puits tubés*.

Les *puits maçonnés* sont des cuves sans fond que l'on construit dans la profondeur du sol soit jusqu'à la première couche imperméable, soit jusqu'à un niveau inférieur de quelques décimètres au niveau annuel le plus bas de la nappe. On leur donne habituellement la forme circulaire ; la maçonnerie est en briques ou en pierres siliceuses assemblées au mortier de ciment ou de chaux hydraulique.

Pour construire un puits on commence par choisir un emplacement éloigné de 10 mètres au moins des fumiers et des fosses d'aisances et des dépôts d'immondices. On creuse le sol jusqu'à ce qu'on ait atteint la nappe souterraine. Puis on établit sur la fouille un cadre en bois ou *rouet* sur lequel on élève la maçonnerie jusqu'à une certaine hauteur. Puis on continue à creuser dans le fond en épuisant l'eau à mesure qu'elle monte : le rouet descend alors peu à peu sous le poids de la maçonnerie. Quand on a enfoncé celle-ci à 0m, 80 ou 1 mètre dans la nappe on peut s'arrêter et alors on complète la maçonnerie jusqu'au niveau du sol.

L'eau pénètre dans le puits : 1° par le fond ; 2° latéralement par la section inférieure de la maçonnerie dans laquelle on a ménagé des barbacanes ou qu'on a remplacée par un anneau en pierres sèches.

Le puisage se fait au moyen de seaux ou à l'aide d'une pompe.

Lorsqu'on tire de l'eau de ces puits la nappe d'eau

baisse et dans le puits et dans le pourtour immédiat ainsi que l'indique la figure 248 dans laquelle la maçonnerie est supposée descendue jusqu'à la première couche imperméable. Le débit se rétablit par afflux latéral, l'eau tendant à reprendre son niveau. Chaque puits a son débit propre qui tient à sa profondeur, à ses dimensions et surtout à la porosité du terrain. Dans les terrains très poreux il ne faut pas forcer le débit demandé aux puits.

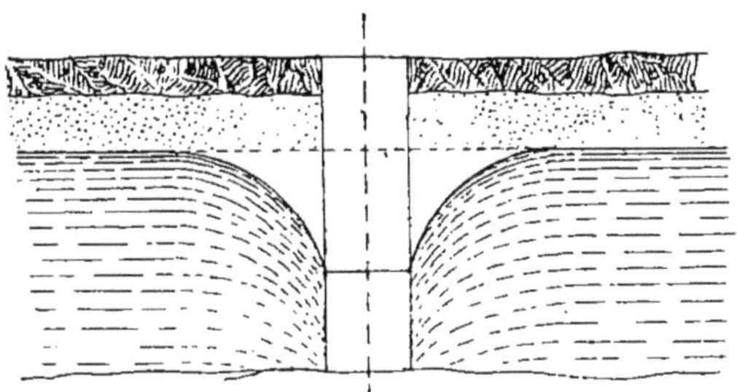

Fig. 248. — Schéma montrant le niveau de l'eau de la nappe souterraine autour d'un puits après le puisage.

L'usage de ces puits est extrêmement répandu, surtout à la campagne; les efforts des hygiénistes doivent tendre à les restreindre de plus en plus jusqu'à les supprimer complètement, parce qu'ils sont exposés à de nombreuses causes de souillures dont les unes peuvent être évitées facilement, mais dont les autres sont inhérentes au mode de construction.

Le principal danger réside dans l'accession des eaux de surface : souvent l'orifice de ces puits est au ras du sol, de sorte que le purin, les matières fécales, les urines, les ordures ménagères liquides ou solides, trouvent facilement leur voie vers l'intérieur du puits; il est d'habitude de laver le linge de la maison à côté du puits, quelquefois dans le puits même; des animaux y tombent, s'y noient et leurs cadavres se putréfient dans l'eau, etc. Il ne sert de rien de recouvrir l'orifice au moyen d'une trappe ou de madriers, car ces fermetures non étanches n'empêchent pas les déversements par le haut. Une margelle en maçonnerie de $0^m,60$ à $0^m,80$ de hauteur se continuant par le bas avec la paroi même du puits est un moyen de protection précieux dont on ne doit jamais négliger de munir les puits de ce genre qu'on ne peut supprimer. Dans certaines régions, on fait ces margelles de 2 mètres à $2^m,50$ de haut et on les recouvre d'une voûte ou d'un toit ; une fenêtre latérale sert à tirer de l'eau. Ce mode de protection est encore meilleur que le précédent. Il est bien entendu que la margelle doit, notamment dans ses parties basses, être parfaitement étanche, et qu'à sa base le terrain doit être fortement tassé pour que les liquides ne puissent pas s'infiltrer le long de la maçonnerie jusqu'aux barbacanes.

Il est un autre vice auquel il est beaucoup plus difficile de remédier, c'est le manque d'étanchéité de la paroi. Celle-ci doit surtout être étanche dans les parties les plus voisines de la surface du sol. Or, il en est de ces puits comme de toutes les fosses creusées dans le sol et soutenues par une maçonnerie, quelle que soit leur destination : par suite de mouvements et de tassements de terrains, il se forme des fissures par lesquelles les eaux de la couche superficielle, celle qui est précisément la plus souillée des matières organiques, peut s'infiltrer et se mêler à l'eau de boisson. Le danger est d'autant plus grand que la couche de terrain traversée est insuffisante pour une bonne filtration. Les puisatiers connaissent très bien ce défaut et déclarent qu'il n'est aucune cage de puits qui soit exempte de ces fentes. On peut pourtant arriver à avoir une certaine garantie d'étanchéité et de solidité en se servant d'un tuyau de ciment de fort calibre placé verticalement : on se rapproche alors des conditions des puits tubés.

Lorsqu'un puits maçonné a été contaminé accidentellement par des infiltrations, par la projection de matières putrides ou par une inondation, le meilleur procédé pour le désinfecter est le suivant. On éteint 10 kilogrammes de chaux vive dans 40 litres d'eau, on verse dans le puits le lait de chaux ainsi obtenu et on agite avec une perche pour faire le mélange. Si le puits est muni d'une pompe, on commence par pomper 25 litres d'eau environ jusqu'à ce que l'eau retirée accuse une réaction alcaline au papier de tournesol : cela fait, on amène le piston au bout supérieur de sa course pour que tout l'intérieur du corps de pompe soit en contact avec l'eau de chaux.

Au bout de trois jours, on pompe ou on enlève avec le seau l'eau du puits, jusqu'à ce qu'elle sorte claire : la petite quantité de chaux qui reste est inoffensive.

Mais la désinfection est bien plus difficile à obtenir qu'avec les puits tubés dont nous allons nous occuper à présent.

Le plus simple des puits tubés est le puits dit instantané, dit encore puits de Norton, puits américain ou puits d'Abyssinie. On se sert (fig. 249) de tuyaux de fer forgé de 30 à 60 millimètres de diamètre dont l'inférieur est muni soit d'un pas de vis soit d'une pointe en acier et percé de trous : on enfonce d'abord ce tube inférieur à coups de maillet (fig. 250) ; s'il n'est pas assez long pour pénétrer dans la couche aquifère, on y ajoute un second et même un troisième : on fixe une pompe sur celui qui affleure au niveau du sol. Il va sans dire que la profondeur ne doit pas dépasser 9 mètres. L'eau sort d'abord trouble, mais devient rapidement limpide.

Ces puits ont l'avantage d'être d'une exécution rapide et économique : un puits instantané de 3 mètres de profondeur, avec sa petite pompe peut coûter 125 francs environ. On se sert de ce procédé pour les armées en campagne et dans les études préparatoires pour les ame-

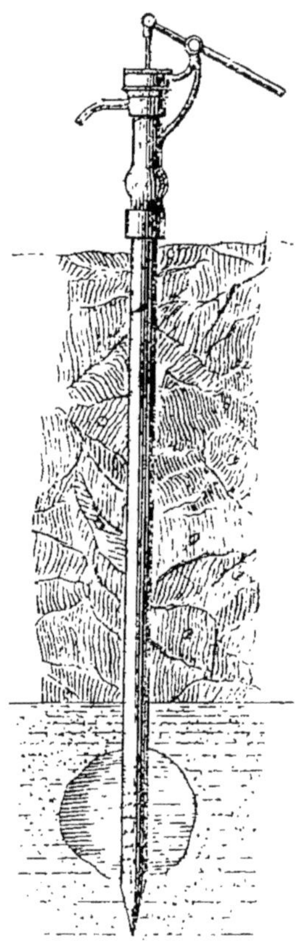

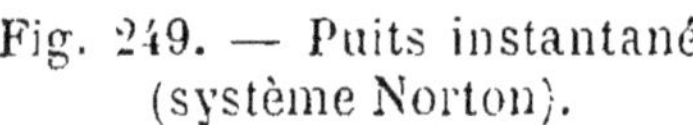

Fig. 249. — Puits instantané (système Norton).

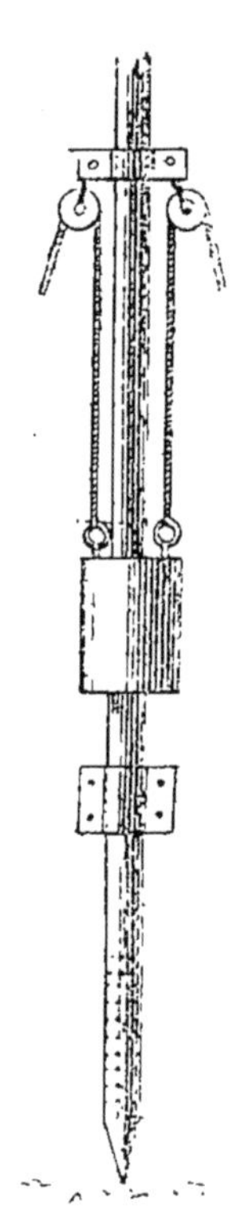

Fig. 250. — Tube muni d'un bélier pour l'enfoncement en terre.

nées d'eau. Au point de vue de l'hygiène, ils inspirent une grande sécurité, attendu que toute accession d'eau de surface est absolument impossible parce que le terrain est fortement tassé autour du tuyau.

On a fait des puits de ce genre dont le débit était suffisant pour qu'on ait pu faire le puisage au moyen de moteurs. Le débit est d'autant plus fort qu'on a enfoncé le tube plus profondément dans la nappe.

Aux États-Unis, on n'a pas hésité à établir des distributions d'eau alimentées au moyen de puits de ce genre reliés entre eux par des conduites d'aspiration (Bechmann).

Lorsqu'il faut descendre à une certaine profondeur, on se sert toujours de puits forés qui se font par l'art

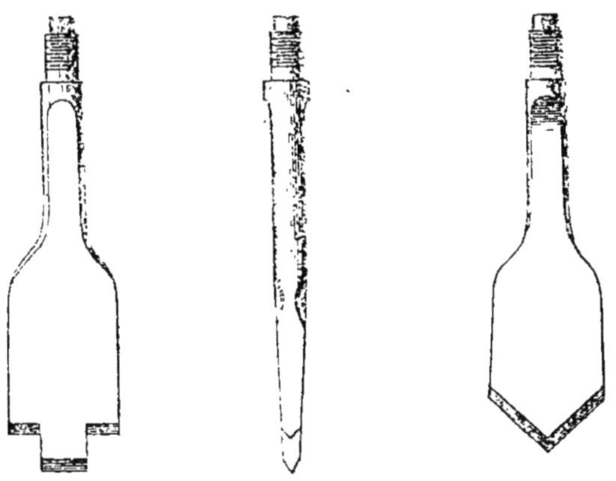

Fig. 251. — Trépans pour le forage des puits.

du *sondeur*. On commence par creuser un trou dans le sol et on y descend un tube de tôle dont le diamètre varie entre 15 centimètres et 1 mètre, suivant la profondeur à atteindre. Ce tube est placé parfaitement vertical : c'est lui qui servira de guide pour le restant du forage.

Puis à l'aide de trépans de forme variable (fig. 251), fixés au bout d'une tige et auxquels on imprime des mouvements de bélier et de rotation, on ameublit la roche qui forme le fond du tube. Au moyen de cuillers dont la forme est variable (fig. 252), on extrait les débris de roche : selon les cas, on délaie celle-ci avec de l'eau

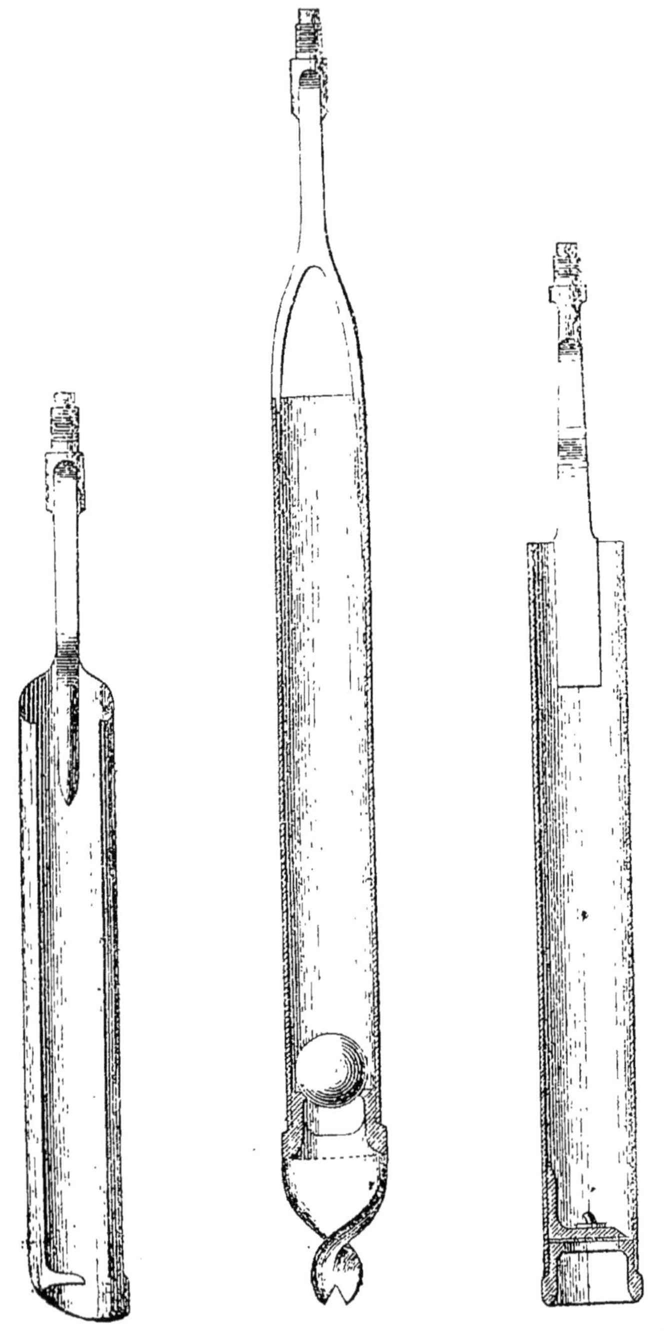

Fig. 252. — Cuillers pour l'extraction de la terre ameublée par les trépans.

qu'on verse par le haut. Un tube introduit dans le tube conducteur descend graduellement à mesure qu'on enlève la roche sur laquelle il reposait. On peut allonger ce tube en y ajoutant successivement des bouts qui sont fixés au moyen de boulons : ces bouts assemblés forment un tube continu. Lorsque ce tube refuse de descendre sous l'effort de son poids augmenté par la

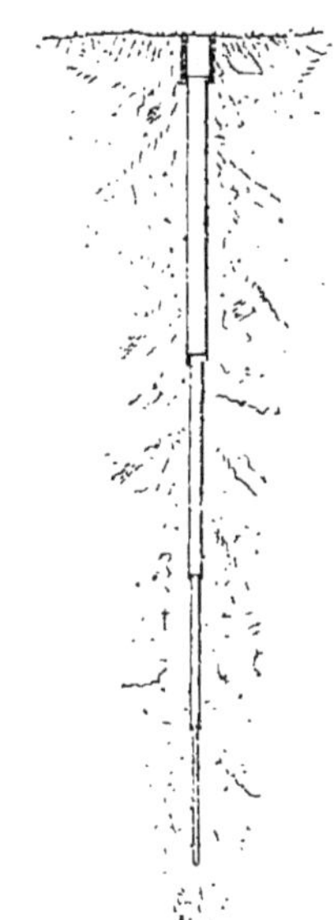

Fig. 253. — Puits tubé.

surcharge, on y introduit un autre d'un diamètre inférieur et on continue ainsi jusqu'à ce qu'on ait atteint la nappe cherchée. Quand tout est fini, les tubes sont emboîtés par leurs bouts à la façon d'un télescope tiré (fig. 253), dont le bout inférieur mesurant 12 centimètres environ est le plus étroit. Lorsqu'on puise l'eau dans une couche sableuse, on garantit l'orifice inférieur au moyen d'une toile d'amiante ou d'une double toile métallique. On peut ainsi forer des puits jusqu'à 300 et 400 mètres de profondeur.

Lorsqu'on fore des puits peu profonds, on commence par enfoncer dans le sol un tube conducteur qui doit avoir la longueur présumée du tuyau d'aspiration. Lorsqu'on est arrivé au-dessous du niveau de la nappe, on descend ce dernier tuyau et on retire le tube conducteur ; la terre s'éboule latéralement autour du tuyau d'aspiration qui constitue à lui seul tout le puits.

Le puisage se fait dans tous les cas au moyen de pompes aspirantes et foulantes, qui sont actionnées par des moteurs lorsque le niveau est très bas et lorsque la quantité d'eau à extraire est très considérable. Le tuyau d'aspiration a un calibre qui varie entre 60 et 80 millimètres.

Dans des cas très rares, l'eau jaillit spontanément par l'orifice supérieur du puits, qui prend alors le nom de puits artésien.

Lorsqu'on cherche l'eau d'une couche profonde et qu'on a intérêt à écarter l'eau de la nappe superficielle, on procède ainsi qu'il suit. On commence (fig. 254) par enfoncer un tube conducteur d'un calibre assez fort, mettons 35 centimètres, jusqu'au-dessous du niveau de la nappe : dans l'intérieur de ce premier tube on en fait passer un second, que l'on poussera jusque dans la couche à capter. Puis, dans l'espace annulaire large de 7 1/2 compris entre les deux tubes, on coule du ciment de Portland très liquide qui, une fois qu'il est pris, rend toute communication impossible entre les eaux de la nappe supérieure et celle de la nappe inférieure. Cet isolement est très utile dans les cas où la nappe supérieure est contaminée par des infiltrations d'usines, de fosses d'aisances, de dépôts de fumiers, etc.

L'eau des puits tubés, quels qu'ils soient, est garantie contre toute souillure provenant de la surface ou latéralement et, à ce point de vue, ces puits méritent une confiance absolue ; aussi est-il à souhaiter que partout on les substitue aux puits maçonnés. La seule infection qui puisse être occasionnée est due à des poussières arrivant par l'orifice supérieur du corps de pompe et colonisant sur sa paroi interne. Si dans ces conditions il devient nécessaire de désinfecter le corps de pompe, on y arrive très simplement après avoir enlevé le piston soit par un simple

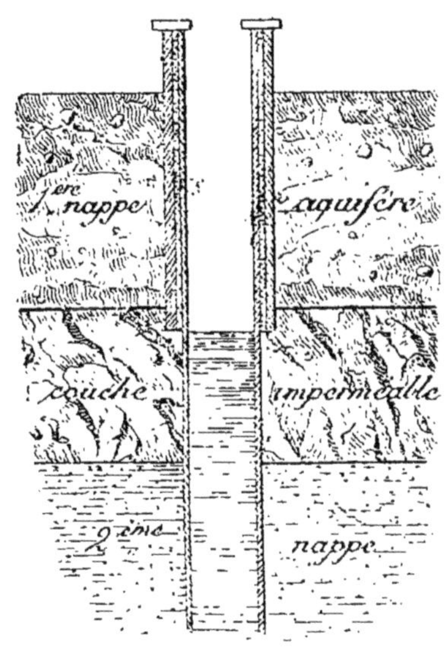

Fig. 254. — Puits tubé protégé contre l'ascension de la première nappe.

brossage de l'intérieur, soit en versant par le haut du corps de pompe une solution à 5 p. 100 d'un mélange d'acide phénique impur et d'acide sulfurique et on replace le piston qu'on actionne jusqu'à ce que les premières gouttes de liquide pompé commencent à sortir par le tuyau d'écoulement ; après quoi on arrête le piston au haut de sa course. Au bout de vingt-quatre heures, on pompe de l'eau. Les premières portions extraites ont un goût d'acide phénique très prononcé qui diminue rapidement dans les portions suivantes. On continue à pomper les jours suivants jusqu'à ce que le goût ait complètement disparu.

Pour l'alimentation en grand, on recueille l'eau de la nappe souterraine non plus dans des puits, mais dans des galeries qui ne sont autre chose que des puits allongés dont le fond ou les parois sont perméables. On remplace parfois la galerie par des pierrées ou des dallots, ou encore par des lignes de drains perméables.

Les eaux collectées se rendent dans un puits central ou terminal, d'où elles sont amenées sur les points de consommation par les procédés qui seront indiqués plus loin.

Il arrive que pour augmenter le volume on réunit à des eaux de provenance très sûre, d'autres de provenance suspecte. Ce mélange, qui a pour effet de contaminer une eau très pure, ne doit jamais être toléré. Quelque importante que doit avoir ici la quantité, la qualité passe bien avant.

Les galeries de captage fournissent de l'eau comparable en pureté à l'eau de source, à la condition qu'elles soient éloignées des villes et villages, que la terre sous laquelle elles sont établies soit protégée contre les grosses souillures : les dépôts de matières infectes, de gadoues, de résidus industriels, le déversement surtout d'engrais dans la composition desquels entrent des matières fécales humaines, seront empêchés d'une manière formelle. La culture maraîchère, celle des céréales, ne conviennent pas pour ces terrains parce qu'elles exigent trop d'engrais. La mieux sera toujours d'y faire des plantations qui n'exigent pas de fumure; telles sont les plantations d'arbres ; le peuplier d'Italie convient très bien. Les forêts donnent les meilleures garanties. Les prés irrigués par des eaux de surface présentent également de bonnes conditions.

La nappe souterraine est particulièrement abondante au fond des vallées dans le voisinage des cours d'eau : loin d'être alimentée exclusivement par ces cours d'eau, ainsi qu'on l'a longtemps cru à tort, c'est au contraire elle qui alimente ces cours d'eau par un afflux incessant.

On utilise souvent ces nappes puissantes pour alimenter des agglomérations en eau potable. Voici comment on procède. Transversalement à la nappe, c'est-à-dire parallèlement au cours d'eau, on établit des galeries de captage qui sont formées de deux piédroits espacés de 1 mètre au sommet et de 0m, 80 à la base et recouverts par une voûte en plein cintre. Les joints horizontaux des moellons entrant dans la maçonnerie sont seuls à baies de mortier de ciment et les joints verticaux forment barbacanes. La voûte est recouverte par une chape en mortier de ciment de Portland afin d'éviter la pénétration des eaux de surface. Sur le milieu de cette galerie et perpendiculairement à elle se trouve une autre galerie semblable, mais qui n'a que 3 mètres de longueur et à l'extrémité de laquelle se trouve le puisard d'aspiration.

La ville de Dresde est alimentée depuis quinze ans par des galeries de captage établies sur la rive droite de l'Elbe, en amont de la ville. Sur un plateau voisin de cette rive la nappe souterraine se meut sur un sous-sol granitique et s'incline doucement vers le lit de l'Elbe. Sur la rive droite, parallèlement à ce lit et à une profondeur de 6 mètres, on a établi une série de tuyaux collecteurs ayant les uns 0m,65 et les autres 0m,45 de diamètre et représentant une longueur totale de 1,600 mètres. Ces tuyaux sont en fonte, asphaltés à l'intérieur et à l'extérieur, et percés sur tout leur pourtour de fenêtres étroites percées dans le sens de la longueur et faisant office de barbacanes. L'eau qui pénètre par ces fenêtres se collecte dans des puisards d'aspiration situés à 7 mètres du fleuve, d'où des pompes la refoulent dans des réservoirs situés sur le plateau, à 60 mètres au-dessus du niveau de la ville. Cette eau est d'excellente qualité, fraîche et limpide, et n'est mélangée qu'en proportion très minime avec l'eau de l'Elbe, ainsi que le prouvent l'analyse chimique et les observations thermométriques.

Le fonctionnement de la prise d'eau de Dresde est parfait, et il en sera toujours ainsi lorsqu'on tombera sur une nappe souterraine très riche.

Au contraire, lorsque la nappe est pauvre et qu'on la fait baisser assez pour que l'eau du fleuve filtre dans le sens de la galerie pour rétablir l'équilibre, on a souvent des mécomptes.

Nous conclurons avec M. Bechmann que le système des galeries captantes peut rendre de bons services dans des cas spécialement favorables, mais n'est pas susceptible d'applications aussi générales qu'on pourrait le croire au premier abord. Les principales conditions du succès sont le choix du terrain qui doit être perméable, plutôt graveleux que de sable fin, mais point vaseux, puis l'abondante alimentation et la grande épaisseur de la nappe. Pour obtenir la permanence du débit, il faut éviter de faire des épuisements exagérés, d'augmenter outre mesure la charge et par suite la vitesse d'écoulement de l'eau; pour conserver la limpidité, il est indispensable de protéger les galeries contre l'infiltration des eaux pluviales, ce que l'on n'obtient pas toujours par un gazonnement, et surtout empêcher la submersion par la crue de la rivière.

En somme, ce qu'il faut considérer, c'est moins la rivière que la nappe souterraine affluente. La rivière doit être envisagée surtout au point de vue des dégâts qu'elle peut causer aux ouvrages. Quand on est obligé de se servir de l'eau de la rivière, il vaut mieux la puiser directement et la soumettre à une filtration artificielle qu'on peut diriger à volonté.

Les *sources* sont des affleurements d'une des nappes souterraines.

Les sources émergent habituellement dans des cuvettes naturelles qui sont encombrées de plantes aquatiques, d'insectes, exposées à recevoir des souillures par les eaux de surface ou par la projection des matières infectes : bref, l'eau de source, idéalement pure avant de voir le jour, se charge, dès son point d'émergence, de germes de toute nature parmi lesquels peuvent s'en trouver de pathogènes. Il faut donc abriter les sources, les *aveugler*, de façon à ce que l'eau ne voie le jour qu'au point de puisage dans la maison ou sur la voie publique.

« Si l'on veut obtenir un débit plus considérable, une eau plus pure, une sécurité plus grande, il est indispensable de recourir aux *travaux de captage*.

« Ces travaux consistent à rechercher les filets naturels, à les dégager, à les suivre, et à en recueillir le produit. S'ils sont peu abondants, un simple *drain* suffit : s'ils fournissent un plus grand volume d'eau, on construit une *galerie ;* on a recours à une *chambre* pour le captage d'un groupe naturel de sources ou pour rassembler les apports d'une série naturelle de drains ou de galeries.

« Lorsqu'une source s'échappe d'une couche rocheuse, on y pratique des conduits souterrains ; si elle émerge d'un coteau, on établit un drain suivant une des horizontales du terrain, ou une galerie avec paroi imperméable du côté du vallon et perméable au contraire vers le coteau ; si elle sourd en jets verticaux de la profondeur du sol, on emprisonne les *bouillonnements* dans des galeries ou des chambres maçonnées sans radier, qu'il est avantageux de fermer et de couvrir ; si elle s'épand dans le sol et se perd en ruisselets sur une grande surface, on la draine au moyen de conduits perméables. » (Bechmann, *loc. cit.*, p. 166.)

Un exemple de ce dernier mode (drainage perméable) nous est fourni par le captage des sources servant à l'alimentation de la ville de la Ferté-Macé, par M. Gibault,

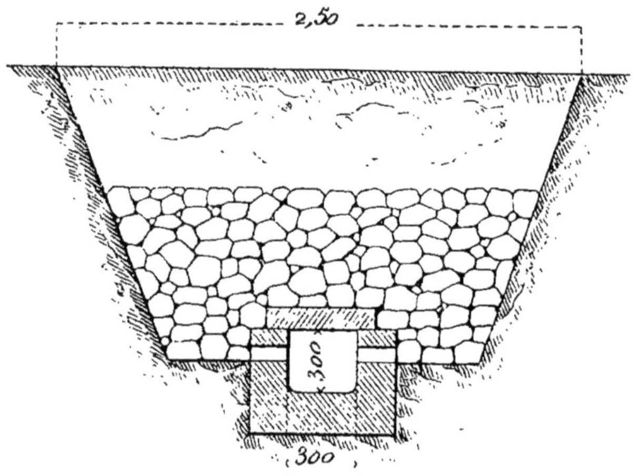

Fig. 255. — Tranchée avec pierrés pour le captage de sources (coupe transversale).

ingénieur à Paris. Les aqueducs de captage (fig. 255 à 258) ont $0^{m},30$ de largeur sur $0^{m},30$ de hauteur. A $0^{m},20$ du fond du radier jusqu'à sa partie supérieure il est ménagé dans la maçonnerie des barbacanes qui permettent aux eaux de source de s'introduire dans l'aqueduc. Jusqu'à la naissance des barbacanes, le radier est enduit d'une couche de ciment de 15 millimètres d'épaisseur. Le plafond est formé de dalles de $0^{m},10$ d'épaisseur, séparées les unes des autres de quelques centimètres, pour permettre à l'eau provenant de la pierrée de s'introduire dans l'aqueduc. Celui-ci est établi au fond d'une tranchée dont la partie inférieure est occupée sur une hauteur de $0^m,50$ par la pierrée laquelle se compose de pierres granitiques de différentes grosseurs.

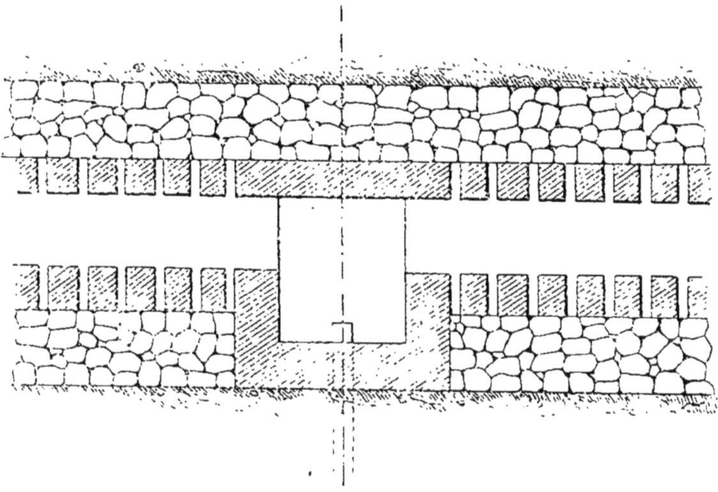

Fig. 256. — Tranchée avec pierrés pour le captage de sources (plan). Conduite de départ.

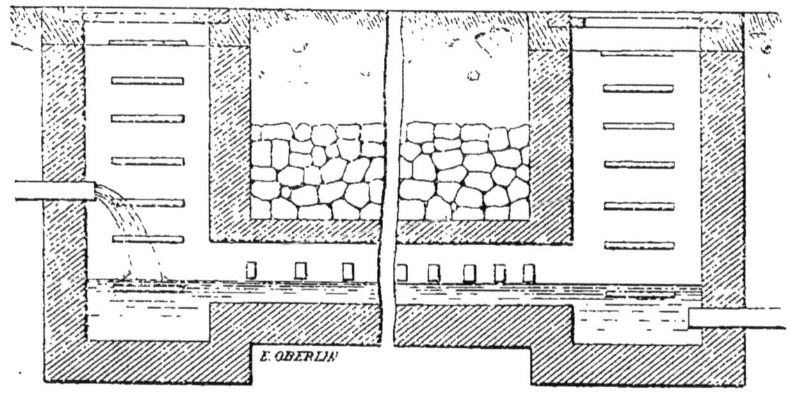

Fig. 257. — Tranchée avec pierrés et regards pour le captage de sources; conduits d'évacuation aux deux extrémités (coupe longitudinale).

Chaque aqueduc déverse ses eaux dans un regard d'où part la conduite de dérivation. Celle-ci est à $0^m,40$

au-dessus du radier pour ne pas entraîner les sables que l'eau a charriés.

Comme exemple de captage d'une source importante nous donnons ci-contre, d'après M. Bechmann, le plan et l'élévation de la chambre de captage de la source de la Bouillarde (une des sources de la Vanne) (fig. 259). C'est

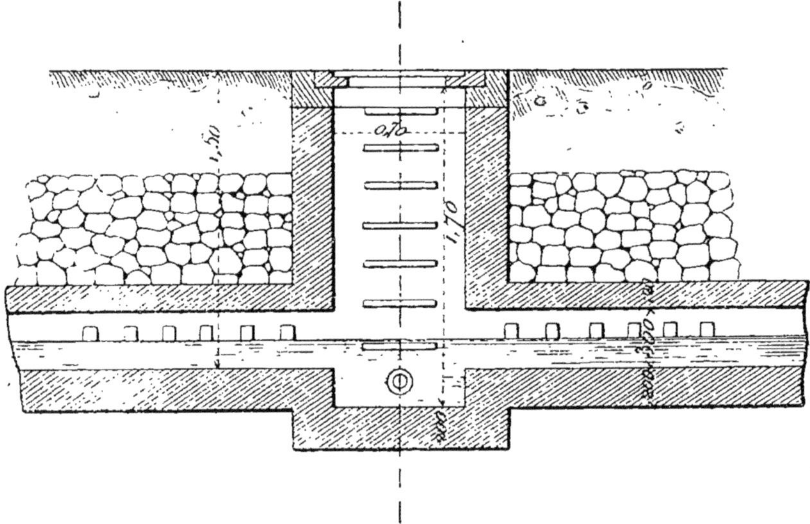

Fig. 258. — Tranchée avec pierrés pour le captage de sources (coupe longitudinale).

une simple chambre en maçonnerie recouverte d'une voûte sphérique.

C'est une œuvre délicate que le captage d'une source : si on demande trop à celle-ci, si on abaisse son plan d'eau pour augmenter son débit, on risque de voir, à la suite d'un accroissement de débit, un appauvrissement de la réserve naturelle qui alimente la source.

Si, par suite de circonstances spéciales, on est obligé de relever, au contraire, le plan d'eau on peut s'attendre à une diminution certaine du débit, tant à cause de l'augmentation de la charge sur les orifices naturels, que par suite d'infiltration nouvelles à travers des couches perméables que l'eau ne pouvait antérieurement atteindre.

Mais c'est là l'affaire de l'ingénieur ; ce qui préoccupe avant tout l'hygiéniste, c'est la protection efficace assurée à la source. Il faut que la chambre de captage soit aérée mais obscure pour qu'aucune végétation ne s'y développe.

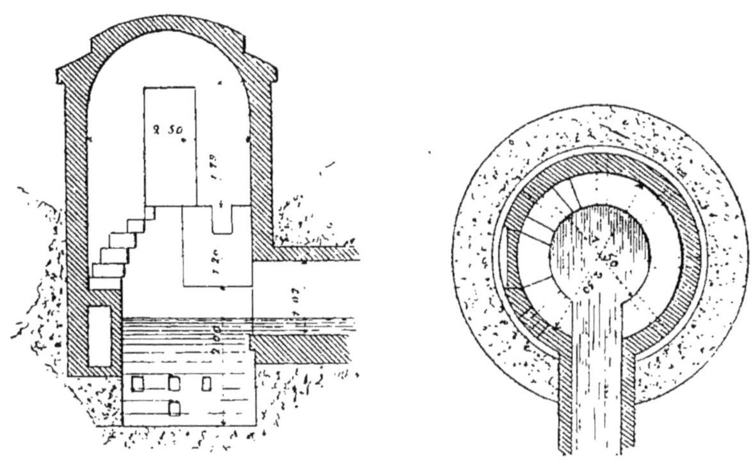

Fig. 259. — Elévation et plan de travaux de captage de la source de la Bouillarde (Élévation et plan.)

Il faut qu'elle soit *fermée* pour éviter les souillures que pourraient y déposer les animaux et les hommes, pour empêcher qu'on y lave le linge, etc. Il faut qu'on empêche l'accès des eaux de surface, d'une part, des eaux de la nappe souterraine, d'autre part : des rigoles avec pente bien aménagée assureront l'écoulement des eaux superficielles ; pour éviter tout afflux de la nappe souterraine, il n'y a qu'à maintenir le plan d'eau de la source, dans la chambre de captage, au-dessus du plan habituel de la nappe.

Le départ de l'aqueduc doit être assez élevé au-dessus du fond pour ne pas entraîner les impuretés, les vases qui s'accumulent dans ce fond. Enfin, au ras du fond, se trouve une conduite de décharge qui permet des nettoyages périodiques.

Précaution importante, chaque fois que cela sera possible, on assurera à la source un périmètre de protection en acquérant le terrain sur lequel elle émerge et sur lequel on ne fera aucun déversement de matière infecte, surtout d'engrais humain.

ARTICLE QUATRIÈME

CRÉATION D'UN SERVICE D'EAU, PRIVÉ OU PUBLIC

La création d'un service d'eau est un affaire importante et qui nécessite au point de vue de l'hygiène des connaissances spéciales.

Lorsqu'il s'agit de puits maçonnés, c'est le puisatier qui fait l'installation complète. C'est le cas le plus fréquent. On n'a d'autre garantie ici que la compétence du puisatier ; le mieux serait qu'il fût muni d'un brevet après un examen dans lequel il aurait fait preuve des connaissances techniques et hygiéniques indispensables. Cela viendra sans doute un jour ; en attendant, le seul remède est d'éclairer les populations sur les dangers de puits maçonnés mal construits. Le meilleur conseil à leur donner serait d'abandonner l'usage de ces puits et de les remplacer par des puits forés, qui coûtent plus cher, mais donnent des garanties de salubrité bien autrement grandes.

Les puits forés nécessitent l'art du sondeur. Pour les cas où l'on prend l'eau à une certaine profondeur, la sécurité est absolue et les connaissances techniques suffisent. Mais lorsque l'eau est empruntée à la première nappe, il est important que le sondeur possède des notions suffisantes sur les causes de souillure de cette nappe. Dans les maisons importantes de sondage, ces notions sont acquises par une vaste expérience, et appliquée dans la pratique ainsi que nous avons pu nous en convaincre. En est-il ainsi partout? Nous n'oserions l'affirmer.

Lorsqu'une municipalité a à créer un service public d'eau, elle fait dresser un projet et pour cela elle s'adresse à des personnes de compétence très inégale, trop souvent insuffisante. Bien des municipalités ne se rendent pas compte que l'élaboration de ces projets nécessite des connaissances techniques que des *ingénieurs spéciaux* seuls peuvent posséder. Le remède est dans la création d'un corps spécial d'ingénieurs diplômés : ce diplôme est aussi important pour la santé publique que celui de docteur en médecine par exemple.

En attendant, les intérêts de l'hygiène sont mieux sauvegardés que jadis, grâce à la procédure suivie depuis 1885. Tout projet d'amenée d'eau avec les devis, les plans détaillés des ouvrages, l'analyse des eaux, l'estimation des dépenses, l'exposé des ressources destinées à y faire face, l'extrait des délibérations du conseil municipal et les résultats de l'enquête, est transmis au préfet du département qui le soumet à l'examen du conseil d'hygiène et des ingénieurs du département. Le dossier est ensuite envoyé au ministre de l'intérieur qui le soumet à l'examen du Comité consultatif d'hygiène publique de France et au ministre des travaux publics qui le fait examiner par le conseil général des ponts et chaussées.

L'analyse des eaux, qui doit figurer à chaque dossier, est à la fois chimique et bactériologique. Elle aussi ne doit pas être confiée à des personnes qui ne sont pas habituées à exécuter couramment ce genre de recherches. Les municipalités feront donc toujours bien de s'adresser à des laboratoires spéciaux disposant d'un outillage complet.

Voici l'instruction du Comité consultatif d'hygiène publique de France sur le puisement pour l'analyse des échantillons d'eaux destinées à l'alimentation publique :

I. — Prise d'échantillon pour l'analyse chimique. — Il faut rejeter les bouteilles de grès ; elles peuvent modifier la dureté de l'eau et sont plus difficiles à nettoyer que celles de verre. Il faut autant que possible se servir de bouteilles de verre munies d'un bouchon de verre ou d'un bouchon de liège neuf paraffiné.

Une bouteille de 2 litres contient assez de liquide pour l'analyse générale d'une eau de source ou de rivière très souillée ; deux sont nécessaires pour les eaux de source et les eaux des rivières et des torrents ordinaires, et trois pour l'eau des lacs et des sources de montagnes. Une analyse plus détaillée entraîne nécessairement la consommation d'une plus grande quantité d'eau.

On ne doit se servir que de bouchons neufs et bien lavés dans l'eau où l'on a puisé l'échantillon.

Pour prélever un échantillon dans une source, une rivière ou un réservoir, on y plonge la bouteille elle-même, si cela est possible, au-dessous de la surface liquide ; mais, s'il faut se servir de l'intermédiaire d'un vase, on veille à ce qu'il soit parfaitement propre et bien rincé à l'eau. On évitera de recueillir à la surface de l'eau ou d'entraîner les dépôts du fond.

Pour prendre un échantillon au moyen d'une pompe ou d'un robinet, on laisse couler l'eau qui a séjourné dans la pompe ou dans le tuyau de conduite avant de recevoir le jet directement dans la bouteille. Si l'échantillon représente l'eau d'une ville, on devra le prendre au tuyau qui communique directement à la principale rue et non pas à une citerne.

Dans tous les cas, on remplit d'abord complètement la bouteille avec l'eau, on la vide, on la rince une ou deux fois avec cette eau, on la remplit enfin jusque près du bouchon et on la ferme solidement.

S'il s'agit d'une source, préciser autant que possible la nature du terrain formant la couche d'où jaillit cette source :

déterminer la température de l'eau au sortir du sol, et observer s'il y a déperdition de gaz par l'abandon de l'eau au libre contact de l'air.

S'il s'agit d'une rivière, préciser la nature du terrain traversé par cette rivière, indiquer la distance de la source de cette rivière au point où l'eau serait prise et déterminer également la température de l'eau.

Dans tous les cas, évaluer le débit par vingt-quatre heures au point où se ferait la prise d'eau, et noter avec le plus grand soin s'il existe à une certaine distance soit de l'endroit auquel se fera la prise d'eau pour l'alimentation, soit de l'emplacement choisi pour l'installation des réservoirs, une cause quelconque d'insalubrité pouvant déterminer à la longue la contamination de l'eau (dépôts de fumiers, de boues, d'immondices, marécages, usine de quelque nature que ce soit).

Il faudra rejeter absolument, pour prendre les échantillons, tout vase ou bouteille dont le verre ne serait pas tout à fait limpide ou dont on ne pourrait pas constater *de visu* l'état de parfaite propreté.

II. — PRISE D'ÉCHANTILLON POUR L'ANALYSE MICROBIOLOGIQUE. — Les précautions qui précèdent suffisent parfaitement au prélèvement des échantillons destinés à l'analyse chimique, mais elles sont absolument insuffisantes en ce qui concerne l'analyse micrographique.

Pour ce genre de recherches, on doit toujours prélever les échantillons de deux façons différentes en usant rigoureusement des précautions suivantes:

Premier échantillon. — Des fioles en verre blanc, bouchant exactement à l'émeri, de 100 à 150 centimètres cubes de capacité, sont lavées d'abord à l'aide d'acide sulfurique à 66° Baumé. Il faut avoir soin de bien mettre chaque point de la surface intérieure de la fiole en contact avec l'acide et de l'y laisser séjourner quelque temps pour être parfaitement sûr de la destruction complète de tout germe et de toute matière organique. 20 à 25 centimètres cubes d'acide sulfurique du commerce sont largement suffisants pour une fiole de la contenance indiquée.

Après quelques minutes de séjour de l'acide, on vide la fiole et on la rince au moins une dizaine de fois de suite avec l'eau dont il s'agit de prélever un échantillon et en ayant soin de ne pas mélanger l'acide, même dilué, à l'eau qui devra être prélevée tout à l'heure pour l'analyse.

On remplit alors complètement la fiole avec l'eau suspecte et ou la bouche en ayant soin de passer au préalable, à plusieurs reprises, le bouchon à l'émeri dans la flamme d'une lampe à alcool.

En outre, le bouchon devra être plongé, après fermeture, ainsi que la naissance du goulot de la fiole dans de la cire ou de la paraffine fondues.

Ce mode de prélèvement est plus facile à exécuter, mais ne donne pas de résultats aussi certains que le suivant.

Deuxième échantillon. — On choisit un tube en *verre vert*, de 6 à 8 millimètres de diamètre intérieur et de 2 à 2,5 millimètres d'épaisseur et on l'étire à la lampe d'émailleur, en fragments de 20 centimètres de longueur, en prenant soin de donner à l'effilure de chaque extrémité une longueur de 2 à 3 centimètres et de la faire assez épaisse, ce qui est facile en choisissant une canne de verre vert des dimensions indiquées plus haut.

On ferme complètement une des extrémités et on laisse l'autre librement ouverte à l'air extérieur ; on place le tube (qui possède alors une longueur de 25 centimètres environ) dans une gouttière en toile métallique (ou en clinquant) ayant la même longueur que ce tube et on chauffe au rouge, sur toute la longueur en même temps, à l'aide d'une grille à gaz ou de charbons incandescents.

Lorsque tout le tube est ainsi chauffé au rouge sombre, on ferme au chalumeau l'effilure laissée ouverte et on abandonne au refroidissement. On a ainsi un récipient partiellement vide d'air, en raison de la dilatation du gaz à la température à laquelle le tube a été porté et absolument stérilisé.

Pour prélever l'échantillon, on trace un trait avec un couteau à verre ou une lame de bon acier aiguisée sur l'une des effilures, on la passe à plusieurs reprises dans la flamme d'une lampe à alcool, on la plonge dans l'eau suspecte, à quelques centimètres au-dessous de la surface libre, et on brise la pointe, à l'endroit du trait, à l'aide d'une pince flambée dans la flamme de la lampe à alcool, avant de la plonger dans l'eau.

La pointe une fois brisée, l'eau se précipite dans le tube pour occuper le vide partiel ; et il ne reste plus qu'à retirer ce tube de l'eau, avec précaution, sans secousses, et à fermer l'effilure ouverte, soit avec de la cire, au sein même de la flamme de la lampe à alcool; soit, ce qui est encore préférable, à fondre cette effilure dans la flamme de la lampe.

La lampe à alcool et l'appareil insufflateur du thermo-cautère de Paquelin, aujourd'hui si répandu, sont extrêmement commodes pour ce genre d'opérations : ils constituent un chalumeau portatif.

Les divers échantillons devront être ensuite soigneusement étiquetés ou repérés de façon à ne pas commettre d'erreurs ; et ils seront placés au milieu de sciure de bois, de son, de tan ou de toute autre substance inerte et pulvérulente dans une caisse à doubles parois dont l'intervalle des parois sera rempli d'un mélange de glace concassée et de gros sel. Si l'on a eu soin de noyer les flacons et les tubes dans la sciure, sans leur laisser toucher les parois de la première enveloppe, la température ne s'abaissera jamais assez pour congeler l'eau, ce qui amènerait la rupture des récipients.

Un emballage soigneusement exécuté dans ces conditions permet d'envoyer à de très grandes distances des échantillons d'eau qui peuvent alors être soumis à l'analyse bactériologique dans des conditions presque exactement semblables à celles que pourrait réaliser leur mise en œuvre sur le lieu même du prélèvement.

Il est nécessaire de prélever deux ou trois flacons et tubes pour chaque échantillon d'eau à examiner.

Dans tous les cas, l'envoi devra se faire par grande vitesse et dans le plus bref délai possible après la prise d'échantillons.

Les opérations ci-dessus peuvent facilement être pratiquées d'une façon convenable par un pharmacien que son habitude des manipulations chimiques désigne tout naturellement à cet effet.

Le laboratoire du Comité consultatif d'hygiène publique de France tient d'ailleurs à la disposition des municipalités, dans lesquelles on ne pourrait trouver une personne suffisamment exercée aux manipulations indiquées pour le prélèvement du second échantillon, des tubes stérilisés à l'avance et qu'il ne reste plus qu'à remplir en suivant strictement les précautions relatées précédemment.

On appelle *distribution d'eau* un ensemble d'ouvrages connus et combinés pour apporter à une collectivité, le plus souvent à une ville entière ou à plusieurs localités voisines en même temps, dans certains cas plus rares à une partie d'une très grande cité, l'eau nécessaire à tous les besoins des habitants, besoins privés, publics et industriels (Bechmann).

Que l'alimentation en eau s'adresse à une collectivité ou à une maison isolée, la technique envisagée au point de vue de l'hygiène est toujours la même : elle a pour but de recueillir une eau à son point d'origine, de l'amener le plus près possible à la portée du consommateur en la garantissant de toute souillure et de toute altération et en la débarrassant, s'il y a lieu, des impuretés dont elle est chargée. En outre l'approvisionnement doit être abondant et utilisé intégralement : il y a à éviter les déperditions et le gaspillage.

Deux grands principes dominent la technique des amenées d'eau :

1° *Il faut maintenir l'eau toujours en mouvement depuis son point d'origine jusqu'à la bouche du consommateur ;* il faut lui éviter les haltes inutiles dans des réservoirs et la faire consommer aussi rapidement que possible. Il importe de bien se pénétrer de ce fait que l'eau a toujours à perdre à rester en repos et qu'elle a très rarement à y gagner.

2° *L'eau doit toujours circuler à couvert :* elle doit être *aveuglée* à son point de captage et elle ne doit plus voir le jour qu'en sortant du robinet aux points de puisage.

La quantité d'eau à fournir à une commune varie entre 100 et 200 litres par jour et par habitant. 150 litres constituent une bonne moyenne. D'une façon générale, il faut que la quantité allouée soit supérieure aux besoins réels, pour peu que cela soit possible. Il arrive malheureusement trop souvent qu'on soit obligé de se contenter d'un maximum imposé par les ressources en eau de la région et plus souvent encore par l'état précaire des finances de la commune.

Il y a toujours avantage pour une ville de se procurer l'eau nécessaire par gestion directe plutôt que de confier l'exploitation à une Compagnie ou à un entrepreneur.

Pour amener l'eau de son point d'origine jusque dans la ville qu'elle doit alimenter, on a généralement recours à l'un des moyens suivants :

1° Amenée par la gravité ou par dérivation ;

2° Elévation par un moteur : *a* hydraulique ; *b* à vapeur.

Nous classons les différents modes d'amenée par ordre de préférence. Il va de soi, en effet, qu'une amenée par simple dérivation est à préférer aux deux autres modes lorsque les frais de premier établissement ne constituent pas un excédent de dépenses dont l'intérêt et l'amortissement soient supérieurs aux frais annuels d'entretien d'un moteur hydraulique ou à vapeur. Il est non moins évident qu'à défaut de dérivation, l'établissement d'un moteur hydraulique sera préférable à celui d'un moteur à vapeur. lorsque l'intérêt annuel et l'amortissement de la différence des dépenses de premier établissement seront moindres que la différence des frais annuels d'entretien..

Amenée par gravité ou dérivation. — Les systèmes employés sont les suivants :

1° Les conduites libres, rigoles ou acqueducs dans lesquels l'écoulement de l'eau se fait librement, avec un mouvement uniforme ou varié ;

2° Les conduites forcées : tuyaux en fonte dans lesquels l'écoulement se fait sous pression.

Le tracé d'une conduite libre comporte souvent une étude fort délicate. Le point de départ et le point d'arrivée sont imposés de telle sorte que pour trouver sur tout le parcours le terrain qui convient à l'établissement de la pente, il faut souvent décrire de nombreuses sinuosités qui augmentent la longueur de l'aqueduc.

Lorsque le sol s'abaisse bien au-dessous de la ligne de charge ou s'élève par trop au-desus, on est dans l'obligation de construire des ouvrages d'art parfois très importants : viaducs pour franchir les vallées, souterrains pour traverser les parties élevées.

Le tracé des conduites forcées est au contraire relativement facile, car le profil peut en être établi suivant une ligne quelconque, à la condition toutefois de ne pas dépasser la ligne de charge et de ne pas descendre trop au-dessous pour ne pas faire supporter aux tuyaux des pressions trop considérables. Cette facilité de tracé est un avantage précieux qui permet souvent d'éviter des expropriations coûteuses, en établissant les conduites forcées sous le sol des voies publiques, et de diminuer la longueur du parcours et la durée des travaux.

Enfin, les conduites forcées employées comme siphons constituent incontestablement le système le plus simple et le plus économique pour porter l'eau d'un coteau à un autre au travers de la vallée qui les sépare.

Lorsqu'il s'agit d'étudier un projet d'amenée d'eau par dérivation on doit donc examiner très attentivement les diverses considérations énumérées ci-dessus, car elles sont de nature à faire adopter l'un de ces systèmes de préférence à l'autre.

Les CONDUITES LIBRES peuvent être établies au moyen d'aqueducs découverts ou par des aqueducs couverts.

Les *aqueducs découverts* permettent la chute dans l'eau des feuilles, de la poussière, des déjections, des eaux de surface et ne sauraient être tolérés qu'exceptionnellement dans certains districts montagneux absolument déserts.

Les *aqueducs couverts* sont exécutés en maçonnerie ou en ciment, et établis en tranchée ou en élévation sur viaducs. Il faut les recouvrir d'une couche de terre pour les garantir contre les variations de température.

Le type généralement adopté se rapproche de la

forme circulaire, mais si le volume d'eau à écouler est considérable, on adopte de préférence la forme ovoïde qui donne une section mouillée plus importante et qui permet de faire circuler un homme pour la visite de l'aqueduc.

La vitesse d'écoulement étant proportionnelle à la racine carrée de la pente il n'y a pas grand intérêt à rechercher les pentes considérables. Cependant il faut que la pente soit assez forte pour que la vitesse qui en résulte permette à l'eau d'effectuer dans son parcours un temps relativement court entre son point de départ et le réservoir, il faut aussi qu'elle ne soit pas trop faible pour éviter la formation de dépôts dans les aqueducs. On admet généralement qu'elle ne doit pas être inférieure à $0^{m},10$ par kilomètre.

Les CONDUITES FORCÉES sont formées habituellement par des tuyaux de fonte assemblés par des joints au plomb ou par des joints en caoutchouc, lorsque ces conduites sont établies en tranchées et exposées par conséquent aux effets du tassement des terres.

Quand on jouit d'une certaine latitude pour l'emplacement du réservoir de distribution, il ne faut pas le placer à un niveau beaucoup plus élevé qu'il n'est nécessaire, car on se trouverait entraîné à augmenter le diamètre de la conduite de dérivation et par conséquent à augmenter les dépenses de premier établissement.

Lorsque la différence de niveau entre les sources et le réservoir est considérable, on doit briser la pression au moyen de petits réservoirs intermédiaires, de telle sorte que chaque tronçon de conduite de dérivation n'ait pas à supporter plus de cent mètres de pression. En général, les conduites supportent une pression qui varie entre 3 et 6 atmosphères.

Pour établir dans de bonnes conditions une conduite

forcée de dérivation il faut poser aux endroits indiqués par le profil :

1° Des robinets d'arrêt pour permettre de sectionner la conduite en cas de réparation ;

2° Des robinets de décharge à tous les points bas pour vider le tronçon de conduite qui doit être réparé et pour opérer des rinçages périodiques destinés à évacuer les boues et les sables qui s'accumulent aux points déclives ;

3° Des robinets d'arrêt et cloches à air faisant l'office de ventouse, à tous les points hauts, pour évacuer l'air qui s'accumule au sommet de la conduite et qui oppose une résistance toujours très nuisible à l'écoulement de l'eau.

Elévation de l'eau par les machines.— Les *moteurs* hydrauliques les plus répandus sont les roues et les turbines.

Les premières, plus rustiques, plus faciles à construire, à établir et à réparer que les turbines, se prêtent mieux aux variations de débit ; elles laissent passer plus aisément les corps flottants.

Les roues hydrauliques sont de plusieurs types qui conviennent suivant les circonstances :

1° Pour les faibles chutes on emploie les roues en dessous qui ne permettent guère d'utiliser plus de 35 p. 100 de la puissance de la chute ;

2° Pour les chutes moyennes, les roues de côté dont le rendement peut atteindre 65 p. 100. Les roues Poncelet et Sagebien ont un rendement qui est parfois de 80 p. 100 ;

3° Pour les grandes chutes, les roues en dessus dont le rendement moyen est de 70 p. 100.

Les turbines sont des engins à mouvement rapide qui conviennent aux grandes chutes à la condition d'être construits spécialement pour chacune d'elles. Leur rendement moyen est de 75 p. 100.

Les seuls *appareils servant à l'élévation de l'eau* sont les pompes : le bélier hydraulique ne convient qu'à de petites localités où l'on dispose de faibles chutes et ne saurait convenir à des élévations d'eau un peu importantes. Les norias, chapelets et tympans sont plus aptes au service des irrigations qu'à l'élévation de l'eau à de grandes hauteurs, comme cela est en général nécessaire pour les distributions d'eau des villes.

Les pompes les plus répandues sont celles à piston ou à mouvement alternatif. Elles sont à simple effet lorsqu'elles ne produisent l'élévation ou le refoulement de l'eau que dans l'un des deux sens du mouvement rectiligne du piston. Elles sont, au contraire, à double effet, lorsque ce travail est produit dans les deux sens du mouvement du piston, de sorte que, à volume égal, la pompe à double effet débite deux fois autant que celle à simple effet.

Le nombre des coups de piston par minute ne doit pas dépasser 25 à 30, tandis que la vitesse linéaire du piston peut varier, sans inconvénient, dans des limites assez étendues.

Le rendement en volume, c'est-à-dire le rapport de volume d'eau élevée au volume engendré par le piston peut atteindre 95 à 98 p. 100.

L'effet utile ou le rendement mécanique, c'est-à-dire le rapport entre le travail utile mesuré en eau montée et l'effort nécessaire pour l'obtenir, peut atteindre 85 p. 100 avec une bonne pompe; mais, dans la pratique, il est généralement bien inférieur à ce chiffre.

Les organes principaux d'une pompe comprennent le corps de pompe, le piston, les soupapes et les clapets.

Le corps de pompe, presque toujours en fonte, a des formes arrondies parfois renflées en forme de baril.

Les pistons les plus généralement employés dans les élévations d'eau sont les pistons plongeurs terminés par des abouts arrondis ou effilés.

Les clapets jouent un rôle considérable dans le fonctionnement des pompes. Ils doivent être étanches, s'ouvrir rapidement, livrer très facilement un large passage à l'eau, enfin se fermer aisément et sans choc, ce qui nécessite une faible levée et un bon guidage.

Aspiration. — Lorsque la hauteur d'aspiration ne dépasse pas 6 à 7 mètres, on fait usage des pompes horizontales. Au delà de 7 mètres, il faut donner la préférence aux pompes verticales, qu'il est plus facile de placer au niveau convenable.

Si toutefois, dans ce cas, on tient à employer des pompes horizontales, on peut faire usage d'un organe supplémentaire, appelé pompe nourricière, et qui est destiné à élever l'eau une première fois dans une bâche où elle est reprise ensuite par les pompes horizontales.

Les conduites d'aspiration doivent être établies suivant un profil régulier : on doit éviter les sinuosités, coudes brusques, étranglements, afin de diminuer les pertes de charges dans la limite du possible.

Refoulement. — Une canalisation pour refoulement peut être employée soit pour amener au réservoir la totalité de l'eau refoulée, soit pour en distribuer une partie en route et pour n'amener au réservoir que l'excédent de la consommation.

En général, et toutes les fois que cela est possible, il est préférable de ne pas faire servir une conduite de refoulement à la distribution de l'eau, car il en résulte une irrégularité de travail pour les pompes et une impossibilité de s'assurer du bon fonctionnement des appareils élévatoires.

La conduite de refoulement doit être posée en évitant autant que possible les points hauts intermédiaires à cause des accumulations d'air qui s'y produisent ; en cas d'impossibilité d'éviter les contre-pentes, il faut disposer à ces points hauts des robinets d'air ou cloches à air formant ventouse.

Pour déterminer le diamètre d'une conduite de refoulement, on doit considérer qu'il existe une limite qu'il ne faut pas franchir ni en dessus ni en dessous de certaines dimensions : en dessus, la dépense d'établissement est inutilement exagérée ; en dessous, le frottement devient plus considérable, augmente le travail de la machine et par conséquent les frais de combustible.

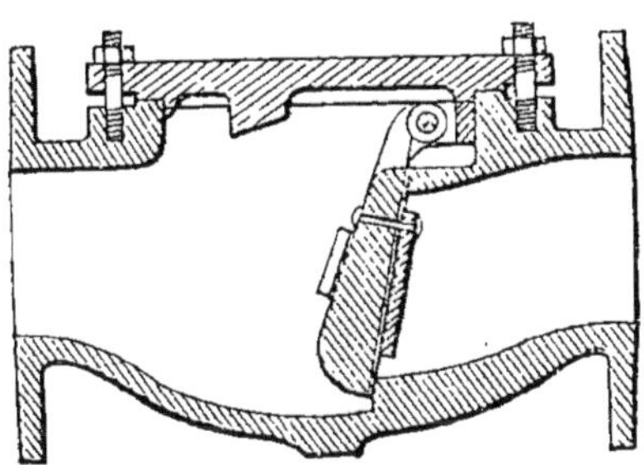

Fig. 260. — Clapet de retenue à fonctionnement automatique.

On se propose généralement d'obtenir une vitesse d'écoulement variant de $0^m.60$ à $1^m,00$ par seconde.

Au départ de la pompe on doit placer entre celle-ci et la conduite de refoulement un réservoir d'air ou simple cloche en fonte dans laquelle l'air, étant maintenu à un niveau convenable, permet d'assurer le mouvement uniforme de l'eau sous la conduite de refoulement.

Quelquefois des robinets d'arrêt sont placés en certains points de la conduite, afin de pouvoir la sectionner en plusieurs parties que l'on peut ainsi visiter isolément. L'usage de ces robinets peut présenter des inconvénients, car si l'on oublie d'en ouvrir un au moment de la mise en marche des machines, il en résulte forcément une rupture. Il vaut mieux les remplacer par des clapets de retenue dont le fonctionnement est automatique (fig. 260).

RÉSERVOIR.— Au point de vue de l'hygiène, les réservoirs en général constituent une halte défavorable qu'on impose à l'eau, laquelle ne gagne jamais à stagner et pour laquelle l'idéal est, nous ne saurions trop insister sur ce point, qu'elle flue sans interruption depuis son point d'origine jusqu'à la bouche du consommateur. Mais il est des considérations d'un ordre différent qui font qu'un réservoir central est à peu près indispensable dans une distribution d'eau. Outre les besoins pour les incendies, il sert de régulateur aux consommations variables de la nuit et de la journée, il permet à un moment donné d'interrompre pendant quelques jours la marche des machines sans qu'on soit obligé de suspendre complètement le service. Il suffit, dans ce cas, de réduire la dépense pour les services publics (fontaines décoratives, lavage des ruisseaux, arrosement, etc.).

Au point de vue de l'hygiène, il y a à prendre des dispositions pour que les réservoirs compromettent le moins possible la qualité de l'eau.

La première règle est de leur donner la plus faible capacité compatible avec leur destination. On admet en général que cette capacité doit équivaloir à la consommation journalière: il faut plutôt l'adopter plus petite, jamais plus grande.

Dans les villes qui sont alimentées par une dérivation unique, dans celles où l'usine élévatoire ne dispose pas d'une machine de rechange, le réservoir est plus indispensable qu'ailleurs.

Le mode de construction d'un réservoir dépend de la disposition du terrain sur lequel il doit être établi. La meilleure situation qu'on puisse rencontrer est celle où on peut l'installer complètement en déblai, puisqu'on profite de la résistance du sol, ce qui permet de réduire considérablement la section des murs d'enceinte. Mais pour cela il faut que le sol soit suffisamment résistant, faute de quoi on est obligé d'établir des réservoirs soit à demi enterrés (partie en déblai, partie en élévation), soit complètement en élévation.

Pour permettre le nettoyage ou une réparation, sans suspendre complètement la distribution d'eau, on divise habituellement le réservoir en deux compartiments ne communiquant entre eux que par des conduites en fonte munies de robinet d'arrêt.

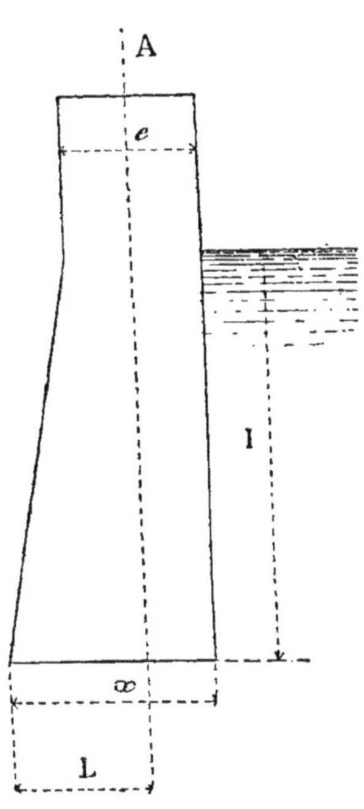

Fig. 261. — Profil d'un mur de réservoir.

Dans certains pays, on cloisonne les compartiments par des murs de refend incomplet qui, partant alternativement d'une des longues parois, s'arrêtent à quelques décimètres de la paroi opposée, de manière à imposer à l'eau un trajet sinueux plus long et de la maintenir le plus possible en mouvement depuis le point d'arrivée jusqu'au point de départ. Cette disposition ne nous semble pas à recommander, car, outre qu'on n'arrive jamais ainsi qu'à imprimer à l'eau une faible vitesse qui est aussi compatible avec le développement des bactéries que le repos absolu, ce cloisonnement a le grave inconvénient de multiplier les surfaces qui se tapissent d'une membrane glaireuse, laquelle devient le siège d'une végétation cryptogamique et bactérienne très active. On tombe ainsi dans l'inconvénient qu'on voulait éviter et, de plus, on complique le nettoyage. Il vaut donc mieux réduire les surfaces au strict nécessaire.

La hauteur de l'eau influe sur la dépense de construction des réservoirs. Plus cette hauteur est grande, plus la surface est réduite pour une capacité donnée. Habituellement l'épaisseur de la tranche d'eau dans les réservoirs est comprise entre 3 et 5 mètres.

Les murs sont naturellement plus épais vers la base où la pression est plus forte. La figure 261 donne le profil habituel des murs.

Il est indispensable de couvrir les réservoirs pour les garantir contre la malveillance et contre les diverses causes d'altération dont les principales sont la chute des poussières de l'air ou de cadavres d'insectes et d'autres animaux, et le développement de la végétation.

La couverture des réservoirs se fait le plus souvent au moyen de voûtes d'arête surbaissées, supportées par des piliers en pierres de taille ou en briques. La naissance des voûtes d'arête est à $0^{m},10$ au-dessous du trop-plein du réservoir. Enfin une couche de terre de $0^{m},50$ d'épaisseur environ recouvre les voûtes et permet de maintenir l'eau à une température constante.

Chambre de manœuvre. — En façade du réservoir il est bon d'établir une chambre de manœuvre (fig. 262) dont le plancher se trouve de plain-pied avec le sol extérieur. Un escalier part de ce plancher et aboutit à la cuvette de distribution.

Cette cuvette, généralement construite sur le mur de séparation du réservoir et de la chambre de manœuvre, sert à recevoir les eaux dérivées ou refoulées par les machines, à les distribuer dans l'un ou l'autre des bassins du réservoir ou dans les deux ensemble. On évite ainsi tout accident, si par suite d'une fausse manœuvre les deux robinets de partage de la conduite de refoulement étaient fermés à la fois, la machine étant en marche.

Fontainerie du réservoir. — Le service de fontainerie d'un réservoir comporte habituellement quatre conduites principales : arrivée, départ, trop-plein et vidange (fig. 262).

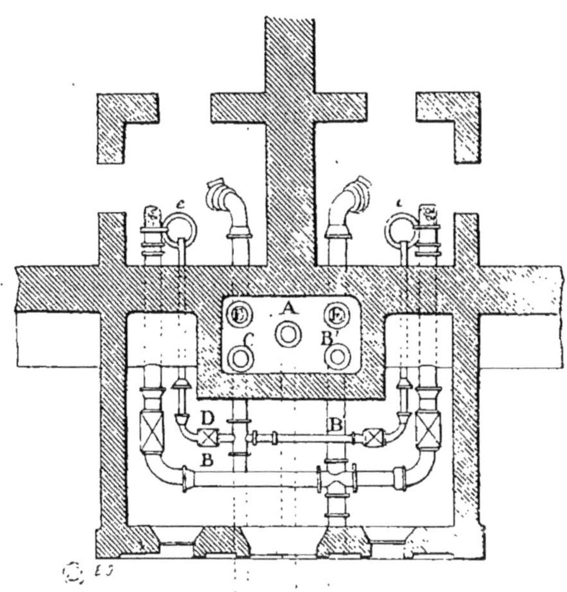

Fig. 262. — Plan d'une chambre de manœuvre.

A, cuvette de distribution. — B, conduite de distribution. — B' conduite raccordant la cuvette de distribution à la conduite maîtresse de distribution. — C, conduite de trop-plein. — H, conduite de vidange.

1° Conduite d'arrivée ou de refoulement. Cette conduite qui amène l'eau dérivée ou refoulée par les machines, doit déboucher à la partie supérieure de la cuvette de distribution, par un tuyau légèrement évasé en forme de tulipe, permettant à l'eau de s'étendre en nappe.

L'eau est ensuite introduite à volonté dans l'un ou l'autre des compartiments du réservoir au moyen de deux conduites E, munies chacune d'une bonde de fond (fig. 263), posée et scellée dans la cuvette de distribution.

La disposition indiquée est préférable à celle qui consiste à faire arriver l'eau directement à la partie

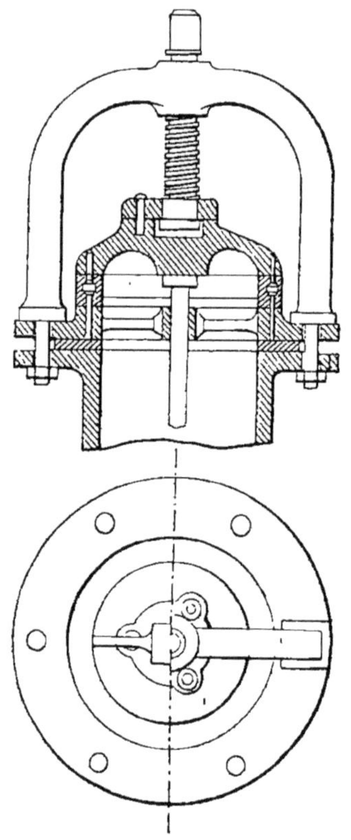

Fig. 263. — Coude de fond.

inférieure du réservoir. On augmente, il est vrai, un peu le travail de la machine, mais ce travail est rendu plus régulier : de plus, si la conduite de refoulement vient à se rompre, on n'est pas exposé à voir le réservoir se vider, car la conduite de refoulement est complètement isolée des bassins. Enfin, on peut mieux se rendre compte du débit des pompes, ce qui est complètement impossible lorsque la conduite de refoulement débouche à la partie inférieure du réservoir. Cette dernière disposition ne doit être adoptée que lorsque la conduite de refoulement sert en même temps de conduite de distribution.

2° Conduites de distribution. Elles débouchent horizontalement de la partie inférieure de chaque compar-

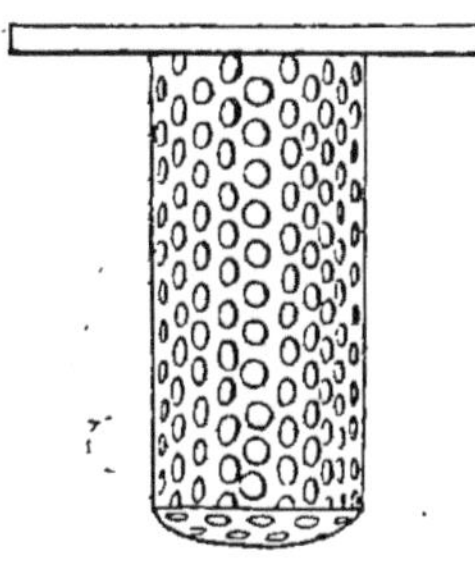

Fig. 264. — Crépine de prise d'eau.

timent et se réunissent dans la chambre de manœuvre en une seule qui devient la conduite maîtresse de distribution.

A leur origine, des crépines perforées sont établies pour empêcher l'introduction des impuretés qui peuvent se déposer dans le fond des réservoirs (fig. 264).

Deux robinets-vannes établis dans l'intérieur de la chambre de manœuvre permettent de fermer et d'ouvrir à volonté l'un ou l'autre compartiment du réservoir.

La conduite maîtresse de distribution est raccordée à la cuvette de distribution par une conduite B' munie d'une bonde de fond. Cette disposition permet de distribuer directement en ville l'eau refoulée par les machines, dans le cas, très peu probable sans doute, où les deux compartiments du réservoir seraient en réparation.

3° Conduite de trop-plein (C). Cette conduite part de la cuvette de distribution par un tuyau évasé établi à l'altitude du niveau supérieur de l'eau dans le réservoir et débouche en dehors du réservoir pour conduire les eaux jusqu'à un point suffisamment bas pour permettre leur libre écoulement.

4° Conduites de vidange (D). Ces conduites partent chacune d'une petite cuvette *e* ménagée dans le radier de chaque compartiment et à 0m,30 en contrebas de ce radier. Dans la chambre de manœuvre elles se jonctionnent avec le tuyau de trop-plein. Deux robinets d'arrêt sont posés de chaque côté de cette jonction.

Emplacement. — Le réservoir doit toujours être placé à une altitude assez grande pour qu'il soit possible de desservir tous les étages des maisons et tous les services publics et privés des divers points de la ville, même des plus hauts.

En plaçant le réservoir à proximité des réseaux de distribution, on réduit les pertes de charge dues au frottement de l'eau dans la conduite maîtresse de distribution et on peut, pour un débit donné, réduire aussi le diamètre de cette conduite.

On se sert aussi de réservoirs métalliques qui sont de forme cylindrique et construites avec des feuilles de tôle rivées. Pour garantir l'eau contre les variations de température on entoure le réservoir d'une couche isolante.

On a construit de ces réservoirs qui ont une capacité de 2.000 mètres cubes : tel est celui d'Essen.

Canalisation de distribution. — Dans toute distribution d'eau on doit s'attacher à circonscrire dans un réseau aussi peu étendu que possible les interruptions du service nécessitées soit par des réparations, soit par des extensions de la canalisation.

Partant de ce principe, on s'efforce de rendre les conduites aussi indépendantes que possible les unes des autres, en reliant en grande partie les canalisations sous forme de ceintures. Chaque tronçon étant en général alimenté par ses deux extrémités, il sera toujours facile, en cas d'arrêt de l'une des conduites sur lesquelles il se relie, de l'alimenter par l'autre extrémité en opérant, sur les robinets d'arrêt, les manœuvres nécessaires.

La consommation de l'eau a lieu d'une façon très irrégulière : les deux tiers de l'eau sont consommés entre 8 heures du matin et 6 heures du soir. Pour déterminer le diamètre des conduites de distribution, il faut se placer au moment de la journée où la consommation est la plus grande. C'est généralement le matin, pendant le temps que dure le lavage des ruisseaux, que les conduites doivent fonctionner avec leur débit maximum.

Il faut calculer que la conduite maîtresse doit pouvoir débiter à la seconde un volume d'eau deux ou trois fois plus fort que celui refoulé par les machines.

Pour calculer le diamètre des conduites de distribution en fonte, on se sert des formules et des tables de Darcy et Bazin.

Le mode d'assemblage des tuyaux de fonte est très important au point de vue de l'hygiène : il est important en effet que les joints soient hermétiques pour ne pas restreindre le cube d'eau mis à la disposition des habitants, par des déperditions abondantes sur le trajet de la canalisation, et pour ne pas établir de communication entre l'intérieur de la canalisation et le sol environnant. Tant que l'eau est sous pression, ce danger n'est pas à craindre, mais il n'en est pas de même aux périodes de chômage, de réparation.

Les joints usités sont soit au plomb, soit au caoutchouc.

Joints au plomb. — Les joints au plomb les plus répandus sont :

1° Le joint à bague pour tuyaux entièrement cylindriques (fig. 265). Sa confection nécessite des ouvriers

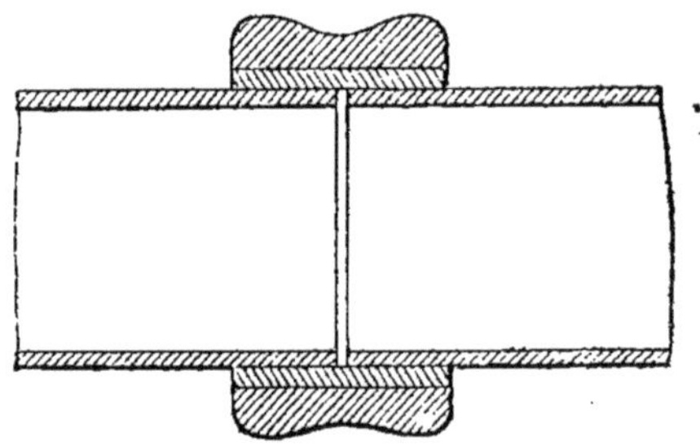

Fig. 265. — Joint au plomb à bague.

expérimentés et tout à fait spéciaux, ce qui le rend peu pratique dans la plupart des cas.

2° Le joint le plus généralement usité, mais non le meilleur, est le joint de plomb et corde goudronnée pour tuyau à *emboîtement et cordon* (fig. 266).

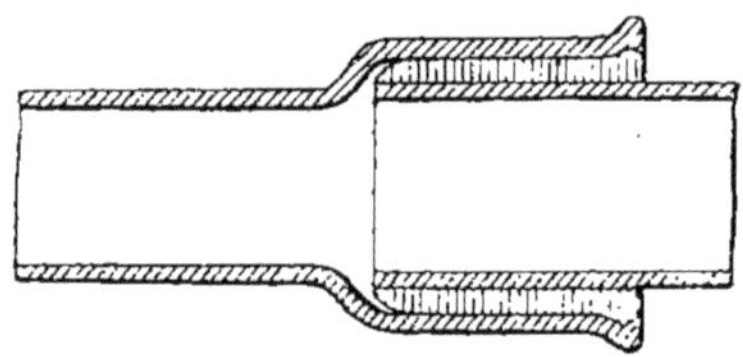

Fig. 266. — Joint au plomb à emboîtement et à cordon.

Dans ce joint, la pénétration de deux tuyaux consécutifs est faite de manière à laisser 1 centimètre de jeu pour la dilatation. Le bout mâle de chaque tuyau est engagé dans le renflement du tuyau suivant de façon à rendre régulier l'intervalle compris entre les parois intérieures de l'un et les parois extérieures de l'autre. Cet intervalle est rempli, partie avec de la corde goudronnée, partie avec du plomb fondu. La corde roulée régulièrement autour du bout mâle est matée au refus et disposée de manière à laisser un vide de profondeur uniforme pour recevoir le plomb qui est coulé et maté, lui aussi, après refroidissement.

Ce joint est difficile à poser ; de plus, il cesse d'être étanche lorsqu'il se produit des tassements du sol, ce qui est inévitable toutes les fois que les tuyaux sont posés en tranchée.

Joints au caoutchouc. — Les dispositions imaginées pour l'application du caoutchouc aux joints des tuyaux de fonte sont très nombreuses. Les unes comportent l'emploi de tuyaux de forme spéciale, tels que les joints Petit, Lavril, Sonzée. Les autres au contraire permettent l'utilisation des tuyaux ordinaires, ce sont les joints Gibault et Chappée.

Le joint Petit (fig. 267) est le premier système de joints de tuyaux dans lequel il a été fait usage de caoutchouc.

Dans ce système, une bague en caoutchouc à section rectangulaire est engagée sur l'extrémité du bout mâle de façon à affleurer : elle vient s'appuyer sur une petite saillie circulaire, sorte d'embase, venue de fonte avec le bout mâle.

Ainsi préparée, cette partie du joint vient s'engager dans l'emboîtement que porte le bout femelle du tuyau suivant, au fond et sur le pourtour duquel vient s'appuyer la bague en caoutchouc.

Aux deux extrémités de chaque tuyau des oreilles venues de fonte sont percées de trous destinés à recevoir des broches effilées d'un bout et à tête ronde de l'autre bout. Comme il n'existe d'oreilles qu'aux deux extrémités d'un diamètre; il est impossible, surtout pour les gros calibres, d'obtenir un serrage parfait sur tout le pourtour.

Le joint Lavril (fig. 268) peut être assimilé au joint à emboîtement ordinaire dans lequel la corde goudronnée serait remplacée par une rondelle en caoutchouc, et le plomb maté par une contrebride en fonte.

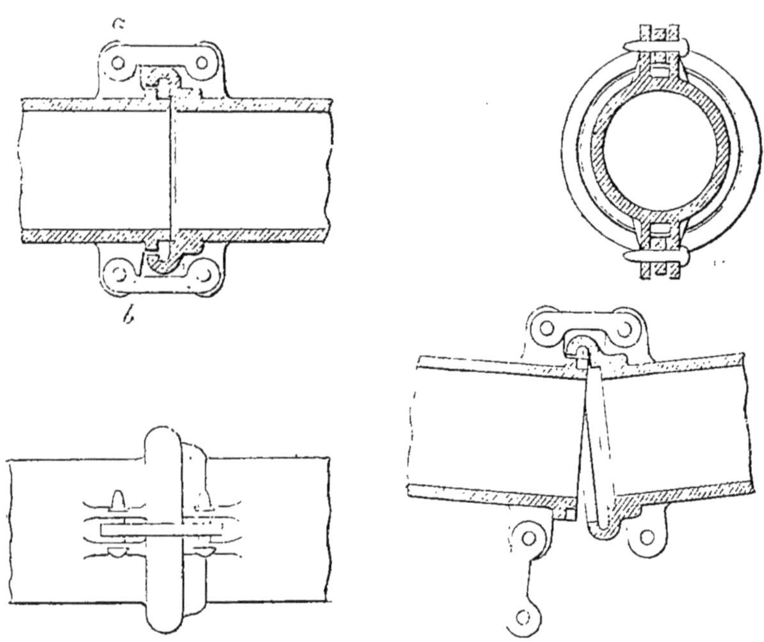

Fig. 267. — Joint Petit.

Tuyaux assemblés, — coupe sur *a b*, — vue en plan, — tuyaux dans l'action du joint.

Cette contrebride glisse librement sur le bout mâle du tuyau et vient comprimer à l'aide de boulons la rondelle de caoutchouc dans l'intérieur du bout femelle ou tulipe et sur l'extérieur du bout mâle. Le bout mâle porte un bourrelet dans lequel est creusée une gorge destinée à recevoir le caoutchouc. De cette façon, quand le joint est fait, le caoutchouc se trouve comprimé dans une boîte métallique composée par la contrebride, la gorge du bout mâle et l'emboîtement femelle.

La compression du caoutchouc ayant lieu au moyen de boulons dont le nombre est proportionnel au diamètre, il résulte que le serrage est beaucoup mieux

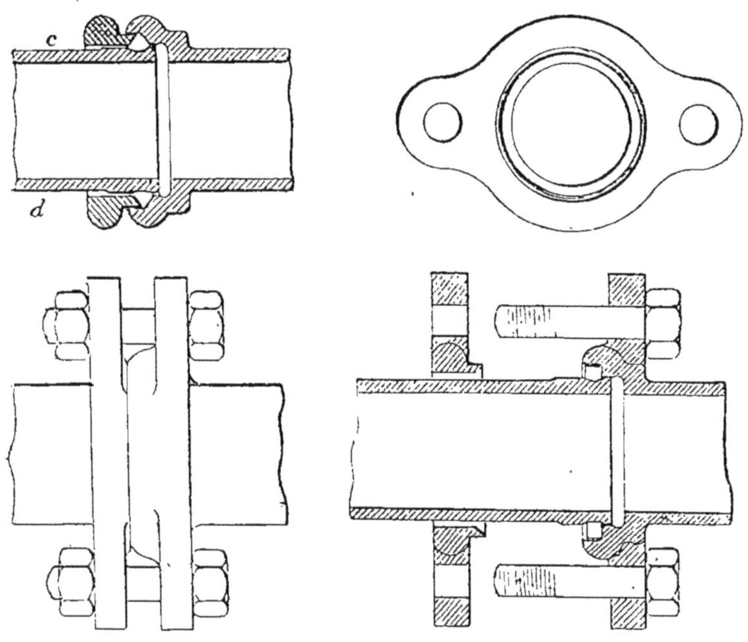

Fig. 268. — Joint Lavril.

Tuyaux assemblés coupe *a*, — tuyaux assemblés, — tuyaux dans l'action du joint.

réparti que dans le tuyau Petit qui n'a que deux points de jonction pour tous les diamètres.

Le serrage se règle plus facilement parce que l'ouvrier peut très bien sentir le degré de compression par la résistance d'une clef manœuvrée directement à la main. D'ailleurs, comme la compression du caoutchouc est déterminée par la contrebride qui devient partie intégrante du bout femelle et reste vis-à-vis de celui-ci dans une position immuable, il résulte que le serrage demeure constant et uniforme.

Le *joint universel* du système Gibault est composé (fig. 269) :

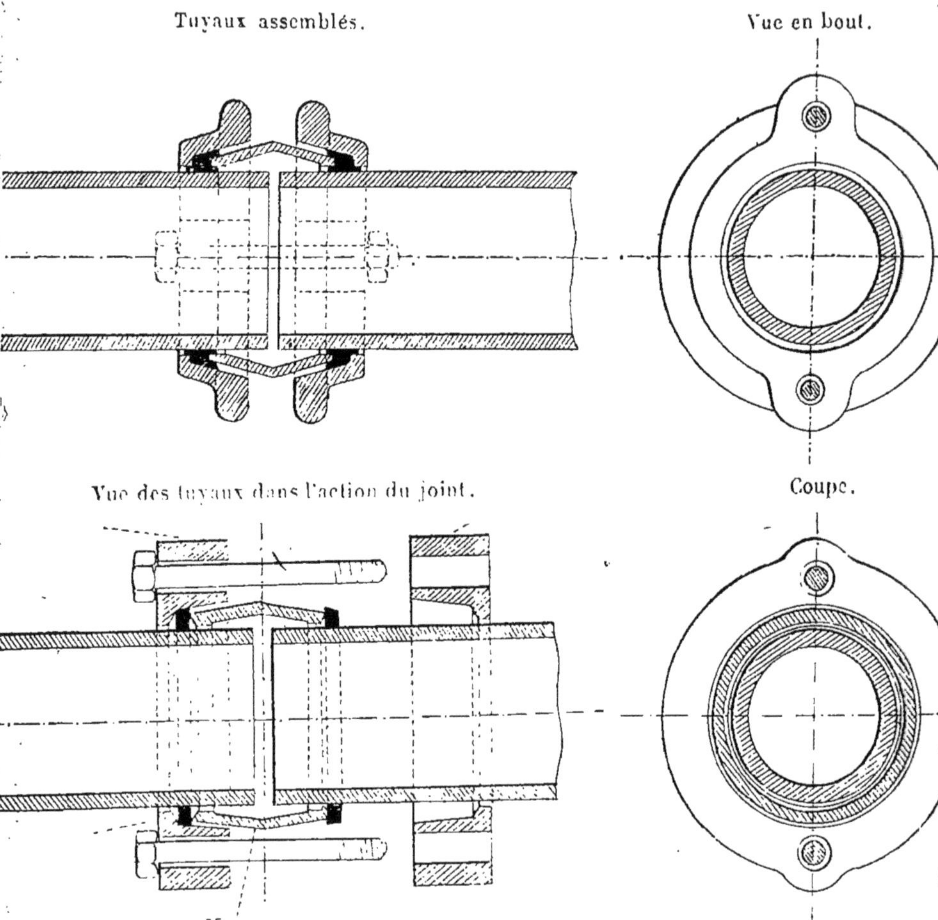

Fig. 269. — Joint dit *universel* (système Gibault).

1° D'une bague centrale recouvrant de part et d'autre, par parties égales, les deux extrémités adjacentes des deux tuyaux à assembler ;

2° De deux rondelles en caoutchouc vulcanisé de section rectangulaire dont le diamètre extérieur est le même que celui de la bague : elles sont placées à chacune des extrémités de cette bague;

3° De deux contrebrides évidées de manière à embrasser aussi exactement que possible les rondelles en caoutchouc et les extrémités de la bague centrale. Ces contrebrides portent sur leur pourtour des oreilles percées de trous en nombre proportionnel au nombre des tuyaux;

4° Des boulons de serrage en nombre égal à celui des oreilles disposées sur les contrebrides.

Ce joint a sur le joint Lavril l'avantage d'avoir deux articulations en caoutchouc à chaque joint au lieu d'une et de jouir par conséquent d'une flexibilité double. Il est en outre d'une étanchéité à toute épreuve qui résiste à des pressions de plus de 120 mètres d'eau.

L'industrie fournit pour les canalisations d'eau des tuyaux en grès fin vernissé qui sont bien plus résistants que les tuyaux en poterie vernissée ordinaires pour égouts; ils sont soumis pendant la cuisson à une température plus élevée qui fait subir à la terre une vitrification partielle. Ils sont essayés à des pressions de 10 et même 15 atmosphères et conviennent lorsque la pression ne doit pas dépasser 5 atmosphères. Ils se fabriquent en bouts de un mètre de longueur; les diamètres intérieurs varient entre 4 et 20 centimètres, l'épaisseur des parois entre 18 et 23 millimètres, selon le diamètre. Les joints sont à bagues (fig. 254); le manchonnage se fait au ciment. La pose doit être très soignée pour éviter les bavures intérieures à l'endroit des joints. La profondeur des tranchées doit être au minimum de un mètre pour soustraire les conduites à l'action des gelées. Le fond de la tranchée doit être bien solide et à pente régulière.

La maison Jacob frères et Cie, de Pouilly-sur-Saône (Côte-d'Or), et la Société anonyme des produits céramiques de Jeannesnil et Rambervillers (Vosges) four-

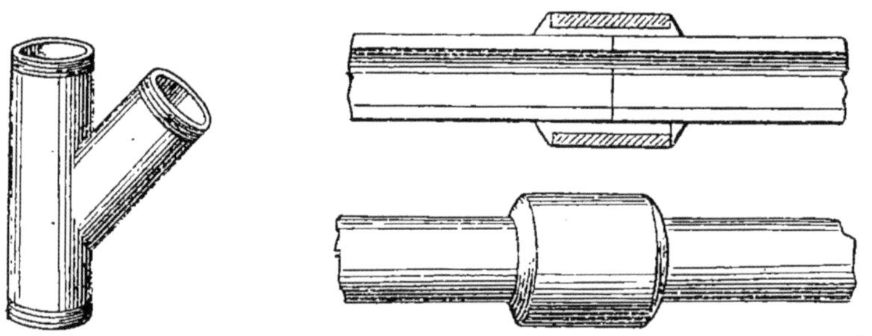

Fig. 270. — Tuyaux en grès vernis avec joint à bague.

nissent des conduites en grès d'une grande solidité et dont l'usage tend à se répandre chaque jour davantage (fig. 270).

On se sert aussi pour la canalisation de l'eau de conduites en ciment formées avec ciment 1 partie, sable

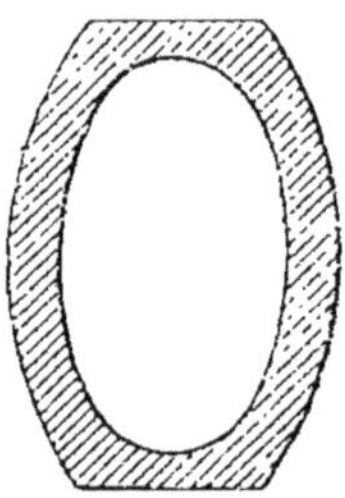

Fig. 271. — Conduite en ciment pour canalisation d'eau (conduite libre).

fin 1 partie, gravier 1 partie 1/2. Ces conduites (fig. 271 et 272) sont ou bien coulées sur place avec du ciment à prise rapide ou bien amenées toutes faites et placées bout à bout; dans ce dernier cas, chaque tuyau a un bout mâle et un bout femelle, comme les tuyaux en poterie pour égout, et le joint se fait au ciment. L'épaisseur de ces conduites varie suivant la pression et le diamètre : soit D ce diamètre et H la pression calculée

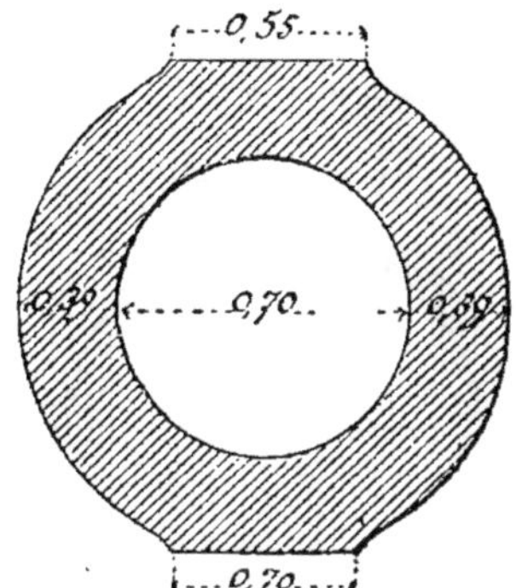

Fig. 272. — Conduite en ciment pour canalisation d'eau (conduite forcée).

en hauteur d'eau, l'épaisseur à donner à la conduite sera $\frac{H D}{30}$. Les conduites supportent une pression de 2 à 3 atmosphères, mais pas davantage à cause des joints de soudure. Dans ces limites, elles sont bien étanches.

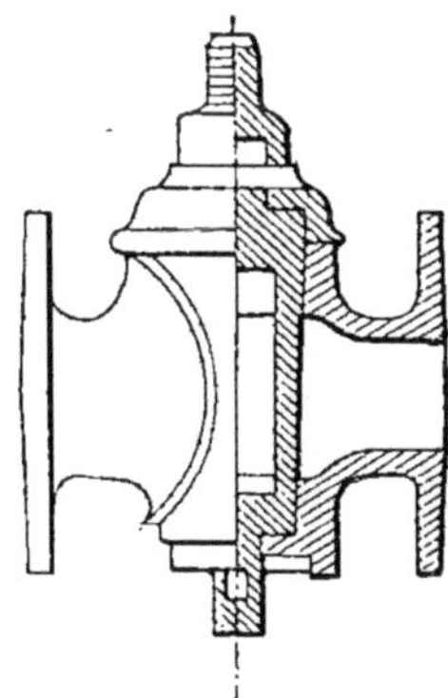

Fig. 273. — Robinet d'arrêt à boisseau.

Les *robinets* employés pour isoler les conduites les unes des autres sont les robinets ordinaires à boisseau

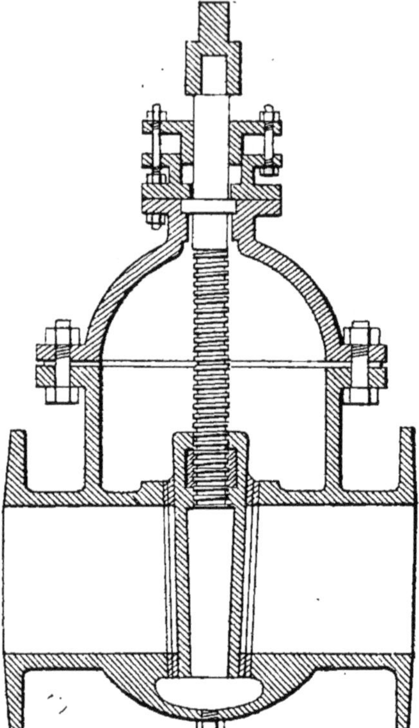

Fig. 274. — Robinet vanne.

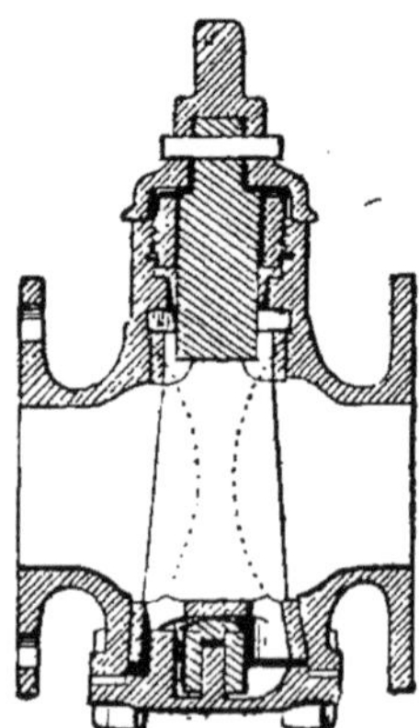

Fig. 275. — Robinet système Gibault.

(fig. 273), les robinets-vannes (fig. 274) et les robinets à clef renversée et à serrage proportionnel du système Gibault (fig. 275 et 276). Ceux-ci seuls offrent toutes garanties contre les fuites, grâce à une disposition très ingénieuse. Ce sont des robinets à boisseau dans lesquels la

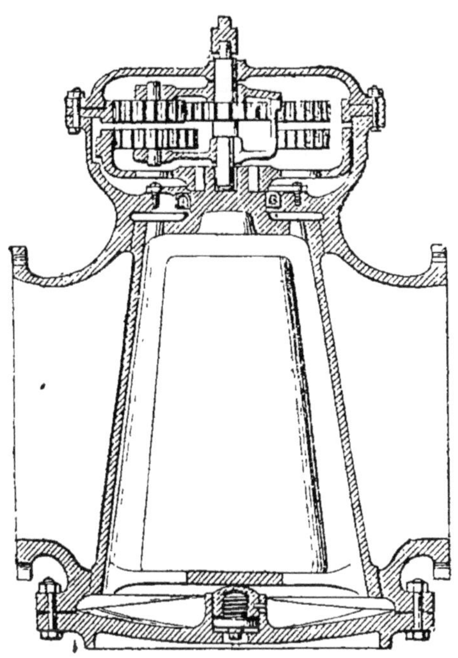

Fig. 276. — Robinet de grand diamètre, système Gibault.

clef, renversée, présente son petit bout en haut de sorte que la pression de l'eau le soulève et l'appuie sur le boisseau qui est fermé en dessous; la tige qui porte le carré passe à travers une garniture du cuir embouti; et le poids de la clef de manœuvre, en venant peser sur cette tige, facilite la manœuvre qui est très douce.

Les *bouches de lavage* (fig. 277) sont généralement posées dans les bordures du trottoir, de manière à ce que l'eau puisse se déverser directement dans le ruisseau. Elles sont disposées pour recevoir les raccords de 41 millimètres des tuyaux du service d'arrosage à la lance et du service d'incendie. Le débit d'une bouche de lavage est généralement réglé à raison de 100 litres par minute ou 1 lit. 67 par seconde.

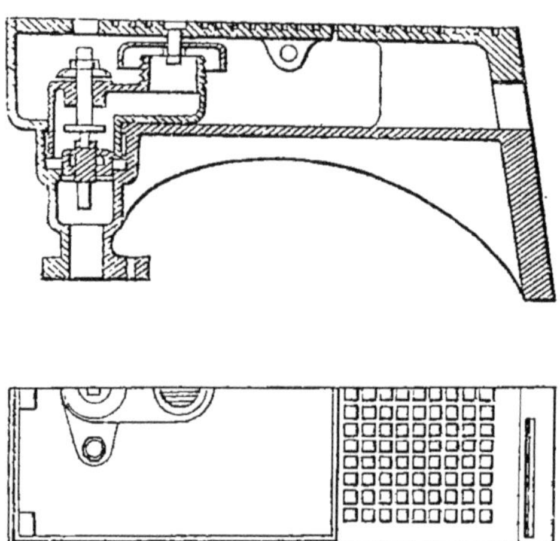

Fig. 277. — Bouche de lavage rectangulaire sous trottoir.

Bornes-fontaines. — Le type de borne employé habituellement sur la voie publique est celui qui permet à volonté le puisage, le lavage des ruisseaux et le service d'incendie (fig. 278 et 279). Deux bornes-fontaines voisines ne doivent pas être distantes de plus de 150 mètres, de façon que les habitants les plus éloignés n'aient qu'à faire 75 mètres pour puiser l'eau. C'est là une recommandation importante, car du moment que pour des raisons d'économie on ne peut amener l'eau dans l'intérieur de toutes les maisons, il importe de la tenir aussi libéralement et aussi près que possible à la disposition de la population.

Pour parer au gaspillage, les bornes-fontaines ne

débitent de l'eau que lorsqu'on presse sur un bouton à repoussoir ou qu'on appuie sur une manette ou un levier servant à manœuvrer une soupape, qui reste

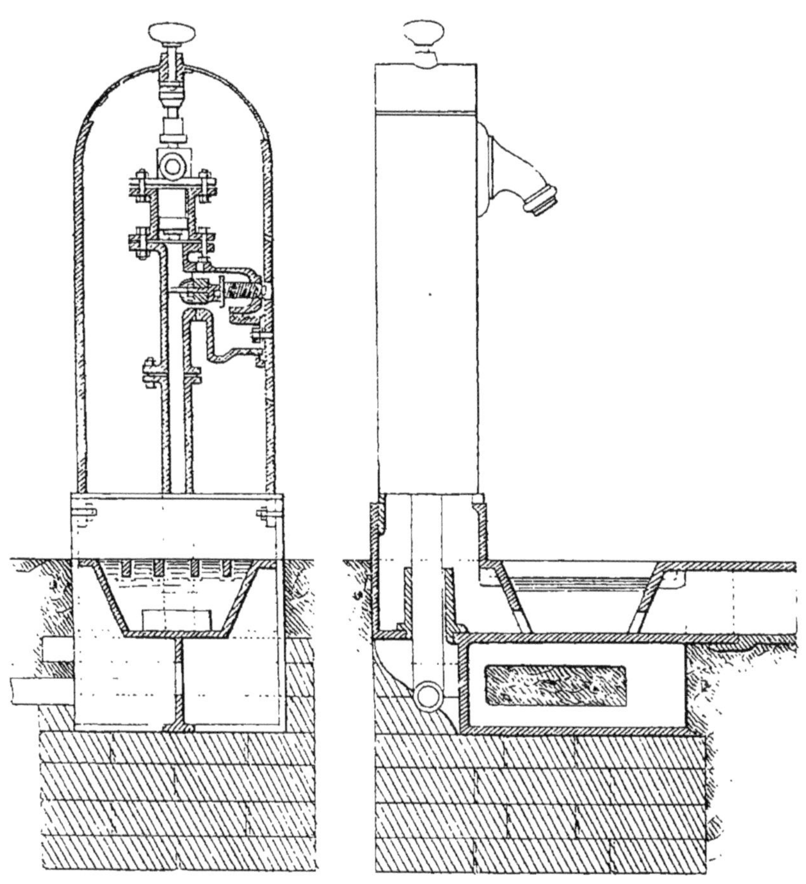

Fig. 278 et 279.— Borne-fontaine (face et profil).

ouverte pendant le puisage et que l'effet d'un ressort ou d'un contrepoids ramène ensuite sur son siège.

On improvise des bornes-fontaines en vissant sur une bouche de lavage un tuyau recourbé dit *col de cygne* (fig. 280) muni d'un robinet.

L'EAU DANS LA MAISON. — Pour raccorder les tuyaux en plomb des maisons aux canalisations en fonte, on établit des prises au moyen de colliers en fer (fig. 281). Un collier à lunette, sorte de bague mobile en fer en deux parties réunies par des boulons, est rapporté sur le tuyau et présente en un point une partie élargie, renforcée et percée d'un trou. On dispose le collier de

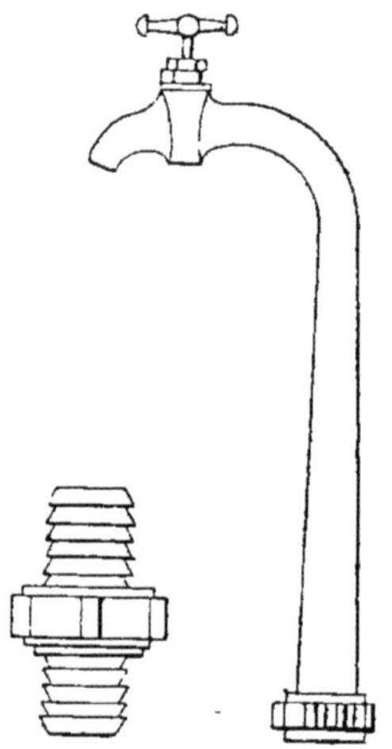

Fig. 280. — Col de cygne pour le puisage.

manière que la lunette soit placée exactement au point où le percement doit avoir lieu. Puis on arrête l'écoulement de l'eau dans la conduite, on la vide et on procède au percement, après quoi on y adapte le tuyau de plomb dont le bout a été introduit d'abord dans la lunette et rabattu en un collet destiné à être serré entre le tuyau et le collier.

On peut aussi, au moyen d'un appareil à percer spécial, faire la prise sur le tuyau sans vider la conduite (fig. 282).

En 1888, M. le Dr Pouchet a attiré l'attention du Comité consultatif d'hygiène publique sur un danger que créent ces soudures de plomb sur fer en ce que le contact des deux métaux favorise la dissolution d'une certaine quantité de plomb.

Il ne faut pas s'exagérer le danger des conduites en

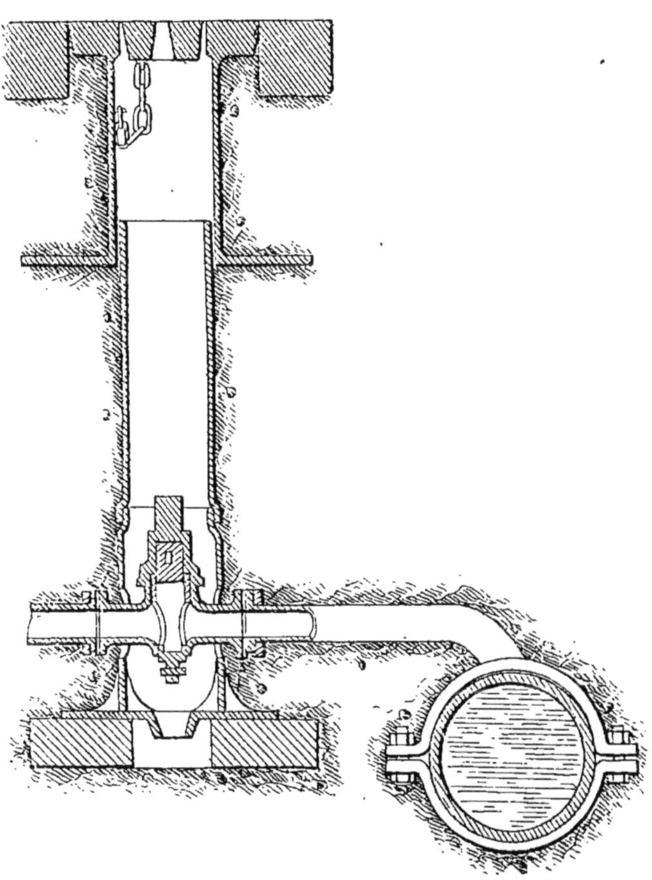

Fig. 281. — Prise d'eau sur les conduits avec colliers à lunettes.

plomb, mais on ne doit pas non plus le considérer comme nul. Pendant que les tuyaux de plomb sont neufs, il y a, à quelque eau qu'on ait affaire, à craindre qu'une certaine quantité d'hydrate de plomb soit entraînée par l'eau sous forme pulvérulente et cause des accidents plus ou moins graves. Dans des cas particuliers, lorsque l'eau est très pauvre en sels ou riche en acide carbonique et lorsque les conduites renferment souvent de l'air, le danger peut persister bien longtemps, pour ainsi dire indéfiniment. Il est difficile de décider à priori si une eau dissout ou ne dissout pas du plomb : le mieux serait

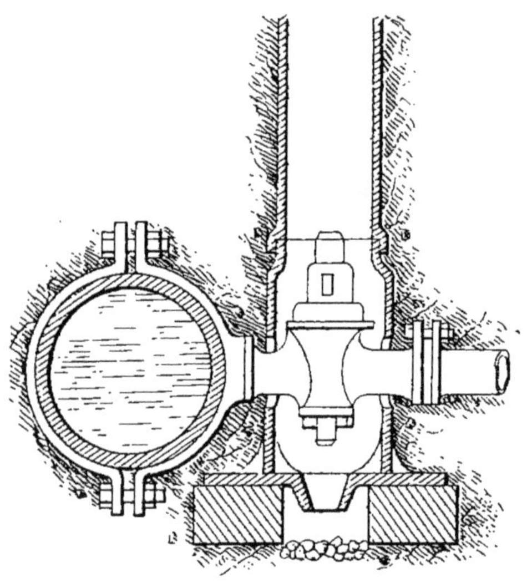

Fig. 282. — Robinet de prise en charge.

de trancher la question expérimentalement avant d'employer des tuyaux en plomb.

Habituellement les sels minéraux, et en particulier les sels calcaires, forment, au bout d'un certain temps, sur la paroi interne des tuyaux, une couche isolante qui empêche tout contact ultérieur direct de l'eau avec le plomb. Pour écarter tout risque d'intoxication pendant que le tuyau est neuf, il est au moins prudent d'employer des tuyaux de plomb étamés à l'intérieur et à l'extérieur (système Sébille) : l'étamage préserve le plomb de toute oxydation avant la mise en service et suffit pour protéger le plomb jusqu'à ce que la couche incrustante ait eu le temps de se former.

Lorsque l'eau est presque exempte de sels, surtout de sels calcaires, qu'elle est très aérée et riche en acide carbonique, il ne faut se servir des tuyaux de plomb que s'ils sont doublés intérieurement d'étain (système Hamon). Le revêtement d'étain a un demi-millimètre d'épaisseur au moins : il adhère solidement à la chemise de plomb. La couche d'étain, étant d'une grande minceur, se prête sans se rompre à toutes les inflexions auxquelles on soumet le tuyau. Mais la sécurité n'est jamais absolue et il est peut-être préférable de se servir, dans ces cas exceptionnels, de tuyaux en étain fin qui ne reviennent pas plus cher que les tuyaux doublés d'étain. Voici en effet les prix courants qui nous ont été fournis par la maison Hubin (14, rue de Turenne, Paris) :

Les 100 kil. de tuyaux de plomb ordinaire reviennent à 46 fr.
— — — étamé — 52 fr.
— — doublés d'étain reviennent de 100 à 110 fr.
— — d'étain reviennent à............ 300 fr.

Or, tandis que les tuyaux de plomb étamés ou doublés d'étain s'emploient au même poids que ceux de plomb ordinaire, les tuyaux d'étain, de densité moindre et de résistance plus grande que le plomb, peuvent s'employer, pour une résistance égale, à des poids représentant le tiers des poids des tuyaux de plomb forts. Si donc pour 100 francs on a une longueur donnée de tuyaux à revêtement d'étain, pour 300 francs on a une longueur trois fois supérieure, ce qui revient à dire que les deux coûtent à peu près le même prix.

L'eau parcourt les conduites de plomb sur une longueur de 5 mètres lorsque le puisage est fait aux orifices de la voie publique, de 100 mètres au plus dans les branchements des maisons particulières. Lorsque la maison est habitée le plus long séjour de l'eau dans les conduites est de cinq à dix minutes pendant le jour, tandis qu'il est de neuf heures pendant la nuit. Il faudra donc

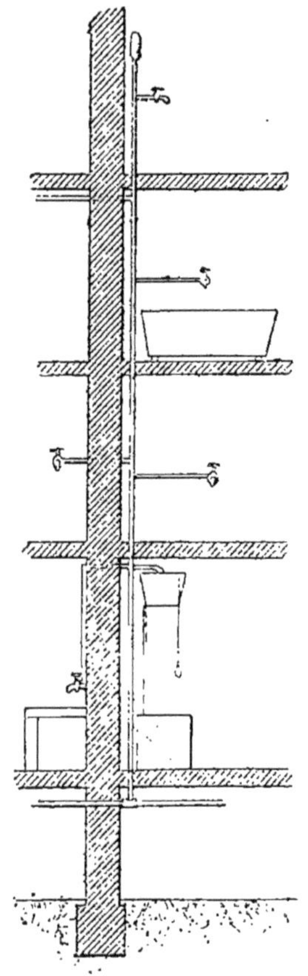

Fig. 283. — Colonne montante de distribution domestique.

le matin utiliser la première eau puisée pour les lavages et non pour la boisson ou les usages culinaires.

A la place de tuyaux de plomb, on peut employer surtout pour les colonnes montantes, des tuyaux en fer étamés, galvanisés, émaillés ou goudronnés intérieurement.

L'eau se distribue dans la maison par une colonne montante sur laquelle viennent se greffer les branches destinées aux divers services, éviers, lavabos, water-closets, bains, etc. (fig. 283). Plus l'eau pénètre profondément et se distribue dans tous les coins de la maison, mieux cela vaut. Les tuyaux ne doivent pas être noyés dans les maçonneries, ni masqués, de façon à pouvoir être surveillés constamment.

La robinetterie a fait de très grands progrès depuis un certain nombre d'années et rend de très grands ser-

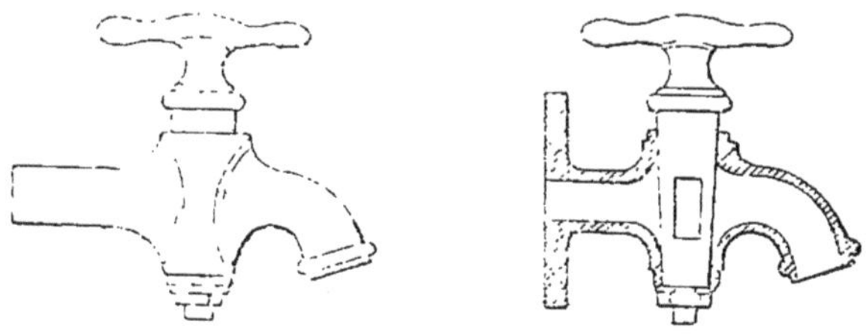

Fig. 284. — Robinet à boisseau.

vices à l'hygiène en empêchant les déperditions et le gaspillage de l'eau. Aux robinets ordinaires (fig. 284) à

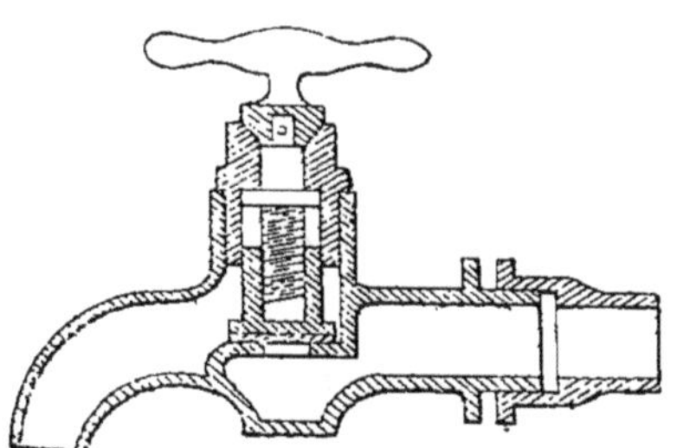

Fig. 285. — Robinet à vis.

boisseau qui ont l'inconvénient de donner lieu à des coups de bélier par suite de la fermeture brusque, on substitue les robinets à vis (fig. 285) qui sont forcément à fermeture progressive. Les robinets à repoussoir (fig. 286 et 287) restent fermés normalement par un ressort et ne débitent que lorsqu'on agit sur ce ressort : leur construction est telle qu'il est difficile d'y adapter

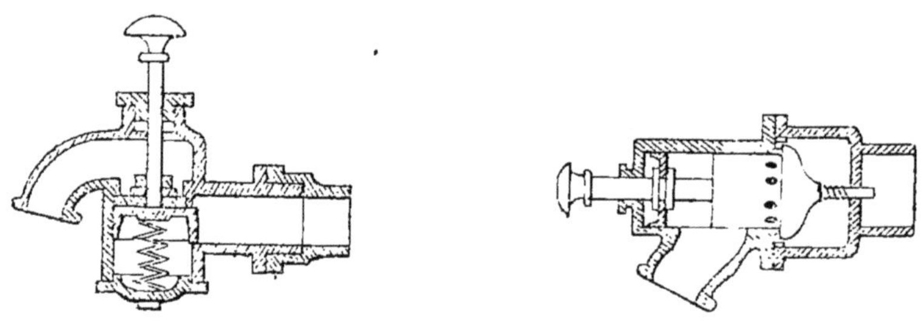

Fig. 286 et 287. — Robinets à poussoir.

un mécanisme qui les maintienne ouverts constamment. Le robinet à flotteur (fig. 288), très usité pour tous genres de réservoir, notamment pour les réservoirs de chasse, se compose d'une soupape munie d'un levier

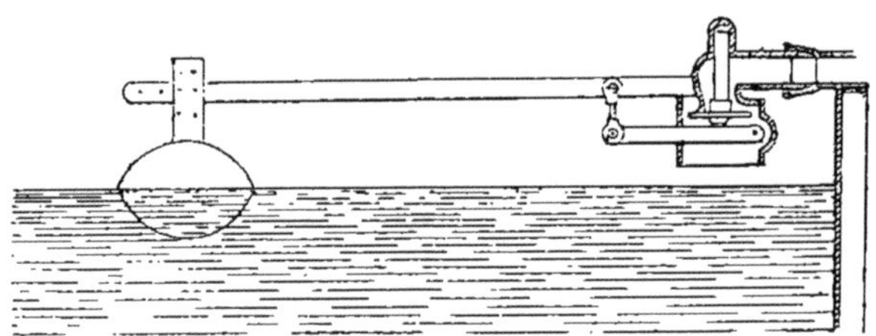

Fig. 288. — Robinet à flotteur.

qui s'ouvre lorsque le levier s'abaisse et se ferme lorsque le levier se lève. Le levier est terminé par une boule creuse, le flotteur, qui suit les fluctuations du niveau de l'eau dans le réservoir. La capacité de la boule et la longueur du levier sont calculées de manière à ce que la pression exercée sur la soupape soit toujours supérieure à la pression maxima de la canalisation. Un trop-plein doit être annexé au réservoir pour le cas où la soupape à flotteur ne fonctionnerait plus, ce qui arrive quelquefois et occasionne des pertes d'eau; aussi les robinets flotteurs doivent-ils être visités fréquemment.

Le *poste d'eau* se compose (fig. 289) d'une niche avec cuvette; cette dernière se raccorde par un siphon de

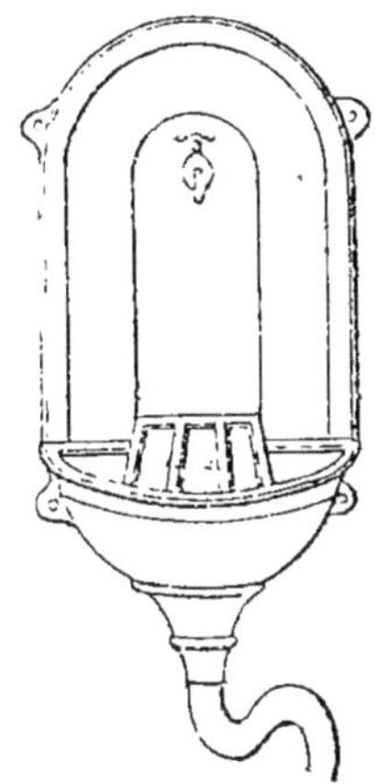

Fig. 289. — Poste d'eau.

plomb à une conduite d'évacuation aboutissant au tuyau de descente des eaux ménagères. Un robinet à repoussoir est disposé à la partie supérieure de la coquille : des barres horizontales fixées à la partie supérieure de la cuvette permettent de placer les récipients, seaux, cruches, etc. La cuvette doit être assez profonde et assez large pour qu'il n'y ait pas projection de l'eau sur le parquet. Les postes d'eau sont installés aux endroits de la maison distants de l'évier de la cuisine, par exemple, au voisinage des chambres à coucher et des cabinets de toilette, de manière à éviter le transport et le déversement de l'eau à travers les corridors.

Il est de principe aujourd'hui, qu'à moins de pénurie extrême, la distribution d'eau doit être continue et non pas intermittente. La distribution intermittente, c'est-à-dire à de certaines heures seulement, a de nombreux inconvénients. Tout d'abord elle pousse au gaspillage : aux heures de distribution chacun prend trop d'eau de peur d'en manquer : à la distribution suivante, il vide son réservoir en pure perte pour prendre de l'eau fraîche. Puis avec ce système, il devient nécessaire de créer pour chaque maison, voire même pour chaque ménage, un petit réservoir dans lequel on accumule l'eau aux heures de distribution pour s'en servir dans l'intervalle des distributions. Or, lorsqu'une maladie infectieuse attribuable à l'eau éclate dans une maison isolée, la plupart du temps la cause en est au réservoir qui n'est pas couvert ou qui n'a pas été nettoyé depuis fort longtemps, dont le fond est occupé par une couche vaseuse épaisse et infecte. Nous ne voulons rappeler ici que l'épidémie d'ictère qui en 1884 s'abattit brusquement sur les troupes de la caserne de la Nouvelle-France à Paris : 80 hommes furent atteints en quelques jours, plus ou moins gravement. On soupçonna le réservoir d'eau d'être la cause de l'infection et on en ordonna le nettoyage. Le casernier qui descendit dans le réservoir pour procéder à cette opération contracta un ictère grave dont il mourut.

Ce fait, et nous pourrions en citer nombre d'autres similaires, suffit à démontrer le danger des réservoirs de maison. De toutes façons, lorsqu'ils sont indispensables, il faut en réduire la capacité à ce qui est strictement nécessaire, il faut disposer sur le fond un robinet de vidange qui permet de les vider et de les nettoyer à fond. Ils doivent être en métal ou en ardoise, goudronnés intérieurement. Ils porteront un tuyau d'aération et seront placés dans un endroit frais, jamais dans les combles parce que l'eau s'y échaufferait, ce qui aurait pour conséquence une pullulation extrêmement active des bactéries.

Le mieux dans ces cas sera de se servir des accumulateurs de pression, de ceux du système Carré, par exemple, qui placés en sous-sol distribueront automatiquement l'eau aux différents étages.

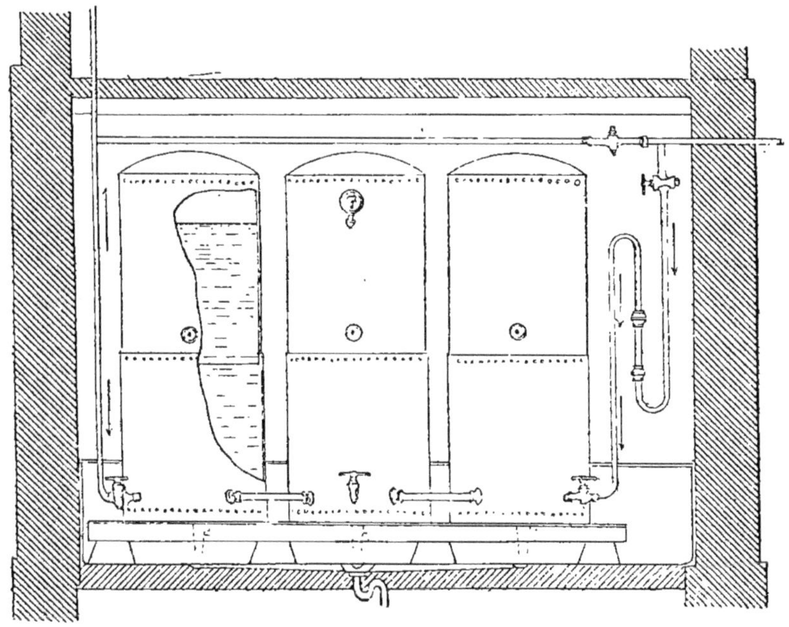

Fig. 290. — Réservoir élévateur d'eau.

Les *accumulateurs de pression Carré*, dits *réservoirs élévateurs d'eau*, se placent dans les caves. Ils se composent d'un réservoir en tôle (fig. 290) de forme cylindrique, parfaitement étanche et dont la capacité varie suivant le volume d'eau à emmagasiner. Quand ce volume est considérable, on accouple plusieurs réservoirs.

L'eau y est amenée soit par un tuyau branché sur la canalisation de la ville soit par une pompe aspirante et foulante qui aspire l'eau d'une puits ou d'une citerne et la refoule dans le réservoir : des soupapes disposées sur le tuyau d'arrivée, l'empêchent de refluer en sens inverse, et un robinet placé tout près du réservoir permet d'interrompre toute communication entre ce dernier et la conduite d'arrivée.

L'eau arrivant sous pression refoule l'air du réservoir vers la partie supérieure où il s'accumule sous une pression qui doit être suffisante pour faire monter l'eau aux étages les plus élevés de la maison, soit 2 atmosphères au maximum. La colonne montante se greffe latéralement sur le réservoir vers la partie la plus basse. Le fond porte un robinet pour la vidange et pour le renouvellement de l'air : un manomètre indique la pression. Un robinet de puisage permet de tirer l'eau directement du réservoir dans les cas où elle gèlerait dans les conduites.

Ces réservoirs, outre qu'ils suppriment les réservoirs des combles où l'eau est sujette à s'échauffer, et à se corrompre, conviennent très bien pour créer et ménager partout la pression de 1 atmosphère qui est reconnue la meilleure pour le fonctionnement régulier du filtre Chamberland sous pression.

ARTICLE CINQUIÈME

APPROVISIONNEMENT EN EAU DE BOISSON

PAR DISTILLATION OU ÉBULLITION

Dans les pays où il n'existe pas d'eau douce naturelle potable et à bord des navires, on a recours à la distillation pour se procurer l'eau de boisson.

Comme spécimen d'une bonne installation nous donnerons celle de M. J. Kirkaldy, de Londres (West India Dock Road, 40). La vapeur se condense dans des serpentins qui sont renfermés dans des manchons en fonte ou en cuivre à travers lesquels circule l'eau froide qui opère la condensation. Les serpentins sont en cuivre étamé à l'étain fin à l'extérieur et à l'intérieur : ils sont à section circulaire avec six côtes formant nervure, ce qui augmente leur solidité et leur surface de réfrigération : leur paroi a environ un demi-millimètre d'épaisseur, ils ont une direction hélicoïdale à spires très rapprochées. Chaque manchon renferme trois de ces serpentins : ceux-ci s'emboîtent exactement par leurs deux extrémités avec le tuyau d'arrivée de la vapeur et le tuyau d'écoulement de l'eau condensée par un joint conique serré par un écrou sans caoutchouc : ce joint très remarquable est formé par une feuille circulaire de métal qui n'est autre que l'extrémité du serpentin emprisonnée entre deux surfaces métalliques bien dressées. Aucun mélange n'est possible de l'eau condensée avec l'eau du réfrigérateur. La maison fournit ces condenseurs soit isolés, soit groupés par batteries de 2, de 3 ou de 4 : le rendement journalier est de 6 mètres cubes par condenseur.

Avec cet appareil, de même qu'avec les appareils similaires, on peut condenser soit de la vapeur neuve, soit la vapeur d'échappement qui vient de mouvoir le piston d'une machine.

La seconde pratique est naturellement la plus économique, seulement elle a l'inconvénient de fournir une eau qui a un mauvais goût dû aux corps gras qui lubréfient les pièces de la machine. On la débarrasse de ce mauvais goût en y ajoutent soit du lait de chaux, soit du charbon granulé, après quoi elle doit être filtrée.

Lorsqu'on condense de la vapeur neuve, on peut emprunter celle-ci soit à un générateur servant à d'autres usages, ce qui est toujours plus économique, soit à un générateur spécial. Dans ce dernier cas, il est inutile de développer de la vapeur sous pression, la pression ordinaire suffit : il faut alors évaporer doucement parce qu'une ébullition tumultueuse a l'inconvénient de faire entraîner avec la vapeur de la poussière d'eau : de plus, il faut rejeter le premier cinquième de l'eau distillée parce qu'il renferme toutes les substances volatiles de l'eau du générateur. Enfin, il faut éviter de distiller jusqu'aux dernières portions de cette eau, d'abord parce que le générateur en souffrirait. puis parce qu'on risquerait de décomposer le résidu sec dont les produits volatils pourraient communiquer mauvais goût à l'eau distillée.

Celle-ci doit être emmagasinée dans des réservoirs en tôle galvanisée placés dans un endroit aussi frais que possible. Il faut bien se garder, sous prétexte de l'aérer. de la faire passer sur du sable ou du charbon où elle pourrait perdre sa pureté et où elle n'a à peu près rien à gagner. Il est de la plus haute importance qu'aucune partie de la surface en contact avec l'eau ne contienne de plomb, attendu que l'eau distillée dissout ce métal avec une grande facilité.

Pour donner de la sapidité à l'eau distillée, le procédé le plus simple est d'y ajouter une trace de chlorure de sodium.

Pour rendre inoffensive une eau suspecte quant à sa teneur en germes pathogènes, on peut la faire bouillir pendant cinq minutes, ce qui est amplement suffisant. Ce procédé, tout simple qu'il paraisse, est laborieux et coûteux ; il n'est acceptable qu'à titre transitoire, car à la longue les frais seraient trop considérables, et alors il faudrait, si on ne pouvait faire autrement, employer des appareils qui utilisent la plus forte proportion possible de la chaleur produite.

Pour masquer le goût peu agréable de l'eau bouillie, le mieux est de la faire boire sous forme d'infusion très légère de thé, de café, ou d'y ajouter un peu d'acide citrique, du jus de fruit, de la glyzine, etc. Cette addition ne doit être faite qu'au moment où l'eau est mise en consommation.

ARTICLE SIXIÈME

FILTRATION DE L'EAU

Lorsqu'une eau est chargée de matières en suspension on l'en débarrasse au moyen de la filtration : celle-ci se fait soit en grand, soit en petit.

La *filtration en grand* se fait à travers des graviers et du sable, dans de grands bassins rectangulaires qui ont jusqu'à 4,000 mètres carrés de superficie : on ne doit pas les faire plus grands. Dans les climats froids il est bon de les recouvrir d'une voûte pour les mettre à l'abri de la gelée, ailleurs on les laisse à ciel ouvert. Leurs parois sont en maçonnerie doublée extérieurement de béton ou d'un corroi d'argile, intérieurement d'un revêtement de ciment. Leur profondeur est de $2^m,50$ environ. Sur la sole est disposé un réseau de drains écartés de 1 mètre environ qui dirigent l'eau vers un collecteur principal d'où elle s'écoule dans le réservoir d'eau filtrée. Une vanne placée sur le trajet de ce collecteur permet d'en régler le débit; la filtration de bas en haut et la filtration dans le sens horizontal n'ont pas donné de résultats satisfaisants : la dernière n'est pas économique; dans la première l'eau en se frayant un chemin vers la surface écarte les grains de la matière filtrante, ce qui a pour effet de diminuer son pouvoir filtrant. La seule filtration efficace est celle de haut en bas. Mais il faut toujours remplir le filtre d'abord de bas en haut et ménager de distance en distance sur le trajet des drains des tuyaux droits pour l'évacuation de l'air. Autrement celui-ci pourrait faire irruption brusquement du fond vers la surface et créer des cratères que l'eau traverserait sans se filtrer.

La matière filtrante est disposée dans le filtre par couches stratifiées dans l'ordre suivant, en partant du fond :

1°	Cailloux d'un diam. sup. à 60 mill. sur une haut. de	0m,30
2°	— — 45 — —	0m,10
3°	— — 30 — —	0m,10
4°	— — entre 15 et 7 millimètres. . . .	0m,30
5°	Sable dont le grain mesure 4 millimèt. de diamètre.	0m,05
6°	— — — de 1,5 à 2 millimètres . .	0m,55
	Total.	1m,40

Il reste par conséquent dans les bassins, au-dessus de la matière filtrante, un espace vide de 1m,10 : cet espace est destiné à l'eau à filtrer, laquelle arrive par une conduite qui débouche à un niveau légèrement supérieur à celui de la matière filtrante : un trop-plein empêche la colonne d'eau qui presse sur cette matière de jamais dépasser 1 mètre.

Il est important de pouvoir régler à tout instant la vitesse du débit : comme cette vitesse est fonction de la hauteur de la colonne d'eau au-dessus de la couche filtrante d'une part et de la facilité d'écoulement de l'eau filtrée d'autre part, on y arrive en ouvrant plus ou moins largement la bouche d'arrivée de l'eau à filtrer et la vanne qui commande le départ de l'eau filtrée. On comprendra plus tard combien il importe qu'on soit maître de régler à volonté la circulation de l'eau à travers le filtre.

Lorsque le filtre est neuf il filtre mal, ou, pour mieux dire, il ne filtre pas du tout : si au moment de le mettre en action, on ouvrait toutes grandes les bouches d'arrivée et de départ, l'eau ne ferait que passer à travers le filtre en entraînant la plupart des impuretés dont elle est chargée. Aussi on commence par remplir très lentement de bas en haut le bassin avec de l'eau filtrée qu'on fait refluer du réservoir d'eau filtrée dont le niveau supérieur n'est que de $0^m,50$ plus bas que celui du bassin de filtration. L'air qui remplissait les pores du filtre est chassé et remplacé par de l'eau pure. Lorsque celle-ci abreuve la totalité de la matière filtrante et commence à affleurer à la surface du sable fin, on arrête l'arrivée ; puis on fait arriver l'eau à filtrer avec précaution jusqu'à ce qu'elle forme une nappe de 1 mètre d'épaisseur au-dessus du filtre et on laisse cette eau sédimenter pendant vingt-quatre heures, en tenant fermée la vanne du collecteur d'évacuation. Pendant cette période de repos, les particules en suspension dans l'eau se déposent lentement *à la surface* de la couche filtrante où elles forment une membrane continue, très délicate, à mailles très serrées : c'est cette membrane qui constitue à proprement parler le vrai filtre et tout l'art du filtreur consiste à respecter son intégrité pendant la durée ultérieure de l'opération, absolument comme lorsqu'on filtre sur du papier la première condition est de ne pas crever le papier. Pour cela on ouvre petit à petit avec des précautions extrêmes la vanne d'évacuation de l'eau filtrée jusqu'à ce que la couche d'eau qui surmonte le sable dans le bassin ne soit plus que de $0^m,30$ environ. A ce moment, cette pression est suffisante pour entretenir la vitesse voulue de l'eau à travers le filtre, vitesse qui ne doit jamais dépasser $0^m,125$ à l'heure. Peu à peu la membrane filtrante se feutre davantage et oppose une plus grande résistance au passage de l'eau : il devient alors nécessaire pour assurer la constance du débit d'augmenter progressivement la hauteur de la colonne d'eau non filtrée.

Lorsque la membrane filtrante est devenue trop épaisse, trop feutrée, pour laisser passer la quantité voulue en dépit de la plus grande hauteur que l'on peut donner à l'eau dans le bassin, on arrête l'arrivée de l'eau brute et on laisse écouler toute l'eau que contient le filtre. Pour régénérer ce dernier, le moyen est très simple : on laisse le bassin se vider complètement et on trouve alors la surface filtrante recouverte d'une couche limonneuse, verdâtre, lorsque le bassin n'est pas couvert. Cette couche est très mince, de quelques millimètres à peine, parce que la pression n'a jamais été suffisante pour presser les impuretés dans l'épaisseur de sable; c'est cette couche qui a retenu à elle seule toutes les impuretés en suspension dans l'eau et il suffira de l'enlever pour mettre le filtre à neuf. Pour cela des ouvriers munis de pelles plates enlèvent avec précaution une couche de sable de 1 à 2 centimètres au plus au-dessous de laquelle le sable a sa coloration normale : le déchet est enlevé au moyen de brouettes que l'on pousse sur des passages en planches appliqués à la surface de sable. Cela fait, le filtre est prêt à fonctionner de nouveau et l'opération recommence comme il a été dit ci-dessus. La durée entre deux abrasions varie selon que l'eau à filtrer est plus ou moins chargée : en général, elle est de 6 à 12 jours.

Chaque bassin fonctionne ainsi de un à deux ans, sans interruption : au bout de ce temps les matières filtrantes restantes sont extraites du bassin et lavées à fond pour resservir de nouveau.

La partie essentielle du filtre est la couche de sable fin, les couches sous-jacentes servent simplement de support et font office de véritables drains dans lesquels se réunissent les gouttelettes d'eau filtrée : dans chaque couche la grosseur des grains est calculée de telle façon que chaque grain soit assez volumineux pour qu'il ne puisse passer à travers les vides de la couche située immédiatement au-dessous. De même les vides entre les grains voisins doivent être assez petits pour ne pas laisser passer les grains de la couche située immédiatement au-dessus.

Mais la couche de sable n'est elle-même que le support de la véritable matière filtrante. Par lui-même le sable filtre très mal et le plus détestable des filtres est du sable lorsqu'il a été lavé et stérilisé. La membrane filtrante est formée par toutes les bactéries, les diatomées et les fines particules solides que dépose l'eau à filtrer à la surface du sable. Lorsqu'un filtre a fonctionné pendant cinq ou six jours et que la filtration a été bien conduite, la répartition des bactéries est toujours la même : elles sont extrêmement nombreuses dans la lame la plus superficielle du sable, puis diminuent très rapidement vers la profondeur : le diagramme ci-contre (fig. 291) tracé par Piefke donne une idée de cette diminution rapide. Une tranchée horizontale du filtre est supposée sectionnée verticalement suivant la ligne *ss* sur laquelle des ordonnées indiquent la proportion des bactéries : la ligne des ordonnées *mn* représente la répartition uniforme des bactéries avant la filtration; la courbe *gikl* indique cette même répartition après quelques jours de filtration : on voit que les couches profondes ont reçu un faible apport de bactéries, tandis que la lame la plus superficielle en a retenu un nombre colossal : presque toutes sont restées cantonnées dans la couche supérieure à la ligne LL.

La présence des bactéries dans cette lame, loin d'être

une tare, constitue au contraire l'efficacité du filtre dont on dit, à ce moment, qu'il est « mûr ». Mais il ne faudrait pas que les zones profondes fussent, elles aussi, ainsi peuplées en bactéries parce que le courant de filtration les entraînerait dans les réservoirs d'eau filtrée. Pour que pareil accident n'arrive pas, il faut : 1° que la couche de sable soit assez épaisse ; 2° que la pression de l'eau sur le filtre et la vitesse de filtration se maintiennent toujours dans de justes limites.

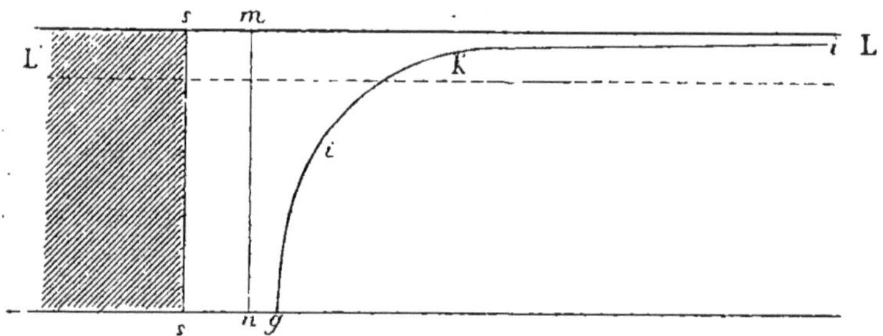

Fig. 291. — Schéma montrant l'arrêt des bactéries dans les filtres à bassin de sable.

La couche de sable doit avoir une épaisseur minima de 0^m, 30 ; pour plus de sûreté, il est conseillé de mettre hors de service tout bassin dans lequel, par suite des abrasions successives, la couche de sable atteint 0^m, 40. D'autre part, il est inutile, pour des raisons économiques, de donner à cette couche une épaisseur trop grande : on la fait habituellement de 0^m, 60.

Le secret, l'âme même du système, consistent à imiter la filtration naturelle et à procéder avec une très grande lenteur. A cette condition, on obtient des résultats vraiment suprenants.

La meilleure vitesse est comprise entre 10 et 15 centimètres à l'heure. A Liverpool, à Bradford on s'en tient à 10 centimètres ; à Berlin à 11^{cm},8 ; à Leicester, à Stokton, à Middleborough, à 15 centimètres.

Comme exemple des résultats obtenus, voici, d'après Frankland, la teneur en germes des eaux filtrées, au moyen de ce système, par les différentes compagnies d'eaux de Londres :

	NOMBRE DE GERMES AU CENTIMÈTRE CUBE		
	Janvier	Février	Mars
Chelsea.	8	23	10
West-Middlesex.	2	16	7
Southwark	13	26	246
Grand Junction	382	57	28
Lambeth	10	5	69
New-River	7	7	95
East-London	25	39	17
Kent	10	19	4

Si on ne tient pas compte des deux chiffres extrêmes qui, tout en n'étant pas exagérés, s'écartent tellement des autres qu'on peut les attribuer à un accident ou à une erreur de multiplication, on voit qu'en règle générale, l'eau fournie aux habitants de Londres renfermait moins de germes que l'eau de la Vanne à Paris, ce qui est le meilleur éloge qu'on puisse faire du procédé de filtration. A Varsovie, l'eau de la Vistule, après son passage à travers les bassins de sable, ne renferme que de 10 à 20 germes au centimètre cube, souvent elle n'en renferme que de 1 à 3 ; parfois même elle est entièrement privée de germes (Odo Budjwid).

A Berlin, les résultats ont été au moins aussi remarquables, surtout si l'on tient compte de la souillure qu'a subie l'eau de la Sprée avant son entrée en ville. Cette eau contenait les nombres de germes suivants au centimètre cube :

AVANT FILTRATION				
		Maximum	Moyenne	Minimum
3e trimestre	1885	9 200	3 654	1 120
4e —	1885	9 000	4 660	1 204
1er —	1886	2 515	2 515	1 010
Moyenne générale :			3 609	

APRÈS FILTRATION

		Maximum	Moyenne	Minimum	Proportion après et avant filtration
3e trimestre	1885	200	71	26	1 : 57
4e —	1885	220	72	20	1 : 65
1er —	1886	112	47	7	1 : 51
Moyenne générale :			63		1 : 57

En place de ces résultats excellents obtenus avec une vitesse de filtration de 5 à 10 centimètres à l'heure, on obtient des effets beaucoup moins satisfaisants dès que, pour une raison ou une autre, on est obligé d'accélérer le débit : avec une vitesse de 30 centimètres à l'heure, on réduit les bactéries dans la proportion de 1 : 233 ; avec une vitesse de 50 centimètres, la proportion n'est plus que de 1 : 122 ; et du moment qu'on filtre à une vitesse de 80 centimètres, les bactéries se montrent dans l'eau par milliers et la filtration peut être considérée comme illusoire.

La filtration doit être d'autant plus lente que l'eau est plus souillée ; avec une eau relativement pure on peut accélérer le mouvement, et même là encore les résultats diffèrent, suivant qu'on opère plus ou moins lentement. Ainsi, à Zurich, on filtre de l'eau prise dans le lac à 12 mètres de profondeur. En 1886, on filtrait avec une vitesse de $0^{m},30$ à l'heure : les résultats furent les suivants :

NOMBRE DE GERMES AU CENTIMÈTRE CUBE AVANT FILTRATION

	Maximum	Moyenne	Minimum
1er trimestre	91	60	42
2e —	251	163	47
3e —	389	210	55
4e —	332	206	83
Moyenne générale :		159	

NOMBRE DE GERMES APRÈS FILTRATION

	Maximum	Moyenne	Minimum	Proportion après et avant la filtration
1er trimestre. . .	25	14	7	
2e — . . .	87	29	5	
3e — . . .	57	33	8	1 : 6
4e — . . .	39	22	10	
Moyenne générale :		24		

En 1887, l'extension des bassins de filtration permit de baisser la vitesse à 20 centimètres à l'heure et les résultats furent les suivants :

AVANT FILTRATION

	Maximum	Moyenne	Minimum
1er trimestre.	473	175	76
2e —	227	128	84
3e —	476	224	115
4e —	766	396	115
Moyenne générale :		224	

APRÈS FILTRATION

	Maximum	Moyenne	Minimum	Proportion après et avant filtration
1er trimestre. . . .	28	18	9	
2e —	23	13	5	1 : 12
3e —	20	12	4	
4e —	57	31	12	
Moyenne générale :		19		

Il est recommandé surtout de ne jamais filtrer avec une hauteur d'eau trop grande pressant sur le filtre. On commence par une hauteur d'eau très faible que l'on augmente très doucement, à mesure que cela devient nécessaire pour obtenir le débit normal : on ne s'élève pas au-dessus d'une hauteur modérée ($0^m,5$ à $0^m,7$) et on baisse de nouveau vers la fin de la période, alors que la membrane filtrante devient, en même temps que très feutrée, très chargée de germes. Il faut surtout éviter les à-coups, les changements brusques de pression qui feraient courir le risque de déchirer la membrane filtrante.

Le choix du sable n'est pas indifférent pour le bon fonctionnement du système. Le sable très fin n'est pas celui qui convient le mieux, parce qu'il offre trop de résistance au passage de l'eau et que pour vaincre cette résistance il faut augmenter la hauteur de la colonne d'eau qui presse sur le filtre, ce qui est une condition désavantageuse. Entre du gros sable (de 2 millimètres) du sable moyen, du sable fin et du sable très fin les résistances au passage de l'eau sont dans les proportions suivantes : 1 : 1,66 : 3,33 : 10. Il ne faut jamais perdre de vue que le sable n'est qu'un support pour la membrane filtrante, que dans certaines limites la finesse du grain n'a pas d'importance et qu'il est inutile de compliquer l'opération, déjà sans cela si délicate, en imposant à l'eau filtrée un trajet très difficile sans bénéfice aucun.

La durée de la période qui sépare deux abrasions de de la surface du filtre est très variable : à Berlin, par exemple, elle a varié entre huit et seize jours, tandis qu'à Zurich elle a varié en moyenne entre trente-neuf et soixante-dix-sept jours, le minimum ayant été de treize jours et le maximum de cent trente-trois jours. Il est onéreux d'avoir à répéter l'opération trop fréquemment; d'autre part, il n'est pas prudent de laisser fonctionner trop longtemps un bassin sans enlever la lame de sable superficielle, parce que le filtre pourrait à la longue s'infecter. Ajoutons que plus on filtre lentement et à basse pression plus on allonge la durée du rendement.

Autant que possible, il vaut mieux couvrir les bassins de filtration pour les soustraire à la gelée et aussi parce que, sous l'influence de la lumière, il se produit à la surface du sable des algues qui font baisser rapidement le débit, notamment dans la saison chaude.

Le grand inconvénient de la filtration par le sable est de fournir une eau parfois très chaude en été : à Berlin l'eau tirée de la Sprée marque en été jusqu'à 22° au moment où elle est distribuée en ville.

Après ce qui vient d'être dit, on voit que le débit d'un bassin de filtration varie suivant que l'eau à épurer est plus ou moins chargée : il est, par mètre carré de surface filtrante,

Pour une eau très chargée, de	2^{m3}
— moyennement chargée, de	$3^{m3},6$
— peu chargée, de	6^{m3}

Mais ce ne sont là que des indications générales sans grande valeur. On devra dans chaque cas particulier, par des essais préliminaires, des tâtonnements, déterminer quelle est l'étendue de surface filtrante exigée pour satisfaire à tous les besoins.

La ressource des filtres à bassins de sable est extrêmement précieuse. Les eaux de surface existent partout dans nos climats à profusion, tandis que les eaux de source manquent souvent. Dans ces cas, une filtration par les bassins de sable, si elle est soigneusement faite, donne une eau qui, si elle n'a pas toujours les qualités de fraîcheur et de saveur de l'eau de source, a tout au moins le mérite d'être inoffensive et celui de pouvoir être fournie partout en abondance. C'est une ressource dont les grandes villes comme Paris devraient toujours êtres pourvues, ne fût-ce que pour les besoins imprévus.

En Angleterre, ce système est utilisé depuis longtemps; c'est dans ce pays qu'il a reçu ses premières applications. Mais on peut dire qu'il n'est devenu un procédé réellement scientifique que depuis que les numérations des germes ont permis de se rendre un compte exact de la façon dont s'opère la filtration, de corriger certains points de la technique et d'arrêter celle-ci d'une façon précise.

L'essentiel dans toute installation de ce genre est d'avoir un filtreur expérimenté et consciencieux, car c'est bien ici qu'on peut dire avec raison que science sans conscience ne suffit pas.

Lorsqu'une eau est très chargée de matières en suspension, on lui fait subir une décantation préalable dans des bassins spéciaux. Comme exemple d'une installation de ce genre nous citerons les bassins des « Pultah Waterworks » de Calcutta sur les bords du Gange, qui, d'après R. Kock et Gaffky, donnent d'excellents résultats.

L'eau du fleuve est refoulée dans des bassins de décantation de 160 mètres de long sur 80 mètres de large et 2^{m},50 de profondeur (fig. 292 et 293).

Elle tombe d'abord dans un premier compartiment *a* d'où elle se déverse dans un second *b*, puis dans le bassin proprement dit *c*. Elle y séjourne trente-six heures. L'eau clarifiée s'écoule dans le bassin de filtration par son propre poids : l'amorce des tuyaux de communication se fait tout près de la surface dans le bassin de décantation.

On retire le dépôt du bassin de sédimentation tous les ans, celui des deux vestibules tous les trois mois.

Frænkel vient de faire sur les filtres à bassin de sable des recherches d'où il résulte que ces filtres laissent passer les micro-organismes dont le nombre dans les eaux filtrées est en proportion : 1° du nombre des micro-organismes primitivement mélangés à l'eau; 2° de la rapidité d'écoulement. Avec un écoulement modéré on retrouve environ 1 micro-organisme sur 10,000; avec un écoulement rapide la proportion est de 1 sur 3,000.

Ces résultats sont positifs surtout au début et à la fin du passage des eaux, au début parce que la couche protectrice de limon ne s'est pas encore déposée; à la fin parce que la filtration n'est possible à travers les appa-

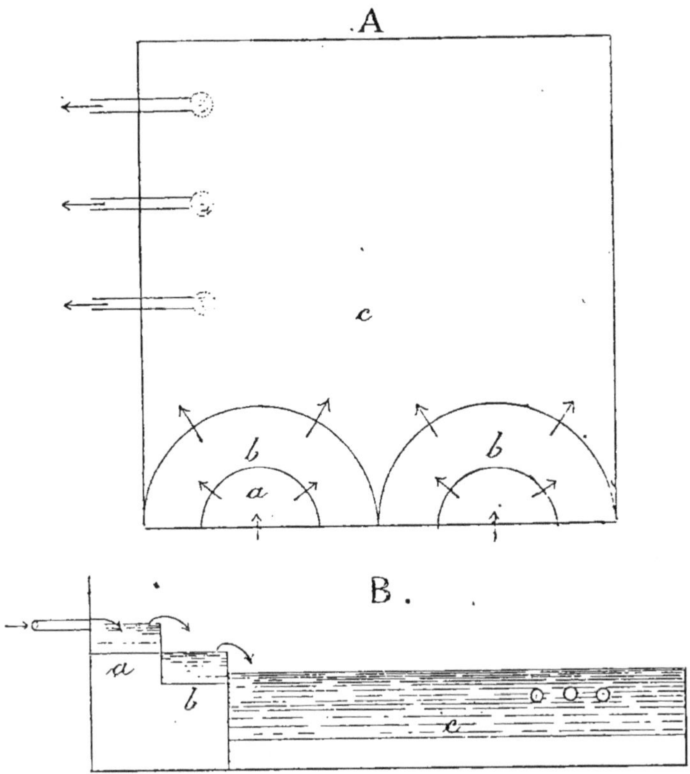

Fig. 292 et 293. — Plan et profil d'un bassin de décantation pour l'eau destinée à être filtrée (d'après R. Koch et Gaffky).

reils remplis d'impuretés que grâce à une pression énergique. Enfin, après un certain temps d'usage, les germes peuvent se cultiver dans les filtres qui deviennent alors particulièrement dangereux.

Ces résultats ne nous semblent pas de nature à jeter le discrédit sur les filtres à bassins de sable qui partout où ils ont été installés ont donné des résultats excellents. Ils sont bien supérieurs aux autres modes de filtration en grand. Ils ne sont sans doute pas de nature à inspirer une sécurité absolue, mathématique ; mais un procédé qui fait baisser le chiffre des bactéries de 10,000 ou de 3,000 à 1, et même de 60 à 1 est précieux au point de vue de l'hygiène et mérite d'être conservé jusqu'à ce que la technique ait fourni un procédé plus parfait.

D'ailleurs, il ressort des expériences même de Frænkel que le passage des bactéries de l'eau brute dans l'eau filtrée n'est pas un fait constant et nécessaire, qu'il se produit surtout au début de l'opération et à une période ultérieure, lorsque l'épaississement exagéré de la membrane limonneuse exige une forte augmentation de la pression. Cela veut dire qu'il n'y a rien à craindre à la condition que le filtre soit manié habilement et que le filtreur ne se départe jamais de l'observance rigoureuse de règles en somme très simples.

Filtration en petit. — Les petits filtres se distinguent suivant qu'ils sont formés d'une substance à pores larges comme du charbon granulé ou aggloméré, du sable, des éponges, certaines pierres poreuses naturelles ou artificielles, ou d'une substance à pores étroits comme la porcelaine ou les membranes d'amiante.

Les filtres de la première catégorie, quelle que soit la nature de la substance filtrante, sont de petits filtres à sable et les règles que nous avons exposées à propos de la filtration par les bassins de sable trouvent leur application ici. Par conséquent, pour avoir une bonne filtration il faudrait : 1° avoir une couche filtrante de $0^{m},30$ d'épaisseur ; 2° filtrer avec une vitesse ne dépassant pas 15 centimètres à l'heure ; 3° n'employer jamais qu'une très faible pression ; 4° enfin procéder avec une grande méthode et une grande régularité.

Si on voulait appliquer ces règles aux petits filtres ordinaires, cela reviendrait à les rejeter tous en bloc, attendu qu'elles ne sont applicables à aucun d'eux ; avec aucun on ne voudrait se contenter du débit d'un demi-litre d'eau par décimètre carré de surface filtrante; la troisième condition, c'est-à-dire la faible pression, serait la plus facile à remplir. Quant à la quatrième, à savoir la compétence du filtreur, elle n'est à peu près jamais remplie. Or, une bonne filtration telle que nous avons appris à la connaître à propos des bassins de sable, serait une opération bien plus délicate encore avec la catégorie de filtrés qui nous occupe.

Les recherches bactériologiques confirment pleinement ce qui vient d'être dit ; tous ces filtres à matières granulées ou même agglomérées poreuses laissent passer les germes : parfois, surtout quand les eaux sont très souillées, ils en retiennent une certaine quantité ; d'autres fois l'eau filtrée renferme autant de germes que la non filtrée, plus fréquemment elle en renferme davantage parce que les germes se cultivent dans la substance filtrante qui les cède à l'eau. Le nettoyage est en général difficile, la stérilisation à peu près impossible.

Nous n'entrerons pas dans de plus longs détails au sujet de cette catégorie de filtres : les moins défectueux sont ceux formés d'une substance qui ne fournisse pas par elle-même un aliment aux germes et qui soit facile à nettoyer : en tête nous placerons les fontaines filtrantes à plaques de grès qui sont depuis longtemps en usage dans les ménages parisiens.

Il convient cependant d'ajouter qu'en général tous ces appareils clarifient bien l'eau, la rendent plus appétissante et que, faute de mieux, ils pourront rendre de sservices : par exemple dans les armées en campagne on sera obligé de s'en contenter souvent. Mais on n'oubliera jamais qu'ils ne débarrassent pas l'eau de ses germes et ne méritent aucune confiance à cet égard.

On peut improviser des clarificateurs à peu près partout avec du sable, du gravier, du charbon : les deux procédés suivants suffiront dans bien des cas. Pour improviser un clarificateur, par exemple, aux armées en campagne, on peut se servir d'une éponge neuve ou lavée à l'eau bouillie que l'on bourre avec force au fond d'un entonnoir. Lorsqu'on n'a pas d'entonnoir, on peut en improviser un de la façon suivante avec une bouteille ordinaire. A 7 ou 8 centimètres du fond on pose avec de la ficelle deux ligatures circulaires très serrées, distantes de 7 millimètres : pour les faire adhérer plus solidement on les mouille, puis on essuie avec soin. Avec 2 mètres de grosse ficelle on fait une anse dont on attache solidement les bouts à un point fixe (roue de voiture, arbre, traverse, etc.). On maintient l'extrémité de l'anse en la faisant passer dans le creux du jarret ou bien on la fait tenir par un aide. On enroule autour de la bouteille dans la rainure tracée par les ligatures une portion de l'anse qui doit faire une fois et demi le tour de la bouteille. On tient celle-ci par la base et le goulot et on lui imprime des mouvements rapides de va-et-vient en tendant modérément l'anse. Au bout de quelques instants de ce frottement le verre s'est échauffé ; à ce moment, on dégage vivement la bouteille et on verse dessus de l'eau froide. La brusque contraction du verre amène une cassure circulaire très nette et on a à sa disposition un entonnoir et un gobelet dont il est bon d'émousser les bords tranchants à l'aide d'une pierre rugueuse.

La clarification obtenue avec ce filtre improvisé est très satisfaisante. Il faut avoir soin de bien tasser l'éponge avec un bâton mousse. Lorsque le filtre doit servir plusieurs jours, il faut chaque jour laver l'éponge à l'eau bouillante. Lorsqu'il ne sert pas l'éponge lavée et exprimée à fond est exposée à l'air et séchée aussi vivement que possible pour qu'elle ne devienne pas un foyer de culture.

On peut encore improviser des clarificateurs avec des boîtes de conserve vides après les avoir lavées à l'eau bouillante et les avoir percées d'un trou à leur fond. On les remplit à moitié avec des charbons incandescents que l'on fragmente avec une poignée de sabre ou avec une pierre lorsqu'ils sont éteints. On recouvre les charbons d'une petite couche de gravier ou de sable de rivière bien lavé, ou de sable fin si on en a.

Enfin, et ce sera toujours la ressource la meilleure, on pourra avec des tonneaux ou d'autres réservoirs improviser des filtres dont la composition se rapprochera autant que possible de celle des filtres à bassins de sable et pour le fonctionnement desquels on imitera autant que faire se pourra la pratique suivie pour ces derniers filtres. On peut se servir d'un tonneau qu'on défonce d'un côté : on en nettoie la surface intérieure en la raclant au besoin : puis on carbonise légèrement cette surface en la flambant à l'aide de quelques copeaux et on fixe un robinet dans le flanc à quelques centimètres du fond. On remplit le tonneau avec des graviers de plus en plus fins recouverts d'une couche de sable fin, le tout bien lavé. Il est à peine besoin d'ajouter que plus la filtration sera lente et continue, meilleurs seront les résultats.

On a essayé à l'hôpital de Hambourg des filtres réduits à bassin de sable ; ces filtres sont munis d'un robinet flotteur, déversant l'eau filtrée dans un réservoir de 250 litres. En calculant le débit comme pour les grands filtres on est arrivé, même avec une couche de sable de 40 centimètres, à transformer l'eau de l'Elbe, laiteuse et contenant plusieurs centaines, voire même plusieurs milliers de germes au centimètre cube, en une eau très limpide et ne renfermant que 10 à 40 germes au centimètre cube.

La clarification par coagulation s'obtient rapidement à l'aide d'un tonneau semblable à celui qui a été décrit ci-dessous et qu'on remplit avec l'eau à clarifier. On y ajoute 5 grammes d'alun par 100 litres d'eau, et on agite vivement avec un bâton. On laisse reposer, et au bout de deux heures et demie on peut soutirer. C'est un véritable collage.

On peut remplacer l'alun par du perchlorure de fer ou par du fer spongieux.

Le *filtre Chamberland* consiste essentiellement en un tube de porcelaine dégourdie qui a reçu le nom de *bougie*. Ce tube a $0^{m},20$ de long avec $0^{m},025$ de diamètre intérieur, et 2 millimètres d'épaisseur de paroi; il est fermé à l'un de ses bouts et porte à l'extrémité opposée une bague émaillée surmontée d'une tétine pour l'écoulement de l'eau filtrée. La porcelaine, qui sort de la faïencerie de Choisy-le-Roy, est parfaitement homogène et a un degré de porosité qui a été déterminé avec soin par de nombreux essais et qui constitue la qualité capitale de ce filtre.

Si nous comparons ce filtre aux filtres à sable, nous voyons que la tranche filtrante a 2 millimètres d'épaisseur dans le premier contre $0^{m},60$ dans les seconds, c'est-à-dire qu'elle est trois cents fois plus mince. On a pu obtenir cette diminution considérable de section en diminuant dans des proportions considérables le diamètre des pores que l'eau a à traverser. Il ne faudrait cependant pas croire que le diamètre est tel que les corps les plus petits, tels que les germes, ne puissent pas s'y engager parce qu'ils sont d'un diamètre supérieur. Ici comme dans la filtration naturelle par le sol, c'est l'attraction de surface qui agit pour arrêter à leur passage les corpuscules suspendus dans l'eau, seulement comme les espaces poreux sont beaucoup moins larges, cette attraction s'exerce plus énergiquement et par des surfaces bien autrement étendues. Il résulte de cette étroitesse de pores que les corpuscules un peu volumineux sont arrêtés à la surface et que les bactéries et leurs spores sont fixés dès leur entrée dans les espaces poreux, à fleur pour ainsi dire de la membrane filtrante. Ce n'est plus par millimètres que se mesure la couche de matière filtrante pénétrée par le limon, comme lorsqu'il s'agit des bassins de sable : lorsqu'on casse une bougie qui a servi pendant plusieurs années, on trouve toute l'épaisseur de la pâte d'une blancheur parfaite de porcelaine neuve; la surface seule a pris une teinte ocre sur une épaisseur inférieure à un dixième de millimètre. Cette constatation a une grande importance parce que certaines bougies présentent des imperfections dites soufflures que la fabrication n'est pas encore arrivée à éviter et au niveau desquelles la paroi est réduite parfois de moitié : il est bon de savoir que la moitié qui reste a encore largement l'épaisseur voulue pour assurer une filtration efficace.

Il peut arriver que très à la longue des végétations telles que des algues traversent la paroi filtrante, mais ce phénomène n'a rien à voir avec la filtration : c'est un phénomène ordinaire de végétation. Le végétal qui a commencé à se développer à la surface du filtre gagne de proche en proche vers la profondeur en s'étalant sur les parois des pores. Il est certain que des bactéries peuvent aussi, si le milieu leur est favorable, tapisser progressivement les surfaces des pores et qu'à un moment donné la colonie peut venir affleurer à la surface interne de la bougie. Mais il faut se représenter que cette végétation demandera pour se produire du temps et des éléments nutritifs et de température qui se trouveront rarement réalisés, pour les microbes pathogènes au moins. Ce processus est d'ailleurs très facile à arrêter par des stérilisations périodiques.

Revenons à ce qui constitue réellement le processus de filtration. L'étroitesse des pores de la porcelaine a pour conséquence que l'eau qui les traverse subit une perte de charge énorme comparativement à ce qui passe dans les filtres à sable et qu'elle ne peut les traverser que grâce à une grande pression. Tandis que dans les bassins de sable on n'atteint que rarement la pression de un mètre et que presque constamment on reste au-dessous, dans les filtres à porcelaine cette pression constitue une limite inférieure.

Une bougie neuve ou qui vient d'être nettoyée donne un débit de un tiers de litre par heure et par mètre de pression. Comme elle a une surface totale d'environ 1,6 décimètre carré, il en résulte que la vitesse de filtration est de 2 centimètres à l'heure avec un mètre de pression. Avec 5 mètres de pression la vitesse sera de 10 centimètres, avec 10 mètres de pression elle sera de 20 centimètres, et avec 15 mètres de pression elle sera de 30 centimètres. Ce sont là les limites dans lesquelles on se tient pour la vitesse de filtration en grand, or il se trouve que précisément ce sont les mêmes vitesses qui ont été reconnues les plus favorables pour la filtration à l'aide de bougies de porcelaine. Les raisons sont les mêmes des deux côtés. La pression qui s'exerce sur la surface filtrante au delà de 15 mètres a pour effet de faire pénétrer plus profondément dans les canalicules les matières suspendues dans l'eau et de rendre plus serrée la couche de limon qui tapisse la bougie. Ce double inconvénient doit être évité : le mieux est que toute la matière limoneuse se dépose à fleur de la porcelaine où elle doit faire une couche aussi peu serrée, aussi peu feutrée que possible, qu'elle ne pénètre pas dans les pores dont elle diminuerait le calibre, au grand détriment du débit.

Ce qui vient d'être dit explique que, lorsqu'une eau est très souillée, on n'a aucun bénéfice, pour conserver le débit, à la dégrossir d'abord dans un appareil clarificateur qui ne retiendrait que les particules les plus grosses, car ce sont précisément celles qui s'appliquent sur la surface extérieure de la porcelaine et qui ne compromettent en rien la rapidité ultérieure de la filtration. De plus, il est à craindre que l'appareil clarificateur employé n'ajoute des germes à l'eau, on hâterait alors le colmatage des pores au lieu de le retarder.

Il est des eaux qui renferment des particules argileuses d'une ténuité extrême, lesquelles sont incomparablement plus fines que les plus petites spores. Ces eaux se prêtent mal à la filtration par les bassins de sable parce qu'elles conservent toujours une légère opalescence qui d'ailleurs n'ôte rien au caractère salubre de l'eau. Il faut s'attendre à ce que de pareilles eaux ne puissent pas être filtrées du tout avec les filtres à bougies de porcelaine, attendu que les particules argileuses boucheront irrémédiablement les pores du filtre : on dit alors qu'elles *graissent* le filtre. Les eaux de l'Oise sont dans ce cas.

Lorsque la bougie est neuve, les premières portions d'eau filtrée ont un goût terreux qui n'existe bientôt plus dans l'eau qui continue à filtrer.

Quand un filtre Chamberland fonctionne régulièrement on peut dire d'une manière générale qu'il ne donne et n'enlève à l'eau aucune substance dissoute ni aucun goût particulier, ni aucune odeur. Si l'eau est exempte de goût et d'odeur avant la filtration, elle le sera aussi après. Par contre, si elle a un goût et une odeur quelconques, de pourri ou de moisi par exemple, ce goût et cette odeur se retrouveront dans l'eau filtrée, à un degré moindre, il est vrai, puisque les matières en suspension auront été retenues à la surface externe de la bougie. Dans ces cas spéciaux, il faudra faire passer l'eau avant filtration, à travers une couche de braise fraîchement éteinte : mais cette opération est distincte de la filtration. Celle-ci n'a pas non plus pour but de débarrasser une eau des matières dissoutes.

La qualité maîtresse de l'eau fournie par le filtre Chamberland est sa limpidité et sa pauvreté en germes. La limpidité est absolue, à tel point que la moindre trace de matières en suspension dans l'eau filtrée indique ou que les récipients d'eau filtrée ne sont pas propres ou qu'il y a un défaut dans le filtre. Aussi verrons-nous ci-après que l'épreuve de la limpidité est un des meilleurs moyens que nous possédions pour reconnaître si les bougies sont intactes et les joints bien étanches.

Périodes. — On donne le nom des périodes aux espaces de temps qui séparent deux nettoyages successifs.

La longueur des périodes est en raison directe de la pureté de l'eau qu'on a à filtrer et en raison inverse de la pression sous laquelle la filtration a été opérée. La meilleure manière pour rendre les nettoyages plus rares consiste à filtrer avec des pressions modérées ne dépassant pas 10 mètres d'eau ; plus une eau est impure et plus on gagne à filtrer lentement. Il faut surtout, lorsqu'après le nettoyage le filtre est remis en service, ne pas employer de suite la pression maxima : il vaut mieux commencer par de petites pressions et augmenter progressivement : de cette façon il commence par se déposer sur la surface du filtre une mince couche de limon qui protège ultérieurement l'orifice des pores et retarde leur obstruction.

Lorsqu'une bougie est neuve ou vient d'être nettoyée,

son débit initial est de 1/3 de litre par heure et par mètre de pression. Mais ce débit baisse d'une façon continue à mesure que s'opère le colmatage des pores de la porcelaine. Une bougie doit être nettoyée lorsque son débit est descendu au-dessous du tiers du débit initial.

Une bougie sous pression avec 10 mètres d'eau doit donner un débit minimum courant de 1 litre par heure. Une bougie qui filtre avec une pression ou, ce qui est la même chose, avec un aspiration de 2 mètres, doit fournir au moins 1 litre toutes les cinq heures. Avec les filtres à pompe la nécessité du nettoyage est indiquée par les efforts qu'il faut exercer pour obtenir le débit habituel. Avec les filtres à faible pression tels que les filtres de ménage, il faut compter sur un débit de 3 litres par bougie et par jour, parce que la pression la plus forte n'est que de $0^{m},60$ et qu'elle diminue à mesure que la filtration se continue.

Avec un robinet flotteur dans les réservoirs on obtient une pression constante et on augmente le débit.

Dans les filtres à aspiration, le débit est en raison directe de la hauteur du tube de descente.

Lorsqu'un filtre Chamberland a été stérilisé, il donne pendant plusieurs jours (cinq, huit, dix jours et davantage) une eau absolument privée de germes. Des expériences nombreuses de laboratoire ont établi ce fait.

Des essais bactérimétriques nombreux auxquels nous nous sommes livré nous ont prouvé que, lorsqu'un filtre est bien soigné dans la pratique ordinaire, le nombre des germes est en général inférieur à 60, c'est-à-dire que l'eau filtrée par les bougies Chamberland a une teneur en germes inférieure à l'eau de la Vanne.

Les germes qu'on rencontre dans l'eau filtrée proviennent : 1° soit de colonies qui se sont développées dans les pores mêmes de la bougie et qui en s'adaptant aux anfractuosités, aux étranglements et à toutes les irrégularités des canaux capillaires de la porcelaine, ont fini par venir affleurer à la face interne de la bougie; 2° soit de germes qui, au moment de la mise en service du filtre, adhéraient à la paroi interne des bougies ou des tubes d'écoulement de l'eau filtrée, et ont colonisé sur ces parois ou dans l'eau filtrée elle-même.

Les germes provenant de ces deux sources seront d'autant plus abondants que l'eau contiendra plus de matières dissoutes pouvant servir d'aliments aux germes, et que la filtration s'effectuera sous une température plus élevée.

La position des bougies est loin d'être indifférente au point de vue de l'abondance des germes. Lorsque les bougies ont le fond en bas et le téton en haut, les germes, étant plus lourds que l'eau, ont de la tendance à gagner le fond où ils s'accumulent et se multiplient parfois rapidement, surtout si les conditions de température leur sont favorables et si l'eau renferme des principes dissous propres à leur servir d'aliment.

Dans la position renversée au contraire, l'eau qui filtre lave constamment l'intérieur de la bougie et entraîne avec elle les germes qui se trouvent sur la paroi interne de la porcelaine : les germes ont d'ailleurs par leur propre poids une tendance à s'échapper constamment par le bas. Il en résulte une purification spontanée et permanente de la bougie. Aussi peut-on voir des filtres sous pression à bougie unique dont le téton s'ouvre librement à l'air extérieur, et qui n'ont été ni stérilisés ni nettoyés depuis plusieurs semaines, fournir une eau presque privée de germes. Il nous est arrivé de faire l'expérience suivante : trois bougies, de trois filtres sous pression à bougie unique, ont été stérilisées, l'une par immersion dans l'eau bouillante, les deux autres par flambage dans un four à gaz. Or, non seulement ces trois bougies ont fourni une eau privée de germes au bout de plusieurs jours, mais dans le même moment une quatrième bougie identique, située sur la même conduite d'eau, qui n'avait pas été soumise à la stérilisation et qui à une numération antérieure avait donné de l'eau contenant 90 germes au centimètre cube, fournissait-elle aussi une eau exempte de germes.

De toutes façons il est bon de s'assurer du fonctionnement régulier par une numération sommaire des bactéries contenues dans l'eau avant et après filtration. Le manuel opératoire est des plus simples : dans un ballon à fond plat préalablement stérilisé on met 10 centimètres de gélatine peptonisée, à 40° C, et avec une pipette construite de telle façon que chaque goutte représente 1/50 de centimètre cube on y ajoute une goutte de l'eau à examiner. Si au quatrième jour on trouve plus de 2 à 3 germes dans le ballon qui a reçu l'eau filtrée, c'est un signe que les bougies ont besoin d'être essayées et, au cas où l'essayage démontre leur intégrité, d'être nettoyées.

On doit se demander si les germes pathogènes peuvent se cultiver, au sein du filtre, dans les conditions ordinaires de la pratique. Il est impossible de le dire à priori et aucune expérience n'est encore venue démontrer le fait. Ce fait doit par conséquent et jusqu'à plus ample informé être considéré comme possible. Or, nous ferons remarquer que des deux catégories de germes dont peut être chargée l'eau filtrée il en est une, et c'est probablement la plus nombreuse, dont nous sommes absolument maîtres, nous voulons parler des germes qui au moment où le filtre est mis en service adhèrent à la face interne des bougies ou des tubes. On peut, par des précautions convenables, par la stérilisation si on le juge opportun, et surtout par une position rationnelle donnée aux bougies, restreindre en quelque sorte à volonté le nombre des germes de cette provenance. Si donc on cultivait des germes pathogènes dans l'intérieur des bougies, il faudrait s'en prendre, non à l'appareil, mais au filtreur.

Quant aux germes qui auraient colonisé dans l'épaisseur de la porcelaine, on en est maître à volonté par la stérilisation. En cas d'épidémie, ou lorsqu'on aurait affaire à une eau particulièrement suspecte, on pourrait entreprendre cette stérilisation, qui n'est ni longue ni difficile, tous les quatre jours, et ce serait largement suffisant.

Nettoyage. — Pour nettoyer les bougies, on commence par arrêter l'arrivée de l'eau, puis on vide complètement le récipient qui les contient, soit au moyen d'un robinet de vidange, soit à l'aide d'un siphon (un tube de caoutchouc est très commode pour ce dernier usage). Cela fait, on retire de son armature la bougie lorsqu'on a affaire à un filtre à bougie unique : dans les filtres à batterie, on dévisse l'écrou à oreilles et on enlève le collecteur sans détacher les bougies une à une, d'abord parce qu'il serait trop long de défaire et de refaire toutes les ligatures, et ensuite parce que les tétines des bougies adhèrent au caoutchouc et qu'il y a avantage à respecter cette adhérence qui est une garantie de plus pour l'étanchéité du joint.

On commence par rincer et par éponger la paroi interne du réservoir, puis on porte les bougies sous un courant d'eau et avec une brosse en crin ou avec une éponge on détache le limon qui tapisse leur face externe et qui s'en va facilement. Durant cette opération, il faut éviter que de l'eau de lavage ne pénètre par la tétine ou l'ouverture du collecteur. Pour les bougies isolées, le nettoyage est des plus simples. Avec les batteries de bougies il faut y aller avec précaution parce que les bougies en se déplaçant les unes sur les autres, en retombant sur leur fond, en se choquant entre elles peuvent se casser, et, ce qui est plus grave, se fissurer. Avec un peu de soin et d'habitude, ces accidents peuvent être, sinon évités totalement, du moins être rendus très rares.

En revissant l'écrou il faut vérifier l'extrémité de la douille en cuivre et s'assurer qu'elle porte bien la rondelle souple destinée à faire le joint.

Dans les grands filtres le montage des bougies et des collecteurs avec des tubes en caoutchouc permet de faire le nettoyage sur place sans déplacer les bougies. On peut pour cela se servir d'une lance à deux ou trois jets fixée par un tube en caoutchouc sur une canalisation d'eau ayant une pression de 3 ou 4 atmosphères : il faut diriger les jets obliquement sur les bougies pour qu'elles ne puissent pas s'entre-choquer.

M. O. André, administrateur-directeur de la Société anonyme des ateliers de Neuilly, a perfectionné le filtre Chamberland en y annexant un mécanisme qui permet de nettoyer l'appareil sans le démonter, ce qui supprime la casse des bougies et permet de répéter souvent le nettoyage, attendu que l'opération est très courte. Grâce à ce système, on pourra conserver à volonté aux filtres leur débit initial.

Le nettoyeur André s'adapte surtout aux filtres sous pression de grandes dimensions. Les bougies sont disposées par rangées concentriques avec les tétons en bas. Entre deux rangées voisines se meuvent en cercle des tubes verticaux de 10 millimètres de diamètre et de 0m,23 de longueur et fermés à leur extrémité libre. Sur chacun de ces tubes sont disposés, à des intervalles égaux suivant la hauteur, quatre frotteurs en caoutchouc dont chacun a la longueur voulue pour toucher toute la demi-circonférence de la bougie correspondante. Au-dessus de chacun de ces frotteurs le tube pendant est percé de petites fenêtres longitudinales de un demi-millimètre de largeur sur 2 millimètres de hauteur. La direction de ces fenêtres est telle que chaque point de la bougie correspondante puisse être touchée par le jet qui en sort. Frotteurs et jets sont disposés de telle façon que la face tournée vers l'axe du réservoir soit frottée et rincée de même que la face tournée vers l'extérieur.

Tous les tubes pendants sont supportés par un tube horizontal qui est en communication avec la canalisation de l'eau de la ville. On peut imprimer à ce « peigne-nettoyeur » un mouvement hélicoïdal à spires très rapprochées.

Pour opérer le nettoyage, on ferme le robinet d'arrivée de l'eau dans le filtre, on ouvre le robinet de vidange et on vide le filtre.

On admet ensuite l'eau dans le peigne-nettoyeur auquel on imprime un mouvement hélicoïdal lent. A chaque tour de spire, les frotteurs enlèvent le limon d'une section correspondante de chaque rangée de bougies et le nettoyage est complété par les jets d'eau sous pression qui s'échappent des tubes pendants.

L'opération dure cinq minutes environ au bout desquelles le filtre est prêt à fonctionner avec son débit initial.

L'expérience ne tardera pas à nous éclairer sur la valeur pratique du nettoyeur André, car il ne fait que de recevoir ses premières applications : si les espérances qu'on est en droit d'en concevoir se réalisent, il sera possible de réduire considérablement le nombre des bougies et la main-d'œuvre courante pour le nettoyage : de plus, les chances de casse du fait du nettoyage seront supprimées et il ne restera plus que les chances de casse par coup de bélier.

M. André construit également des nettoyeurs un peu différents, mais toujours d'après le même principe pour les filtres de petites dimensions (10 à 25 bougies).

Stérilisation. — Lorsqu'on juge nécessaire de faire succéder au nettoyage la stérilisation complète du filtre, on plonge les bougies isolées ou en batteries dans l'eau bouillante où on les laisse séjourner durant trois à cinq minutes.

Lorsqu'on a à sa disposition une étuve à désinfection ou un autoclave, on pourra les utiliser pour la stérilisa- des bougies isolées ou en batteries : la vapeur d'eau même à 115° ne nuit pas au caoutchouc.

On peut encore stériliser les bougies isolées en les plaçant pendant cinq ou dix minutes dans un four à flamber ou dans un four de cuisine, ou bien en les flambant sur la flamme d'un bec de gaz ou d'une lampe à alcool. Dans ces cas, il faut avoir soin de sécher préalablement les bougies et de retirer la rondelle de caoutchouc.

Ces diverses opérations n'altèrent nullement la porcelaine : nous estimons cependant que la stérilisation à l'eau bouillante, à l'étuve ou au four Pasteur doit être préférée au flambage à la flamme nue ou dans un four de cuisine.

La stérilisation ne sera d'ailleurs que rarement nécessaire, le simple nettoyage suffisant en règle générale. Quand un filtre est bien usagé, qu'il est placé dans un endroit frais et que l'on n'a pas à filtrer une eau particulièrement suspecte, il n'y a pas à craindre que des germes pathogènes se cultivent dans son intérieur, ni que l'eau soit très chargée de germes autres. Cela est surtout vrai lorsque les bougies sont fixées les tétons en bas.

Vérification des bougies. — Pendant la fabrication et

le fonctionnement il peut se produire aux bougies des fêlures qui sont absolument imperceptibles à l'œil nu, mais qui, tout en excluant le passage des grosses impuretés, permettent à des particules plus fines de passer directement de l'extérieur dans l'intérieur de la bougie. On décèle l'existence de ces fissures à l'aide de l'air comprimé. On sait que la porcelaine poreuse qui sèche laisse très facilement passer l'air, mais qu'elle ne le laisse plus passer même avec de très fortes pressions lorsqu'elle est imbibée d'eau. Si par conséquent, en refoulant de l'air par un procédé quelconque dans une bougie préalablement plongée dans l'eau, on voit de l'air s'échapper par bulles plus ou moins abondantes, on peut affirmer qu'il y existe une solution de continuité qui doit la faire rejeter.

Toutes les bougies Chamberland sont essayées deux fois avant d'être livrées au commerce, une première fois à la manufacture de Choisy-le-Roy et une seconde fois à Paris au siège de la Société du filtre Chamberland (58, rue Notre-Dame-de-Lorette).

A Choisy, 15 à 20 p. 100 des bougies sont rejetées après ce premier examen. On se sert, pour faire l'essayage, d'un réservoir dans lequel on peut comprimer de l'air à une atmosphère, soit en y faisant arriver de l'eau de la canalisation, soit en se servant d'une pompe aspirante et foulante. La bougie plongée préalablement dans l'eau, mais vide d'eau, est mise en communication au moyen d'un tube en caoutchouc, avec l'air du réservoir. S'il existe la moindre fissure, on voit sur toute sa longueur l'air s'échapper par des bulles fines et nombreuses.

On peut aussi se servir pour la vérification des bougies d'une soufflerie ordinaire en caoutchouc (celle par exemple du thermocautère Paquelin) : on ajuste le téton de la bougie au tube de caoutchouc et en actionnant la soufflerie, on obtient ainsi une pression voisine de une atmosphère. Il faut souffler doucement et progressivement sous peine de faire éclater les bougies.

La pompe du filtre de voyage ou d'un aspirateur Potain peut être utilisée dans le même but : on branche le tube de caoutchouc sur la tubulure de refoulement et on manœuvre la pompe avec précaution pour constituer à l'intérieur de la bougie une certaine pression qui ne doit pas dépasser une atmosphère.

Enfin on peut plus simplement reconnaître des fissures assez fines rien qu'en plongeant la bougie dans un vase d'eau et en y comprîmant de l'air au moyen de la bouche. Mais c'est un procédé de nécessité qui n'a pas la valeur des précédents ; car il nous est arrivé, avec la même fissure, de voir certaines personnes pouvant souffler avec assez de force pour faire passer l'air au travers, tandis que d'autres n'y parvenaient aucunement.

On peut aussi être mis sur la voie d'un défaut dans une bougie par l'examen optique de l'eau.

Examen optique de l'eau. — M. Chamberland a eu l'idée ingénieuse d'appliquer, pour apprécier la limpidité de l'eau, l'épreuve optique que Tyndall a imaginée pour contrôler la limpidité de l'air. Il se sert d'un ballon en verre dont l'un des hémisphères latéraux est enduit d'un vernis noir : au centre de cet hémisphère opaque est ménagé un petit jour de 5 à 8 millimètres de diamètre pour l'admission d'un faisceau lumineux. Après avoir rempli le ballon avec de l'eau à analyser, on présente sa face noircie à la lumière d'une lampe dans une chambre noire et on examine par la face opposée la teinte que le faisceau lumineux communique à l'eau sur son trajet. Lorsque l'eau ne renferme absolument aucun corps étranger en suspension, cette teinte est nulle, le rayon traverse le ballon sans être rendu visible. Quand au contraire des particules solides flottent dans l'eau, elles sont éclairées par le faisceau lumineux qui devient d'autant plus apparent que l'eau est plus chargée d'impuretés. Avec une eau très chargée, le trajet du faisceau lumineux est marqué par un cylindre grisâtre : avec des eaux moins impures la teinte est plus douce et avec des eaux très peu chargées, elle est légèrement opaline. Entre les deux extrêmes on a toute une gamme de tons. Le procédé est extrêmement sensible et permet de reconnaître un trouble manifeste dans des eaux qui, vues en profondeur à l'œil nu, semblent d'une limpidité absolue. Il a en outre l'avantage d'être d'une exécution très facile. Lorsqu'on ne dispose pas d'un ballon noirci, on n'a qu'à interposer entre une lampe et une bouteille ordinaire en verre blanc renfermant l'eau à analyser, un écran quelconque (planche, plaque de carton, etc.) percé à son centre d'un petit orifice pour le passage du rayon lumineux.

Avec ce procédé on pourra à tout moment s'assurer si l'eau fournie par un filtre Chamberland est pure ou si quelque fissure doit être soupçonnée.

Il faudrait toutefois se garder d'attacher à l'épreuve optique une valeur absolue : car il pourrait arriver que des fissures fussent assez fines pour arrêter les matières suspendues visibles dans un rayon lumineux, mais pourraient laisser passer des germes isolés. Dans ces cas, l'essayage à l'air comprimé peut seul déceler le défaut.

Des divers modèles de filtres Chamberland. — Le filtre sous pression à bougie unique (fig. 294) se compose d'une bougie renfermée dans un tube métallique portant à son extrémité inférieure un pas de vis qui reçoit un écrou cylindrique percé d'un trou à son centre pour livrer passage au téton de la bougie et muni de deux boutons placés aux extrémités d'un même diamètre pour faciliter le serrage à la main. Le rebord de

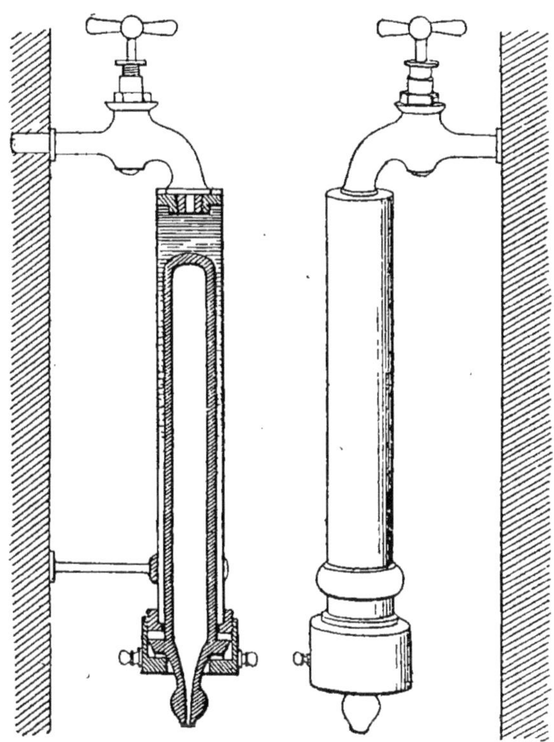

Fig. 294.— Filtre Chamberland sous pression à bougie unique.

la bague émaillée s'applique contre le bord inférieur du tube de métal ; l'interposition d'une rondelle de caoutchouc assure un joint hermétique. A la partie supérieure l'armature métallique se visse sur le nez d'un robinet soudé sur la canalisation d'eau. Sous l'influence de la pression, l'eau pénètre dans l'espace annulaire ménagé entre la bougie et l'armature; elle filtre à travers la porcelaine et s'écoule par le téton.

C'est le filtre à bougie unique qui a été adopté pour

l'armée française (fig. 295 et 296). Les bougies par séries de cinq sont branchées sur la même conduite et réunies dans une caisse en bois dont la paroi posté-

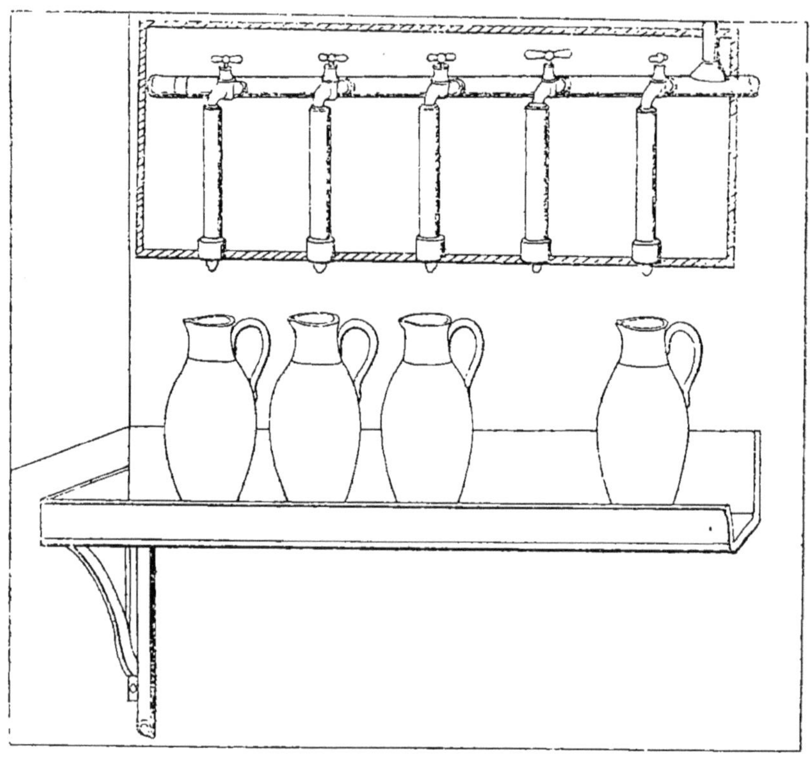

Fig. 295. — Filtre Chamberland employé dans l'armée.

rieure est constituée par le mur lui-même. La paroi antérieure s'ouvre de bas en haut : elle est fermée à clef; afin d'empêcher les hommes de toucher aux filtres. La caisse est supportée et fixée au mur au moyen de deux pattes à scellement. La paroi inférieure de la caisse est percée de trous au droit de chaque filtre pour laisser passer l'eau. Des cruches en grès disposées sur un évier reçoivent l'eau filtrée. On filtre sous une pression de 1 à 2 atmosphères. Partout où la pression est inférieure à 10 mètres, on installe des accumulateurs de pression (fig. 296) dont il existe deux modèles, l'un cubant 375 litres, destiné à un effectif de cent hommes, l'autre ayant une contenance double et destiné à un effectif de deux cents hommes. Ce sont des récipients de forme cylindrique, en tôle galvanisée, pouvant supporter une pression permanente de 3 atmosphères : ils

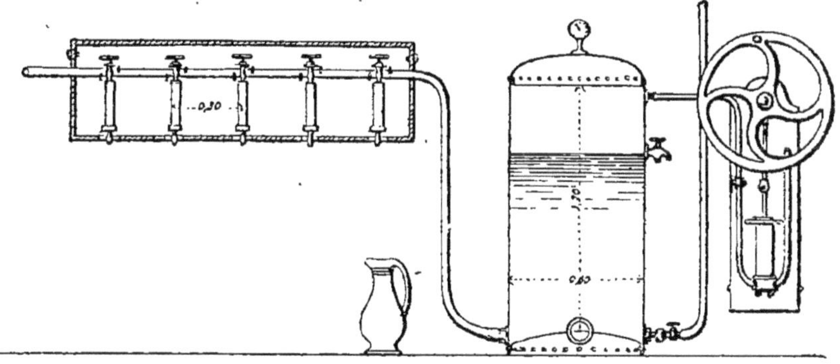

Fig. 296. — Filtre Chamberland avec accumulateur de pression (système employé dans l'armée).

portent un manomètre, un robinet de jauge, un bouchon de vidange, deux raccords pour l'arrivée et la sortie de l'eau et un raccord pour l'introduction de l'air. Celui-ci est refoulé au moyen d'une pompe.

Pour faire fonctionner l'appareil, on commence par remplir l'accumulateur avec de l'eau jusqu'au niveau du robinet. Puis on ferme le robinet d'arrivée de l'eau et on comprime l'air dans l'appareil en manœuvrant la pompe jusqu'à ce que le manomètre marque 2 atmosphères : cela fait, on ferme le robinet et les filtres entrent aussitôt en pleine action. Lorsque l'eau de l'accumulateur est épuisée, on le remplit de la même façon. Il faut avoir soin de placer l'accumulateur au frais en sous-sol et de refouler dans l'accumulateur de l'air aussi pur que possible : il est bon, dans ces cas, de filtrer cet air à travers une lame de flanelle ou un filtre à air.

Le filtre à bougie unique est d'un montage et d'un démontage très simple. Pour le monter, il faut d'abord passer la bougie dans la rondelle de caoutchouc que l'on ajuste ensuite sur la bague émaillée, puis on introduit la bougie dans l'armature métallique et on visse l'écrou en serrant légèrement et progressivement.

Mais il est nécessaire de prendre une précaution si l'on ne veut pas diminuer la surface filtrante. Si en effet on se contente de placer la bougie dans son armature et de visser celle-ci sur le robinet d'arrivée de l'eau, on emprisonnera de l'air qui ne pourra plus s'échapper et qui occupera à la partie supérieure de la petite chambre annulaire du filtre une hauteur plus ou moins grande où l'eau n'aura pas accès. Pour éviter cet inconvénient, il faut d'abord remplir d'eau la chambre et ne visser qu'ensuite.

L'inconvénient des filtres à pression à bougie unique est que celle-ci forme dans l'armature une tige rigide qui est ébranlée violemment par les coups de bélier : lorsque ceux-ci sont assez forts, la bougie se casse net au ras de la bague émaillée, ce qui arrive encore assez souvent. Au contraire, dans les filtres à plusieurs bougies celles-ci sont supportées par un raccord en caoutchouc et échappent ainsi à l'action des coups de bélier.

Filtre à pression à plusieurs bougies. — Dans ces filtres une seule armature loge un nombre plus ou moins grand de bougies : elle est formée par un récipient cylindrique en fonte émaillée intérieurement ; le couvercle se fixe hermétiquement au moyen de boulons et d'un anneau de caoutchouc. L'eau à filtrer arrive par un raccord qui est fixé vers le fond du récipient et qui est pourvu d'un robinet. Les bougies sont disposées en cercle, appendues, par de petits raccords en caoutchouc coulé et non soudé, à un tube collecteur circulaire en étain qui par une tubulure vissée communique avec un robinet extérieur destiné à l'écoulement de l'eau filtrée. Des ligatures solides au moyen d'une petite ficelle enduite de goudron ou au moyen de lanières de caoutchouc doivent fixer les raccords en caoutchouc au collecteur en étain d'une part, aux tétons d'autre part. Ces ligatures sont indispensables, si l'on veut éviter que, par des maljoints, de l'eau non filtrée se mélange directement à l'eau filtrée, ce qui compromettrait toute l'opération. On peut aussi obtenir un joint hermétique en enduisant les deux bouts du caoutchouc avec un vernis au goudron ou avec une dissolution de caoutchouc.

Le nombre des bougies par appareil varie suivant les besoins. Tous ces modèles sont solides, peu encombrants et d'une installation facile.

Dans les filtres à pression à plusieurs bougies le joint du couvercle est, ainsi qu'il a été dit, assuré au moyen d'un anneau de caoutchouc : cet anneau est reçu dans une rainure ménagée à cet effet, et le serrage se fait au moyen d'écrous basculants. Il faut avoir soin de ne pas visser un écrou complètement avant d'avoir commencé à serrer les autres : le serrage doit être fait bien également, autrement l'anneau de caoutchouc se déplacerait et le joint cesserait d'être hermétique.

Il faut ici encore remplir complètement le récipient d'eau avant de mettre le couvercle, sous peine d'emprisonner de l'air et de perdre pour la filtration toute une portion des bougies qui ne serait pas immergée.

Le *filtre par aspiration* (fig. 297) a la forme d'un siphon dont la courte branche B serait formée par la bougie B et la longue branche T par un tuyau vertical en caoutchouc ou en étain fin qui conduit l'eau filtrée dans un réservoir S. Sur le trajet de ce tuyau se trouve en F

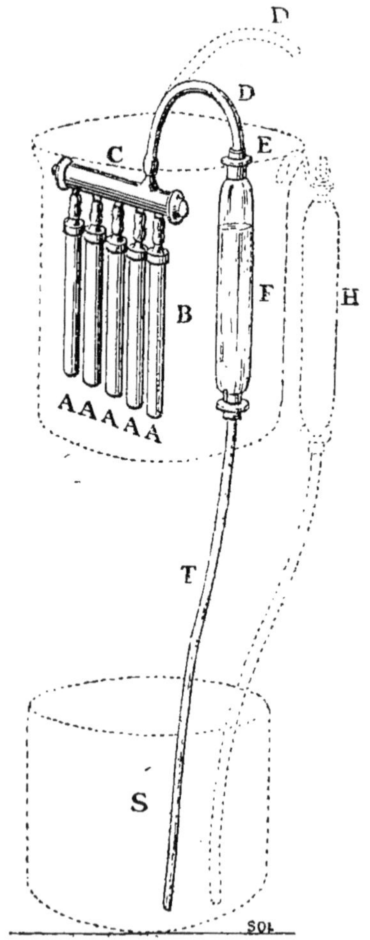

Fig. 297. — Filtre Chamberland par aspiration à 5 bougies.

un tube amorceur que l'on remplit d'eau et qui détermine une aspiration sur l'intérieur de la bougie. La bougie est reliée à l'amorceur par un tube de caoutchouc D. La chute qui mesure l'aspiration est mesurée par la longueur de la branche descendante du siphon.

Ces filtres se construisent soit à bougie unique soit à batteries de 2, 3, 4, 5 bougies (fig. 297) et davantage. Ils sont faciles à nettoyer et à contrôler.

Parfois les tubes de caoutchouc se moisissent à l'intérieur et donnent à l'eau un très mauvais goût. Dans ce cas il faut les nettoyer en les plongeant dans l'eau bouillante et en les lavant avec soin. Il vaudra

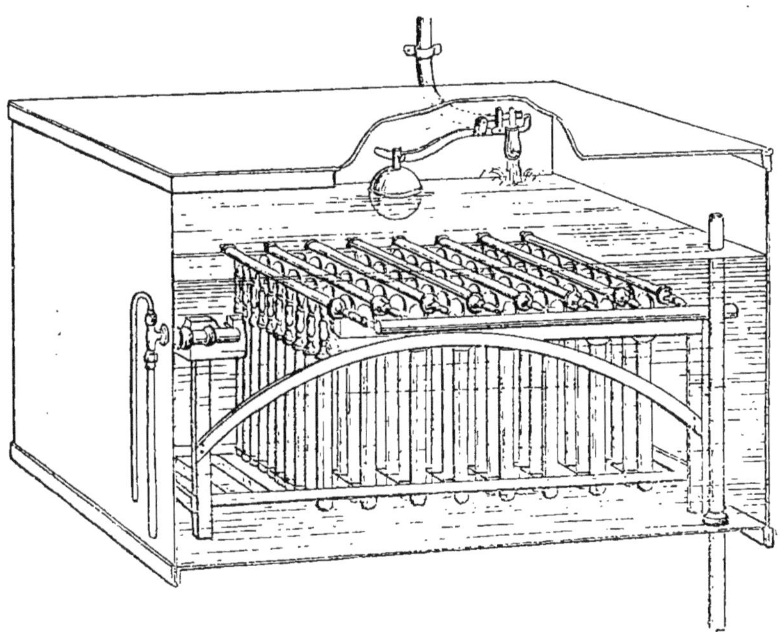

Fig. 298. — Filtre Chamberland par aspiration à 80 bougies.

toujours mieux substituer au caoutchouc inférieur un tube en étain fin ou en verre du calibre intérieur de 2 à 3 millimètres ; pour empêcher le tube de verre de se désamorcer on n'a qu'à étirer à la lampe sa partie inférieure pour lui donner un orifice d'écoulement de 1 millimètre environ.

Comme type de *grand filtre à aspiration* nous décrirons le type à 80 bougies (fig. 298). Les bougies sont montées par séries de 10 sur des collecteurs en porcelaine auxquelles elles sont fixées par des raccords en caoutchouc. Les 10 collecteurs se rattachent perpendiculairement à un collecteur général également en porcelaine. Tout ce système filtrant est plongé dans une caisse en tôle galvanisée et repose sur un châssis également galvanisé. L'extrémité inférieure de chaque bougie s'engage dans un bracelet en métal qui la fixe et

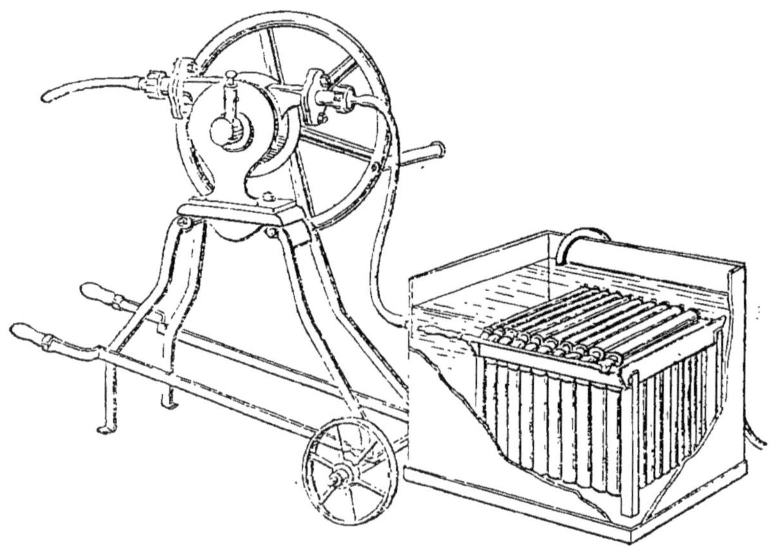

Fig. 299. — Filtre Chamberland actionné par une pompe rotative.

empêche les bougies de s'entre-choquer. Les bougies sont assez espacées pour que le nettoyage se fasse sur place. Un robinet à flotteur et un trop-plein complètent le réservoir. L'amorçage se fait automatiquement lorsque le plan d'eau est supérieur au collecteur. Le tube d'écoulement en étain fin, de 6 à 8 millimètres de calibre intérieur, porte à sa partie inférieure un robinet de fermeture et à sa partie supérieure un tuyau, qui, au moment de la mise en train, permet de s'assurer que le tube est complètement plein d'eau. La chute de l'eau filtrée est de $1^{m},25$ à 2 mètres, hauteur qu'on peut d'ailleurs augmenter suivant les cas. L'eau filtrée tombe dans un réservoir en tôle galvanisée dis-

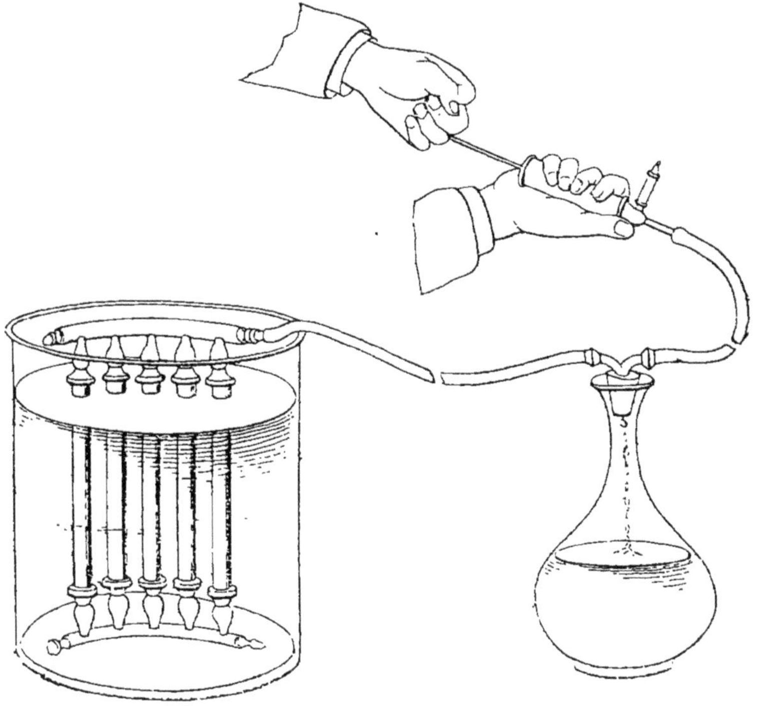

Fig. 300. — Filtre Chamberland actionné par une pompe à main.

posé au-dessous de l'apparcil filtrant qu'il supporte par quatre colonnes d'angle.

On active dans des proportions considérables le débit de ce filtre en raccordant le tube collecteur avec une pompe rotative (fig. 299). Ces pompes d'un petit modèle ne coûtent que 50 francs (Hirt aîné, 12 rue de Lancry à Paris). Elles se manœuvrent aisément et on peut facilement obtenir avec elles 400 litres d'eau à l'heure.

Le filtre dit de voyage (fig. 300) est un filtre à pompe de petit modèle. L'opération s'opère avec une pompe aspirante semblable à celle de l'appareil aspirateur Potain. L'eau filtrée est reçue dans une carafe. Le nombre des bougies est variable suivant les besoins. Une seule bougie suffit pour donner rapidement un litre d'eau filtrée dont la température n'est pas sensiblement supérieure à celle d'avant la filtration.

Les filtres à pompe ont leurs avantages et leurs inconvénients, mais ces derniers sont loin de contre-balancer les premiers. Leur grand avantage est que le débit étant très fort au moment où la pompe est actionnée les réservoirs deviennent superflus. Seulement ils ont l'inconvénient de ne servir que d'une façon intermittente, et entre deux puisages les germes ont le temps de se développer dans l'intérieur des bougies. C'est du reste l'inconvénient des pompes et de tout mécanisme qui dans la distribution de l'eau fonctionne d'une manière intermittente. On le réduit au minimum en ne se servant pas pour la boisson des premières portions d'eau qui ont été puisées après un long repos du filtre et en s'arrangeant pour qu'on tire de ce dernier de l'eau d'une manière aussi régulière et aussi continue que possible.

CHAPITRE DEUXIÈME

CONSERVATION DES SUBSTANCES ALIMENTAIRES

L'usage des antiseptiques est définitivement condamné pour la conservation des substances alimentaires. Deux grands procédés de conservation restent en présence, le *froid* et la *chaleur*, qui tous deux n'introduisent dans les aliments aucun élément nuisible pour le consommateur. Jusqu'en l'année 1881, c'étaient les procédés de conservation par la chaleur qui l'emportaient : à mesure qu'on avance les rôles s'intervertissent et les procédés de conservation par le froid prennent une importance qui va grandissant sans cesse : nous assistons en ce moment à une révolution qui est appelée vraisemblablement à exercer une influence immense non seulement sur l'alimentation et la santé publiques mais sur l'économie sociale tout entière. Les deux grandes causes de cette révolution sont d'un côté la supériorité des aliments conservés par le froid, d'un autre côté le bon marché auquel on est arrivé aujourd'hui à fabriquer la calorie de froid.

Avec les procédés par la chaleur il se produit dans l'intimité des substances alimentaires des modifications chimiques et moléculaires que la science n'est pas encore arrivée à préciser, mais qui se révèlent par des caractères sensibles, et auxquelles on a donné le nom de goût de conserve. La préparation culinaire se trouve en outre, bon gré mal gré, imposée au consommateur qui n'a plus la liberté de préparer sa viande suivant son goût ou ses habitudes.

Il en est tout différemment des aliments conservés par le froid qui, maintenu dans des limites que l'expérience détermine, n'en altère pas de la plus légère façon les qualités physiques, chimiques et comestibles, tout en les préservant de toute altération.

ARTICLE PREMIER

CONSERVATION DES VIANDES PAR LE FROID

C'est en 1873, que l'Américain Eastmann, de New-York, eut l'idée d'appliquer industriellement le froid au transport des viandes fraîches jusqu'en Angleterre, au moyen de l'air maintenu à 0° par son passage sur de la glace naturelle. Cette entreprise réussit : en novembre 1875 les ports de New-York et de Philadelphie exportèrent en Angleterre 16,329 kilogrammes de bœuf frais. En novembre de l'année suivante l'exportation s'éleva à 1,901,369 kilogrammes et dès le mois d'avril suivant la quantité *mensuelle* dépassa 3,855,540 kilogrammes.

Mais ces premiers essais présentaient de nombreux desiderata au point de vue industriel et commercial pour le transport des viandes en grand à de grandes distances. La solution pratique du problème a été fournie en réalité par un ingénieur français, M. Tellier qui, en 1878, importa des viandes en France sur deux navires, le *Frigorifique* et le *Paraguay* en utilisant l'éther méthylique pour la production du froid. Si les essais de

M. Tellier n'ont eu qu'un succès éphémère et relatif, la cause doit en être recherchée ailleurs que dans la technique employée. Enfin ce fut une machine française, celle de P. Giffard (basée sur la détente de l'air comprimé) qui compléta la révolution. Cette industrie qui est encore à l'état naissant en France, s'est implantée définitivement sur les marchés de Londres et de Liverpool. Actuellement la flotte, pour le transport des viandes congelées compte 60 navires qui portent en Angleterre des millions de moutons provenant d'Australie, de la Nouvelle-Zélande et de la République Argentine.

Le tableau suivant indique, en quintaux, les quantités de mouton frais importées en Angleterre par les pays suivants :

ANNÉES	HOLLANDE	ÉTATS-UNIS	AUSTRALIE	NOUVELLE-ZÉLANDE	RÉPUBLIQUE ARGENTINE	PAYS DIVERS	TOTAUX
1882	123,000	29,000	31,000	6,000	»	»	189,000
1883	83,000	41,000	31,000	72,000	4,000	5,000	236,000
1884	116,000	32,000	61,000	241,000	40,000	13,000	503,000
1885	81,000	32,000	54,000	284,000	112,000	9,000	573,000
1886	52,000	6,000	38,000	347,000	190,000	20,000	653,000
1887	64,000	2,000	43,000	396,000	251,000	27,000	783,000
1888	88,000	1,000	44,000	499,000	353,000	4,000	989,000

Les *machines à produire le froid* sont aujourd'hui nombreuses et variées : toutes celles qui se prêtent réellement à un emploi industriel sont basées sur la détente d'un gaz comprimé ou d'une vapeur liquéfiée, refroidis pendant leur compression. Toutes ces machines se divisent en deux classes : les unes sont à gaz comprimés, les autres à gaz liquéfiés : ces dernières sont elles-mêmes des machines à compression si l'on emploie la compression pour liquéfier les gaz, ou des machines à affinité si l'on a recours à la dissolution dans un liquide convenable puis à l'action de la chaleur sur ce liquide.

Les machines frigorifiques à air ou gaz comprimés, malgré un rendement frigorifique faible, sont nettement indiquées lorsqu'il s'agit d'utiliser directement de l'air à une température très basse, comme cela est le cas pour le refroidissement des cales de navires pour le transport des viandes. Les principales machines de ce genre sont les machines Windhausen, Paul Giffard, Bell et Coleman, Hall, Haslam, Stevenson. Les machines Hall sont très employées en Angleterre.

Toute machine à air comprimé se compose de trois parties :

Le *cylindre de compression* dans lequel l'air est refoulé et comprimé ;

L'*appareil réfrigérant* composé d'une série de tuyaux autour desquels circule sans cesse de l'eau froide qui est destinée à abaisser la température de l'air qui s'est échauffé par la compression ;

Le *cylindre de détente* dans lequel l'air se dilate brusquement et se refroidit à une température inférieure à — 20° en déposant sous forme de givre la vapeur d'eau qu'il renferme. L'air se sèche par conséquent en même temps qu'il se refroidit.

On peut parfois avoir à très bon marché du froid comme sous-produit de moteurs à air comprimé. A Paris, par exemple, on distribue à domicile de l'air comprimé qui anime de nombreux moteurs. Or, cet air au moment où il agit sur le moteur se détend et en se détendant il se refroidit énormément et on peut très bien s'en servir pour refroidir des chambres placées à côté du moteur et affectées à la conservation des matières alimentaires.

C'est ce qu'on a eu l'heureuse idée de faire à la Bourse du Commerce à Paris où à côté des moteurs actionnent les ventilateurs, les machines Gramm et les ascenseurs, on a disposé 10 chambres de froid destinées à être louées à des commerçants qui pourront y déposer leurs viandes et autres denrées non vendues. On peut y obtenir un abaissement de température jusqu'à — 20°. Il estbon d'ajouter que l'air comprimé qui est fourni à Paris offre une garantie spéciale, attendu qu'à l'usine de Belleville on le chauffe à 300°, c'est-à-dire à stérilisation absolue.

Les machines à gaz liquéfiés par compression reposent sur le même principe que les précédentes avec cette différence que les gaz se liquéfient pendant la période de compression et se vaporisent pendant la période de détente. Elles sont moins encombrantes que les machines à air et d'un rendement plus élevé. Un assez grand nombre de gaz ont été proposés et employés jusqu'à ce jour dans ces appareils : l'éther, l'acide sulfureux, l'éther méthylique, l'éthylène, le chlorure de méthyle, l'acide carbonique et l'ammoniaque : on emploie presque exclusivement l'acide sulfureux et surtout l'ammoniaque. L'acide sulfureux a l'avantage de n'être pas inflammable et de pouvoir s'employer dans les pays chauds en raison de sa faible pression de liquéfaction. Les principales machines à acide sulfureux sont celles de Pictet, de Reece et de Mackay.

Les machines frigorifiques à gaz ammoniac sont aujourd'hui très répandues. On emploie l'ammoniaque anhydre obtenu par la distillation de l'ammoniaque du commerce. C'est un corps facile à obtenir et qui développe des froids considérables sans nécessiter des pressions trop élevées : la production varie de 25 à 30 kilogrammes de glace par kilogramme de charbon. Parmi les principales machines de ce type nous citerons les machines Linde, Kilbourne, Lavergne et Mixer, Wood et Richmond, Puplett et la machine Fixary.

Les machines à gaz liquéfiés à affinité emploient d'une manière presque exclusive, comme agent frigorifique, l'ammoniaque. On dégage sous pression le gaz ammoniac d'une solution ammoniacale concentrée et on l'envoie se liquéfier sous sa propre pression dans un condenseur : de là il s'évapore en produisant du froid et se rend dans un absorbeur où il se dissout dans l'eau. Ce cycle se continue indéfiniment. Ces machines semblent inférieures aux machines à compression. Le type de ces machines est l'appareil Carré.

Les chambres *réfrigérantes* dans lesquelles sont entassées les viandes ou denrées à conserver sont à deux cloisons écartées de 15 centimètres avec interposition d'une matière isolante telle que poudre de charbon, silice pure, fibre de coco, râpure de liège, laine de scories, papier comprimé.

La capacité des chambres est variable suivant leur destination et suivant la force de la machine. Lorsque celle-ci est très puissante il y a avantage à diviser la chambre réfrigérante en compartiments isolés de manière à ne refroidir que les compartiments où sont déposées les viandes.

Le *transport du froid* dans les chambres de réfrigération se fait de diverses façons. Lorsqu'on agit par la détente de l'air comprimé, on fait déboucher l'air comprimé dans un vestibule, dit chambre de neige, où il dépose sa vapeur d'eau sous forme de givre et d'où il pénètre directement dans la chambre de réfrigération. Lorsqu'au contraire on se sert de gaz comprimés ou liquéfiés par compression ou de machines à gaz liquéfiés à affinités on peut employer trois moyens :

1° Faire circuler les gaz ou les liquides refroidis dans

des tuyaux d'un très long développement qui se trouvent fixés au plafond de la chambre de réfrigération. Ce système a un grand inconvénient c'est que les tuyaux se tapissent d'une couche de plus en plus épaisse de givre ou de glace qui est un très mauvais conducteur de la chaleur il en résulte que les tuyaux sont pour ainsi dire isolés de l'atmosphère du local qu'ils ne refroidissent plus que faiblement. Il est nécessaire dans ces cas de lancer de la vapeur dans les conduites pour faire fondre le givre qui les tapisse, ce qui est une perte sèche.

2° Refroidir préalablement un liquide incongelable, par exemple une solution à 15 p. 100 de chlorure de calcium ou de chlorure de magniésium ou de chlorure

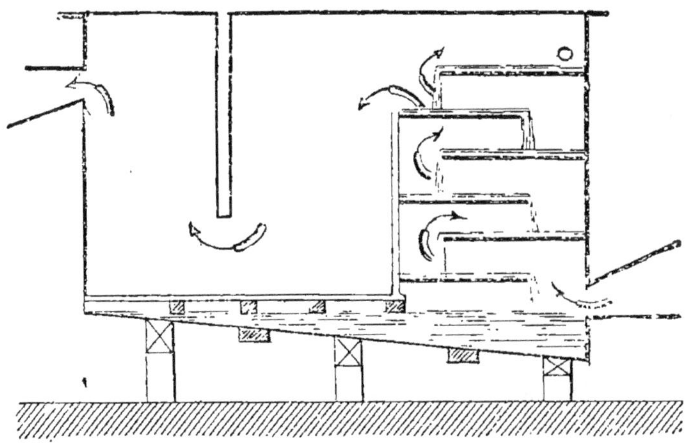

Fig. 301. — Refroidissement de l'air par le passage à travers les mailles d'un liquide refroidi (d'après Lézé).

de sodium (aussi bon et moins cher) qui est contenue dans un bac au milieu duquel se trouve un serpentin que traversent sans cesse les gaz froids. Le liquide refroidi est pris par des pompes et refoulé par des tuyaux jusque dans la chambre de réfrigération où on peut le faire circuler dans des tuyaux fermés, mais alors on tombe dans l'inconvénient que nous venons de signaler : il vaut beaucoup mieux le faire circuler à nu dans des tuyaux ouverts, le faire retomber en cascades : dans ce cas il absorbe la vapeur d'eau contenue dans la chambre.

Dans les entrepôts de Brême l'air circule le long

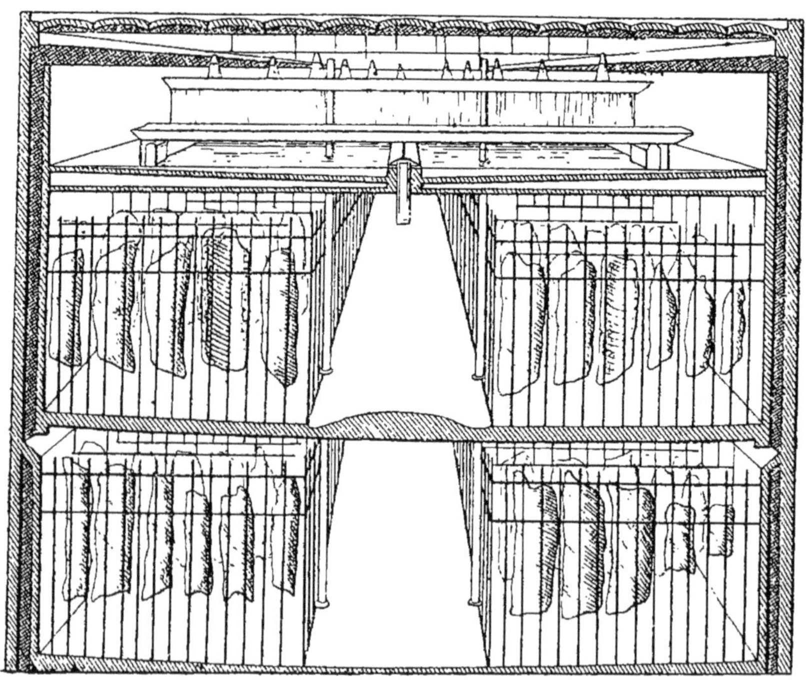

Fig. 302. — Refroidissement des chambres frigorifiques d'après le système Pictet (Lézé).

d'une hélice sur laquelle tombe une dissolution froide de chlorure de calcium. L'air lancé à la vitesse de 3 mètres et à raison de 400 mètres cubes à l'heure passe à côté des quartiers de viande et est ensuite réaspiré pour servir de nouveau.

Le procédé de refroidissement par passage de l'air à

travers les mailles d'une cascade de liquide refroidi est représenté dans la figure 301 empruntée à Lézé (*Les*

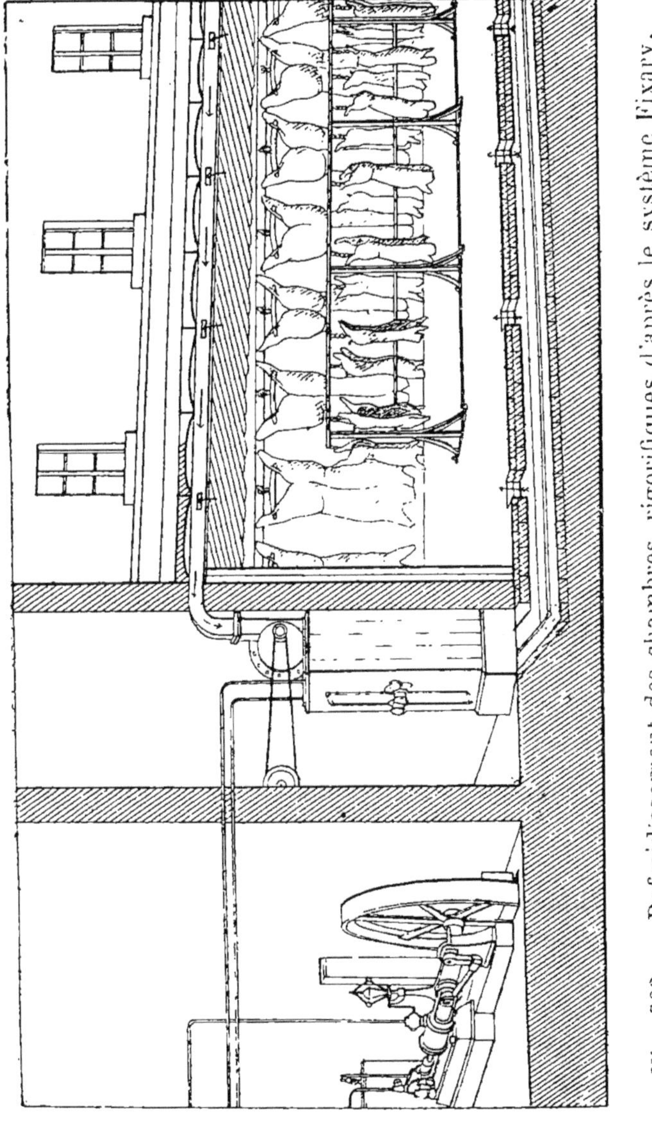

Fig. 303. — Refroidissement des chambres rigorifiques d'après le système Fixary.

machines à glace et les applications industrielles du froid, p. 159).

Dans le système Pictet le liquide froid tombe en pluie dans un bac (fig. 302) : dans le système Rouart il circule sur des toiles métalliques verticales.

3° On refroidit l'air dans un compartiment spécial, au contact d'un serpentin à travers lequel circule le gaz froid ; cet air abandonne son humidité ; au moyen d'un ventilateur il est refoulé dans la chambre de réfrigération qu'il parcourt de haut en bas et d'où il revient par un système de conduits bien isolés dans le compartiment où il est refroidi de nouveau en passant sur le serpentin : c'est toujours le même air qui sert. C'est le système Fixary (fig. 303).

4° Avec les machines à air comprimé, l'air refroidi, après avoir déposé toute son humidité dans la boîte de neige, circule dans un large tuyau quadrangulaire en bois de $0^{m},30$ de côté, qui court le long du plafond de la chambre réfrigérante, et qui est percé de distance en distance de petites ouvertures qu'on ferme à volonté et par lesquelles l'air froid descend dans la chambre. Après avoir produit son effet il retourne au compresseur de la machine par un conduit spécial et continue ainsi son circuit.

Ces deux derniers procédés sont de beaucoup les plus avantageux parce qu'ils donnent l'air le plus sec.

La technique de la conservation des viandes par le froid est double suivant le but qu'on se propose. Tantôt il s'agit de transporter des viandes à de courtes distances ou de les conserver sur place aux époques où l'offre excède la demande : il suffit alors de maintenir ces viandes à une température voisine de 0° qui permet de les conserver pendant plusieurs semaines : ce sont les viandes *réfrigérées*. Tantôt, au contraire, on se propose de conserver des viandes pendant des mois, indé finiment par ainsi dire, et alors on est obligé de pousser le refroidissement jusqu'à congélation : ce sont les viandes *congelées*.

Réfrigération. — A domicile les substances alimentaires sont conservées dans des *timbres à glace* dont il existe de nombreux modèles. Ce sont des armoires doublées de zinc; entre les deux parois se trouve une substance isolante quelconque. A la partie supérieure est disposé un réservoir dont le couvercle est également à doubles parois bien isolantes et dans lequel on place la glace. L'eau de fusion s'écoule par un robinet qui se trouve au bas du timbre. Les aliments solides ou liquides sont disposés dans ce dernier dans des récipients appropriés.

A Denver, capitale du Colorado (100,000 habitants), une Compagnie distribue le froid à domicile au moyen du gaz ammoniac anhydre. Ce gaz fabriqué par une station centrale est destiné à être fourni aux hôtels, aux bouchers, aux brasseurs et aux maisons particulières.

Aux Etats-Unis, on se sert sur une grande échelle pour le transport des viandes et du laitage des wagons réfrigérants du système Wickes : plus de 6.000 de ces wagons transportent les viandes fraîches dans toutes les directions et parfois, très loin, par exemple à Chicago, à la Nouvelle-Orléans.

Ces wagons ont environ 9 mètres de long sur $2^{m},50$ de large et plus de 2 mètres de haut entre le plancher et la barre sur laquelle la viande est accrochée : un espace de 35 centimètres sépare encore ces barres du toit du wagon. Les crochets étant disposés à une distance suffisante, l'air peut circuler librement autour des quartiers de viande durant le voyage. Chaque wagon peut contenir trente bœufs, représentant chacun

325 kilos, les quartiers de devant sont accrochés à une extrémité du wagon et ceux de derrière à l'autre extrémité. Les wagons sont fermés avec soin : ils sont à double paroi ; la couche isolante est formée de papier. Sur le toit du wagon il y a quatre réservoirs de fer galvanisé pouvant contenir chacun deux tonnes de glace ; ils sont remplis du dehors, à travers de petites ouvertures, avec un mélange de glace concassée et de sel gris : ce mélange est renouvelé à certaines stations sur la route : le déchet journalier moyen est de 200 kilos environ. Grâce à la glace la température est maintenue dans les wagons entre 3 et 5° centigrades. La viande est réfrigérée, jamais congelée.

Lorsqu'il s'agit de conserver la viande pendant un délai pas trop prolongé, qui n'excède pas quarante jours par exemple, il suffit de la maintenir dans une chambre frigorifique à une température voisine de 0° mais supérieure à 0° : la température de + 2 à + 4° est celle qui convient le mieux.

La viande ne doit pas être ni soufflée ni mouillée. Il faut éviter également de la placer dans les chambres de froid aussitôt après l'abatage ; on commence par la laisser refroidir lentement au contact de l'air. On ne doit pas la dégraisser : les moutons ne doivent pas être écasillés ; on enlèvera la hampe et l'onglet.

Dans la chambre de froid les morceaux doivent être suspendus, séparés les uns des autres. Il faut en moyenne quinze heures pour ramener la viande à + 2°, même dans une atmosphère qui est à plusieurs degrés au-dessous de zéro, car la viande conduit très mal la chaleur.

La viande conserve pendant dix jours son apparence normale, puis les surfaces se sèchent et ont besoin d'être rafraîchies. A part cela elle garde ses qualités marchandes pendant six semaines : seulement par le fait de l'évaporation elle subit une perte de poids qui peut aller jusqu'à 10 p. 100.

Mais jusqu'au bout elle conserve ses qualités alibiles et est aussi agréable au goût que de la viande abattue depuis deux ou trois jours, d'avec laquelle il est difficile, le plus souvent impossible, de la distinguer.

Les entrepôts frigorifiques sont appelés à rendre de très grands services partout où il existe une halle, un abattoir. Ils évitent l'avarie de la viande, notamment par les journées chaudes et les temps d'orage : les bouchers ne sont plus obligés ces jours-là de se défaire de leur viande à tout prix : cela a pour effet d'éviter les grosses fluctuations que l'on observe dans le prix des viandes et d'en égaliser le cours. Les bouchers peuvent faire l'abatage au fur et à mesure des achats, réaliser ainsi une économie notable sur la nourriture des animaux tout en évitant ces séjours prolongés dans les bouveries qui avaient pour conséquence toujours une déperdition de poids et éventuellement une perte absolue par le fait d'une maladie épizootique ou autre.

A l'étranger, presque toutes les villes d'une certaine importance sont dotées aujourd'hui d'un entrepôt frigorifique : chez nous l'idée est plus lente à faire son chemin, peut-être parce qu'elle rencontre une résistance sourde que rien ne motive. Toutefois, ainsi qu'il a été dit, on vient de faire un premier pas à Paris en installant les chambres de froid de la Bourse du commerce : les avantages de ces installations sont tellement considérables, pour les bouchers comme pour le public, que nous ne craignons pas de nous tromper en affirmant que dans un avenir rapproché elles fonctionneront dans les principales villes de France pendant les cinq mois de chaleur.

Congélation. — Pour congeler les viandes on les place

d'abord dans une chambre dite *rafraîchissante* où elles sont soumises pendant dix heures environ à une ventilation énergique qui doit les sécher autant que possible. Puis on met chaque pièce dans un sac de toile blanche ou de coton bleu pour la conserver propre et on la dispose en vrac dans la chambre de froid où elle est refroidie brusquement à — 20° au moins et où elle séjourne pendant trente-six heures au bout desquelles elle est complètement gelée. Les viandes sont ensuite transportées dans les chambres frigorifiques du bateau dans lesquelles elles sont pendant toute la traversée maritime maintenues à une température de — 4 à — 6°. Les pièces sont empilées comme du bois de façon à laisser le moins de vides possible. Arrivées à destination, les viandes sont remisées dans des dépôts frigorifiques qui sont situés sur les quais même de débarquement et où on continue à les maintenir à — 5°. Elles sont transportées dans les divers marchés dans des wagons à doubles parois entre lesquelles on place comme matière isolante de la poussière de charbon. Elles sont empilées comme à bord, et on refroidit ensuite l'intérieur du wagon en y refoulant de l'air refroidi, au moyen d'un gros tuyau de caoutchouc. Le transport peut se faire à de grandes distances sans difficulté aucune et c'est là un avantage des plus précieux.

Pour la bonne conservation il faut que la viande soit gelée dans toute son épaisseur : pour cela une température initiale de — 15° à — 20° est nécessaire. Une fois que la viande est congelée à cette température il faut la ramener progressivement à — 4°; pour cela on se sert d'une chambre de transition. Le passage graduel d'une température à l'autre doit se faire en deux ou trois heures environ.

Les frais de congélation diminuent à mesure que la technique se perfectionne : ils étaient de 0 fr. 11 par kilogramme en 1883 et de 0 fr. 082 seulement en 1888.

Pour décongeler la viande il suffit de la suspendre à l'air pendant quelque temps : en été douze heures suffisent, en hiver il faut un peu plus longtemps. Ce dégel direct a l'inconvénient de couvrir la viande d'une couche d'eau de condensation qui la rend molle et moins appétissante. Il est bien plus avantageux de la porter, au sortir de la chambre frigorifique, dans une chambre de transition qui est à la température ambiante, mais à travers laquelle on fait circuler au moyen d'un ventilateur à hélice un fort courant d'air qu'on a desséché en le faisant passer sur du chlorure de calcium. En prenant cette précaution on obtient un produit qui ne diffère en rien de la viande fraîchement tuée : elle a la même structure anatomique, le même goût, les mêmes qualités et il est à désirer que sa consommation se généralise, car ce sera un grand progrès pour l'alimentation et pour la santé publiques.

Contrairement à une opinion qui s'est accréditée dans le public, les viandes qui ont été congelées ont une tendance moins grande à la putréfaction que la viande fraîche. Il ne faudrait pourtant pas croire qu'un froid même de — 20° tue les germes ou les spores : il suspend simplement leur vitalité et ils ne tardent pas à renaître dès que l'action du froid vient à cesser. La durée de conservation a par conséquent comme durée la durée d'action du froid. Toute viande décongelée doit être consommée dans les huit jours en hiver, dans les quatre jours en été.

La Compagnie Sansisenas décongèle les moutons par un procédé spécial grâce auquel il serait impossible de les distinguer de ceux abattus la veille à la Villette. Les moutons ainsi décongelés circulent du Havre ou de Dunkerque à Paris dans les wagons communs à mar chandises, sans nécessiter la moindre précaution en route.

Prix de revient. — Le tableau suivant indique les prix respectifs, par kilogramme, du mouton de différentes provenances : l'importation des viandes gelées a eu pour conséquence une diminution du prix de toutes les viandes. mais on peut voir que les prix des viandes exotiques ont diminué plus que ceux des viandes indigènes.

Prix du kilogramme de mouton frais (en Angleterre) des provenances suivantes :

ANNÉE	ÉCOSSAIS 1er choix	ANGLAIS 1er choix	NOUVELLE-ZÉLANDE	SYDNEY	LA PLATA
1883	2,10	1,98	1,54	1,51	»
1884	1,87	1,70	1,32	1,21	1,08
1885	1,70	1,58	1,19	1,07	0,97
1886	1,77	1,76	1,12	0,94	0,948
1887	1,56	1,34	0,94	0,90	0,815
1888	1,73	1,65	0,99	0,99	0,815

L'importation a eu pour résultat de faire consommer de plus grandes quantités de viande et c'est là le résultat que nous devons surtout enregistrer à l'actif de la santé publique en Angleterre [1].

La Compagnie Sansisena fait de sérieux efforts pour introduire les moutons congelés sur le marché de Paris

[1] Nous devons ces renseignements statistiques et ceux qui précèdent à l'obligeance de notre camarade et ami, M. le médecin principal Schindler, qui s'est livré à une étude approfondie de l'alimentation publique en général et de l'alimentation du soldat en particulier.

et elle dirige régulièrement sur le Havre et sur Dunkerque des expéditions mensuelles de 10 à 15,000 carcasses.

On a appliqué récemment en France la congélation à la conservation du poisson. Il vient de se constituer à Marseille une société, dite du Trident, qui possède un vapeur et un navire à voiles spécialement aménagés à cet effet. A l'aide d'une machine Pictet, on maintient la température des cales à une température constante de — 17°.

La pêche se fait au filet sur divers point de la Méditerranée et de l'Atlantique : les poissons sont par le froid réduits à l'état de glaçons : on les débarque de nuit pour éviter la chaleur et on les remise dans des chambres frigorifiques où la température est la même que dans les cales.

Les débuts de l'entreprise sont très heureux. Un premier chargement de 30,000 kilogrammes a été débarqué à Marseille : le poisson a été trouvé très bon. On a pu se rendre compte que le poisson pouvait supporter la congélation pendant sept ou huit mois sans éprouver la moindre altération. De plus, fait tout aussi important, on peut l'expédier au loin avec la simple précaution de l'entourer de paille ou d'algues marines. Des portions de ce premier arrivage ont pu être transportées ainsi à Paris et en Suisse.

ARTICLE DEUXIÈME

CONSERVATION DES VIANDES PAR LA CHALEUR

Pour stériliser la viande par la chaleur on la fait d'abord bouillir, puis on la place dans des boîtes métalliques, on y ajoute le bouillon concentré et on soude le couvercle. Celui-ci porte à son centre un petit orifice qui est fermé intérieurement par une petite languette de métal formant valve; celle-ci ferme assez exactement pour empêcher le liquide de la boîte d'être projeté au dehors durant l'ébullition, mais pas assez pour s'opposer à la sortie de la vapeur. On place la boîte dans une solution saline qui bout à 108° ou 110° et on l'y laisse pendant quatre heures au bout desquelles ou soude le petit pertuis du couvercle.

Un procédé bien plus parfait consiste à mettre la viande dans la boîte, à souder celle-ci hermétiquement et à la porter à l'autoclave où elle séjourne pendant deux heures à une pression de 0,5 à 0,7 atmosphère. La viande conserve ainsi bien mieux son arome et la sûreté de conservation est bien plus grande.

On a perfectionné l'ancien mode de soudure avec lequel l'alliage métallique glissait souvent sous les bords du couvercle et bavait sur la paroi interne de la boîte ou bien tombait tout à fait dans la boîte. Or le contact de substances alimentaires avec des soudures ou des surfaces recouvertes d'un alliage contenant du plomb peut être la cause d'empoisonnements plus ou moins graves. Il est interdit en France, depuis 1879, aux fabricants de boîtes de conserves alimentaires, de se servir pour la confection de ces boîtes d'autres fers-blancs que celui étamé à l'étain fin et de pratiquer, à l'intérieur des boîtes, des soudures avec la soudure des plombiers ou tout autre alliage plombifère : la seule soudure permise à l'intérieur des boîtes doit être à l'étain fin; par là on entend un étain qui contient 98 p. 100 d'étain et au maximum 0,5 p. 100 de plomb.

Il vaut mieux substituer à la boîte à soudure métallique la boîte agrafée avec joint en caoutchouc à ouverture par amincissement. La boîte en question est simplement sertie à la machine, sans soudure; une mince lanière de caoutchouc, qui n'est jamais en contact avec le contenu de la boîte, assure l'herméticité du joint. Cette boîte est plus légère que celle à soudure et exige moins de main-d'œuvre : on ne devrait se servir que de celle-là.

ARTICLE TROISIÈME

CONSERVATION DU LAIT

Pour augmenter la durée de conservation du lait et l'empêcher de s'altérer durant les transports on se sert, comme pour les viandes, du froid et de la chaleur. Les procédés basés sur l'emploi du froid sont, ici encore, la *réfrigération* et la *congélation* : ceux basés sur l'emploi de la chaleur sont la *pasteurisation*, l'*ébullition* et la *stérilisation absolue*.

Réfrigération. — Les appareils utilisés pour réfrigérer le lait sont nombreux : ils ont tous pour but de faire baisser rapidement le lait de la température de la traite à une température de 10° environ. On peut les ramener à deux types.

Dans le premier type, qui rappelle l'appareil Thiel pour la pasteurisation, on fait couler le lait en nappe à la surface d'une plaque métallique ondulée dont la surface opposée est baignée par un courant d'eau qui marche en sens inverse du lait, c'est-à-dire de bas en haut. Les réfrigérants les plus usités sont ceux de Lawrence et de Chapelier.

Ce dernier est représenté dans la figure 304. Le lait sortant du seau A s'étale sur la lame ondulée et sort refroidi en C. L'eau du réservoir D s'échappe après avoir servi dans le seau E ; en F est un robinet de vidange. Lorsque l'opération est bien conduite le lait a à sa sortie de l'appareil une température qui dépasse à peine de 2° celle de l'eau : en le recevant dans des vases strictement propres, on peut retarder son altération d'une durée qui suffit dans beaucoup de cas.

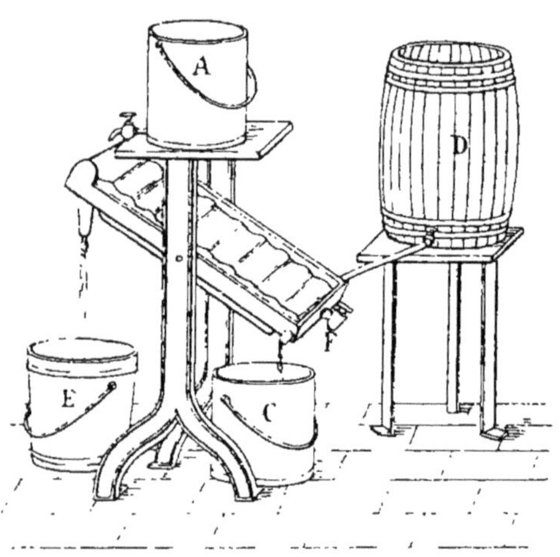

Fig. 304. — Appareil Chapelier pour réfrigérer le lait.

Les réfrigérants qui viennent d'être décrits ont l'inconvénient d'étaler le lait en larges surfaces ce qui l'expose à être contaminé par de nombreux germes de fermentation : le lait une fois qu'il se réchauffera aura plus de chances de s'altérer que s'il avait été soumis moins largement au contact de l'air. De plus, ainsi que nous l'avons dit, le refroidissement descend rarement au-dessous de + 10°. Aussi ces appareils n'assurent-ils qu'une conservation d'une durée assez limitée et on ne doit s'en contenter que pour de petites exploitations. Pour l'exploitation en grand il faut réfrigérer le lait à 2°, 3° ou 4° au-dessus de zéro, température qui sans doute ne tue pas les germes mais qui arrête leur développement, lequel ne recommence que si la température remonte à 8° ou 10° et qui se poursuit d'autant plus énergiquement qu'on se rapproche plus de 20° à 30°.

Le lait réfrigéré doit donc être maintenu à une basse température jusqu'au moment où il va être livré à la consommation. A cette condition il conserve le même goût fin et délicat, le même arome que s'il venait d'être trait à l'instant même.

Le procédé suivant, dont nous empruntons la description à M. Lézé (*Les machines à glace et les applications industrielles du froid*, p. 175), est seul recommandable pour la réfrigération en grand : il consiste à faire circuler le lait dans des gouttières peu larges, mais hautes et couvertes, entourées du bain réfrigérant (fig. 301).

« Le lait est filtré puis coulé dans des gouttières en cuivre rouge de 50 centimètres de profondeur sur 20 centimètres de large ; ces gouttières, recouvertes de simples planches de bois, sont immergées à demeure dans un bain de chlorure de magnésium étendu que l'on refroidit par la circulation dans les tubes d'une dissolution très froide et beaucoup plus concentrée du même chlorure.

« Des palettes de petites dimensions et animées d'un mouvement de rotation très lent, 15 tours par minute, mélangent le lait et l'empêchent de geler au contact des parois. On obtient ainsi un liquide homogène à une température de 2° à 4° et inaltérable dans ces conditions. Ce lait est expédié dans des bidons placés dans des caisses calfeutrées et conserve ainsi très longtemps sa basse température.

« On peut même disposer de chambres froides dans l'intérieur desquelles pénètrent les wagons qui doivent servir au transport. En séjournant dans ces chambres pendant un temps suffisamment prolongé, les wagons finissent par en prendre la température, et si les parois sont épaisses et construites en matériaux mauvais conducteurs de la chaleur, par exemple avec une double paroi en bois épais et intervalle garni de sciure ou de paille coupée, l'intérieur de ce wagon conserve longtemps la même température et il est même inutile de la garnir de glace pour l'expédition si le voyage ne dure pas trop longtemps.

« Il va sans dire que ce lait doit être conservé froid jusqu'au moment de la livraison à la clientèle.

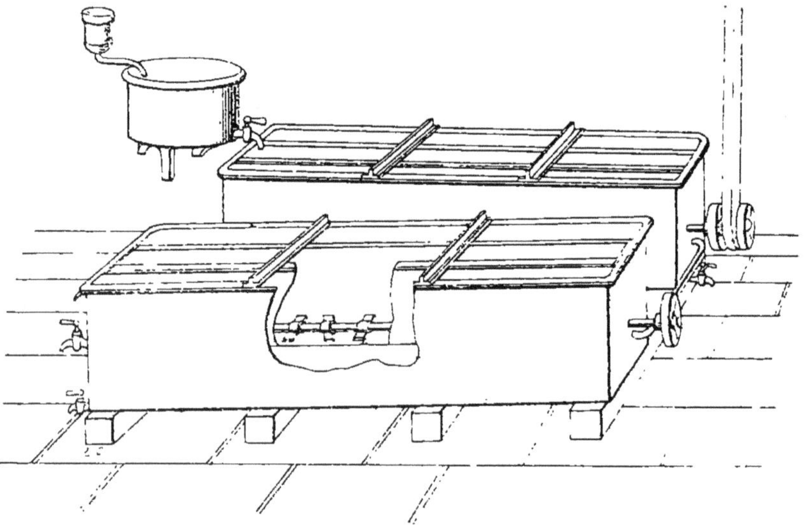

Fig. 305. — Appareil Lézé pour réfrigérer le lait.

« La figure 305 représente une perspective et une coupe de l'appareil qui a été sur nos plans on ne peut mieux exécuté par M. Deroy, constructeur.

« On a dû y grouper les appareils que parcourt le lait un peu plus qu'ils ne le sont dans la réalité, afin d'en rendre la description et l'intelligence plus faciles.

« Le lait sorti des bidons est filtré et s'écoule dans la bassine d'où son écoulement est réglé par au robinet de façon que la partie affluente remplace celle qui est extraite par le robinet de sortie au-dessous duquel on remplit les bidons de lait froid.

« Le lait parcourt lentement les gouttières et sa vitesse est réglée de telle sorte qu'il arrive froid à l'extrémité. La figure représente deux gouttières semblables parallèles réunies par un tube de communication; il est évident que lorsque les dimensions du local le permettront, il sera de beaucoup préférable d'adopter un seul bac, plus long, car les tubes en laiterie doivent être évités à cause des difficultés de nettoyage.

« Le dessin montre, à travers la déchirure d'une des gouttières, l'arbre muni de palettes que l'on fait lentement tourner au moyen des poulies qui reçoivent le mouvement d'une courroie.

« La surface refroidissante est très considérable et en un quart d'heure, le lait peut arriver à la sortie à une température suffisamment basse ; le volume débité peut atteindre 50 litres par minute environ. »

Lait congelé.— M. l'ingénieur Guérin a constaté par de nombreuses expériences que le lait gelé puis liquéfié a toutes les qualités du lait fraîchement trait. La congélation a l'immense avantage que durant le transport la matière grasse n'a plus aucune tendance à se séparer.

Le lait congelé n'a pas encore pénétré dans la pratique; mais cela ne saurait tarder étant donné le bon marché croissant auquel on produit le froid. Voici suivant M. Lézé (*loc. cit.*, p. 180) comment on pourrait organiser une entreprise d'une manière à la fois simple et pratique. Les bidons renfermant la récolte seraient déversés dans un wagon-citerne dûment entouré de parois isolantes, et on opérerait la congélation dans le wagon même. On expédierait ainsi des blocs de lait gelé de 1,000, 2,000, 5,000 kilogram[illegible] capacité des cuves, et les frais d'expédi[illegible]uraient à une somme minime. A l'arrivée, les b[illegible]s seraient dégelés et après avoir mélangé le lait on le verserait dans les bidons prêt à être distribué et parfaitement conservé. La main-d'œuvre serait ainsi réduite au minimum.

La congélation ne coûte pas cher attendu qu'avec un kilogramme de charbon on congèle 10 litres de lait, ce qui fait une dépense de 1/2 centime tout au plus par litre. En somme, M. Lézé estime qu'en cotant le prix d'achat à 12 centimes et en supposant un transport d'une assez grande longueur, le litre de lait gelé coûterait tout rendu moins de 17 centimes.

La *pasteurisation* peut s'opérer par le procédé de Thiel. On fait couler le lait en nappe le long de la paroi

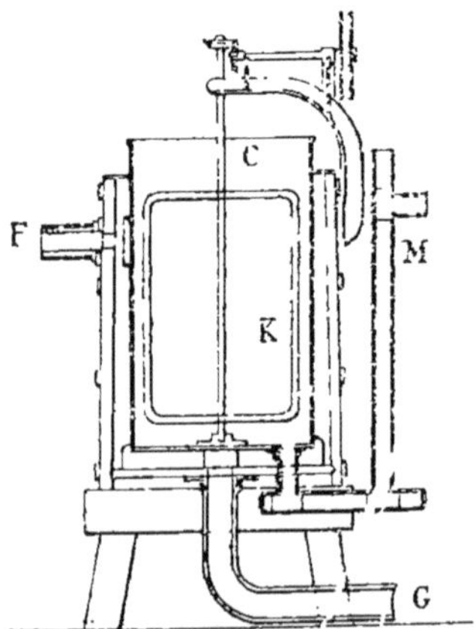

Fig. 306. — Appareil du Dr Fjord pour la pasteurisation du lait.

interne d'un cylindre métallique ondulé dont la paroi externe est chauffée à la vapeur. On peut faire passer par heure, à travers un appareil de 40 centimètres de diamètre, de 100 à 150 litres de lait.

L'appareil du Dr Fjord consiste (fig. 306) en un réservoir en cuivre C qui plonge dans un réservoir extérieur en bois, lequel porte un tuyau F pour l'arrivée de la vapeur : celle-ci parcourt l'espace annulaire compris entre les deux réservoirs et s'échappe avec l'eau de condensation par le tuyau inférieur G. Le lait arrive par le tuyau M, pénètre par le bas dans le réservoir en cuivre et s'écoule par le haut. Pendant son trajet à travers le réservoir il est remué sans cesse par la palette K qui est actionnée par un moteur à vapeur et qui fait 130 tours à la minute.

Quel que soit le procédé employé, on règle l'écoulement de telle façon que le lait soit porté à une température supérieure à 70° mais inférieure à 75°, car à cette dernière température il perd irrémédiablement son goût de lait cru. Il faut qu'il soit sans cesse en mouvement pour que quelques portions ne soient portées à une température plus élevée qu'il ne convient tandis que les autres échapperaient à l'action de la chaleur.

En sortant de l'appareil le lait est reçu dans un réfrigérant entouré de glace où il est refroidi brusquement à + 10° ou + 12°. Si l'on a soin de recevoir le lait dans des vases dûment réfrigérés et préalablement stérilisés, ce qui n'est pas difficile, on peut le conserver de deux à quatre jours et l'expédier à d'assez grandes distances.

Pour *stériliser* le lait, on peut se servir de plusieurs procédés.

On ne pousse en général pas le lait à l'ébullition complète pour éviter qu'il ne déborde par-dessus le vase dans lequel on le fait bouillir. On vend dans le commerce des instruments spéciaux en porcelaines, dits veille-lait, qu'on place au milieu du vase et le long desquels le lait bouillant monte pour retomber au centre du vase. Ces intruments très simples permettent de prolonger l'ébullition à volonté.

On peut se servir aussi du bain-marie et employer à cet effet une marmite en tôle qui porte sur sa face interne trois tiges horizontales lesquelles supportent un pot à lait en porcelaine ou en fonte émaillée et fermé par un un couvercle. La température du lait n'est portée qu'à 95° ou 96° mais peut être prolongée de vingt à trente minutes et davantage sans aucune surveillance. Si l'on veut conserver le lait il faut le garder dans le vase dans lequel il a été chauffé sous peine de compromettre le bénéfice de la stérilisation.

L'appareil de Soxhlet, du Dr Egli-Sinclair, etc., pour la stérilisation du lait destiné aux nourrissons se compose d'une marmite en fer-blanc munie d'un couvercle, dans laquelle on place les bouteilles contenant le lait à stériliser. Ces bouteilles sont disposées au nombre de sept sur des porte-bouteilles en fil de fer galvanisé; elles sont en verre, sont fermées par une tétine en caoutchouc et renferment chacune de 150 à 250 centimètres cubes de lait, soit environ le repas d'un enfant. La marmite pleine d'eau et contenant le porte-bouteilles garni est placée sur le feu : après une demi-heure ou trois quarts d'heure d'ébullition on ferme les tétines en les comprimant avec des pinces à mors plats, et on conserve les bouteilles dans un endroit frais jusqu'au moment de leur mise en consommation qui doit avoir lieu autant que possible dans les vingt-quatre heures. La stérilisation n'est pas absolue; il résulte des expériences de M. Freudenreich, publiées dans les *Annales de Micrographie* de Miquel, qu'à la température ordinaire il n'y a aucun développement de germes au bout de vingt et même quarante-cinq heures; dans tous les cas le *bacterium acidi lactis*, celui qui est le plus à craindre pour les organes digestifs de l'enfant, a complètement disparu : mais si on place une bouteille à l'étuve à 37° pendant vingt-quatre heures, le lait renferme jusqu'à 4 millions de germes au centimètre cube. Cet appareil très simple pourrait trouver son application dans les hôpitaux, en été surtout, pour conserver à l'abri de toute altération le lait qu'on donne aux malades. Il a, ainsi que tous les autres procédés de conservation basés sur l'ébullition, l'avantage de s'opposer à la transmission de la tuberculose par l'intermédiaire du lait. Lorsque les bouteilles ont servi on les remplit d'eau ; au moment de les remettre au service on les remplit avec une lessive de soude et on porte le tout à l'ébullition dans la marmite. Puis elles sont brossées et rincées à fond.

Il serait à désirer que dans le cours de l'été des bouteilles de lait stérilisé de cette façon pussent être mises en vente dans chaque ville, par les soins du bureau d'hygiène par exemple.

Dans les laiteries pour nourrissons, telles qu'elles devraient être installées dans toute ville un peu importante, on s'attache à fournir pour les nourrissons un lait toujours semblable à lui-même et non altéré. Le lait provient exclusivement de vaches n'ayant pas vêlé depuis plus de dix mois et recevant régulièrement la même ration alimentaire journalière (13 kilogrammes de foin, 3 kilogrammes de farine d'orge, 3 kilogrammes de son ou 2 kilogrammes de farine de blé ou de maïs, 6 grammes de sel). Le lait du soir et du matin sont mélangés. Pour éviter toute contamination du lait par des bacilles pathogènes ou saprophytes, un vétérinaire visite les vaches nouvellement achetées et chaque mois toutes celles qui sont dans l'étable ; l'étable, les mangeoires, les animaux, les brocs à lait sont l'objet de la plus scrupuleuse propreté. Les brocs sont hermétiquement fermés pour le transport qui en été a lieu dans de la glace.

Grâce aux précautions qui viennent d'être indiquées on peut en toute saison fournir aux nourrissons un lait pur. La différence de salubrité entre le lait de femme et le lait de vache n'est pas d'ordre chimique ; elle tient presque exclusivement à ce fait que le lait de vache pendant les manipulations auxquelles il est soumis et entre le moment de la traite et celui de la consommation, s'ensemence avec la plus grande facilité de bactéries qui altèrent la composition du lait et peut-être irritent directement le tube digestif du nourrisson.

On peut conserver le lait d'une manière indéfinie en l'introduisant à l'état frais dans des boites soudées et en le soumettant soit à des chauffages successifs, soit à une température de 100° pendant trois à quatre heures, soit à une température de 110° à 120° pendant un temps beaucoup plus court. On est sûr ainsi de tuer tous les germes y compris le bacille acidi lactis qui est très résistant. Le procédé par la température de 110° à 120° est préférable aux autres parce que c'est celui qui altère le moins le goût du lait.

Le lait ainsi stérilisé et très bon et se conserve pendant des années ; il est bien préférable au lait condensé et se répand de plus en plus dans le commerce; le plus connu est le lait conservé par le procédé de Dahl; il provient de Drammen, à vingt lieues de Christiania (Norvège).

La soudure des boites doit être extérieure et faite à l'étain fin. On peut, au lieu de soudures, fixer le fond et le couvercle par un simple emboutissage étanche avec interposition d'un anneau de caoutchouc. Mais alors il est à craindre que des germes ne s'implantent sur la fine fente extérieure de la fermeture et n'arrivent jusqu'au liquide. Duclaux conseille d'assurer l'imperméabilité de l'emboutissage au moyen d'un mastic ou d'un vernis appliqué sur les surfaces de contact. De même lorsqu'on conserve le lait dans un flacon fermé par un bouchon étanche, il faut assurer l'étanchéité en appliquant à chaud une couche de paraffine sur le bouchon.

ARTICLE QUATRIÈME

CONSERVATION DE LA BIÈRE

Les pompes à bière ordinaires élèvent la bière en refoulant dans le tonneau l'air chargé de poussières, de ferments, de fumée de tabac, etc., qui déterminent l'altération de la bière, surtout lorsqu'elle n'est pas consommée immédiatement. De plus ces appareils sont difficiles à entretenir propres et dans la pratique on en rencontre beaucoup dans lesquels s'est accumulé un liquide dont l'infection est horrible.

Il est très facile de remplacer la pression obtenue au moyen de pompes à air par une pression due à l'acide carbonique comprimé. On peut à cet effet se servir des appareils à production d'acide carbonique (système Mondollot, Durafort, etc.), installés à domicile, ou bien utiliser l'acide carbonique liquide qu'on prépare en grand en refoulant l'acide carbonique gazeux dans des bouteilles en fonte où il se liquéfie sous sa propre pression. Chaque bouteille renferme environ 10 litres d'acide carbonique liquide qui, à la pression ordinaire, fournit 4,500 litres d'acide gazeux.

La bouteille *a* (fig. 307) apportée à domicile est raccordée à un détendeur *b* muni d'un manomètre que l'on met en communication au moyen d'un tube *c* avec le tonneau qui porte en outre le distributeur *f* dont le tuyau plonge jusqu'au fond du tonneau.

En abaissant la poignée on commence par dégager

l'acide carbonique dans le détendeur jusqu'à ce qu'il y ait atteint une pression de 2 atmosphères environ ; c'est par le détendeur ainsi chargé qu'on transmet la pression à la bière en manœuvrant le robinet *l*.

En employant l'acide carbonique la bière est soustraite durant toute la vidange au contact de l'air extérieur ; de plus, tandis qu'avec les pompes ordinaires

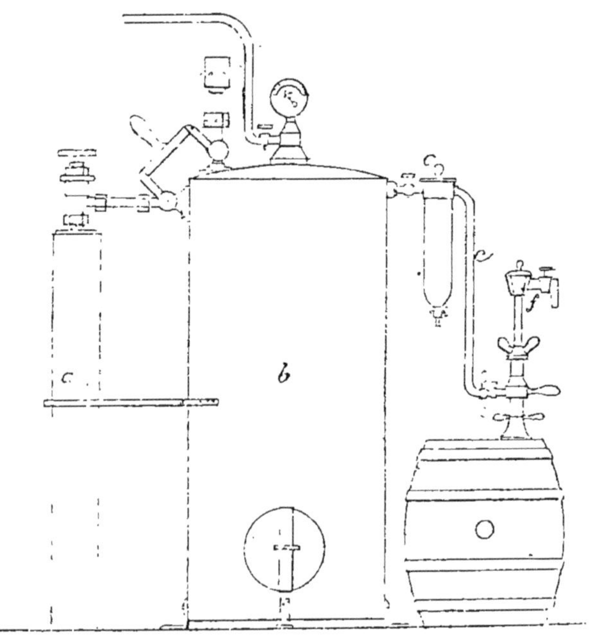

Fig. 307. — Appareil à acide carbonique comprimé pour débiter la bière.

l'acide carbonique contenu dans la bière diffuse dans l'air comprimé dans le tonneau, ici au contraire l'acide carbonique qui donne la pression se dissout en partie dans la bière. Or c'est l'acide carbonique qui donne à la bière son goût piquant et la rend digestive, tandis que la bière éventée a un goût peu agréable et est indigeste. Enfin tandis qu'on produit de la chaleur en refoulant de l'air dans un tonneau, on y produit du froid en y dégageant de l'acide carbonique, ce qui contribue encore dans une certaine mesure à la conservation de la bière.

Il faut surveiller le tuyau qui sert à l'écoulement de la bière et qui se tapisse rapidement d'une sorte de membrane formée de levures et d'organismes très variés. Lorsque le tuyau a une certaine longueur, il est bon d'encastrer dans sa continuité un segment de verre qui permet de reconnaitre le degré de souillure de la paroi interne. Pour faire le nettoyage, on fait passer dans le tuyau d'abord une solution légère de soude, puis de l'eau très chaude, enfin un courant d'eau froide.

TABLE DES MATIÈRES

DEUXIÈME PARTIE

PROPRETÉ CORPORELLE ET DÉSINFECTION

TROISIÈME PARTIE

PROPRETÉ DE L'AIR

QUATRIÈME PARTIE

CHAUFFAGE ET ÉCLAIRAGE

CINQUIÈME PARTIE

HOPITAUX

SIXIÈME PARTIE

PRÉSERVATION DES MATIÈRES ALIMENTAIRES

TABLE ALPHABÉTIQUE

A

B

C

D

H

I

J

L

R

S

T

ÉVREUX, IMPRIMERIE DE CHARLES HÉRISSEY

BIBLIOTHÈQUE DE L'ÉLÈVE ET DU PRATICIEN

Collection publiée dans le format in-18 jésus, cartonnage diamant, tranches rouges.

OUVRAGES PARUS DANS CETTE COLLECTION :

Histoire de la Médecine d'Hippocrate à Broussais et ses successeurs, par le Dr J.-M. GUARDIA. 1 vol. de 600 p. 7 fr. »

Droit Médical ou Code des Médecins, docteurs, officiers de santé, sages-femmes, pharmaciens, vétérinaires, étudiants, etc., par A. LÉCHOPIÉ, avocat à la cour de Paris, et le Dr Ch. FLOQUET, médecin du palais de justice. 1 vol. de 540 pages. . 7 fr. »

De la suggestion et de ses applications à la thérapeutique, par le Dr BERNHEIM, professeur à la faculté de médecine de Nancy, 3e édition corrigée et augmentée, avec figures dans le texte. 1 vol. de 612 pages . . . . 6 fr. »

Manuel pratique de médecine mentale, par le Dr E. RÉGIS, ancien chef de clinique de la Faculté de médecine de Paris, à Sainte-Anne, précédé d'une préface de M. B. BALL, professeur de clinique des maladies mentales à la Faculté de médecine de Paris. 1 vol. de 600 pages, avec planches, 2e édition. 7 fr. »

Manuel pratique de laryngoscopie et de laryngologie, par le Dr G. POYET, ancien interne des hôpitaux de Paris. 1 vol. de 400 pages, avec figures dans le texte et 24 dessins chromolithographiques hors texte . . . . 7 fr. 50

Manuel de séméiologie technique : Pesées, Mensurations, Palpation, Succussion, Percussion, Stéthographie, Isographie, Spirométrie, Auscultation, Cardiographie, Étude du pouls, Sphygmographie, Étude du sang, Thermométrie, Urologie, par le Dr MAUREL, professeur à l'École de médecine de Toulouse. 1 vol. de 600 pages, avec 78 figures . . . . . . 7 fr. »

Manuel pratique des maladies des fosses nasales, par le Dr MOURE. 1 vol. de 300 p., avec 60 fig. et 6 pl. hors texte. 5 fr. »

Manuel pratique des maladies des yeux, par le Dr L. VACHER. 1 vol. de 650 pages, avec 120 figures. . . . 7 fr. 50

Manuel d'ophtalmoscopie, par le Dr A. LANDOLT, directeur du laboratoire d'ophtalmologie à la Sorbonne. 1 vol., avec figures dans le texte . . . . 3 fr. 50

Hygiène de la vue, par le Dr G. SOUS, de Bordeaux. 1 vol. de 350 pages, avec 67 figures . . . . 6 fr. »

Manuel d'accouchement et de pathologie puerpérale, par le Dr A. CORRE. 1 vol. de 600 pages, avec 80 figures et 4 planches chromolithographiques hors texte. . . . . . . 6 fr. »

Manuel d'électrothérapie gynécologique. *Technique opératoire*, par L. BRIVOIS, 1 vol. de 400 pages, avec 63 figures. 6 fr. »

Traité élémentaire des maladies des voies urinaires, par le Dr E. DESNOS, ancien interne de l'hôpital Necker, avec une préface de M. le professeur F. GUYON. 1 vol. de 1000 pages, avec figures. . . . . 10 fr. »

Traité pratique des maladies des organes sexuels, par le Dr LANGLEBERT. 1 vol. de 550 pages, avec figures . 7 fr. »

Traité pratique de la syphilis, par le Dr LANGLEBERT. 1 vol. de 620 pages . . . . 7 fr. »

Manuel clinique de l'analyse des urines, par P. YVON, pharmacien de 1re classe, ancien interne des hôpitaux de Paris. 3e édition, revue et augmentée. 1 vol. de 400 pages, avec 45 fig. dans le texte et 8 planches hors texte . . . . . . 7 fr. »

Manuel pratique des maladies de la peau, par le Dr Berlioz, professeur à l'Ecole de médecine de Grenoble. 2e édition très augmentée. 1 vol. de 550 pages . . . . . . 6 fr. »

Traité pratique de massage et de gymnastique médicale, par le Dr Schreiber, ancien professeur libre à l'Université de Vienne, membre des Sociétés d'hygiène et d'hydrologie de Paris. 1 vol. de 350 pages, avec 117 fig. dans le texte . 9 fr. »

Manuel d'hydrothérapie, par le Dr Paul Delmas, inspecteur du service hydrothérapique de l'hôpital Saint-André de Bordeaux. 1 vol. de 600 p., avec 39 fig., 9 tabl. graphiques et 60 tr. 6 fr. »

Manuel pratique de médecine thermale, par le Dr H. Candellé, ancien interne des hôpitaux de Paris, membre de la Société d'hydrologie médicale. 1 vol. de 450 pages . . 6 fr. »

Guide thérapeutique aux eaux minérales et aux bains de mer, par le Dr Campardon, avec une préface de M. Dujardin-Beaumetz. 1 vol. de 500 pages . . . . 5 fr. »

Des vers chez les enfants et des maladies vermineuses, par le Dr Elie Goubert. Ouvrage couronné (médaille d'or) par la Société protectrice de l'enfance. 1 vol. de 180 pages, avec 60 figures dans le texte . . . . 4 fr. »

Manuel de dissection des régions et des nerfs, par le Dr Charles Auffret, professeur d'anatomie et de physiologie à l'Ecole navale de médecine de Brest. 1 vol. de 471 pages, avec 60 figures originales dans le texte, exécutées pour la plupart d'après les préparations de l'auteur . . . . . . 7 fr. »

Nouveaux éléments d'histologie, par R. Klein, professeur-adjoint d'anatomie et de physiologie à l'Ecole médicale de Saint-Bartolomew's hospital de Londres, traduit de l'anglais et augmenté de nombreuses notes par le Dr G. Variot, chef de clinique des Enfants-Assistés et préparateur des travaux d'histologie de la Faculté de médecine de Paris, et précédé d'une préface du professeur Ch. Robin. 1 vol. de 540 pages, avec 183 figures dans le texte, 2e édition . . . . 8 fr. »

Nouveaux éléments de petites chirurgies (*pansements, bandages et appareils*), par le Dr Chavasse, prof. agrégé au Val-de-Grâce. 2e éd. revue et augmentée. 1 vol. de 900 p., avec 527 fig. 9 fr. »

Nouveaux éléments de chirurgie opératoire, par le Dr Chalot, professeur à la Faculté de médecine de Montpellier, 1 vol. de 750 pages, avec 450 figures. . . . . 8 fr. »

Manuel d'embryologie humaine et comparée, par le Dr Ch. Debierre, professeur à la Faculté de médecine de Lille, chef des travaux anatomiques. 1 vol. de 800 pages, avec 321 fig. dans le texte, et 8 planches en couleur hors texte. . 8 fr. »

Manuel pratique de microbiologie, comprenant *les fermentations, la physiologie, la technique histologique, la culture des bactéries et l'étude des principales maladies d'origine bactérienne,* par le Dr H. Dubief, ancien interne des hôpitaux de Paris. 1 vol. de 600 p., avec 162 fig. et 8 pl. en couleur hors texte. 8 fr. »

Traité de médecine légale militaire : Conseils de revision et opérations médicales du recrutement, Mode de répartition des militaires malades (visites régimentaires, etc.), Réformes et retraites, Rédaction des certificats et des rapports, Maladies simulées et maladies méconnues, Responsabilité, Déontologue des médecins d'armée, etc., par le Dr Em. Duponchel, prof. agrégé à l'Ecole du Val-de-Grâce, licencié en droit, etc., 1 vol. de 700 p. 8 fr. »

Manuel pratique de médecine militaire, par le Dr Audet médecin-major à l'Ecole spéciale militaire de Saint-Cyr. 1 vol de 300 pages, avec planches hors texte . . . . . 5 fr. »

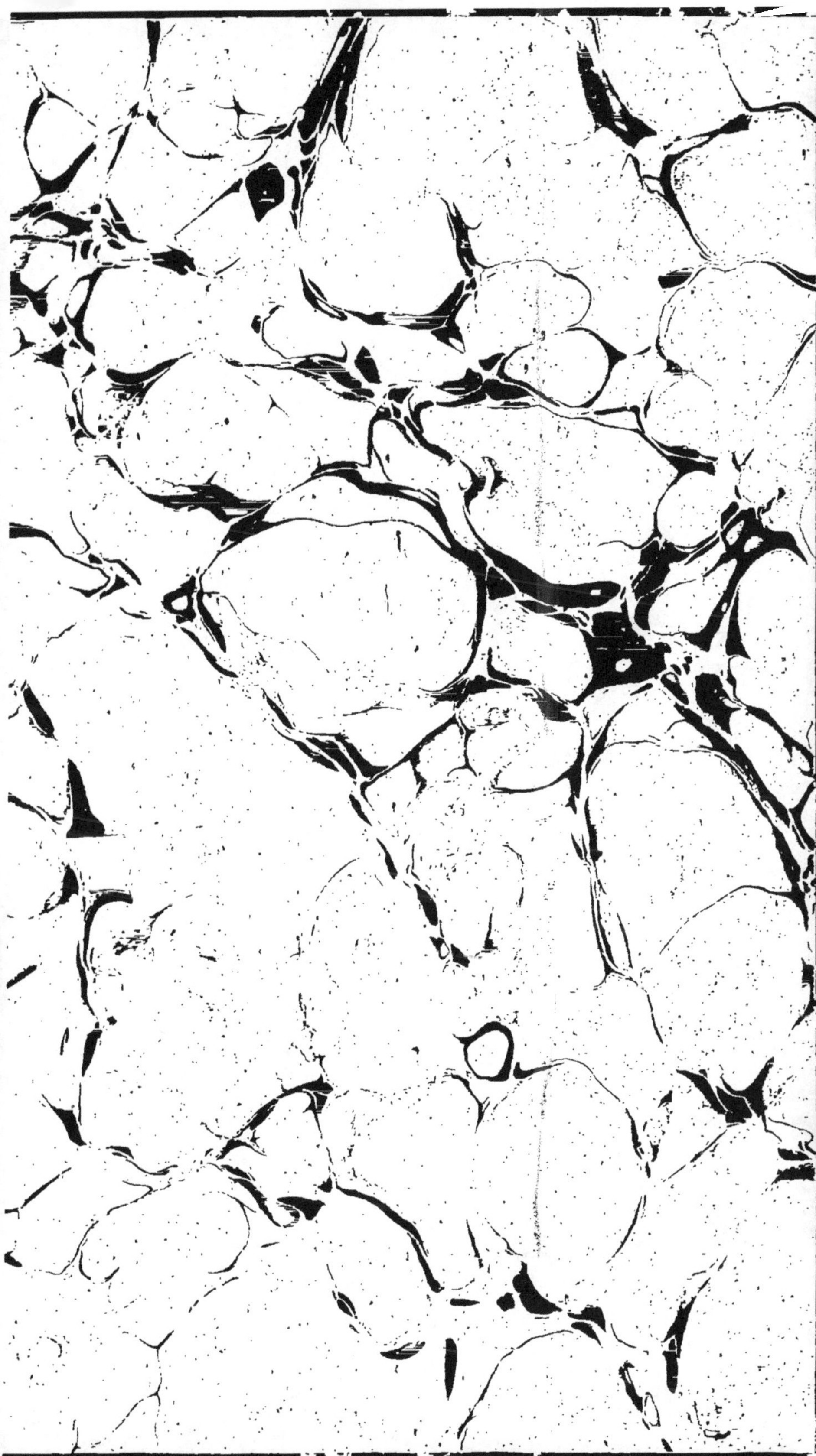

www.ingramcontent.com/pod-product-compliance
Ingram Content Group UK Ltd.
Pitfield, Milton Keynes, MK11 3LW, UK
UKHW021859260726
13966UKWH00006B/34